呼吸療法テキスト

改訂 第2版

RESPIRATORY CARE MEDICINE

3学会（日本胸部外科学会・日本呼吸器学会・日本麻酔科学会）合同 呼吸療法認定士認定委員会 ─ 編集

克誠堂出版

協賛

日本医師会
　　　＊
日本外科学会
日本小児外科学会
日本周産期・新生児医学会
日本救急医学会
日本呼吸器外科学会
日本集中治療医学会
日本呼吸療法医学会
日本呼吸管理学会
　　　＊
日本理学療法士協会
日本臨床工学技士会

改訂第2版序

　本書の初版が発行されてから，早くも13年が経過した．今回，改訂版の発刊にあたり初版の序文との重複を避けつつ，3学会呼吸療法認定士認定制度の歩みについてここに略述しておきたい．

　そもそもの発端は1974年，神戸大学医学部の岩井誠三教授（当時）が，呼吸療法士（仮称）制度をわが国に根付かせたいと日本麻酔学会に提言されたことにあった．提言の内容は，「特別の教育を施したうえの国家資格として，ベッドサイドにおける必要な呼吸療法上の医療行為ができる新しい職種を創設したい」ということであった．日本麻酔学会はこの提言を受けてただちに呼吸療法士検討委員会を設置し，関係諸学会への協力要請と呼吸療法士制度の導入，国家認定に向けての活動を開始した．

　1983年に3学会による合同呼吸療法士委員会が発足し，10指を超える諸学会諸団体の協賛も得た．ただし国家認定ということについては活動は必ずしも行政の賛同を得るには至らなかった．しかし委員会としては当面まず実績を積み重ねるべく，呼吸療法士の育成を目指して1984年から年1回の講習会を開くこととした．

　1987年に臨床工学技士法が成立するとともに，それ自体は歓迎すべきことであったにせよ，呼吸療法士の誕生はむしろ遠ざけられる傾向となってしまった．ここに至って委員会は，国家資格に固執して百年河清を待つよりはまずは目標を学会認定制度に変更することとした．

　1994年に従来の委員会を発展的に解消して3学会合同呼吸療法認定士認定委員会を発足させ，学会認定制度に向けて具体的な検討を開始した．同時に講習会のさらなる充実を図り，1996年の秋に2,197名の応募者を迎えて第1回認定試験を施行した．その結果，第1年度として1,510名の認定士が誕生した．その後，年を追って応募者は一旦は漸減するかにみえたが，第6回以降は年々増加の一途を辿ってついには講習会施行の許容人数を超え，現在は3,000名を上限としてそれ以上は制限せざるをえない状況に立ち至っている．第9回（2004年）までの合格者総数は12,461名であり，認定は5年毎に更新することとしている．

　以上が沿革の概略であるが，この歩みについては3学会の委員はもとより，認定申請のための講習会および認定更新にかかわる講習会の講師要員，また試験問題作成や試験実施についての要員として非常に多くの方々の協力を得た．なお事務局の事務業務および試験に関する業務は医療機器センターに委託してその厳正が期されている．

　以上のように，来し方を振り返るにつけても，それは上に述べた多くの方々の惜しまざるご協力の賜物であり，この場を借りて深甚なる感謝をささげるものである．

　今回の発刊は3学会の編集によるが，その委員の中でも特に藤沢武彦，長尾光修，安本和正の3教授には中心になって編集の労をおとりいただいた．さらに執筆者の先生方，ご協力をいただいた克誠堂出版に厚く御礼を申し上げる．

沼　田　克　雄
（3学会呼吸療法認定士認定委員会委員長）

初版序

　人間の生体現象の中で生命に直接関係ある「呼吸」が傷害されることは由々しきことである。そしてこの障害は単にそれを司る臓器である肺や胸廓の変化のみで起こるに止まらず肺は全身病の鏡と言われるごとく全身各臓器の変化を反映している。一方呼吸の障害はまた全身各臓器に変化を及ぼし、いわゆる多臓器障害の一因ともなる。だからこの呼吸の障害に対応するには直接関わる肺・胸廓等のみに目を向けるのではなく全身の管理を伴って完成される複雑なものである。
　このような広範な複雑なしかも大切な呼吸障害への対応は今までは医師にしろ看護婦にしろその他の職種でもその広範な業務の一部として取り扱ってきたが高度先駆的医療技術の発達と患者を全人的に見る風潮のなかではやはり専門的に訓練を受けた人々によって受け持たれるのが理想である。医師については呼吸に関係ある学会別の専門医認定医制度が発足している。
　このような観点に立って私どもは十数年前より「呼吸療法士」の認定制度について検討すべく日本胸部疾患学会，日本胸部外科学会，日本麻酔学会の3学会を中心として3学会合同呼吸療法士検討委員会（委員長　沼田　克雄，事務局　大村　昭人）を持っている。しかし身分法の制定については困難な問題もあるのでこれには地道に対応することとして一方で現実に役立ち将来に連った「呼吸療法研修会」を行うこととして本年で9回目を迎えた。これは医師，看護婦，臨床工学技士，理学療法士，等すでに医療に関わる免許を持っているものに対し呼吸療法というより専門分野の知識と技術を与えるものである。
　この3学会主催の研修会と平行して日本工学治療研究会呼吸器分化会と呼吸療法セミナーが主催する「呼吸療法セミナー」が平成元年より，臨床工学技士中央治療室技術研究会も昭和63年より呼吸を中心に学術セミナーを持っている。理学療法士も呼吸・肺理学療法に関心のある人々が集まって講習会を持ち積極的に対応し初めた。
　看護については今までも単発の呼吸看護に関するものが商業ベースで行われていたが，在宅酸素療法の普及，在宅人工呼吸の増加に伴い研究所（東京都神経研等），保健所等での地域ケアーセミナーも呼吸管理を中心に行われている。また過去3年行われた国際性を持った「在宅呼吸管理看護研修会」の参加者を中心に呼吸看護のセミナーが持たれている。
　一方学会活動をみても今まで呼吸管理を専門としてきた研究会は11年間の歴史の後平成3年8月より日本呼吸管理学会として発足した。本学会は医師に限らず広く呼吸管理に関わる看護婦，臨床工学技士，理学療法士，MSW等にも門戸を広げている。また人工呼吸研究会も12年の経験をもとに平成3年7月日本人工呼吸学会として発足した。これらは技術の急速な発展とともに高齢化社会，在宅高度医療の普及等医療の在り方の推移の結果と思われる。
　こうして高度専門化した医療はそれに従事する職種のなかでもまた専門化していく必要があるのではないだろうか。臨床工学技士を見ても4つの専門分野の1つとして呼吸療法がありいずれ専門化されるであろうし，看護も長く語られなかった専門看護婦制も検討中と聞いている。
厚生省も臨床工学技士を初めとする医療関係者が専門領域の研鑽を積み，資質の向上をはかることが望ましいと期待している。
　このような時期に現状への対応と将来へのステップとして何が呼吸療法かを明確にかつ具体的にしておくことが必要である。そこで今回これをふまえ，かつ専門分野の学習のために3学会の編集による「呼吸療法テキスト」を発刊することとした。
　本書を中心に臨床経験とあわせてますます高度化していく医療のなかで呼吸を中心とする全人的患者

治療のためにお役に立てば編，著者一同これに替わる喜びはない．お忙しい中執筆を担当して下さった先生方，発刊にご協力下さった克誠堂出版，今井　彰，栖原イズミ，古賀　教子氏に感謝する．

芳　賀　敏　彦
（国立療養所東京病院　名誉院長）

執 筆 者 (執筆順)

長谷川会湘南ホスピタル	国立がんセンター中央病院呼吸器外科	国立がんセンター中央病院呼吸器外科
沼田克雄	渡辺俊一	土屋了介
昭和大学医学部第2生理学	奈良県立医科大学第2内科	京都大学大学院医学研究科・呼吸器内科学
泉崎雅彦	木村　弘	三嶋理晃
信州大学医学部内科学第1講座	独立行政法人国立病院機構愛媛病院呼吸器科	広島大学大学院医歯薬学総合研究科・分子内科学
久保惠嗣	阿部聖裕	河野修興
北里大学医学部呼吸器内科	北里大学医学部医学教育研究部門	自治医科大学附属大宮医療センター呼吸器科
横場正典	阿部　直	小山信一郎
日本大学医学部呼吸器内科	川崎医科大学麻酔・集中治療医学	北海道大学医学部保健学科
堀江孝至	藤田喜久	宮本顕二
順天堂大学医学部麻酔科学・ペインクリニック講座	順天堂大学医学部附属順天堂医院臨床工学室	北里大学医療衛生学部臨床工学専攻
釘宮豊城	丸山和紀	廣瀬　稔
東京大学医学部附属病院呼吸器内科	東京女子医科大学第1内科	埼玉医科大学総合医療センター麻酔科
滝澤　始	玉置　淳	宮尾秀樹
国立病院機構東埼玉病院	太田綜合病院	獨協医科大学越谷病院呼吸器内科
川城丈夫	太田保世	長尾光修

名古屋大学医学部 胸部外科 （現医療法人愛生館 小林記念病院） **今泉 宗久**	名古屋大学医学部 高気圧治療部 （現医療法人珪山会 鵜飼病院） **高橋 英世**	昭和大学医学部 麻酔科学講座 **安本 和正**
岩手県立大船渡病院 救命救急センター **盛 直久**	公立陶生病院呼吸 器・アレルギー内科 **谷口 博之**	公立陶生病院呼吸 器・アレルギー内科 **近藤 康博**
公立陶生病院救急部 **長谷川 隆一**	岡山大学大学院医歯 学総合研究科・ 救急医学 **市場 晋吾**	長崎大学医学部保健 学科理学療法学専攻 **千住 秀明**
星城大学リハビリ テーション学部リハ ビリテーション学科 **川俣 幹雄**	東京女子医科大学 第1外科 **大貫 恭正**	社団法人日本看護協会 看護教育研究センター 教育研究部 **輪湖 史子**
岡山大学大学院医歯 薬学総合研究科 救急医学 **氏家 良人**	埼玉医科大学総合 医療センター小児科 **田村 正徳**	東京医科歯科大学大 学院心肺統御麻酔学 **槇田 浩史**
順天堂大学医学部 呼吸器内科 **福地 義之助**	帝京大学医学部内科 **大林 王司**	帝京大学医学部内科 **大田 健**
東京都立広尾病院 呼吸器科 **榎本 達治**	日本医科大学 第4内科 **吾妻 安良太**	日本医科大学 第4内科 **工藤 翔二**
東京医科大学霞ヶ浦 病院内科学第5講座 **中村 博幸**	東京医科大学霞ヶ浦 病院内科学第5講座 **松岡 健**	東邦大学医学部 呼吸器外科 **髙木 啓吾**
半田市立半田病院 救命救急センター **田中 孝也**	株式会社互恵会大阪 回生病院睡眠医療 センター **大井 元晴**	大垣市民病院 呼吸器科 **安藤 守秀**

| 千葉大学大学院医学研究院胸部外科学
関根　康雄 | 千葉大学大学院医学研究院胸部外科学
藤澤　武彦 | 山口大学医学部救急医学
山下　　進 |

| 山口大学医学部救急医学
前川　剛志 | 獨協医科大学救急医学
崎尾　秀彰 | 獨協医科大学救急医学
大津　　敏 |

| 鹿児島大学医学部・歯学部附属病院麻酔全身管理センター麻酔科
川崎　孝一 | 鹿児島大学大学院医歯学総合研究科先進治療科学専攻生体機能制御学講座侵襲制御学
上村　裕一 |

呼吸療法テキスト 改訂第2版

目　次

序　文

1　呼吸療法とは ──────────────────── 沼田克雄 …… 1

【1】呼吸療法とは ……………………………………………………………………… 1
【2】呼吸療法の歴史と現状 …………………………………………………………… 1
　　1）1952年以前…1／2）1952〜1959年…2／3）1960年代…2／4）1970年代…2／
　　5）1980年以降…3

2　呼吸療法に必要な解剖・生理の基礎知識

2-1. 呼吸器の構造 ──────────────── 渡辺俊一・土屋了介 …… 5

【1】気道系 ……………………………………………………………………………… 5
　　1）気管…5／2）気管支…5／3）肺胞…6
【2】血管系 ……………………………………………………………………………… 6
　　1）肺動・静脈系…7／2）気管支動・静脈系…10
【3】リンパ系 …………………………………………………………………………… 10
　　1）肺内リンパ管…10／2）肺の所属リンパ節…10
【4】神経系 ……………………………………………………………………………… 10

2-2. 呼吸の制御（呼吸はどのように調節されているか）─── 泉崎雅彦・木村　弘 …… 12

【1】呼吸調節系の概略 ………………………………………………………………… 13
【2】呼吸中枢 …………………………………………………………………………… 13
【3】呼吸調節系 ………………………………………………………………………… 14
　　1）化学調節系…14／2）神経調節系…14／3）行動調節系…16

2-3. 肺の機能 ──────────────────────── 三嶋理晃 …… 17

【1】換気 ………………………………………………………………………………… 17
　　1）換気とは…17／2）換気のメカニクス…18／3）換気の異常…18
【2】ガス交換 …………………………………………………………………………… 19
　　1）各要素のガス分圧…19／2）肺胞におけるガス交換とその異常…20

2-4. 肺循環 ──────────────────────── 久保惠嗣 …… 23

【1】肺循環と体循環 …………………………………………………………………… 23

【2】肺の血管系とその解剖学···23
　　　　1）肺動脈系（肺循環）…24／2）気管支動脈系…24
　　【3】肺循環の血行力学とその特性···24
　　　　1）血圧，血液量，血流…24／2）肺血管抵抗（PVR）…25／3）肺血管抵抗を規定する因子…26／4）肺内血流分布…26
　　【4】低酸素性肺血管収縮反応（HPV）··27
　　【5】肺循環の機能的特性··27

　2-5. 肺の代謝機能―――――――――――――――――阿部聖裕・河野修興····28
　　【1】肺の循環系と血管作動物質···29
　　　　1）レニン-アンギオテンシン系…29／2）カリクレイン-キニン系…29／3）アラキドン酸代謝…29
　　【2】肺の気道系と生理活性物質···30
　　【3】一酸化窒素および活性酸素種の肺への関わり·······························31
　　【4】肺サーファクタント··31
　　【5】肺の線維化など···32

　2-6. 呼吸筋―――――――――――――――――――横場正典・阿部　直····32
　　【1】呼吸筋の分類と解剖··32
　　　　1）横隔膜…33／2）肋間筋…33／3）補助呼吸筋群…33／4）腹筋群…34
　　【2】呼吸筋の生理···34
　　【3】呼吸筋の評価方法··35
　　　　1）筋電図…36／2）経横隔膜圧差（Pdi）…36／3）口腔内圧…36／4）sniff pressure…36
　　【4】種々の病態と呼吸機能障害···36
　　　　1）神経・筋疾患…36／2）肺気腫…37／3）呼吸筋疲労…37

3　呼吸機能検査とその解釈――――――――――――小山信一郎・堀江孝至····38
　　【1】呼吸機能検査にあたって··38
　　　　1）呼吸機能検査の意義…38／2）呼吸機能検査に使われる略語・記号…38／3）気体の状態の表現…39／4）定常状態および安静状態…39
　　【2】一般的呼吸機能検査··39
　　　　1）スパイロメトリ…39／2）肺気量分画…41／3）フローボリューム曲線…42／4）換気力学検査（メカニクス）…43／5）肺内ガス分布検査…46／6）拡散機能検査…47
　　【3】特殊検査··49
　　　　1）気道過敏性検査…49／2）運動負荷検査…50

4　血液ガス検査と酸塩基平衡の解釈――――――――――――藤田喜久····53
　　【1】血液ガスに関する用語···53
　　【2】血液ガスの基準値··54
　　【3】血液ガスの異常··56
　　　　1）低酸素血症…57／2）高二酸化炭素血症…57

【4】血液ガス測定法·····57
　　【5】呼吸不全における酸塩基平衡·····58
　　　　1）低酸素血症の酸塩基平衡への影響…58／2）急性高二酸化炭素血症での酸塩基平衡の変化…58／3）慢性高二酸化炭素血症での酸塩基平衡の変化…58

5　呼吸障害の病態・診断　　　　宮本顕二·····61

　　【1】呼吸障害の病態·····61
　　　　1）換気とガス交換…61
　　【2】呼吸器障害にみられる全身障害·····64
　　　　1）呼吸筋疲労…64／2）肺循環障害…65／3）中枢神経障害…66／4）消化管障害…66／5）肝障害…66／6）腎障害…66／7）血液異常…66／8）栄養障害，骨格筋異常…66
　　【3】呼吸障害患者のみかた·····67
　　　　1）視診…67／2）触診…68／3）聴診…69／4）打診…70／5）バイタルサイン…71

6　呼吸療法に必要な機器とその管理および点検

6-1．ガス供給システム　　　　釘宮豊城·····72
　　【1】医療ガス配管設備（JIS T 7101）·····72
　　　　1）供給源装置…72／2）配管設備…74／3）配管端末器…74／4）警報設備…74
　　【2】高圧ガス容器（ボンベ）と付属器具（高圧ガス保安法）·····75
　　　　1）ボンベの種類…75／2）ボンベのガス別塗色…75

6-2．各種呼吸療法機器　　　　丸山和紀·····76
　　【1】人工呼吸器·····76
　　　　1）構造…76
　　【2】ネブライザ·····77
　　　　1）ジェットネブライザとネブライザモータ…78／2）超音波ネブライザ…78
　　【3】酸素流量計·····78
　　　　1）構造…78
　　【4】電気吸引器·····79
　　　　1）種類…79／2）構造…79／3）分泌物吸引器…79／4）低圧持続吸引器…79
　　【5】パルスオキシメータ·····79
　　　　1）構造…79
　　【6】カプノメータ·····79
　　　　1）構造…79
　　【7】保育器·····79
　　　　1）閉鎖式保育器…80／2）開放式保育器…80

6-3．機能点検法と滅菌・消毒　　　　廣瀬　稔·····81
　　【1】機能点検法·····81
　　　　1）使用前（始業）の点検…81／2）使用中の点検…81／3）使用後（終業）の点検…81／

4）定期的な機能点検…*83*
　【2】滅菌と消毒………………………………………………………………………………*83*
　　　1）滅菌・消毒とは…*83*／2）呼吸療法関連用具の消毒…*85*

7　薬物療法　　　　　　　　　　　　　　　　　　　　　　　　　滝澤　始…*87*

　【1】気管支拡張薬……………………………………………………………………………*87*
　　　1）種類…*87*／2）薬理作用と適応・副作用…*87*
　【2】去痰薬……………………………………………………………………………………*90*
　【3】鎮咳薬……………………………………………………………………………………*91*
　　　1）中枢性鎮咳薬…*92*／2）末梢性鎮咳薬…*92*
　【4】抗微生物薬（抗菌薬，抗結核薬，抗真菌薬，抗ウイルス薬）……………………*92*
　　　1）総論…*92*／2）呼吸器感染症の基礎的事項…*92*／3）主な抗菌薬とその選択…*93*／
　　　4）副作用…*96*
　【5】副腎皮質ステロイド薬…………………………………………………………………*98*
　　　1）薬理，作用機序…*98*／2）適応，主な薬剤と投与法…*99*／3）副作用…*100*
　【6】呼吸促進薬………………………………………………………………………………*102*
　　　1）呼吸中枢刺激薬…*102*／2）麻薬拮抗薬…*102*
　【7】強心利尿薬………………………………………………………………………………*102*
　【8】抗アレルギー薬…………………………………………………………………………*102*

8　吸入療法　　　　　　　　　　　　　　　　　　　　　　　　　玉置　淳…*104*

　【1】意義と適応………………………………………………………………………………*104*
　【2】エアゾール粒子の運動性………………………………………………………………*104*
　【3】エアゾール粒子の分布・肺内沈着……………………………………………………*105*
　【4】エアゾール発生装置の種類と特徴……………………………………………………*106*
　【5】使用薬剤の種類と副作用………………………………………………………………*108*
　【6】評価と吸入指導…………………………………………………………………………*108*

9　加温・加湿　　　　　　　　　　　　　　　　　　　　　　　　宮尾秀樹…*110*

　【1】意義および用語…………………………………………………………………………*110*
　　　1）加温・加湿の意義…*110*／2）湿度の定義…*111*／3）気道の生理的温湿度分布…*111*／
　　　4）ヒューミディフィケーションとネブライゼーション…*111*
　【2】吸湿療法のための器具…………………………………………………………………*112*
　　　1）加湿瓶…*112*／2）ネブライザ…*112*／3）加温加湿器…*113*／4）人工鼻…*116*
　【3】加温加湿器使用上の注意点……………………………………………………………*117*
　　　1）小児領域での特殊な問題点…*117*／2）人工呼吸器本体の発生する熱や環境温によ
　　　る問題点…*117*

10　酸素療法

10-1．酸素療法の基礎 ──────────────川城丈夫・太田保世…118

　【1】酸素の物理学……………………………………………………………………118
　　　1）酸素の物性…118／2）酸素の製造…119／3）活性酸素…120／4）酸素の燃焼とエネルギー代謝…120
　【2】酸素の生理学……………………………………………………………………121
　　　1）大気環境と細胞周辺の酸素分圧…122／2）動脈血酸素分圧の決定…122／3）動脈血による酸素輸送…123／4）組織の酸素分圧…124／5）混合静脈血の酸素分圧…124
　【3】おわりに…………………………………………………………………………125

10-2．酸素療法の実際 ─────────────────────長尾光修…125

　【1】酸素療法の目的…………………………………………………………………126
　【2】酸素投与の適応…………………………………………………………………126
　【3】酸素供給源の種類………………………………………………………………126
　　　1）中央配管方式による酸素供給…126／2）個別の酸素供給装置…126
　【4】酸素供給装置の分類と器具……………………………………………………126
　【5】酸素療法の選択と進め方………………………………………………………128
　　　1）吸入装置の選択…128／2）治療の進め方…128
　【6】酸素療法の副作用………………………………………………………………129
　　　1）酸素中毒（oxygen toxicity）…129／2）呼吸中枢の換気抑制…129／3）未熟児網膜症…129／4）吸収性無気肺…129／5）まとめ…129

11　高気圧酸素療法 ─────────────────今泉宗久・高橋英世…131

　【1】高気圧酸素療法…………………………………………………………………131
　【2】血液中の酸素に関する基礎事項………………………………………………131
　【3】大気圧環境における空気呼吸時の血液酸素含有量…………………………132
　【4】大気圧環境における酸素吸入と血液酸素含有量……………………………132
　【5】高気圧環境における酸素吸入と血液酸素含有量……………………………132
　【6】酸素療法における高気圧酸素治療の特殊性…………………………………132
　【7】高気圧酸素療法装置……………………………………………………………133
　【8】高気圧酸素療法の治療条件……………………………………………………133
　【9】高気圧酸素療法の適応…………………………………………………………134
　【10】高気圧酸素療法の副作用と合併症および事故………………………………134
　【11】高気圧酸素療法の安全基準について…………………………………………135

12　気道確保 ─────────────────────────安本和正…136

　【1】気道確保の方法…………………………………………………………………136
　　　1）下顎挙上，エアウェイの挿入…136／2）気管挿管以外で人工呼吸可能な気道確保法…137／3）気管挿管…138／4）気管切開…140

【2】気管・気管切開チューブ 142
　1）カフ…142／2）特殊なチューブ…143／3）気管切開チューブ…144
【3】気道内分泌物の除去 145
　1）痰の喀出…145／2）気管内吸引…145／3）気管内洗浄…146／4）吸引操作時の合併症…146
【4】気道確保の合併症 146
　1）気管挿管による合併症…146／2）気管切開による合併症…147

13 人工呼吸と人工呼吸療法

13-1. 人工呼吸法　　　　　　　　　　　　　　　　　　　　　　　盛　直久…149
【1】概念と歴史 149
　1）概念…149／2）歴史…150
【2】呼吸サイクルの構成要素 151
　1）呼吸曲線（換気様式の図式化）…151／2）吸気開始相…151／3）吸気相…152／
　4）呼気開始相…152／5）呼気相…153
【3】人工換気の換気様式 154
　1）調節換気（CMV）…154／2）部分的補助換気（PTV）…156
【4】人工換気の生体に及ぼす影響 157
　1）呼吸系への影響（換気血流比の不均等）…157／2）循環系への影響…158／
　3）体液，腎機能への影響…158／4）中枢神経系への影響…158

13-2. 人工呼吸療法　　　　　　　　　　　　　谷口博之・近藤康博・長谷川隆一…159
【1】侵襲的人工換気（IV） 159
　1）導入基準…159／2）初期設定…160／3）設定の変更・調節…160／4）患者管理…161／
　5）ファイティング…162／6）離脱…162
【2】非侵襲的陽圧人工換気（NPPV） 164
　1）NPPVとは…164／2）急性呼吸不全へのNPPV…165／3）急性期のNPPV導入の実際…166／4）慢性呼吸不全へのNPPV…167／5）慢性期のNPPV導入の実際…169

14 人工肺とECMO　　　　　　　　　　　　　　　　　　　　　　　市場晋吾…171

【1】人工肺 171
　1）人工肺の種類…171／2）膜型人工肺の基本原理…172
【2】ECMO 172
　1）概念と歴史…172／2）適応…173／3）方法…174／4）維持管理…175

15 胸部理学療法　　　　　　　　　　　　　　　　　　　千住秀明・川俣幹雄…176

【1】呼吸練習 176
　1）目的と定義…176／2）分類と方法…177／3）適応…178／4）EBM（evidence-based medicine 実証医学）…179

【2】排痰法 ·· 179
    1）目的…*179*／2）分類と方法…*180*／3）適応…*183*／4）EBM…*183*
【3】運動療法 ·· 184
    1）目的…*184*／2）運動処方の考え方…*184*／3）運動の種類…*184*／4）運動強度，持続時間，頻度…*185*／5）適応…*185*　6）EBM…*185*
【4】胸部理学療法の評価 ·· 185
    1）目的…*185*／2）評価項目…*185*

16　呼吸不全患者の栄養管理と接し方　　　　　　　　　　　　　　　　大貫恭正…188

【1】基礎的な栄養学的知識 ··· 188
【2】栄養状態の評価と投与エネルギーの算出 ··· 189
    1）栄養状態の評価…*189*／2）投与エネルギーの算出…*189*
【3】静脈栄養と経腸栄養 ·· 189
【4】輸液剤と経腸栄養剤 ·· 190
    1）輸液剤…*190*／2）経腸栄養剤…*190*
【5】最近の栄養管理の動向 ··· 191
    1）腸管免疫…*191*／2）PEG，PEJ…*191*／3）病態別栄養管理…*191*／4）免疫増強食（IED）…*191*／5）共生効果（probiotics）…*191*
【6】呼吸不全症例に対する栄養管理 ··· 191
【7】術後肺炎症例の栄養管理 ··· 192
【8】急性期と慢性期の呼吸不全患者およびその家族との接し方 ··· 193

17　呼吸障害をもつ患者の看護　　　　　　　　　　　　　　　　　　　輪湖史子…194

【1】呼吸障害をもつ患者のケアニーズ ··· 194
【2】患者ケアの目標 ·· 194
【3】ケア提供体制と看護の役割 ·· 195
【4】看護のプロセス ·· 195
    1）情報収集とアセスメント…*195*／2）療養生活支援のための看護の提供…*195*

18　新生児・乳児の呼吸管理

18-1.　小児用人工呼吸器　　　　　　　　　　　　　　　　　　　　　氏家良人…205

【1】新生児や乳児の人工呼吸管理の特徴 ··· 205
【2】小児用人工呼吸器の基本構造と換気モード ··· 206
【3】各種小児用人工呼吸器とその特徴 ··· 207
    1）セクリスト IV-100B…*207*／2）インファントスター 950…*208*／3）ベアーカブ 750…*209*／4）VIP バード…*209*／5）Baby-Log8000 プラス…*210*／6）SLE2000…*211*／7）ハミングⅡ，ハミングⅤ…*211*
【4】最後に ·· 212

18-2. 新生児・乳幼児の呼吸管理のポイント ──────────── 田村正徳…213

【1】新生児・乳幼児の呼吸管理 213
1）胎児循環…213／2）胎児肺の発達…214／3）出生後の肺胞換気の確立と循環動態の変化…215／4）新生児の肺循環の特徴…216／5）新生児・小児の解剖学的・呼吸生理学的特徴…216／6）乳幼児の呼吸障害の徴候…217／7）新生児期に呼吸不全を来す疾患の分類と診断…217／8）新生児・乳児の呼吸管理のポイント…218／9）新生児・幼児での人工呼吸管理の実際…218

【2】特殊な呼吸管理法 220

19　ALIとARDSの呼吸療法 ──────────── 槙田浩史…225

【1】ALIとARDSの定義 225
【2】ALIとARDSの特徴 226
1）原因…226／2）頻度…226／3）予後…226／4）病態生理…226
【3】ALIとARDSの人工呼吸管理の実際 226
1）人工呼吸器の設定…226／2）人工呼吸器からのウィーニング…229／3）気道確保と気道管理…229／4）鎮静薬と筋弛緩薬の使用法…231／5）呼吸理学療法…231／6）補助的治療法…231／7）人工呼吸管理の合併症…231

20　慢性肺疾患の呼吸療法

20-1. COPDの診断と治療 ──────────── 福地義之助…234

【1】定義 234
【2】診断 235
【3】疫学 236
【4】治療 236
1）全般的治療対策…236／2）安定期治療…236

20-2. 気管支喘息 ──────────── 大林王司・大田　健…239

【1】気管支喘息の病態・呼吸生理 240
【2】急性発作時の呼吸療法 241
1）治療方針の立て方…241
【3】長期管理における呼吸療法 243

20-3. 特発性間質性肺炎 ──────────── 榎本達治・吾妻安良太・工藤翔二…245

【1】概念 246
【2】分類 246
【3】疫学 246
【4】臨床症状と身体所見 246
【5】血清診断マーカー 247
【6】胸部単純X線写真とHRCT 247

- 【7】機能検査 ... 247
- 【8】診断 ... 247
- 【9】薬物療法 ... 248
- 【10】在宅酸素療法 ... 248
- 【11】呼吸理学療法 ... 249
- 【12】人工呼吸管理 ... 249
- 【13】日常生活指導 ... 249
- 【14】経過，予後 ... 249

20-4. 気管支拡張症 ─────────────────────────── 中村博幸・松岡 健 ... 251

- 【1】気管支拡張症とは ... 251
  - 1）疾患概念 ... 251 ／ 2）病態 ... 251
- 【2】分類 ... 252
  - 1）形態的分類 ... 252 ／ 2）成因による分類 ... 252
- 【3】臨床症状・身体所見 ... 252
  - 1）臨床症状 ... 252 ／ 2）身体所見 ... 252
- 【4】検査所見 ... 252
  - 1）呼吸機能検査 ... 252 ／ 2）画像所見 ... 252
- 【5】治療 ... 252
  - 1）目的 ... 252 ／ 2）胸部理学療法 ... 252 ／ 3）気道感染に対する予防 ... 253 ／ 4）薬剤による緑膿菌感染への対策と作用機序 ... 253 ／ 5）気道感染の起炎菌と抗菌薬の選択 ... 253
- 【6】特殊な原因による気管支拡張症 ... 253
  - 1）immotile-dyskinetic cilia 症候群 ... 253 ／ 2）Young 症候群 ... 254 ／ 3）黄色爪症候群 ... 254 ／ 4）Williams-Campbell 症候群 ... 254 ／ 5）Mounier-Kuhn 症候群 ... 255

21 緊急時の対応

21-1. 気道異物，気胸 ─────────────────────────── 高木啓吾 ... 256

- 【1】気道異物 ... 256
  - 1）原因と診断 ... 256 ／ 2）病態 ... 256 ／ 3）治療 ... 256
- 【2】気胸 ... 257
  - 1）原因と診断 ... 257 ／ 2）病態 ... 258 ／ 3）治療 ... 258
- 【3】呼吸療法中に発生した気胸の対応 ... 258
  - 1）診断 ... 259 ／ 2）病態 ... 259 ／ 3）治療 ... 259

21-2. 胸部外傷（胸腔ドレナージを含む）─────────────────── 田中孝也 ... 260

- 【1】胸部外傷の注意点 ... 261
- 【2】胸部外傷の緊急処置 ... 261
- 【3】各疾患への対応 ... 262
  - 1）肋骨損傷，フレイルチェスト ... 262 ／ 2）気胸，血胸，血気胸 ... 263 ／ 3）緊張性気胸 ... 265 ／ 4）肺挫傷 ... 265 ／ 5）肺裂傷，肺破裂 ... 265 ／ 6）気管支損傷 ... 265 ／ 7）横隔膜破裂 ... 265 ／ 8）急性心タンポナーデ ... 266

【4】胸部外傷での呼吸管理の基本 ……………………………………………………………………266
  1）換気モード…266／2）吸入酸素濃度（F_{IO_2}）…266／3）PEEPの設定…267

22 睡眠時呼吸障害 ─────────────────────────────── 大井元晴…268

【1】睡眠時呼吸障害 ………………………………………………………………………………………268
【2】睡眠 ………………………………………………………………………………………………………268
  1）正常睡眠…268
【3】睡眠に伴う呼吸生理学的変化 ………………………………………………………………………269
【4】睡眠時呼吸障害と睡眠構造の変化 …………………………………………………………………270
【5】睡眠時呼吸障害の診断 ………………………………………………………………………………271
【6】睡眠時呼吸障害のパターン …………………………………………………………………………271
【7】閉塞性睡眠時無呼吸・低呼吸症候群 ………………………………………………………………272
【8】中枢性睡眠時無呼吸・低呼吸症候群 ………………………………………………………………273
【9】チェーン・ストークス呼吸 …………………………………………………………………………273
【10】睡眠時低換気 …………………………………………………………………………………………274
【11】酸素吸入と睡眠時呼吸障害 …………………………………………………………………………275

23 在宅呼吸管理 ─────────────────────────────── 安藤守秀…277

【1】慢性呼吸不全の病態生理 ……………………………………………………………………………277
  1）慢性呼吸不全とは…277／2）慢性呼吸不全の管理の基本的考え方…278
【2】長期酸素療法と在宅酸素療法 ………………………………………………………………………278
  1）長期酸素療法（LTOT）…278／2）在宅酸素療法（HOT）…279
【3】在宅人工呼吸療法（HMV） …………………………………………………………………………281
  1）HMVとは…281／2）NPPVによるHMV…281／
  3）TPPVによるHMV…283／4）HMVの抱える課題…284
【4】まとめ …………………………………………………………………………………………………284

24 周術期の呼吸療法 ───────────────────────── 関根康雄・藤澤武彦…286

【1】手術患者の術前呼吸機能の評価と術後呼吸器合併症の予防対策 ………………………………286
  1）術前呼吸機能検査…286／2）術後予測肺機能からみた手術適応評価…286／
  3）術後呼吸器合併症の予防対策…287
【2】術後呼吸不全の病態生理 ……………………………………………………………………………289
  1）術後急性期の呼吸抑制…289／2）呼吸不全発症の機序と評価…289／3）慢性呼吸
  器疾患合併患者の術後呼吸不全…290
【3】術後呼吸器合併症とその治療 ………………………………………………………………………291
  1）無気肺…291／2）肺炎…292／3）肺瘻，気胸…292／4）間質性肺炎（IP）…293／
  5）急性肺傷害，急性呼吸促迫症候群…293／6）胸水貯留…293／7）気管・気管
  支吻合部縫合不全…293／8）膿胸…295／9）肺血栓塞栓症…295

25 心肺（脳）蘇生法 ―――――――――――――――山下　進・前川剛志…296

【1】一次救命処置（BLS） ―――――――――――――――――――297
1）BLSの流れ…297／2）自発呼吸の確認，循環のサインの確認…297／3）気道確保，口対口人工呼吸（マウストゥマウス）…297／4）心臓マッサージ…298／5）AEDの使用による除細動…298

【2】二次救命処置（ALS） ―――――――――――――――――――298
1）心停止の心電図…298／2）除細動…298／3）薬剤投与…299／4）asystole/PEAアルゴリズム…299／5）VF/pulseless VTアルゴリズム…299

【3】脳保護（脳蘇生）治療 ―――――――――――――――――――300
1）人工呼吸器の設定…300／2）脳低温療法…301

26 モニター

26-1. 酸素化能 ――――――――――――――――崎尾秀彰・大津　敏…302
【1】呼吸関連モニター ――――――――――――――――――――302
【2】Pa_{O_2} ――――――――――――――――――――――――302
【3】酸素化能の指標 ――――――――――――――――――――303
【4】パルスオキシメータ ――――――――――――――――――303
【5】$Pa_{O_2}/F_{I_{O_2}}$ ―――――――――――――――――――304
【6】$A-aD_{O_2}$ ――――――――――――――――――――――304

26-2. 換気能の評価 ――――――――――――――崎尾秀彰・大津　敏…305
【1】換気能モニター ―――――――――――――――――――――305
【2】呼気終末二酸化炭素分圧（$P_{ET_{CO_2}}$） ―――――――――305
【3】人工呼吸器からの離脱 ――――――――――――――――――306
【4】死腔換気率（V_D/V_T） ―――――――――――――――――307
【5】インピーダンスニューモグラフィ ―――――――――――――307
【6】インダクタンスプレチスモグラフィ ――――――――――――307
【7】ピークフロー（PEF） ――――――――――――――――――307

26-3. 換気力学 ――――――――――――――――崎尾秀彰・大津　敏…308
【1】換気力学 ――――――――――――――――――――――――308
【2】気道内圧 ――――――――――――――――――――――――308
【3】換気量 ―――――――――――――――――――――――――309
【4】気流速 ―――――――――――――――――――――――――309
【5】コンプライアンス ――――――――――――――――――――309
【6】静的圧–容量曲線 ――――――――――――――――――――310

26-4. 循環動態 ――――――――――――――――川崎孝一・上村裕一…311
【1】呼吸と循環の相互反応 ―――――――――――――――――――311
1）自発呼吸時の循環変動…311／2）人工呼吸時の循環変動…311

【2】循環系モニター..311
　　　　　1）心電図…311／2）動脈圧（いわゆる血圧）…313／3）中心静脈圧…315／4）肺動
　　　　　脈カテーテル…316／5）心拍出量…318／6）心臓超音波法…319

27　呼吸器関連用語・略語集

27-1．基本用語・略語集 ──────────────────────小山信一郎・堀江孝至…320
　　　【1】呼吸機能検査に使われる略語・記号..320
　　　【2】気体の状態の表現..321

27-2．関連用語・略語集..322
　　　Ⅰ．肺機能…322／Ⅱ．人工呼吸…323／Ⅲ．循環系…324／Ⅳ．その他…325

呼吸療法関連ホームページ一覧...327
索引..329

呼吸療法とは

到達目標
- □ 呼吸療法の定義を理解する
- □ 呼吸療法チームの一員としての心得を理解する
- □ 呼吸療法に関する歴史を顧みて先人の業績に敬意をはらい，自己研鑽に資する

目次項目
1. 呼吸療法とは
2. 呼吸療法の歴史と現状
   - 1952年以前
   - 1952〜1959年
   - 1960年代
   - 1970年代
   - 1980年以降

【1】呼吸療法とは

　本書初版には，「呼吸療法とは呼吸循環機能を適正に維持管理することを目的とし，心肺機能に障害のある人に対して，質的・量的な診断，治療，病状経過の追跡，さらには社会生活への適応訓練（リハビリテーション）を行い，生活機能の増進に重要な役割を果たすために進歩発展を遂げてきている医療の一分野である」と記載されている。この概念をそのまま踏襲しよう。換言すれば，呼吸療法とは呼吸循環系に障害のある人を対象にした包括的な呼吸ケアである。これには多くの側面があり範囲は極めて広範多岐にわたる。対象も新生児から高齢者まで，さまざまな障害の程度，在宅患者から病院の入院患者，さらには ICU, CCU, 救急部などの重症患者までを包含している。したがって，最も適切なよりよい治療を患者に提供するには，各分野専門の医療従事者によるきめ細かいチーム医療が望ましい。これが3学会呼吸療法認定士認定制度発足の理由である。認定士には，まず看護師，理学療法士，臨床工学技士それぞれの専門領域で要求される人格・倫理および知識・技量を基本的に備えていることを望みたい。そのうえで医師ともども医療チーム間での相互理解と信頼をもって相協力し，患者に良い医療とケアを提供することに努められたい。

【2】呼吸療法の歴史と現状

1）1952年以前

　学問は膨大な先人の業績の蓄積によって進歩してきた。呼吸療法の歴史もその例外ではない。その歴史の流れの中で特に時代を画する大きな事件は，1950年代にスカンジナビアを中心としてヨーロッパとアメリカを襲ったポリオの流行であった。この時期に至る前をまず考えよう。18世紀後半に Lavoisier は動物が肺から酸素（O_2）を吸収して，呼気中に二酸化炭素（CO_2）と水を出すことを示した。この不朽の天才がまだ多くのなすべき研究を大成しないうちに，折しもフランス革命の時期とて若くして断頭台の露と消えたのは惜しみてもあまりあることであった。その他の諸家の業績であるが，心臓病や喘息患者に対する酸素吸入，酸素の肺損傷作用の実験的証明もなされていた。

　胸壁を開くと肺がしぼんでしまうことは早くから知られていたが，開胸手術時にこれを防ぐ手段として，肺外に陰圧をかけるか気道内に陽圧をかけるかの2通りが考えられた。前者ではドイツの

Sauerbruchの陰圧手術室（1904）は有名であり，これは主にヨーロッパで広まった。後者の考え方では，このころすでに気管カニューレにふいごで空気を送り込む Fell-O'Dwyer の器具が救急蘇生のために工夫されていたのであるが，アメリカの外科医 Matas はこれに改良を加えて胸部外科に応用することを考えた。そして胸壁腫瘍の摘除術に初めて成功がもたらされた（1899）。ヨーロッパにひきかえ，アメリカでは主にこのようなカフ付き気管内カテーテルに陽圧で送気する方式の考えが主流を占めていたようである。

呼吸筋麻痺患者には鉄の肺（患者の首から下を気密なタンクに入れ，タンク内に間欠的陰圧を加えて換気を図る）が用いられていた一方で，急性肺水腫や無気肺に対する間欠的陽圧呼吸（intermittent positive pressure ventilation：IPPV）の有用性の提唱などもなされていた。

2）1952〜1959 年

1952 年に北欧，特にデンマークにポリオの大流行をみ，数千人の患者が入院した。それまで呼吸筋麻痺患者の人工呼吸には鉄の肺が用いられていたが，当時この国には鉄の肺が十数台しかなかったという。しかもタンク内の患者では理学療法もままならず，また吸気を十分加湿することもできなかった。やむをえず大勢の看護師や学生を動員して気管チューブに手押しバッグの人工呼吸をしたという。この結果，鉄の肺よりも用手人工呼吸の方が生存率が高く合併症が少ないことが分かり，これを契機としてその後の人工呼吸治療にIPPV と気道管理が標準とされるようになった。そして用手的人工呼吸を模して作動する Engström respirator のような本格的な長期人工呼吸治療用の従量式人工呼吸器の誕生をみることとなった。さらには各科横断的な呼吸ケアのユニット，ICU の設立も促され，気管挿管とその合併症，加湿，肺理学療法の効果などについても大いに認識が高まった。

IPPV を行うとき，個々の患者についての至適換気量をどのように設定すべきかにはこのころ Radford のノモグラム（1955）が示されていた。これは患者の体重からその患者に適合した 1 回換気量と呼吸数の組合せを選ぶ計算図である。換気量の指標に動脈血二酸化炭素分圧（Pa_{CO_2}）を測定することは当時はまだ臨床的にはほとんど行いえなかったのである。1950 年代後半になってようやく pH 電極が臨床に使用されはじめ，pH の測定から Pa_{CO_2} 値を得るアストラップ法，さらに二酸化炭素電極が開発されるに至った。

3）1960 年代

酸素電極（Clark, 1956）が二酸化炭素電極とともに実用化されて臨床に盛んに使用されるようになったのはこの年代に入ってからである。ICU の普及とともに呼吸不全の病態生理の解明・治療はめざましい発展の勢いをみせた。酸素療法もいっそう盛んとなり，その毒性についてはすでに前世紀に報告があったがここでまた再認識されることになった。IPPV の心血管系に及ぼす影響，肺内水分量や急性呼吸不全の原因としての敗血症なども知見が進み，注目を浴びた。急性呼吸促迫症候群（acute respiratory distress syndrome：ARDS）という用語が提唱されたのもこのころであった。

4）1970 年代

当時の学会を華やかに彩った話題は，呼気終末陽圧（positive end-expiratory pressure：PEEP），持続気道陽圧（continuous positive airway pressure：CPAP），クロージングボリュームなどであった。このころまでは人工呼吸というと，気道に陽圧をかけることは胸腔内圧を高めて心拍出量を減少させる方向につながるとした Cournand の報告（1948）が人々の考え方に大きく影響していた。つまり気道に陽圧をかける人工呼吸では胸腔内圧上昇により循環抑制が起こるので，これを避けるためにはできるだけ平均胸腔内圧を上げないような人工呼吸モードが望ましいと考えられたのである。その方法として，吸気相を呼気相よりも時間的に短くすること，呼気相においては陽圧が加わらないようにすることなどが考えられていた。しかし人工呼吸の対象患者が，単なる呼吸筋麻痺ばかりではなくて肺そのものの病変による呼吸不全にも及んでくるにつれて，それまでの考え方に変革が求められてきた。すなわち，肺が膨張しにくい病的肺では，気道内圧がすぐに胸腔内圧に伝播しにくいこと，肺の膨張を維持するためには呼気相にも陽

圧を残す PEEP や CPAP が有用であることが認められるようになったのである。この時代はそのほかに，肺循環動態や血管内外の水分移動の解明，膜型肺による血液の酸素化，開胸肺生検などが進められた。一方，ICU の普及とともに倫理や医療経済についての議論も台頭することとなった。

人工呼吸治療患者の状態が好転してくると，人工呼吸器からいかにして円滑に離脱させるか，すなわちウィーニングの問題が出てくる。このための工夫の一つとして間欠的強制換気（intermittent mandatory ventilation：IMV）が工夫された。

5）1980 年以降

呼吸療法が発展すればするほど，より重症な患者も対象とされるようになる。そのために，患者の病態に応じたより効果的で副作用の少ない人工呼吸の様式については，多くの提案がなされてきた。低圧で良好なガス交換が得られるのではないかとして登場した高頻度換気法（high-frequency ventilation：HFV）もその一つである。また，自発呼吸を温存して換気の補助を行う手法は現在の機械的人工呼吸の主流となっているが，そのために患者自身の仕事量を軽減して患者と人工呼吸器がよく同調することを狙った吸気補助（pressure support ventilation：SV）や比例補助換気（proportional assisted ventilation：PAV）が工夫された。

各種モニターの開発普及にもめざましいものがある。パルスオキシメータの有用性は高く評価されるべきであり，呼吸療法の歴史の中でも誕生以来これほど短期間に広く普及をみたものはなかったであろう。

重症でふくらみにくくなっている肺をふくらませるに足る人工呼吸の陽圧はしばしば過大となりがちで，それがかえって肺を傷めてしまうことにつながる。生命維持と肺損傷の防御というこの二律背反をどううまく切り抜けていくか。高い気道内圧を避けるために換気量を少なくすれば，Pa_{CO_2} は上昇してしまう。従来から適正な換気とは Pa_{CO_2} を 40 mmHg に保つことであるとされてきたが，この金科玉条を見直して，肺保護戦略のうえから Pa_{CO_2} がもっと高くなろうともあえてそれを許容しようという高二酸化炭素症容認方針（permissive hypercapnia）の考えも生まれてきた。また

年表

1543	開胸した動物の気管切開孔から空気を送って肺を間欠的に膨張させ，動物を生存させうることを見出した（Vesalius）。
1754	二酸化炭素の発見（Helmont）
1771	酸素の発見（Priestley, Scheele）
1800	心臓病や喘息に酸素吸入（Beddoes 吸入療法の父といわれる）
1899	酸素が肺を損傷することの実験的証明（Smith）
1904	陰圧手術室を開発（Sauerbruch）
1915	解剖学的死腔よりも小さな 1 回換気量で生きうるのをイヌの喘ぎで観察（Henderson）ただし，高頻度換気法（HFV）の歴史は事実上 1970 年代初めから
1928	カフ付き気管カテーテルを用いての麻酔中患者の調節呼吸（Guedel, Waters）
1929	"鉄の肺"の開発（Drinker, Shaw）
1947	急性肺水腫や無気肺への IPPV の有用性を提唱（Motley）
1952	北欧にポリオが大流行
1954	"Ambu-bag（adult manual breathing unit）"を工夫（Ruben）
1955	ラドフォードのノモグラム（Radford）
1956	クラーク電極（Clark）
1957	酸素電極と二酸化炭素電極について記載（Severing-hause）
1960	"ベンチ-マスク"を工夫（Campbell）
1967	ARDS の概念の提唱と，これに PEEP が有効との発表（Ashbaugh, Petty）
1971	IMV 登場（Kirby）
1971	新生児 IRDS に CPAP の有用性提唱（Gregory）
1972	携帯用酸素吸入装置の使用（谷本）
1974	パルスオキシメータの発明（青柳）
1977	呼吸不全がわが国の難病研究の横断テーマに採用
1980	IRDS の患児に経気道的にサーファクタントを補充して著効（藤原）
1980	膜型および吸着型酸素濃縮器のわが国での導入
1985	在宅酸素療法のわが国での社会保険適用
1990	permissive hypercapnia（高二酸化炭素症容認方針）提唱（Hickling）
1990	神経筋疾患の在宅人工呼吸療法にわが国での社会保険適用
1992	米国-欧州合意カンファレンスで ARDS の定義と診断基準が新しく示された

IRDS：特発性呼吸促迫症候群（idiopathic respiratory distress syndrome）

肺保護の考えからは人工肺の使用も魅力的であり，わが国では熊本大学が先進的であった。

　医療の発展には，より重症な患者をも治療しうるということのほかに，それほど重症でない患者も含めてより多くの患者を効率よく救いうるという視点も重要である。在宅酸素療法の普及に貢献した酸素濃縮器の導入はわが国では1980年ごろであった。またわが国での在宅人工呼吸療法は1975年ごろから開始されたようであるが，1990年に社会保険適用となりその改訂も加えられつつ対象患者も急増している状況にある。このうちで，気管切開下人工換気法（tracheostomy intermittent positive pressure ventilation：TPPV）のほかに非侵襲的人工換気法（noninvasive positive pressure ventilation：NPPV）がむしろ主流をなすほどに普及してきている。

　その他呼吸療法の進歩には，感染対策，モニターの進歩，きめ細かいケア，新薬の出現，その他医学全般の進歩があずかって大きい。

　呼吸療法関連の学問の進歩の中では，特に18世紀後半以来は名だたる研究者の業績が目白押しである。本稿に取り上げた人々にも，取り上げきれなかった人々にも，広く先覚者諸賢に対して深甚なる敬意を表さないではいられない。

〈参考文献〉

1) Pontoppidan H, Wilson RS, Rie MA, et al. Respiratory intensive care. Anesthesiology 1977 ; 47：96-116.
2) Masferrer R, Dolan JK, Ward JJ. History of the respiratory care profession. In：Burton GG, Hodgkin JE, Ward JJ, editors. Respiratory Care. 3rd ed. London：JB Lippincott Co；1991. p.3-17.
3) 西野　卓. 人工呼吸療法―最近の進歩―. 第1版. 東京：克誠堂出版；2001.

（長谷川会湘南ホスピタル　沼田克雄）

2 呼吸療法に必要な解剖・生理の基礎知識

2-1 呼吸器の構造

到達目標
- □ 気道系の構造を理解する
- □ 血管系の構造を理解する
- □ リンパ系の構造を理解する
- □ 神経系の構造を理解する

目次項目

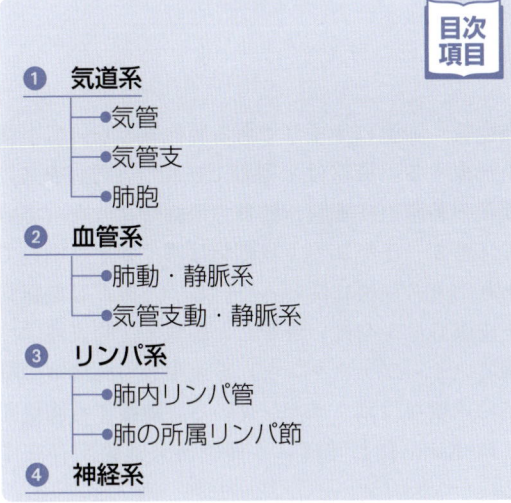

1. 気道系
   - 気管
   - 気管支
   - 肺胞
2. 血管系
   - 肺動・静脈系
   - 気管支動・静脈系
3. リンパ系
   - 肺内リンパ管
   - 肺の所属リンパ節
4. 神経系

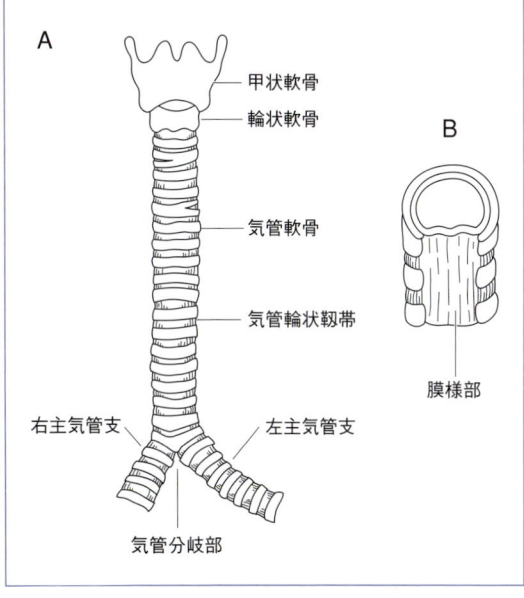

図1 気管の構造
A：気管および主気管支，B：気管断端後面。

【1】気道系

1）気管

気管は輪状軟骨下端に始まり，左右主気管支分岐部に至るまでの全長 10〜13 cm の気道部分を指す。約 16〜20 個の馬蹄形の気管軟骨が気管輪状靱帯で連結されており，これらの軟骨が気管内腔の形状を保持しているが，後面には軟骨が存在せず膜様部と呼ばれる筋線維束で覆われている（図1）。気管は，気管支動脈，下甲状腺動脈，内胸動脈などの細かな分枝によって栄養され，神経支配は後述する迷走神経，反回神経，交感神経などから受けている。

2）気管支

第 4〜5 胸椎の高さで気管が左右の主気管支に分岐する。左主気管支は約 4 cm で右主気管支の約 2 倍の長さを有しており，その上を大動脈弓部

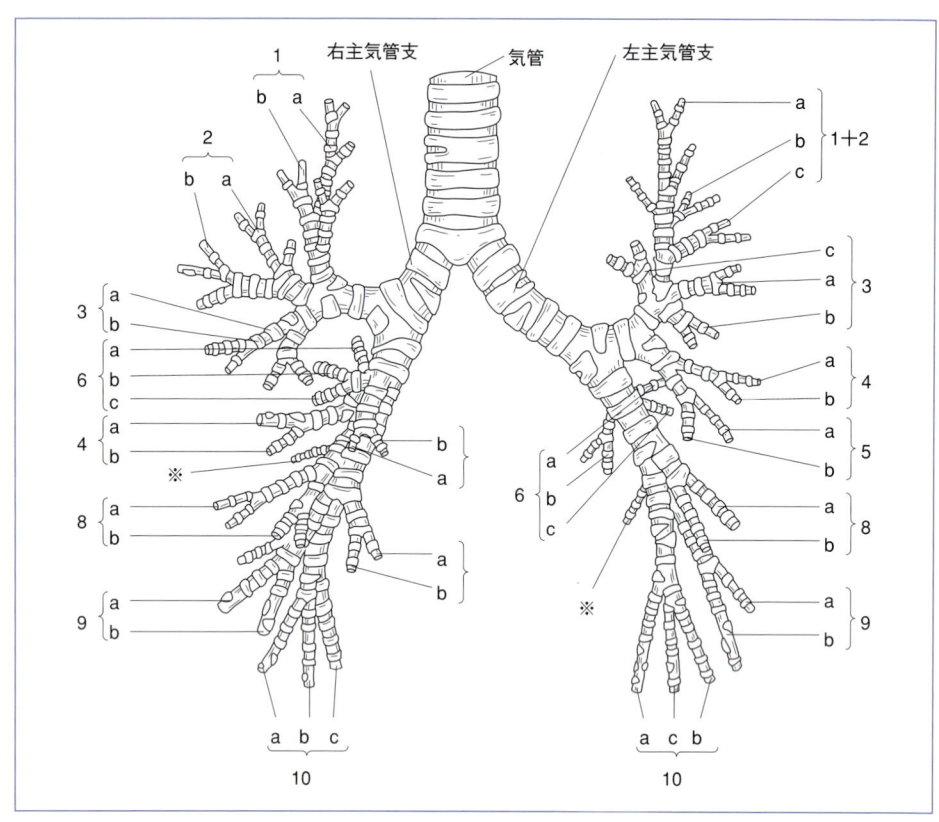

図2 気管支の分岐
1～10：区域気管支，a～c：亜区域気管支。
（岡田慶夫．肺，気管支．発生と解剖．外科治療 1986；54：82-91 より引用）

がまたいでいる．右主気管支の気管に対する分岐角度は左に比べて小さく，この角度の差が誤嚥した異物が右気管支に落ち込みやすい理由でもある（**図2**）．末梢に進むと右気管支は上葉気管支を分岐したのち，中間気管支幹となり，さらに中葉気管支，下葉気管支に分岐する．左は上葉・下葉気管支に分岐する．各肺葉気管支は区域支に分かれ（**図2**），さらに分岐を繰り返して径1mm以下の細気管支となり，最終的に終末細気管支となる（**図3**）．

気管支壁の層構造は，内腔側より順に上皮層，上皮下層，筋層，筋外層，軟骨層，軟骨周囲層の6層に大別される（**図4**）．気管支軟骨は末梢にいくに従って馬蹄形がくずれて不整形を呈するようになり敷石状に配列し，細気管支レベルで消失する．

3）肺胞

終末細気管支はさらに分岐して呼吸細気管支，肺胞管，肺胞の集まりである肺胞嚢となって小葉を形成する．肺胞はⅠ型およびⅡ型と呼ばれる2種類の肺胞上皮細胞，間質，毛細管よりなっている（**図5**）．Ⅰ型肺胞上皮細胞は薄く扁平な細胞であり，ガス交換に関わっている．一方，Ⅱ型肺胞上皮細胞はやや丸い形をした細胞で，肺表面活性物質（サーファクタント）を産生して肺構築の維持に重要な役割を果たしている．隣接する肺胞間にはKohn孔と呼ばれる側副換気通路が存在する．

【2】血管系

肺の血管系は機能血管としての肺動・静脈系と肺を栄養する血管である気管支動・静脈系の2系統が存在する．

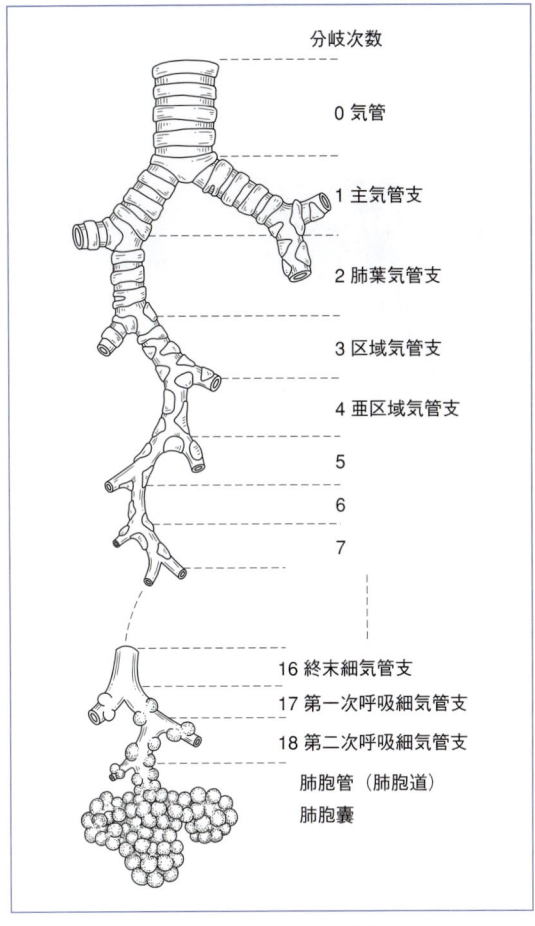

図3 気管支の末梢構造
(岡田慶夫. 肺, 気管支. 発生と解剖. 外科治療 1986；54：82-91 より引用)

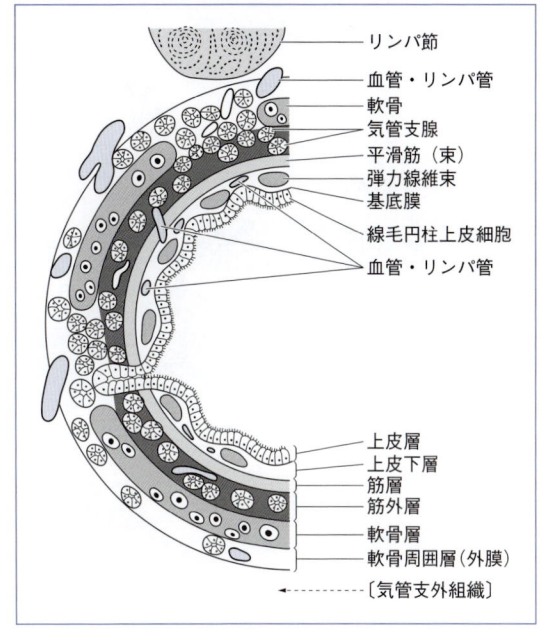

図4 気管支壁の構造
(日本肺癌学会. 肺癌取扱い規約. 第6版. 東京：金原出版；2003 より引用)

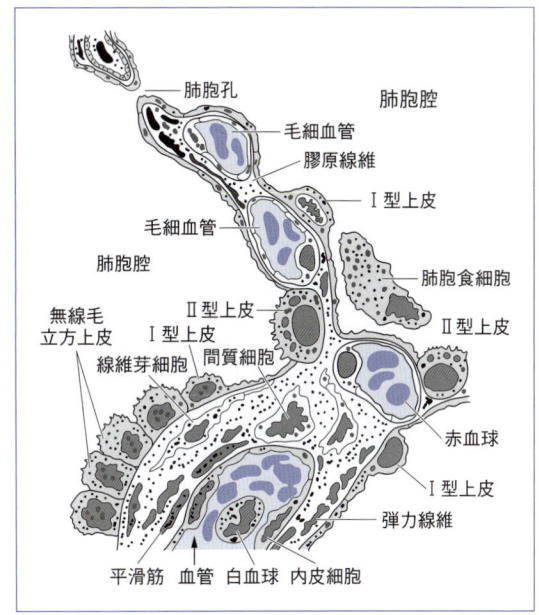

図5 肺胞の構造
(正岡 昭. 呼吸器外科学. 東京：南山堂；1997 より引用)

1）肺動・静脈系

①肺動脈

　大動脈起始部の左前方で右心室より出た肺動脈は主肺動脈と呼ばれ，すぐに左右に分岐して左・右主肺動脈となる（**図6**）。右主肺動脈は心膜から出て上行大動脈および上大静脈の後方をほぼ水平に横切り，右主気管支の前面に到達する。その後まず上幹を分岐して中間肺動脈幹となり，さらに各区域に分岐して気管支に伴走し末梢肺へと向かう。左主肺動脈は心膜から出ると大動脈弓下面に向かってやや上行し，その後左主気管支を乗り越えるようにして外側下方へと向かう。心膜を出てすぐの肺動脈と大動脈弓部の間には動脈管索（Botallo 靱帯）が存在し，その後各区域に分岐して気管支に伴走し末梢肺へ向かう。なお，肺動脈の分岐形態には左右とも個人差が多い。

②肺静脈

　肺静脈は肺動脈とは異なり気管支には必ずしも伴走しない。各肺小葉隔壁内の小葉静脈が合流して亜区域静脈となり，さらにそれらが合流して区域静脈となる。区域静脈は肺区域の中心部を走行

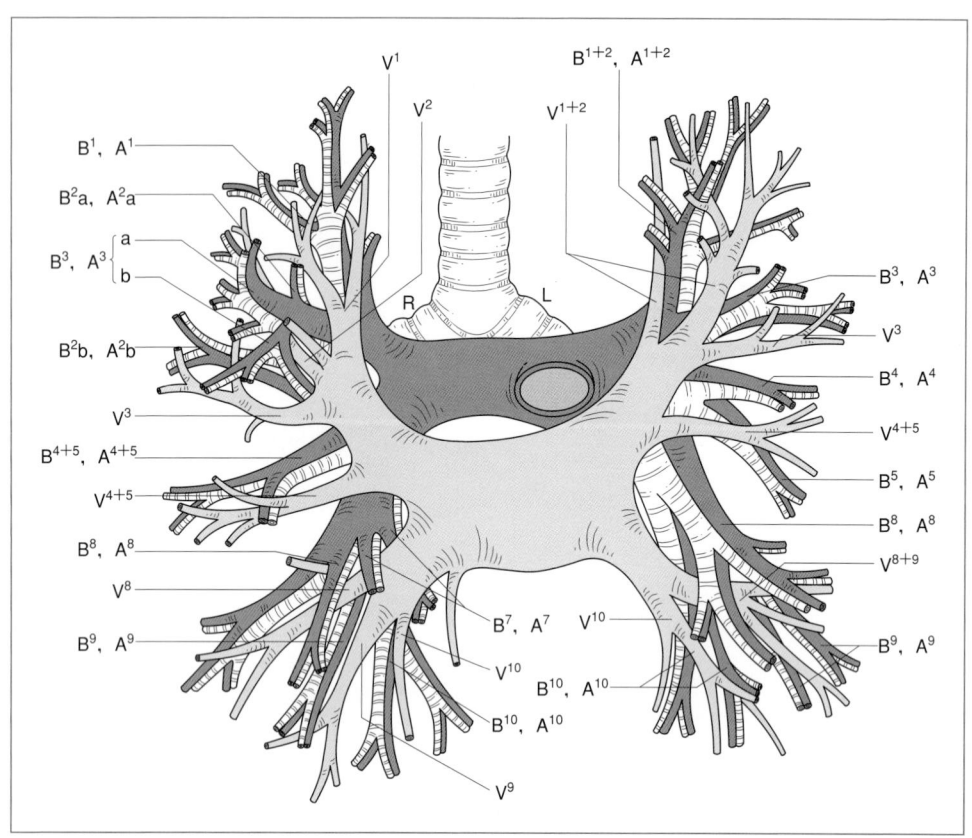

図6 肺動・静脈の解剖
A：肺動脈, V：肺静脈, B：気管支。
(荒井他嘉司, 塩沢正俊. 肺切除術. 局所解剖と手術手技. 改訂新版. 東京：朝倉書店；1992 より引用)

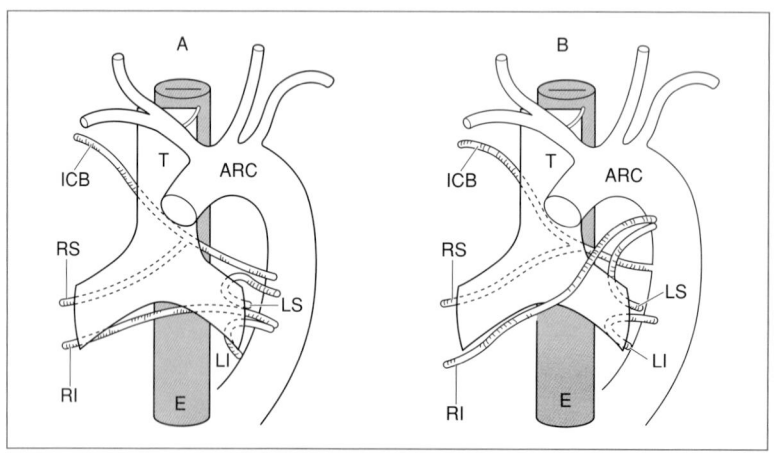

図7 気管支動脈の分岐
最も多い分岐パターンを示す。RS, RI：気管支動脈, LS, LI：左気管支動脈, T：大動脈, ARC：大動脈弓, E：食道, ICB：肋間動脈。
(高橋大八郎, 佐々木泰輔, 鎌田紀美男ほか. 気管支動脈の解剖と interventional angiography. 臨放 1990；35：833-7 より引用)

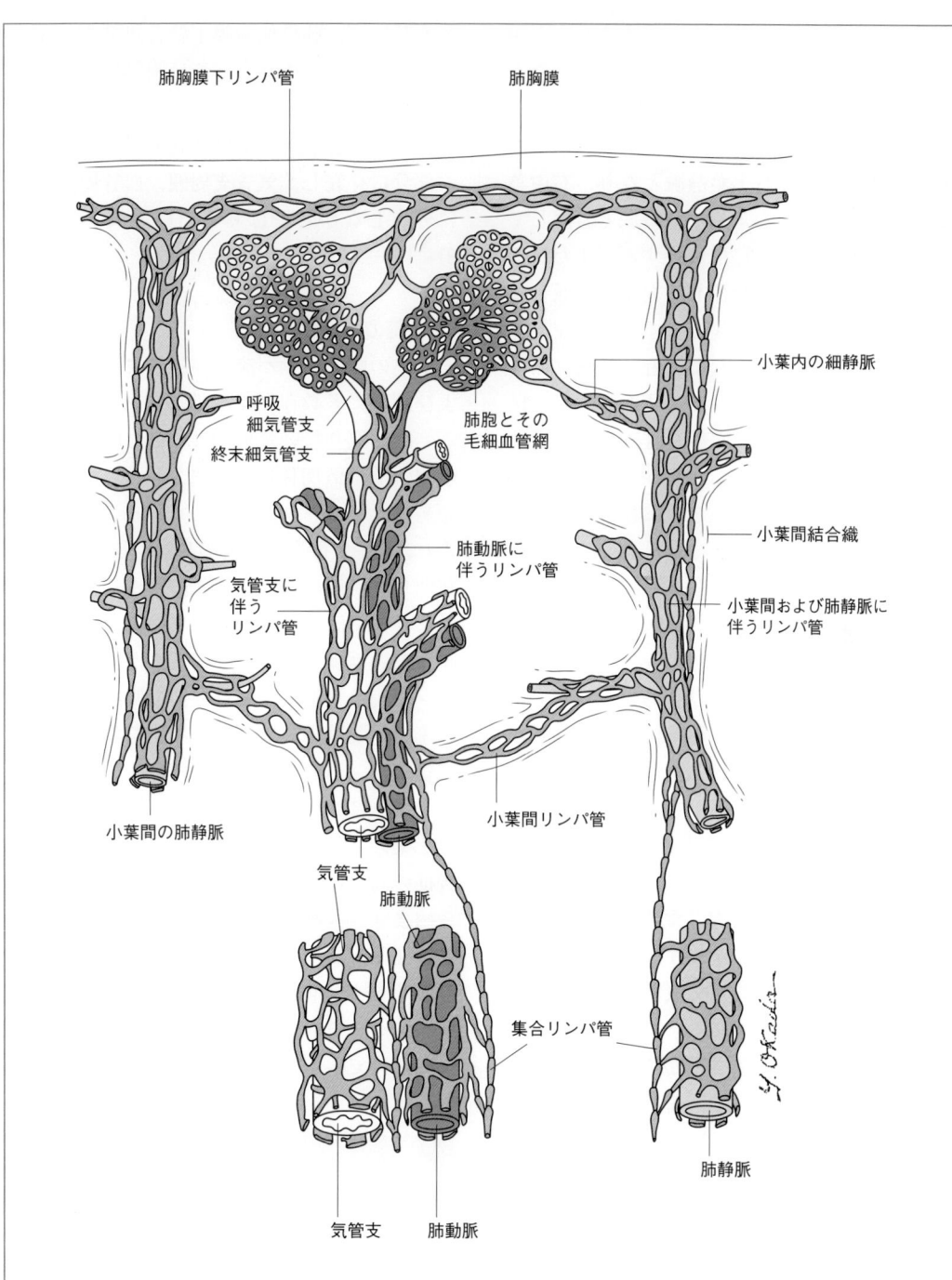

図8 肺内リンパ管の構造
(岡田慶夫. 肺癌その成り立ちと臨床. 京都：金芳堂；1991 より引用)

するものと隣接する肺区域間を走行するものがあるが，後者が肺区域切除の際に区域間の境界を分ける目安となる．

肺静脈の一般的な走行としては右上葉の区域静脈（$V^{1～3}$）が合流して右上葉静脈となり，右中葉の区域静脈（$V^{4,5}$）からなる右中葉静脈と合流して右上肺静脈を形成し，左房に流入する．また右下葉の区域静脈（$V^{6～10}$）が合流して右下肺静脈となり，やはり左房に流入する（図6）．一方，左上肺静脈は上区域静脈（$V^{1～3}$）および舌区静脈（$V^{4,5}$）とからなり，左心房に流入する．また左下葉の区域静脈（$V^{6,8～10}$）は右下葉同様，合流して左下肺静脈となり，左房に流入する．しかし肺静脈の走行形態にも肺動脈同様，左右ともに個人差がかなり多くみられる．

2）気管支動・静脈系

①気管支動脈

気管支動脈とは気管支および肺の栄養血管であり，体動脈圧を受けている．弓部，下行大動脈から直接分岐するか，あるいは上部肋間動脈や左右鎖骨下動脈から分岐し，通常，左右合わせて3～4本の気管支動脈を有することが多い（図7）．左・右主気管支にそって走行し，やがて肺内へと流入するが，その間に気管支，食道，縦隔・肺門リンパ節，心膜などに分枝を出す．肺内では気管支にそって末梢に向かい終末細気管支へと至る．

②気管支静脈

気管支静脈には末梢気管支壁からすぐに肺静脈に流入し左房に還流する系と，奇静脈・半奇静脈を経由して右房に還流する2系統が存在すると考えられている．しかし，この血管に関しては不明な点がなお多い．

【3】リンパ系

リンパ系は肺内リンパ管および肺外の所属リンパ節に大別できる．

1）肺内リンパ管

肺内リンパ管には，浅在リンパ管と深在リンパ管が存在する．浅在リンパ管は肺胸膜下リンパ管とも呼ばれ，肺臓側胸膜下結合組織内にリンパ管網を形成し，そのリンパ流は胸膜にそって肺門に流入する．

一方の深在リンパ管は肺胞壁以外のほぼすべての部分に存在し，気管支周囲，血管周囲に網目状に分布しながらやはり肺門に流入している（図8）．

2）肺の所属リンパ節

上述の肺内リンパ流は，肺外に出ると肺門部および縦隔に多数存在する所属リンパ節へと流入する．肺癌取り扱い規約ではこれら所属リンパ節を解剖学的位置関係をもとに，1～14までの番号を命名したグループに分類している（図9）．これによれば1～9番までが縦隔リンパ節，10～14番が肺門リンパ節に相当する．肺門から縦隔へと流入したリンパ流はやがて頸部で静脈角（左鎖骨下静脈と内頸静脈の合流点）に注ぐが，これら肺外のリンパ流は食道，心臓など他の胸腔内臓器のリンパ流や，腹腔内臓器のリンパ流を集めて上行する胸管のリンパ流と複雑に絡み合っている．

ちなみに胸管とは，横隔膜下のすべてのリンパ流を集めて運搬する太いリンパ流路である．第2腰椎の高さに存在する乳び槽と呼ばれる膨大部から始まり，大動脈裂孔を通って後縦隔に入ったあと，椎体前面やや右にそって上行し第5椎体の高さで左方へと向かい，大動脈弓部の背側で食道の左側にそってさらに上行し，頸部へと到達し静脈角に注いでいる（図10）．

【4】神経系

胸郭内を走行する主な神経は迷走神経，交感神経，横隔神経の3つである（図11）．

それら神経の解剖学的走行を解説すると，まず迷走神経は頸部を総頸動脈と内頸静脈の間を下降して胸郭内に入ったあと，右は鎖骨下動脈の前方，左は大動脈弓の前方を通りそこで反回神経を分岐したのちに肺門に至り，肺枝，気管支枝を分岐したのち食道に伴走しながら腹腔に至る．迷走神経から分岐した反回神経は，右では鎖骨下動脈，左では大動脈弓部を下面から後方にまわり，気管と

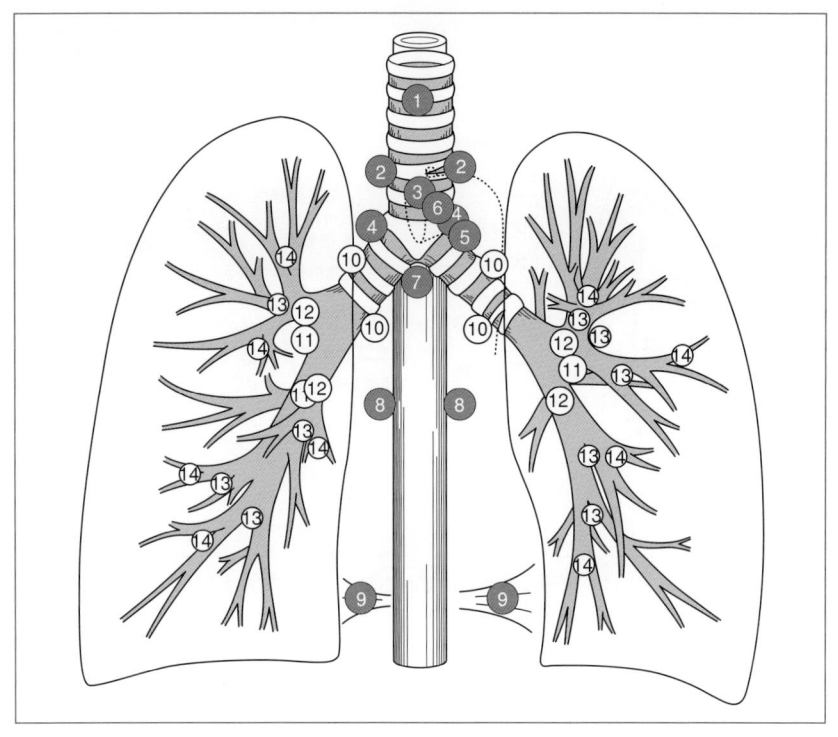

図9 肺の所属リンパ節マップ
❶〜❾：縦隔リンパ節，⑩〜⑭：肺門リンパ節。
(日本肺癌学会．肺癌取り扱い規約．第7版．東京：金原出版；2003より引用)

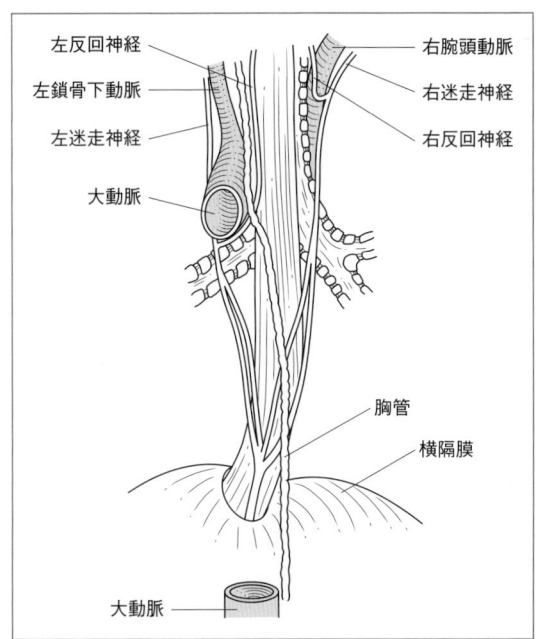

図10 背側よりみた胸管の走行
(土屋了介．縦隔外科に必要な解剖学と pit fall．外科診療 1996；38：1-13 より引用)

食道の間を上行し喉頭へと至る。

一方，横隔神経は第3〜5頸神経から前斜角筋前面を下降して胸郭に入り，上大静脈の表面から心膜前方をさらに下降し，横隔膜へと至り呼吸運動に関与している。

また胸部の交感神経幹は肋骨頸付近を頭尾側方向に走行し，各肋間神経や迷走神経と交通する。

気管支，肺を支配する神経は迷走神経および交感神経が主体であり，迷走神経の主成分は延髄より発する副交感神経である。肺内気管支，肺門，気管分岐部周囲にはそれらの神経が網目状に存在し，肺神経叢と呼ばれる。肺動脈周囲や肺胸膜にも同様に神経叢が形成されている。神経線維には機能的に求心性線維と遠心性線維とがあり，前者は肺胞の進展刺激受容体，気管支の刺激受容体などからの信号を迷走神経を介して中枢へと伝達し，後者は気管支，血管の平滑筋に分布しそれらの収縮・拡張に関与していると考えられている。

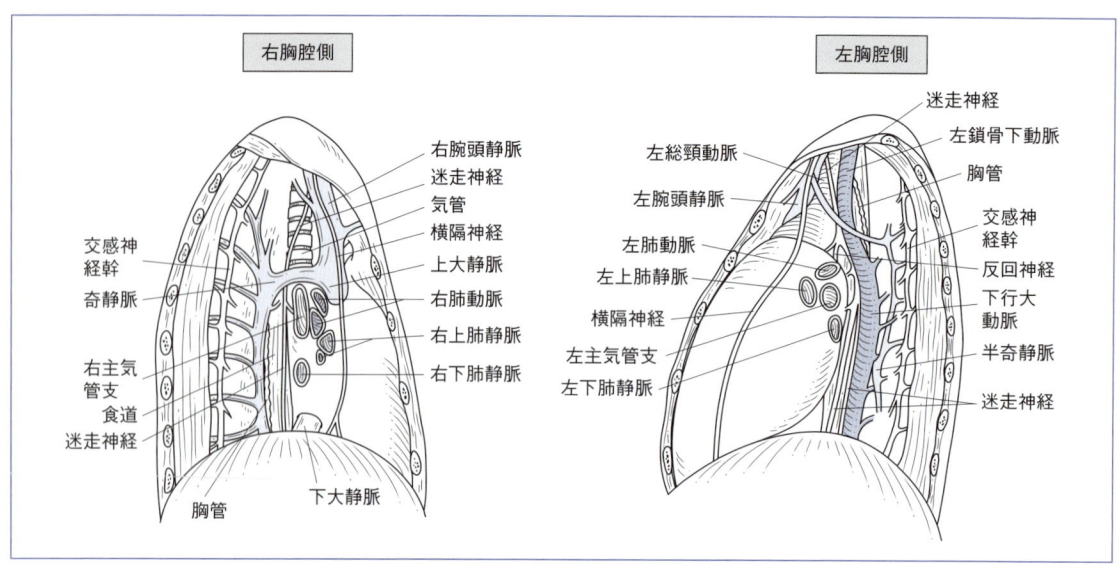

図11 縦隔の構造（いずれも肺を摘出してみた図）
（土屋了介．縦隔外科に必要な解剖学と pit fall．外科診療 1996；38：1-13 より引用）

〈参考文献〉

1) 岡田慶夫．肺，気管支．発生と解剖．外科治療 1986；54：82-91.
2) 日本肺癌学会．肺癌取扱い規約．第6版．東京：金原出版；2003.
3) 正岡　昭．呼吸器外科学．東京：南山堂；1997.
4) 荒井他嘉司，塩沢正俊．肺切除術．局所解剖と手術手技．改訂新版．東京：朝倉書店；1992.
5) 高橋大八郎，佐々木泰輔，鎌田紀美男ほか．気管支動脈の解剖と interventional angiography．臨放 1990；35：833-7.
6) 岡田慶夫．肺癌その成り立ちと臨床．京都：金芳堂；1991.
7) 土屋了介．縦隔外科に必要な解剖学と pit fall．外科診療 1996；38：1-13.

（国立がんセンター中央病院呼吸器外科
渡辺俊一，土屋了介）

2-2 呼吸の制御（呼吸はどのようにして調節されているか）

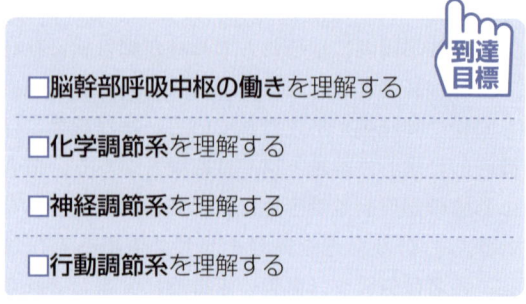

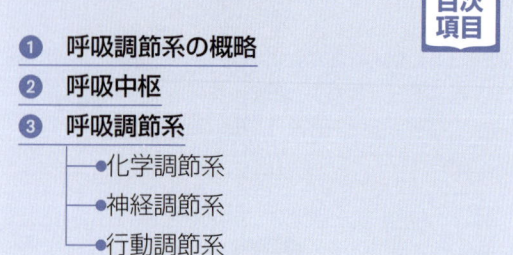

【1】呼吸調節系の概略

呼吸の大きさやリズムは，延髄や橋を中心とする脳幹部に存在する呼吸中枢によって決定される。化学調節系と神経調節系，行動調節系からなる呼吸調節系からの情報は，呼吸中枢に影響を与え，呼吸中枢からの出力を自動的に適切なレベルに調節する。脳幹部呼吸中枢からの呼吸運動指令は，脊髄にある呼吸運動ニューロンへと出力される。

化学調節系は代謝調節系とも呼ばれる。脳幹部や総頸動脈分岐部近傍にある化学受容器を介して体内の酸素や二酸化炭素をモニターし，それらを適正なレベルに保つよう換気量を調節している。神経調節系では，換気運動が上気道や肺，呼吸筋に存在する機械的受容器を刺激し，求心性神経線維を介して肺のふくらみ具合など換気運動に関する情報を呼吸中枢に与える。行動調節系とは上位中枢による呼吸調節系のことを意味するが，これは随意性呼吸調節系と不随意性呼吸調節系とに分類される。行動調節系は，呼吸の自動調節系ともいえる脳幹部呼吸中枢の活動に影響を与える（図12）[1]~[4]。

【2】呼吸中枢

呼吸の基本的なリズムやパターンを形成する機構は延髄や橋を中心とする脳幹部に存在することは間違いない。このことは古典的な切断実験でも明らかにされており，延髄と上位頸髄の間を切断すると呼吸を維持することはできなくなる。一方，延髄と橋の間で切断しても呼吸のリズムは失われないことから，リズム形成機構の中心は脳幹部の中でも延髄にあると考えられている[1]。橋にある呼吸中枢は呼吸リズムの細かい調節に関与している[2]。各呼吸調節系からの情報は呼吸中枢の中で統合され，呼吸中枢からの呼吸運動出力が自動的に適切なレベルに調節される。

①延髄呼吸中枢

延髄の呼吸中枢群は大きく2つに分けることができる。延髄背側部の孤束核の腹外側にある背側呼吸ニューロン群（dorsal respiratory group：DRG）と延髄腹側部の疑核と後疑核を中心とした腹側呼吸ニューロン群（ventral respiratory group：VRG）とである。

DRGは吸息ニューロンからなり，横隔神経に吸息ドライブを送り横隔膜の活動を維持している。また末梢化学受容器である頸動脈体や大動脈小体からの動脈血酸素分圧（Pa_{O_2}）やpHの情報や，肺や呼吸筋にある機械的受容器からの情報は，舌咽神経や迷走神経を介して孤束核へもたらされる。DRGが孤束核にあることから，これらの求心性情報がDRGで統合されると考えられる。統合された情報はVRGにも伝達される。

VRGは吸息ニューロンと呼息ニューロンの両方よりなり，肋間筋や腹筋にドライブを送る。VRGを構成する後疑核の尾側部には呼息ニューロンが存在し，吻側部には吸息ニューロンが存在している。吸息ニューロンの多くは肋間筋の運動ニューロンに出力を送っている。また疑核からは喉頭や咽頭の筋を支配する迷走神経や舌咽神経の運動線維が投射しており，呼吸運動に伴う上気道の開閉などに関与している。VRGのさらに吻側部にも呼息ニューロンがあり，Bötzinger complexと呼ばれている。またVRGの最吻側は，pre-Bötzinger complexと呼ぶようになってきている。

②橋呼吸中枢

橋上部に存在するpontine respiratory groupは吸息を終了させるメカニズム（オフスイッチメカニズム）に関与し，呼吸のリズムに影響を与える。橋上部に存在するnucleus parabrachialis medialis

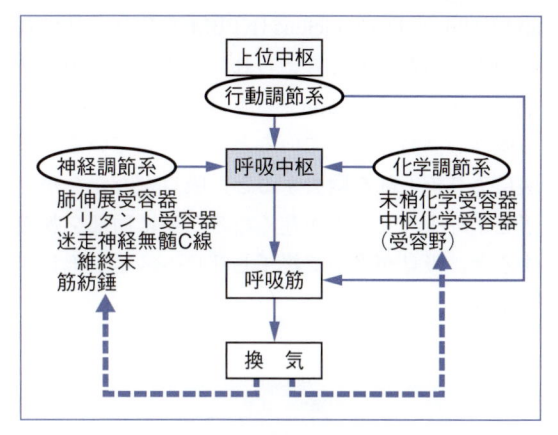

図12　呼吸調節系の概略

and Kölliker-Fuse nucleus（NPBM & KF）と呼ばれる細胞集団が重要と考えられている。呼吸調節中枢（pneumotaxic center）とも呼ばれ，呼吸リズムの微妙な調節を行っていると考えられている。実験により橋上部を除去すると，吸息がなかなか終了せず呼吸のリズムが遅くなる。逆に同部を刺激すると，吸息が途中で終了し呼息へスイッチしてしまう。

【3】呼吸調節系

1）化学調節系

呼吸の目的は，生体のエネルギー産生に必要な酸素を体内に取り込み，代謝活動により生じた二酸化炭素を排出するということである。化学調節系は，化学受容器を介して体内の酸素や二酸化炭素を監視し，これらの量をより至適なレベルに保つよう呼吸量を調節している。酸素は，主として頸動脈体にある末梢化学受容器によってモニターされる。この受容器は Pa_{O_2} の低下に反応し，情報は求心性線維を通って延髄の孤束核に伝わり換気が亢進する。二酸化炭素は，延髄腹側表面に存在すると考えられている中枢化学受容器（受容野）を介して呼吸中枢を刺激する。

①末梢化学受容器

頸動脈体は，総頸動脈分岐部に存在する 7×5 mm ほどの大きさの小器官で，その求心性線維は舌咽神経の分枝である洞神経である。非常に血流が豊富で，Pa_{O_2} の低下や動脈血二酸化炭素分圧（Pa_{CO_2}）の上昇，動脈血 pH の低下に反応するが，生理的には Pa_{O_2} の低下に対する反応が特に重要である。この器官からの求心性刺激の頻度は Pa_{O_2} が 60 mmHg 前後以下に低下すると急激に増加し，換気を刺激する。頸動脈体を除去すると低酸素に対する換気の応答がなくなることから，実質的には頸動脈体が低酸素に対する換気応答を引き起こす唯一の器官ということができる。したがって化学受容器として大動脈弓に大動脈小体が存在するが，ヒトではあまり重要ではないと考えられている。安静換気に対する末梢化学受容器の影響は少ない。

頸動脈体の Pa_{CO_2} に対する反応は，中枢化学受容器の Pa_{CO_2} に対する反応に比べると，その相対的意義は小さい。Pa_{CO_2} の上昇に対する生体の換気応答のうち，頸動脈体の関与は 10〜20％と考えられている。しかし中枢化学受容器に比べて応答が早く，初期の換気応答に関与していると考えられている[1]。

②中枢化学受容器（中枢化学受容野）

安静換気時には中枢化学受容器からの刺激が化学調節系の主体をなす。中枢化学受容器は Pa_{CO_2} の変化に伴う脳脊髄液（cerebrospinal fluid：CSF）の P_{CO_2} と H^+ の変化に反応するが，特に H^+ の変化が重要であると考えられている。化学受容器そのものは解剖学的にはとらえられていないが，多くの研究により中枢化学受容器は延髄腹側表面に存在すると考えられている。中枢化学受容野は CSF に囲まれており，血液脳関門（blood-brain barrier：BBB）の存在により血液との直接の接触はない。しかし二酸化炭素は BBB を容易に通過するため，Pa_{CO_2} の増大により CSF 中の二酸化炭素が変化する。血液に比べ CSF の緩衝能力が低いため，CSF の二酸化炭素の増加により H^+ が上昇し，中枢化学受容器を刺激して換気が亢進する[1)2)]。

2）神経調節系

呼吸調節系の重要な役割に呼吸の数と大きさのバランスをより適正に保つことがある。神経調節系は「どの程度肺はふくらんでいるか」などの換気運動についての情報を呼吸中枢へもたらす。換気運動が上気道や肺，呼吸筋に存在する機械的受容器を刺激し，求心性神経線維を介して呼吸性反射を引き起こす。受容器は，その求心性情報の経路から，①迷走神経性，②非迷走神経性（胸壁の受容器）に分けることができる。また，上気道に存在する受容器を介する③上気道反射も呼吸調節系として重要な働きをもつ。

①迷走神経性反射

a）肺伸展受容器

肺の気道平滑筋には肺伸展受容器（pulmonary stretch receptor）が存在する。順応が遅いことから slowly adapting pulmonary stretch receptor とも呼ばれる。肺が膨張すると活動し，迷走神経有髄線維を介してインパルスを孤束核へ送る。活動がある強さになると吸息を抑制することが示されて

おり，Hering-Breuer 吸息抑制反射と呼ばれている。吸息から呼息への切り替えを促進し，吸息時間の決定に関与している（オフスイッチメカニズム）。オフスイッチメカニズムがなくなると，吸息時間が延長し，それに伴い1回換気量も増大する。動物では，この反射系が呼吸リズム形成に重要な役割を果たしていることが示されている。一方ヒトでは，1回換気量が800～1,000 ml を超えるとこの反射系が機能するようになるため，安静換気への関与は少ないと考えられている。運動時などの換気増大時の呼吸調節に関与し，呼吸仕事量の適正化に貢献している可能性がある。

オフスイッチメカニズムには橋にある呼吸調節中枢とこの肺伸展受容器が関与する。例えば，迷走神経を切断して肺伸展受容器から中枢への入力がなくなると，オフスイッチメカニズムの機能はなくならないものの低下し，吸息から呼息の切り替えが遅れ，長い吸息時間を要する。

b）イリタント受容器

気管，中枢気管支の表面に存在し，主に咳嗽反射に関与する。順応が速いことから rapidly adapting pulmonary stretch receptor とも呼ばれる。肺の膨張や虚脱などの機械的な刺激だけではなく，喫煙やアンモニア，ヒスタミンなどの化学的な刺激にも反応し，迷走神経有髄線維を介して反射性に呼吸を促進し，咳嗽や粘液分泌，気道収縮を引き起こす。異物の侵入を防ぐ役割がある。安静換気への関与は不明である。

c）迷走神経無髄 C 線維終末（C-fiber ending）

迷走神経無髄 C 線維終末は機械的受容器として機能する。肺毛細管近傍の肺実質に存在するものを pulmonary C-fiber ending，気管支内に存在するものを bronchial C-fiber ending と呼ぶ。pulmonary C-fiber ending は，J 受容器（juxtapulmonary capillary receptor）とも呼ばれる。C-fiber ending は，肺間質の組織間液の容積増大やヒスタミンやプロスタグランジンなどの化学物質刺激によって刺激される。伝達速度の遅い迷走神経無髄 C 線維を介して中枢に伝えられ，速くて浅い呼吸を引き起こす。時に，無呼吸が引き起こされることもあり，気道収縮や気道分泌も促進する。C-fiber ending は通常の呼吸パターンへの関与は少ないが，肺水腫や肺に炎症が生じた病態下での呼吸調節に関与する。C-fiber ending への刺激は，肺水腫，肺血栓塞栓症，間質性肺炎などの際の呼吸促進や呼吸困難感の原因の一部と考えられている。

②非迷走神経性反射

a）筋紡錘

深部感覚を受容する固有受容器が胸壁の呼吸筋や関節に存在し，そこからの情報が呼吸調節系に関与している。呼吸筋には筋紡錘やゴルジ腱器官が存在し，それらからの求心性入力が呼吸調節系に影響を与える。

筋紡錘は肋間筋に密に存在する。筋紡錘は結合組織で包まれた特殊な筋線維（錘内筋）の束よりなり，筋紡錘の外の筋線維である錘外筋と平行して存在している。筋紡錘内には，1次終末と2次終末という2種類の感覚受容器がある。1次終末は筋の伸張に反応して活動を高め，Ia 求心性線維を介して脊髄のα運動ニューロンと単シナプス性に結合し，脊髄反射を引き起こして支配筋を収縮させる。伸張に対する1次終末の応答性は，錘内筋を支配するγ運動ニューロンの影響を受ける。γ運動ニューロンはα運動ニューロンと同時にその活動性を高め，錘内筋を収縮させることにより，錘外筋収縮によって起こる受容器の感受性低下を防いでいる（α-γ連関）。したがって錘外筋の収縮中であっても，その筋の短縮が妨げられるような状況では筋紡錘活動が高まり，Ia 求心性線維を介して支配筋に強い反射性収縮が起こる。呼吸運動に大きな気道抵抗などの負荷が加わった場合，反射的に負荷に打ち勝つように呼吸筋（肋間筋）の収縮力が高まり，1回換気量が保たれる。これは負荷補償反射とも呼ばれ，呼吸調節は脊髄レベルでも行われている。横隔膜には筋紡錘が少ないために負荷補償反射はあまり働いていないと考えられているが，肋間筋の筋紡錘からの脊髄分節間反射により横隔膜の収縮は高まる。

筋紡錘の求心性出力は脊髄レベルだけではなく，上位中枢にも伝達されている。特徴的なものは呼吸感覚への影響である。肋間筋の筋紡錘活動が呼吸感覚に影響を与え，呼吸困難感に関与していることが示されている[5]。

b）ゴルジ腱器官

筋が収縮するとゴルジ腱器官の膠原線維が引き伸ばされ，ゴルジ腱器官からの Ib 求心性線維と

脊髄の抑制性介在ニューロンを介して，支配筋のα運動ニューロンを抑制する．ゴルジ腱器官は横隔膜や肋間筋に存在し，この求心性活動の高まりは吸息を抑制する．

③上気道反射
a）上気道の受容器

上気道の開存性に関与する圧受容器を介する反射が重要である．横隔膜などの吸息筋の収縮により上気道内に陰圧が生じるため，上気道の虚脱を防ぐように通常オトガイ舌筋や後輪状披裂筋などの気道開大筋群が働いている．上気道の陰圧が強くなると圧受容器が刺激され，反射性に上気道開大筋群の収縮が強まる[6]．ほかにも気道防御反射を担うイリタント受容器や温度変化に反応する冷受容器が存在し，咳嗽反射や気道収縮に関与している．

3）行動調節系

上位中枢による呼吸調節系である行動調節系は，随意性と不随意性とに分けることができる．

①随意性呼吸調節系

随意性呼吸調節系の中枢は大脳皮質運動野を中心とした神経系にある．その出力経路は脳幹部呼吸中枢を経由するものだけではなく，他の骨格筋と同様に皮質脊髄路を下向して脊髄の呼吸運動ニューロンへ出力を送るものがある[3]．意識的に息をこらえたり，呼吸を大きくしたりすることができることから分かるように，脳幹部中枢による自動調節系を超えて臓器の活動を調節することができるという点で，随意性調節系は呼吸に極めて特異的な存在である．

②不随意性呼吸調節系

睡眠覚醒のステージが，呼吸の化学調節系や上気道反射に影響を及ぼすことはよく知られている[7]．発声や笑うときの呼吸も行動性調節として上位中枢によって自動的に調節されている．また大脳辺縁系の関与する情動による呼吸変動も不随意性呼吸調節として挙げられる．喜び，怒り，恐れ，悲しみなど情動の変化が呼吸パターンに影響を与え，動物実験でも情動の中枢と考えられている扁桃体への電気刺激は呼吸を促進することが示されている[8]．

〈参考文献〉

1) Levitzky MG. The control of breathing. In：Nogueira I, Edmonson KG, editors. Pulmonary physiology. 6th ed. New York：McGraw-Hill；2003. p.188-214.
2) 笛木隆三, 富岡眞一訳. 呼吸の調節. 呼吸の生理. 第3版.：West JB. Respiratory Physiology；The essentials. 5 th ed. 東京：医学書院；1997. p.121-37.
3) Pokorski M. Control of breathing. In：Cherniack NS, Altose MD, Homma I, editors. Rehabilitation of the patient with respiratory disease. New York：McGraw-Hill；1999. p.69-86.
4) 本田良行, 西村正治. 呼吸中枢活動, 換気応答の測定と肺胞低換気. 肺機能セミナー編. 臨床呼吸機能検査. 第5版. 岩手県：興版社；1998. p.176-92.
5) 泉崎雅彦, 本間生夫. 呼吸困難感のメカニズム. 呼吸と循環 2003；51：57-65.
6) 西野 卓. 上気道の呼吸調節. 川上義和編. 呼吸調節のしくみ. 東京：文光堂；1997. p.57-66.
7) 木村 弘. 睡眠の呼吸調節. 川上義和編. 呼吸調節のしくみ. 東京：文光堂；1997. p.76-93.
8) Homma I, Masaoka Y. Nonchemical and behavioral effects on breathing. In：Altose MD, Kawakami Y, editors. Control of Breathing in Health and Disease, New York：Marcel Dekker；1999. p.89-104.

（昭和大学医学部第2生理学　泉崎雅彦
奈良県立医科大学第2内科　木村　弘）

2-3 肺の機能

到達目標
- 換気に関する要素を理解する
- ガス交換に関与する要素を理解する
- ガス交換の異常を来す4要素を理解する

目次項目
1. 換気
   - 換気とは
   - 換気のメカニクス
   - 換気の異常
2. ガス交換
   - 各要素のガス分圧
   - 肺胞におけるガス交換とその異常

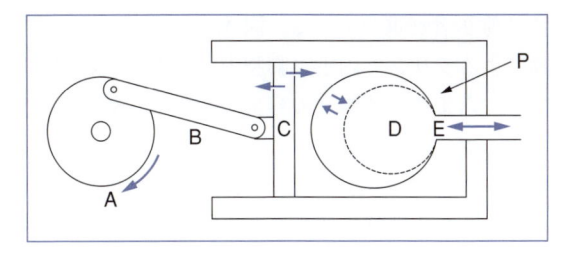

図13 換気に関わるシステム
A：呼吸中枢，B：脊髄神経・神経筋接合部，C：(呼吸筋・胸郭・横隔膜) 胸壁，D：肺胞，E：気道，P：胸腔。
(本間日臣編．呼吸器病学．東京：医学書院；1978．p.16 より引用)

呼吸には外呼吸と内呼吸とがある。外呼吸とは，大気中から酸素を体内に取り込み，体内で産生された二酸化炭素を大気中に放出することであり，内呼吸とは，取り込まれた酸素を各臓器に供給し，臓器で産生された二酸化炭素を血中に放出することである。肺は外呼吸を主たる役目とする臓器である。肺の機能は，①換気，②ガス交換，③血流の3つに分類される。肺循環に関しては別項で記述されるので，ここでは換気とガス交換に関して記述する。

【1】換気

1) 換気とは

換気とは肺を出入りするガスの動きをいう。換気は図13[1]のようなモデルを用いると理解しやすい。まず呼吸中枢 (A) が指令を出し，その動力が脊髄の神経筋接合部 (B) を介して呼吸筋・胸郭・横隔膜などから構成される胸壁 (C) に伝わり，ピストンが働いてシリンダ内の圧(胸腔内圧：P) が変化する。これにより，ゴムまりのような肺胞 (D) がふくらんだり縮んだりする。このとき，管を通して動くガスの量が換気量に相当する。吸気時には横隔膜を始めとした吸気筋が収縮することにより，胸郭が拡大し，胸腔内圧が陰圧となる。この結果，肺はふくらもうとして，肺内が陰圧となり，大気が口腔や鼻腔から気道に取り込まれる。健常者の安静換気時においては，吸気筋が弛緩することにより胸腔の弾性収縮力によって自然に呼気が行われ，呼気筋が働くことはない。肺内に入ったガスは，気道 (E) を経て肺胞に到達し，ガス交換はこの肺胞領域で行われる。気道部分である気管，気管支を満たした空気は肺胞でのガス交換に関与しないで次の呼出時に呼出されてしまう。この生体に意味のない気道部分は解剖学的死腔と呼ばれる。また，換気があっても血流がない肺胞の部分もガス交換に役立たないので，この肺胞腔の体積を肺胞死腔といい，解剖学的死腔と肺胞死腔との和を生理学的死腔という。解剖学的死腔は口腔から細気管支までの容積で，$2\sim3\,\mathrm{ml\cdot kg^{-1}}$，成人で約 150 ml 程度である。人工呼吸中では，吸気回路と呼気回路が合流するYピースより患者側，すなわち延長回路，挿管チューブの容積も解剖学的死腔となることに注意すべきである。正常では肺胞死腔はわずかであるが，肺気腫や肺塞栓などでは著明に増大する。

われわれが呼吸をするとき，気管支，肺胞を含む肺と，胸郭，横隔膜，呼吸筋を含む胸壁とは，

肺-胸郭系として常に一体として機能するため，力学的にみると，一定の物理学的特性をもった一つのポンプとみなすことができる．この物理学的特性には，弾性，抵抗，慣性の3要素があるが，特に前2者が重要である．**図13**[1]で，ピストン運動によるシリンダ内圧（胸腔内圧）の変化に対して，ゴムまり（肺胞）の容量が変化し，管を通って動くガス量（換気量）は，主として，ゴムまり（肺胞）の弾性と管（気道）の抵抗によって決定される．これを換気のメカニクスと呼んでいる．

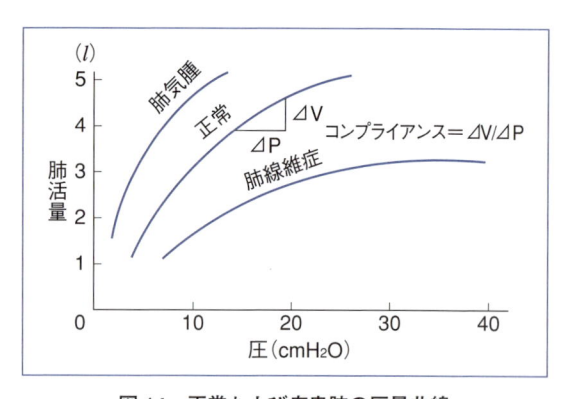

図14　正常および疾患肺の圧量曲線
（肺機能セミナー編．臨床呼吸機能検査．岩手：興版社；1998．p.31より一部改変引用）

2）換気のメカニクス

①肺胞の弾性（コンプライアンス）

肺自体に縮もうとする力，すなわち弾性があるが，これには肺の表面張力と肺の結合組織の弾性とが関係している．表面張力は液体の表面をできるだけ小さくしようとする力で，肺の弾性的性質の重要な要素である．生体では表面張力を小さくするために肺胞Ⅱ型細胞からサーファクタントというリン脂質が分泌され，肺胞の表面張力による虚脱を防いでいる．肺の弾性を示す指標として，一般的には弾性の逆数であるコンプライアンス（$C=\Delta V/\Delta P$）が用いられる．これは肺にある圧（ΔP）をかけたときにどれくらいの容量（ΔV）が変化するかを表し，肺のふくらみやすさを示している．肺を全肺気量から残気量まで縮ませていくとき，肺容量の変化と，胸腔内圧と肺胞内圧の差（肺内外圧差）の関係を図示すると，**図14**[2]のような圧量曲線が得られる．この曲線の傾きがコンプライアンス（C）を示している．この曲線は非直線的であり，高肺気量位ほどコンプライアンスは低く，低肺気量位では高くなる．肺領域に病変があるとコンプライアンスが変化する．肺線維症では肺間質に線維化が起こり，肺が硬くなる．ゴムが厚く，硬くなった風船と同じ状態である．この場合には風船をふくらませるために，高い圧をかける必要があり，コンプライアンスが著しく減少する（**図14**）[2]．一方，肺気腫は肺胞が破壊された状態で，風船を思い切りふくらませたのちにゴムが伸び切ってしまった状態を想定すればよい．この場合は少しの圧をかけるだけで，肺をふくらませることができ，コンプライアンスは正常より高くなる（**図14**）[2]．

②気道の抵抗

気管のような管を空気が流れるとき，気道抵抗によって入り口と出口の間で圧の差が生じる．流量を$\dot{V}$，圧差をPとすると，抵抗Rは$P/\dot{V}$で定義される．これを粘性抵抗ともいう．気流の速度が遅く，管の直径が小さいときには管壁にそって流れる層流となり，流速が速く管が太くなると乱流となる．実際の気道ではかなり末梢まで乱流になっている．乱流はエネルギーを熱と音という形で外部に発散させる．そのため，聴診器で気管支の流れる音が聴こえるのである．気道の抵抗は，層流では気道半径の4乗，乱流では2乗に反比例することが重要で，気管支喘息や慢性閉塞性肺疾患（chronic obstructive pulmonary disease：COPD）で気道が狭くなると，加速的に気道抵抗が増して，換気障害が生じる．

3）換気の異常

図13[1]をみると，換気の異常を原因別に言及できる．まず，脳卒中や脳腫瘍などで呼吸中枢（A）が侵される場合がある．次に，神経筋疾患，フグ中毒，ボツリヌス中毒などによる呼吸筋の機能不全（B，C）が考えられる．肺線維症のように肺が縮んで硬くなる場合（D）では，拘束性障害といって，肺コンプライアンスが低下し，十分な1回換気量が確保できず，呼吸回数を増すことによって分時換気量を確保しようとする．一方，気管支喘息やCOPDでは気道抵抗の増大（E）によって，ガスの呼出に時間がかかり，呼吸回数が低下する傾向がある．このため，1回換気量を増加させて

肺胞換気量を補おうとする傾向がある。

【2】ガス交換

1) 各要素のガス分圧

肺のガス交換を理解するためには，肺胞気酸素分圧（P_{AO_2}），動脈血酸素分圧（P_{aO_2}），混合静脈血酸素分圧（$P\bar{v}_{O_2}$）について理解しておく必要がある。

①肺胞気酸素分圧（P_{AO_2}）

吸気によって肺に入った空気は，気管・肺胞に到達し，そこでガス交換を行う。P_{AO_2}は以下の式によって求められる。

$$P_{AO_2} = P_{IO_2} - P_{aCO_2}/RQ$$

P_{IO_2}は吸入気酸素分圧である。1気圧（760 mmHg）の地上では，酸素濃度は21％である。肺胞内では37℃の水蒸気で飽和されているので，その飽和水蒸気圧 47 mmHg を加味すると，

$$P_{IO_2} = 0.21 \times (760 - 47) = 150$$

となる。RQ は呼吸商すなわち二酸化炭素消費量と酸素消費量の比である。RQ は体の状態や食べ物によって多少変動はするが，計算上便利な数値 0.8 を使用する。P_{aCO_2}を基準値の 40 mmHg とすると，

$$P_{AO_2} = 150 - 40/0.8 = 100 \text{ mmHg}$$

となる。

②動脈血酸素分圧（P_{aO_2}），混合静脈血酸素分圧（$P\bar{v}_{O_2}$）

P_{aO_2}の基準値は 90〜95 mmHg であり，組織に酸素を供給したのちの静脈血である $P\bar{v}_{O_2}$は 40 mmHg となる。血液に含まれている酸素量を酸素含量といい，これは溶解酸素とヘモグロビン結合酸素との和である。

溶解酸素というのは，血液に溶解している酸素であり，P_{O_2}が 1 mmHg 上昇するごとに，100 ml の血液中に 0.003 ml の酸素が溶解する。すなわち，P_{aO_2}が 90 mmHg の場合には，

$$0.003 \times 90 = 0.27 \text{ ml·dl}^{-1}$$

の酸素が溶解している。同様に，$P\bar{v}_{O_2}$が 40 mmHg の場合には，

$$0.003 \times 40 = 0.12 \text{ ml·dl}^{-1}$$の酸素が溶存していることを示している。

一方，ヘモグロビン（Hb）と結合し，酸化ヘモグロビン（HbO_2）として存在する酸素を結合酸素という。1 g の Hb は最大 1.34 ml の酸素と結合することができるが，100 ml に含まれる Hb のうち，HbO_2で存在する Hb の比率（$HbO_2/Hb \times 100$）を酸素飽和度（O_2 saturation：S_{O_2}）という。血液のP_{O_2}との間には図 15[2)]に示すような関係がある。ただし，この関係は血液の pH，体温，P_{aCO_2}などで左右に偏位する。P_{aO_2}が 90 mmHg であるということは Hb の 95％が酸素と結合しており，$P\bar{v}_{O_2}$が 40 mmHg ということは Hb の 75％が酸素と結合していることになる。100 ml の血液中に，正常では 15 g の Hb が存在する。したがって，P_{aO_2}が 90 mmHg の状態では，

$$1.34 \times 15 \text{ (g·dl}^{-1}) \times 0.95 = 19.5 \text{ ml·dl}^{-1}$$

の酸素が，Hb と結合していることになる。また $P\bar{v}_{O_2}$が 40 mmHg の状態では，

$$1.34 \times 15 \times 0.75 = 15.08 \text{ ml·dl}^{-1}$$

の結合酸素量を意味している。

酸素含量は，溶解酸素とヘモグロビン結合酸素との和であるので，P_{aO_2}が 90 mmHg の状態では，

$$0.27 + 19.5 = 19.77 \text{ ml·dl}^{-1}$$，

$P\bar{v}_{O_2}$が 40 mmHg の状態では，

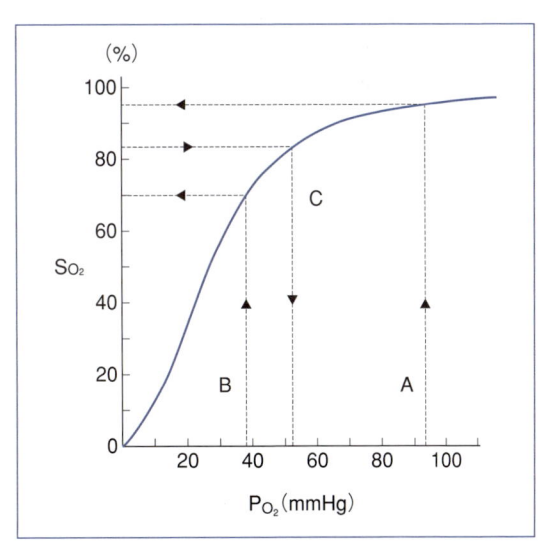

図 15 ヘモグロビン酸素解離曲線

pH=7.40，P_{CO_2}=40 mmHg，38℃の条件下．P_{O_2}が 92 mmHg の血液 A は S_{O_2}が 96％である．P_{O_2}が 39 mmHg の血液 B は S_{O_2}が 70％である．両者が等量混和した C の S_{O_2}は A と B の S_{O_2}の平均値：83％となり，C の P_{O_2}は 52 mmHg となる．
（肺機能セミナー編．臨床呼吸機能検査．第 5 版．岩手：興版社；1998．p.130 より一部改変引用）

$0.12 + 15.07 = 15.19\ ml\cdot dl^{-1}$

の酸素含量がある。このことは，100 ml の動脈血が流れていくごとに，約 5 ml の酸素が消費されることになる。安静時には，1 分間に 5 l の血液が心臓から拍出されていくので，組織では約 250 $ml\cdot min^{-1}$ の酸素が消費されていることになる。

2）肺胞におけるガス交換とその異常

ガス交換の異常を来す要素には，肺胞低換気，肺拡散異常，解剖学的シャントもしくはシャント様効果，換気血流比（$\dot{V}_A/\dot{Q}$）不均等分布の 4 つがある。

①肺胞低換気

肺胞低換気とは，肺胞換気量が低下した状態である。肺胞換気量（$\dot{V}_A$）は理論的に，以下の式より決定される。

$P_{A_{CO_2}} = k\cdot \dot{V}_{CO_2}/\dot{V}_A$ （k：定数，$\dot{V}_{CO_2}$：二酸化炭素産生量，$P_{A_{CO_2}}$：肺胞気二酸化炭素分圧）

二酸化炭素は肺胞から肺毛細管への拡散が非常に良好なため，$P_{A_{CO_2}}$ と $P_{a_{CO_2}}$ とは等しい。したがって，$P_{a_{CO_2}} = k\cdot \dot{V}_{CO_2}/\dot{V}_A$ と書き換えられる。このことは，動脈血二酸化炭素濃度は肺胞換気量と二酸化炭素産生量によって決まることを示す。通常では，安静時の二酸化炭素産生量はあまり変化しないため，動脈血二酸化炭素濃度は，肺胞換気量によって決定されることになる。すなわち，「肺胞換気量が低下すると高二酸化炭素血症になる」ということである。分時換気量（$\dot{V}_E$）は，1 回換気量に 1 分間あたりの呼吸回数を掛けたものである。これに対して肺胞換気量とは，実際にガス交換に関与している換気量を示す値で，1 回換気量から生理学的死腔を引いた値に換気回数を掛けたものである。例えば，1 回換気量が 500 ml，呼吸数が 15 回$\cdot min^{-1}$，生理学的死腔が 150 ml とすると，分時換気量は，

$500 \times 15 = 7,500\ ml$

肺胞換気量は，

$(500 - 150) \times 15 = 5,250\ ml$

となる。一方，肺気腫などの肺疾患で，生理学的死腔が 250 ml まで増大したとすると，分時換気量は変わらないが，肺胞換気量は，

$(500 - 250) \times 15 = 3,750\ ml$

と大きく減少する。この肺胞換気量の減少は，低酸素血症や高二酸化炭素血症をまねく。

②拡散障害

拡散とは，純粋に物理的な現象を示す言葉で，「異種の分子の混合系（溶体）の濃度分布が非平衡状態になっている場合には熱平衡状態に近づくような濃度分布の変化が起こる。これは構成分子の熱運動（Brown 運動）によって起こるもので，拡散と呼ばれる」と定義されている。肺胞内と赤血球の間のガス拡散は以下の関係が成立する。

$V = D_L \cdot \varDelta p$

なお，D_L は拡散能であり，

$D_L = K\cdot \alpha \cdot A/X$ （K：拡散係数，α：溶解係数，A：拡散面積，X：拡散距離）

で示される。$\varDelta p$ は分圧差である。一般に拡散係数 K は分子量の平方根に反比例する（Graham の法則）。酸素の分子量は 32，二酸化炭素の分子量は 44 である。また，溶解係数 α はそれぞれ 0.0239, 0.567 であるから，以下の式が成立する。

$$\begin{aligned}
D_{L_{CO_2}}/D_{L_{O_2}} &= (0.567/\sqrt{44})/(0.0239/\sqrt{32}) \\
&= (0.567 \times \sqrt{32})/(0.0239 \times \sqrt{44}) \\
&= 20.2
\end{aligned}$$

すなわち，$D_{L_{CO_2}}$ は $D_{L_{O_2}}$ より約 20 倍大きい。このため，拡散の障害は酸素に比べて二酸化炭素ではほとんど問題にならないことが分かる。したがって臨床的には $D_{L_{O_2}}$ のみを評価すればよいのであるが，肺毛細血管終末部の P_{O_2} の存在のために $D_{L_{O_2}}$ は評価が困難である。そこで，Hb との結合が強固であり，血液内の分圧がほとんど無視できる一酸化炭素（CO）が臨床的に用いられている。CO の分子量は 28，溶解係数 α は 0.0185 であり，$D_{L_{CO}}/D_{L_{O_2}} = 0.832$ となり，$D_{L_{CO}}$ より $D_{L_{O_2}}$ を類推することができる。図 16[2)] に示すように，肺胞ガスから血液相に至る間には，肺胞上皮，間質，毛細血管壁などがあるが，拡散能を規定する構造には血漿，赤血球膜，Hb 結合速度，肺毛細血管血液量などを加えたものすべてが概念として入っている。さらに，拡散抵抗は膜抵抗と血液抵抗の和であり，拡散能の逆数であるので，次式が成立する。

$1/D_L = 1/D_M + 1/\theta V_C$ （D_M：膜成分の拡散能，θ：Hb との結合速度，V_C：肺毛細血管血液量）

したがって，拡散能は肺線維症や肺水腫など，膜成分の拡散能が低下する疾患で低下するが，肺気腫のように肺毛細血管床が減少したり，貧血な

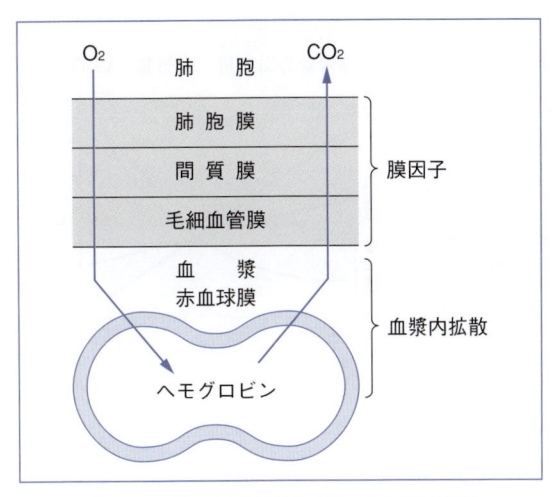

図16 肺胞より肺毛細血管に至るガス輸送
(肺機能セミナー編．臨床呼吸機能検査．第5版．岩手：興版社；1998. p.134 より引用)

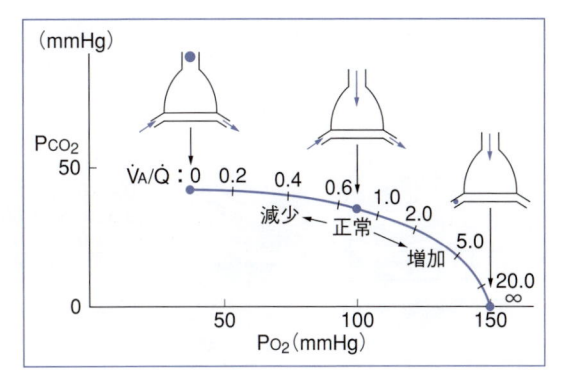

図17 O_2-CO_2ダイアグラム
(大島駿作編．新呼吸器病学．京都：金芳堂；1991. p.31 より引用)

などで Hb 量が減少しても，低下することに注意すべきである．以前は，肺線維症などの一部にみられる，拡散能の低下に伴って低酸素血症を来すものを，肺胞-毛細管ブロック症候群（alveolar-capillary block syndrome）と呼んだことがあるが，このような症例においても，低酸素血症の原因は，膜成分の拡散障害よりも，換気血流比の不均等分布の影響の方が強いといわれており，この症候群名は現在使用されていない．

③解剖学的シャントもしくはシャント様効果

何らかの原因で肺胞に達する気道が閉塞し，血流のみがある場合は，そこの肺胞毛細管の血液は肺胞でガス交換を受けないまま肺静脈に注がれる．さらに，換気量に比べて血流量が多い肺胞では十分に動脈血化されないことがある．このように動脈血化されないまま肺静脈に注がれるものを機能的静脈血混合（functional venous admixture）といい，気管支静脈などの解剖学的静脈血混合（anatomical venous admixture）とを合わせて静脈血混合（venous admixture）と呼ぶ．この機能的静脈血混合はシャント様効果とも呼ばれているが，その部分では換気血流比によってその部位の肺毛細血管終末での P_{O_2} や P_{CO_2} が決まってくる．これを示すのが，図17[3]に示す O_2-CO_2 ダイアグラムである．すなわち，吸入気の組成が空気（P_{O_2} = 150 mmHg，P_{CO_2} = 0 mmHg）であり，$P\bar{v}_{O_2}$ = 40 mmHg，$P\bar{v}_{CO_2}$ = 46 mmHg である空気では，換気がまったくなく肺胞の $\dot{V}_A/\dot{Q}$ = 0 の場合，肺毛細血管終末へ

は混合静脈血がそのまま流れ込み，血液ガス分圧は混合静脈血と同じで曲線の最左端にあり，P_{O_2}，P_{CO_2} はこの点の X 座標，Y 座標で示される．$\dot{V}_A/\dot{Q}$ 値がゼロより上昇するにつれて，P_{O_2}，P_{CO_2} が対になった値は，この曲線上を右に移動していく．そして，$\dot{V}_A/\dot{Q}$ が無限大で，血液を洗い出すための換気が十分あれば，毛細血管終末の血液ガス分圧は吸入気と等しくなることが示されている．この場合，肺胞気と血液が平衡に達しているとすると，肺胞気のガス分圧も毛細血管終末血液のガス分圧と等しくなっている．

④換気血流比（$\dot{V}_A/\dot{Q}$）不均等分布

前項で述べたように，個々の肺胞で考えると，換気と血流の比によって動脈血のガス組成が決定される．正常の肺全体としては，この $\dot{V}_A/\dot{Q}$ 値は 0.8～1.0 で効率のよい比に保たれている．しかし，正常肺であっても，個々の肺胞での $\dot{V}_A/\dot{Q}$ が異なる場合がある．図18[4]に示すように，それは立位（もしくは坐位）の場合である．立位の場合，静水学的な影響で，肺上部を流れる血流は肺底部を流れる血流に比べて少ない．換気量もまた，肺底部から肺上部にいくに従って小さくなるが，その小さくなる程度は血流よりも少ない．このために，肺底部から肺上部までの個々の肺胞での $\dot{V}_A/\dot{Q}$ は異なる値をとり，肺底部から肺上部にいくに従って大きい値をとることになる．さらに，病的肺では，このような正常例にみられる $\dot{V}_A/\dot{Q}$ の不均等分布に加えて，血流が非常に少なくて $\dot{V}_A/\dot{Q}$ が大きい肺胞や，逆に換気が非常に少なくて $\dot{V}_A/\dot{Q}$ が小さい肺胞が出現して $\dot{V}_A/\dot{Q}$ の不均等分布が大き

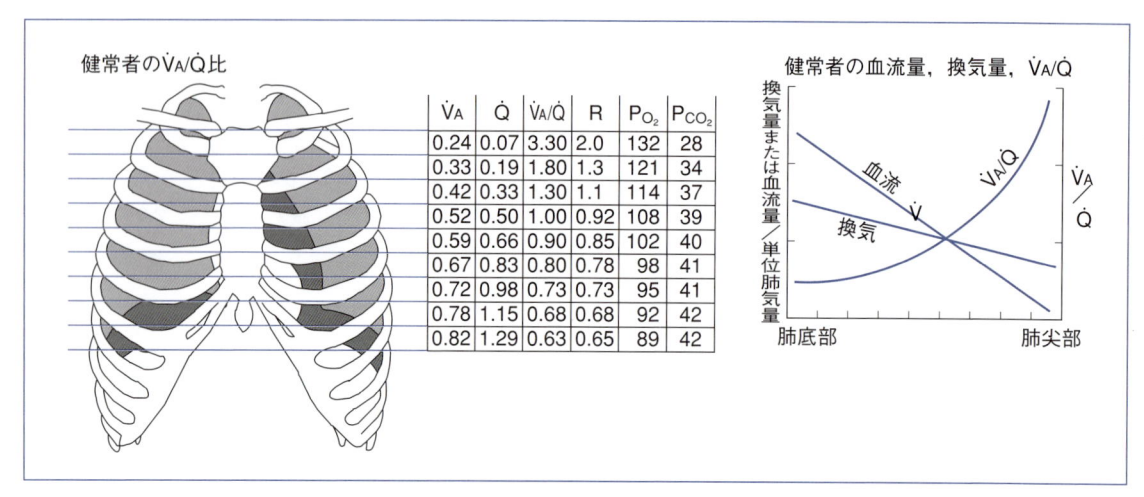

図18 健常者の立位における肺内各領域の血液量，換気量，$\dot{V}_A/\dot{Q}$ の分布
（前川暢夫．医学図譜集．呼吸器編．東京；丸善；1980．p.67 より改変引用）

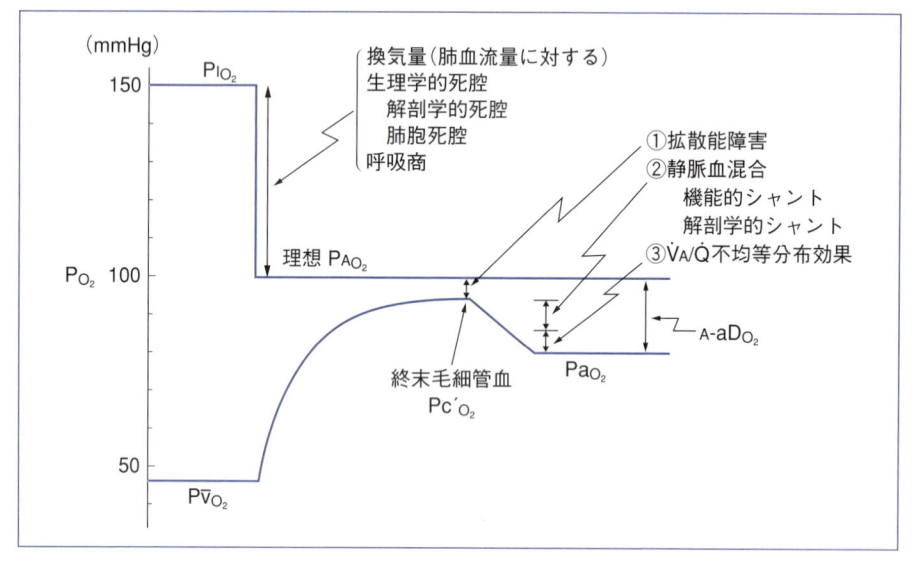

図19 A-aD$_{O_2}$（肺胞気-動脈血酸素分圧較差）の成因
（大島駿作編．新呼吸器病学．京都：金芳堂；1991．p.22 より引用）

くなる場合が多い。この場合，肺胞の毛細血管終末部の血液の P_{O_2} は非常に高い部分と，非常に低い部分とが出現してくる。この場合，$\dot{V}_A/\dot{Q}$ が大きい部分の高い Pa_{O_2} が，$\dot{V}_A/\dot{Q}$ が小さい部分の低い Pa_{O_2} を代償することができない。

これはなぜかというと，ヘモグロビン解離曲線が直線でないことによる。例えば，$P_{A_{O_2}}=92$ mmHg の肺胞気ガスと $P_{A_{O_2}}=39$ mmHg の肺胞気ガスを等量混和したとすると，その混合肺胞気では，

$P_{A_{O_2}}=(92+39)/2=65.5$ mmHg

となる。しかし，それぞれこれらの肺胞気と同じ分圧をもった血液同士を混和してもこの値にはならない。この場合には異なった飽和度をもつ酸化ヘモグロビンの混和値として考える必要がある。すなわち，**図15**[2]において，解離曲線上で，$P_{O_2}=92$ mmHg の血液（A）では $S_{O_2}=96\%$，また $P_{O_2}=39$ mmHg の血液（B）では $S_{O_2}=70\%$ である。両者を等量混和した血液（C）では，$S_{O_2}=(97+73)/2=83\%$ となり，解離曲線の上では $S_{O_2}=83\%$ に対応して $P_{O_2}=52$ mmHg となる。このように，異なった P_{O_2} をもつ血液が混和されると，低い P_{O_2} に

引きずられる傾向がある．これは，酸素解離曲線の勾配が高分圧になるに従って平坦化していくことによる．

このように動脈血では，低い$\dot{V}_A/\dot{Q}$の影響をより多く受けてPa_{O_2}は低下する．一方，肺胞気にはこのような減少はないので，その結果，$P_{A_{O_2}}$とPa_{O_2}の較差である$A-aD_{O_2}$が大きな値となる．$A-aD_{O_2}$は，先に示したように，$P_{A_{O_2}} = P_{I_{O_2}} - Pa_{CO_2}/0.8$であるので，$A-aD_{O_2} = P_{I_{O_2}} - Pa_{CO_2}/0.8 - Pa_{O_2}$の関係で示され，$A-aD_{O_2}$は，$P_{I_{O_2}}$と動脈血ガス分析で求められる．正常値は10 mmHg程度である．なお，二酸化炭素ではヘモグロビン解離曲線は直線的なため，このような現象はなく，$A-aD_{CO_2}$は増大しない．

図19[3)]に示すように，$A-aD_{O_2}$の開大の原因には，この$\dot{V}_A/\dot{Q}$の不均等分布の増大のほかに，拡散能の減少やシャントがあるが，通常の肺疾患の場合，$\dot{V}_A/\dot{Q}$の不均等分布の増大が最も大きな原因となっている．

〈参考文献〉
1) 本間日臣編．呼吸器病学．東京：医学書院；1978.
2) 肺機能セミナー編．臨床呼吸機能検査．岩手：興版社；1998.
3) 大島駿作編．新呼吸器病学．京都：金芳堂；1991.
4) 前川暢夫監．医学図譜集．呼吸器編．東京：丸善；1980.

(京都大学大学院医学研究科・呼吸器内科学　三嶋理晃)

2-4　肺循環

到達目標
- □ 肺の血管系の解剖学的な特徴を説明できる
- □ 肺循環系の生理学的な特徴を説明できる
- □ 肺循環系の血行力学的な特徴を説明できる
- □ 低酸素性肺血管収縮反応とその意義を説明できる
- □ 肺循環系の機能的特性を説明できる

目次項目
1. 肺循環と体循環
2. 肺の血管系とその解剖学
   - 肺動脈系
   - 気管支動脈系
3. 肺循環の血行力学とその特性
   - 血圧，血液量，血流
   - 肺血管抵抗
   - 肺血管抵抗を規定する因子
   - 肺内血流分布
4. 低酸素性肺血管収縮反応
5. 肺循環の機能的特性

【1】肺循環と体循環

肺循環（pulmonary circulation）は，体循環（systemic circulation）とはまったく異なった解剖学的，生理学的，機能的な特徴を示す．肺循環の特異的な生理反応として低酸素性肺血管収縮がみられる．また，肺循環は，ガス交換以外にもさまざまな機能を有する．肺循環はいわば一つの独立した臓器としての特異な病態生理を呈する．

【2】肺の血管系とその解剖学

肺には肺動脈系（肺循環）と気管支動脈系の2つの血管系がある．両者はまったく異なった解剖学的および機能的な特徴を示す．

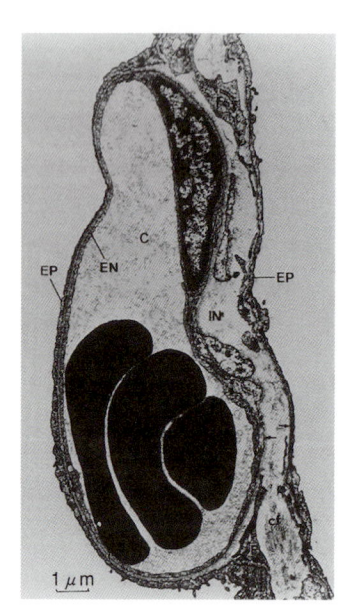

図 20 肺胞壁（断面）の電顕像
EP：肺胞上皮，EN：血管内皮細胞，C：毛細血管，IN：間質，Cf：結合組織線維。
(Fishman AP, Renkin EM editors. Pulmonary Edema. Bethesda；American Physiology Society：1979 より引用)

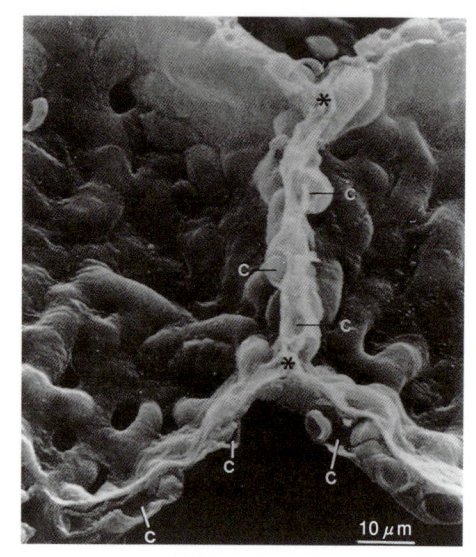

図 21 肺胞壁（内面）の電顕像
最大吸気位で固定されている。肺胞内に Kohn 孔がみえる。C：毛細血管，＊：3 つの肺胞壁の境。
(Fishman AP, Renkin EM editors. Pulmonary Edema. Bethesda；American Physiology Society：1979 より引用)

1）肺動脈系（肺循環）

肺循環は肺動脈（pulmonary artery）主幹部から始まる。左右に分かれ気管支と平行し 2 次小葉の中心部に達する。終末細気管支までは気管支と平行し，その後毛細血管となり肺胞壁を取り囲む。酸素化の終わった血液は毛細血管から集められ小肺静脈に入り，小葉間隔壁を走り，左右の肺でそれぞれ上下 2 本の肺静脈となり左房に流入し，肺循環を終了する。

肺動脈は灌流血管である。壁は薄く収縮性に乏しく伸展性に富む。細動脈は内径 100 μm 以上でないと中膜（平滑筋層）を認めない。毛細血管の径は約 5 μm で体血管のそれより，また好中球や赤血球よりも小さい。血管内皮の腫大，血管周囲の浮腫や肺胞内圧や胸腔内圧の影響で容易に細くなり，血流量が増加すると容易に拡張する。

毛細血管は肺胞と接しガス交換を行っている（血液-ガス関門）。血液-ガス関門の厚さは約 0.3 μm と極めて薄く（図 20），肺胞壁を取り囲むように密な網目構造（毛細血管床，図 21）を形成する。これにより血液-ガス関門に関する面積は広大となり，テニスコート 1 面分（50～100 m²）にも達し，ガス交換に極めて効果的である。

2）気管支動脈系

気管支動脈（bronchial artery）は栄養血管である。主に胸部大動脈，一部は肋間動脈や内胸動脈から分岐し気管支にそって走り，気管支壁，肺動脈壁，肺内神経組織や臓側胸膜へ分布する。毛細血管を経た後，一部は上奇静脈を経て右心房に，一部は直接肺静脈に流れ込む。呼吸細気管支のレベルで肺動脈系毛細血管との間に吻合があるとされている。

【3】肺循環の血行力学とその特性

1）血圧，血液量，血流

①血管内圧（intravascular pressure）

肺動脈圧の正常値は，収縮期 21.5（±5.1，SD）mmHg，拡張期 9.5（±3.0，SD）mmHg，平均 14.8（±3.5，SD）mmHg である。平均肺動脈圧は体血圧のそれの約 1/6 である。臨床的には Swan-Ganz カテーテル（S-G カテ）を用いて測定される。

肺毛細血管内圧は，平均左房圧＋0.4（平均肺動脈圧－平均左房圧）で推定される。肺静脈圧および左房圧の平均圧はほぼ等しく，正常は 5 mmHg

である．臨床的に肺毛細血管内圧，肺静脈圧および左房圧の測定は不可能である．S-G カテの先端を肺動脈の末梢まで進め，肺動脈を閉塞し得られる楔入圧（wedge pressure）が肺静脈圧を比較的よく反映する．肺動脈楔入圧（PAWP）の正常値は，9.3（±3.1，SD）mmHg である．Forrester の分類では左心不全は PAWP≧18 mmHg と定義される．

②駆動圧（driving pressure）

肺動脈から肺静脈，左房へ血液を押し出す力（圧勾配）をいう．両者の血管内圧の差（肺動脈圧－左房圧）であり，およそ 8〜10 mmHg である．体循環のそれの約 1/10 である．

③肺血管周囲圧

肺毛細血管周囲圧は肺胞内圧の影響を直接受ける（図 20）．肺胞内圧は大気圧に近く，声門を開いて呼吸停止した状態では大気圧に等しい．肺胞内圧が毛細血管周囲圧より上昇すれば毛細血管は虚脱する．毛細血管内外の圧差は壁圧差（transmural pressure）と呼ばれる．

肺動静脈は血管周囲鞘を介し肺に取り囲まれている．肺が拡張するにつれて周囲の弾性肺実質の張力によって，これらの血管は開大する．そのためにこれらの血管周囲圧は低く，全肺周囲圧（胸腔内圧）よりも低いといわれている．

肺毛細血管と肺動静脈の反応は異なっており，それぞれ肺胞内血管および肺胞外血管とも呼ばれる．

④肺内血液量（blood volume in the lungs）

肺内血液量は，総循環血液量の 10〜20％を占め（0.5〜1.0 l），そのうち約 100 ml が肺毛細血管床に存在し残りは肺静脈に分布する．血液量は体位や呼吸で容易に変化する．仰臥位から立位になると，22〜27％減少する．肺内の血液量は，吸気で増加し，呼気，Valsalva 試験および陽圧人工呼吸で減少する．

肺循環を流れる血流量は，肺内外のシャントなどなければ，心拍出量（cardiac output：CO）と等しい．CO の正常値は安静時およそ 6 l·min^{-1} であり，運動時 25 l·min^{-1} までに増加する．臨床的には前述した S-G カテを用い熱希釈法により測定される．体格差を考慮し，CO を体表面積で除した心係数（cardiac index：CI）が用いられる．Forrester の分類での CI の正常値は 2.2 mmHg·l^{-1}·

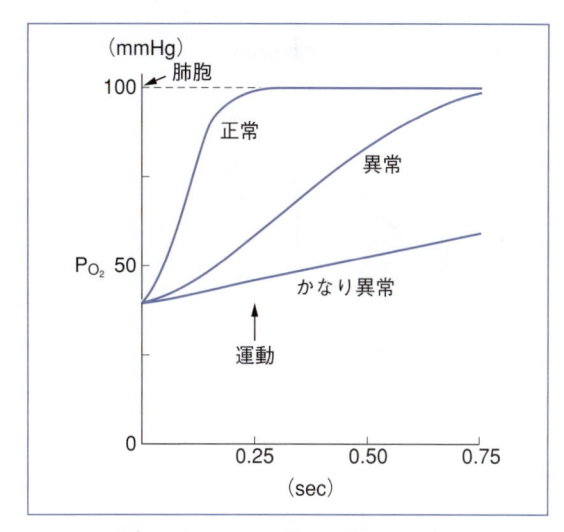

図 22 拡散が正常ならびに異常な場合（例えば疾患による血液-ガス関門の肥厚）の肺毛細血管内での P$_{O_2}$ の時間的経過

運動時には血流が早くなり，酸素の肺胞と毛細血管を介する拡散のための時間が短縮する．軽度の障害時，安静時は正常でも運動時には酸素化が不十分で低酸素血症となる．

（笛木隆三，富岡眞一訳．呼吸の生理．第 3 版：West JB. Respiratory Physiology ; The essentials. 5th ed. 東京：医学書院；1997 より改変引用）

m^{-2} 以上である．

⑤肺循環時間（circulation time）

安静時 4〜6 秒を要する．赤血球が肺毛細血管を通過する時間は安静時 0.75 秒である．この通過時間は肺-血液間の酸素の拡散に関係する（図 22）．運動時にはこの通過時間は 0.25 秒にまで短縮し，拡散に携わる時間も短縮する．軽度の拡散障害では安静時には酸素化は正常だが，運動時には酸素化が不十分で低酸素血症となる．

2）肺血管抵抗（PVR）

肺血管抵抗（pulmonary vascular resistance：PVR）は，以下の式より算出される．

  PVR ＝（平均肺動脈圧－平均左房圧）/CO
    （mmHg·l^{-1}·min^{-1}），あるいは
    ＝（平均肺動脈圧－平均左房圧）/CO×80
    （dyn·sec·cm^{-5}）．

正常値は，およそ（15−5）/6＝1.7 mmHg·l^{-1}·min^{-1} あるいは 100 dynes·sec·cm^{-5} である．左房圧には PAWP が代用される．

（平均肺動脈圧－平均左房圧）は駆動圧であり，体循環の 1/10 にすぎない．CO は大循環系のそれ

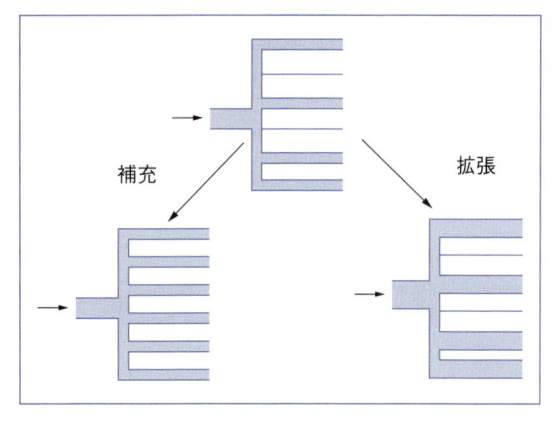

図23 肺血管の補充および拡張
血管圧や肺血流量が増加した際に，この2つの機序が肺血管抵抗を低下させる。
(笛木隆三，富岡眞一訳．呼吸の生理．第3版：West JB. Respiratory Physiology；The essentials. 5th ed. 東京：医学書院；1997より改変引用)

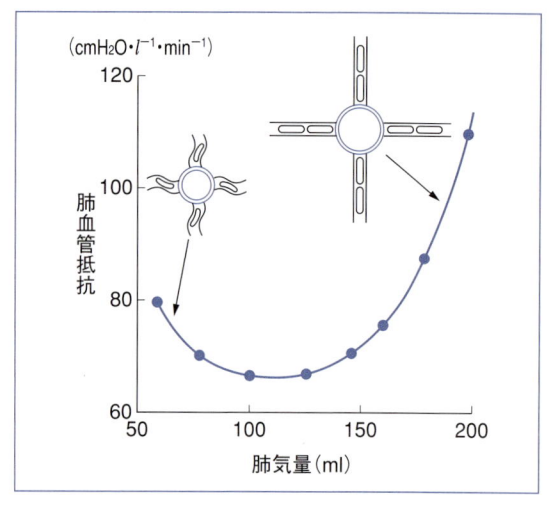

図24 肺気量が肺血管抵抗に及ぼす効果
肺気量が小さくなると肺胞外血管が狭くなって抵抗は増大する。一方，肺気量が大になると毛細血管が伸展され内径が狭くなる。この図で◎の部分が肺胞外血管を示す。
(笛木隆三，富岡眞一訳．呼吸の生理．第3版：West JB. Respiratory Physiology；The essentials. 5th ed. 東京：医学書院；1997より改変引用)

と等しいので，PVRも体循環系のわずか1/10にすぎない。体循環系の大きな抵抗は，身体各種臓器・器官への血流を調節している筋性細動脈によりもたらされている。一方，肺細動脈は収縮性に乏しいために抵抗も小さく，肺胞壁に薄く広く分布する肺毛細血管床に血液を供給することが可能である。

3) 肺血管抵抗を規定する因子

PVRは，肺血管内圧の上昇に対して，低下するように働く。これには2つの機序が働いている。肺毛細血管の補充と拡張である。**図23**に示すように，正常肺では安静時血流のない，あるいは少ない予備血管床が豊富にあり，血管内圧や肺血流量あるいはCOの増加時に補充（閉鎖血管の再開）や拡張（血管径の増大）が起こり，血管内圧の上昇に際しPVRを低下させるように働く。

PVRを規定するもう一つの因子は肺気量である（**図24**）。肺胞外血管の口径は種々の力の均衡により決定される。肺胞外血管は肺が拡張するにつれ牽引拡張される。しかし，平滑筋や弾性組織をもっていて血管の拡張に抵抗しその口径を減少させようとするので，肺気量が減少するにつれ抵抗は増加する。肺毛細血管抵抗が肺気量の影響を受けるかどうかは壁圧差による。

肺細動脈の平滑筋収縮による血管口径の減少あるいは伸展性の低下がPVRの上昇に関与し，一方，平滑筋の弛緩による血管拡張あるいは伸展性の増加はPVRを下げるように働く。この収縮・弛緩には自律神経系と各種血管作動性物質が関与している。一般に肺血管を支配する交感神経を電気刺激するとPVRが増加し，全身の交感神経系血管収縮が著しく高まるようなときには肺の血管も軽度に収縮する。しかし，体循環系のような正常時における交感神経性の血流調節は認められない。肺の副交感神経も弱いながらも拡張作用がある。各種血管作動性物質の作用については薬理学の教科書を参考にされたい。

4) 肺内血流分布

立位のヒトの肺では，**図25**に示すように，血流は肺基底部から肺尖にかけて直線的に減少し，肺尖部では血流はほとんどみられない。これは以下の理由による。肺尖と肺底部には約30 cmの落差，圧差にして30 cmH$_2$O（23 mmHg）ある。この圧差と肺循環の低圧が，立位肺の局所の血流に不均等を及ぼす。これを理論的に展開したのが図25である。肺尖部（Zone 1）では肺動脈圧（Pa）が肺胞内圧（PA）よりも低く肺毛細管は押しつぶされ血流は停止する。それより下方（Zone 2）ではPaが増加しPAを超える。血流はPaとPAの差

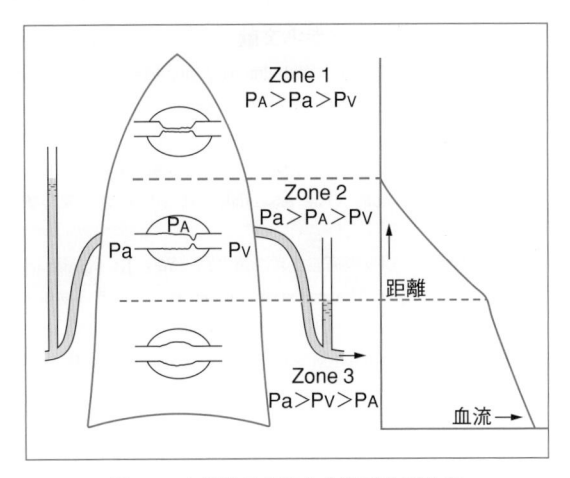

図25 立位肺での肺内血流不均等分布
Zone 1 では，$P_A>P_a$ であり肺血管が虚脱し血流がみられない。Zone 2 および Zone 3 では，P_a と P_A および P_a と P_v の圧差で血流量が規定される。
(笛木隆三，富岡眞一訳．呼吸の生理．第3版：West JB. Respiratory Physiology；The essentials. 5th ed. 東京：医学書院；1997 より改変引用)

により決定される。さらに，その下方（Zone 3）では，肺静脈圧（P_v）が P_A を超えるため，血流は肺動脈と肺静脈の圧差で決定される。

【4】低酸素性肺血管収縮反応（HPV）

肺循環にみられる特異的な現象である。肺胞気低酸素，すなわち肺胞気の酸素分圧（P_{O_2}）の低下が，径 100〜200 μm の筋性肺動脈を収縮させる。一般に肺胞気 P_{O_2} が 70 mmHg 以下で著明となる。肺動脈圧および PVR は上昇する。低酸素肺血管収縮反応（hypoxic pulmonary vasoconstriction：HPV）は，換気の少ない部分の血流量を減少させることにより局所の換気血流比不均等を軽減させるという合目的反応であるが，肺全体が肺胞気低酸素となる状況下（高地など）では肺高血圧が惹起される。アシドーシスは HPV を増強し肺動脈圧上昇の因子となる。

HPV の発生機序については多くの仮説が提案されているが，十分に解明されていない。摘出肺でも HPV が生じることから中枢神経支配とは無関係で，また肺動脈切片でも周囲環境を低酸素にすれば収縮するので，低酸素に対する肺動脈自体の局所反応といえる。一酸化窒素（NO）の合成を阻害すると HPV が増強され，ヒトでは NO の吸入により HPV は減弱する。肺動脈平滑筋の K^+ や Ca^{2+} チャネルとの関連も注目されている。

【5】肺循環の機能的特性

肺循環系はガス交換能以外にもさまざまな機能を有する。

①ガス交換
肺循環の最も重要な機能であり，血液を血液-ガス関門部に移動させ，ガス交換を行う。

②血液貯留槽としての役割
血管床の補充・拡張の機序により，血管内圧の上昇に応じてその血管抵抗を下げる。

③血液濾過としての役割
静脈血はすべて肺循環に集まる。血栓，空気などの塞栓子はまず肺循環で捕捉され除去される。その際，機械的閉塞およびセロトニンなどの血管

表1 肺循環における物質の運命

物　質	運　命
ペプチド	
アンギオテンシンⅠ	ACE によりアンギオテンシンⅡに変換
アンギオテンシンⅡ	変化を受けない
バソプレシン	変化を受けない
ブラジキニン	80%まで不活性化
アミン	
セロトニン	ほとんど完全に除去
ノルエピネフリン	30%まで除去
ヒスタミン	変化を受けない
ドパミン	変化を受けない
アラキドン酸代謝産物	
プロスタグランジン E_2 と F_{2a}	ほとんど完全に除去
プロスタグランジン A_2	変化を受けない
プロスタサイクリン（PGI_2）	変化を受けない
ロイコトリエン	ほとんど完全に除去

ACE：アンギオテンシン変換酵素。
(笛木隆三，富岡眞一訳．呼吸の生理．第3版：West JB. Respiratory Physiology；The essentials. 5th ed. 東京：医学書院；1997 より改変引用)

作動性物質により肺動脈圧は上昇する。その程度が強いと，血流の減少・遮断（心原性ショック）や急性肺性心を惹起し重篤となる。

④代謝機能

肺血管内皮細胞の代謝機能が血管作動性物質の代謝に関与している。主なものを**表1**に示す。大部分の作用は血管作動性物質の不活性化であるが，唯一の生化学的活性化は，アンギオテンシン（Ag）Ⅰが肺毛細血管内皮細胞に存在するアンギオテンシン変換酵素（angiotensin converting enzyme：ACE）によりAgⅡに変換されることである。

〈参考文献〉

1) Hughes JMB, Morrell NW. Pulmonary circulation. From basic mechanisms to clinical practice. London：Imperial College Press；2001.
2) 笛木隆三，富岡眞一訳. 呼吸の生理. 第3版：West JB. Respiratory Physiology；The essentials. 5th ed. 東京：医学書院；1997.
3) 堀江孝至訳. 呼吸の病態生理. 第3版：West JB. Pulmonary pathophysiology；The essentials. 5th ed. 東京：メディカル・サイエンス・インターナショナル；1998.
4) Fishman AP, Renkin EM editors. Pulmonary edema. Bethesda, American Physiology Society, 1979.

（信州大学医学部内科学第1講座　久保惠嗣）

2-5 肺の代謝機能

到達目標
- 肺のガス交換以外の働きを理解する
- レニン-アンギオテンシン系，アラキドン酸代謝について理解し，その生成物質の作用を理解する
- 一酸化窒素，活性酸素種の肺への関与を理解する
- 肺サーファクタントの役割を理解する

目次項目
1. 肺の循環系と血管作動物質
   - レニン-アンギオテンシン系
   - カリクレイン-キニン系
   - アラキドン酸代謝
2. 肺の気道系と生理活性物質
3. 一酸化窒素および活性酸素種の肺への関わり
4. 肺サーファクタント
5. 肺の線維化など

肺の生体における働きの主なものはガス交換であることは容易に理解できよう。しかし肺は単にガス交換を行うだけでなく多くの生理機能を有している。例えば，肺は外来からの異物や病原体を排除するべく物理的，生化学的，細胞・免疫学的機能が備わっている。また肝臓などの臓器が代謝・解毒作用を有するように，肺組織からの生理活性物質の産生，その産生物質や肺循環を通じて，流入してきた生理活性物質の作用を変化させる働きもある。さらにサーファクタントを産生し肺胞の虚脱を防ぐ働きもある。肺の生理機能を**表2**に示す。それら物質の産生や作用変化は，肺や体全体の維持に関与し，その異常は病態形成に関わっ

表2　肺の生理機能

1．呼吸機能；ガス交換
2．ガス交換以外の主な機能
　1) 血管作動物質の産生と代謝
　2) 気管支の緊張に関与する物質の産生
　3) サーファクタントの産生
　4) 水と電解質のバランスの保持
　5) 脂質・結合組織の代謝
　6) 血液中の異物の濾過作用
　7) 経気道による異物への防御反応

てくる。ここでは，それらのガス交換以外の肺の機能を代謝という面に重点をおいて解説する。

【1】 肺の循環系と血管作動物質

肺の網目状に広がる毛細血管系は，その表面積が成人ではテニスコートの広さをもつといわれており，血液はこの血管床を速やかに通過していく。したがって，この血管床を通過する神経性，液性のさまざまな調節因子は速やかに肺血管に作用し，その中の一部は直ちに代謝される。また血管内皮細胞は，血管トーヌスの調節に極めて重要な役割を担っており，血管内皮細胞からは種々の収縮因子や拡張因子，細胞の分化増殖に関わる因子が産生・放出される。それら因子は血管作動物質と呼ばれ，血管平滑筋の収縮・弛緩を介して肺血管の抵抗やトーヌスを変化させ，肺の循環調節が行われている。また体全体の正常な血管トーヌス，血圧の維持に関与している。以下，血管系に作用する因子について産生，代謝，作用を含めて解説する。

1) レニン-アンギオテンシン系

レニン-アンギオテンシン系は血圧や体液・電解質バランスの調節を担う重要な循環系として古くから研究されてきた。腎臓から血液中に分泌されたレニンによって肝臓で生成されたアンギオテンシノーゲンからアンギオテンシンⅠが生成され，肺循環に入ると，肺の血管内皮細胞に存在するアンギオテンシン変換酵素（angiotensin converting enzyme：ACE）によって昇圧作用を有するアンギオテンシンⅡに変換され，大循環系に送り込まれる（図26）。アンギオテンシンⅡは血管収縮のほかにもアルドステロンやカテコラミンの分泌，ナトリウム再吸収の増加など血圧調節，体液・電解質のホメオスタシスに重要な役割を示す。臨床の場では，高血圧の患者に対して，ACE阻害薬やアンギオテンシンⅡ受容体拮抗薬が使用されている[1]。

2) カリクレイン-キニン系

カリクレイン-キニン系は生体内の代表的な降圧系として重要で，レニン-アンギオテンシン系の対極にある。カリクレインは肝臓で合成され，キニノーゲンに作用してブラジキニンを含むフラグメントに切断される。ブラジキニンは血管拡張作用があり血圧の低下をもたらす。また発痛作用や血管透過性亢進作用，腎臓では水・ナトリウム利尿作用がある。ブラジキニンは肺循環でキニネースといわれる蛋白分解酵素（ACEと同じ）によって不活化される[2]（図26）。

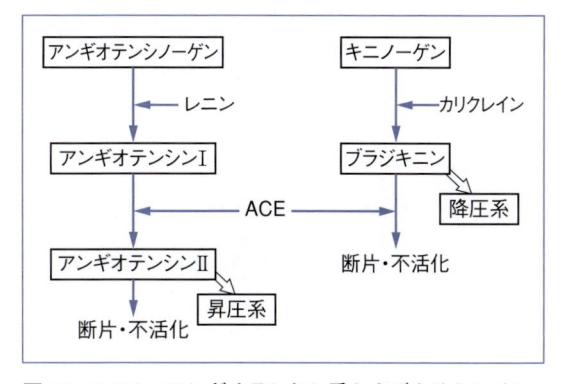

図26 レニン-アンギオテンシン系およびカリクレイン-キニン系の産生・代謝経路

3) アラキドン酸代謝

生体内の膜リン脂質中に存在するアラキドン酸由来の生理活性物質はエイコサノイドと総称され，それらの血管系に対する作用を含む生理作用は非常に興味深い。その生合成経路全体がアラキドン酸カスケードと呼ばれている（図27）。細胞に刺激が加わるとホスホリパーゼ A_2 が活性化され，生体膜からアラキドン酸とリゾ血小板活性化因子が切り出される。アラキドン酸は細胞内に存在する種々の酵素により代謝され，生理活性物質であるプロスタグランジン（PG），トロンボキサン（TX），ロイコトリエン（LT）が産生される。またリゾ血小板活性化因子からは血小板活性化因子が産生される。これらのアラキドン酸代謝物質は体のいろいろな臓器で生成され，種々の機能を現す。肺という臓器はアラキドン酸代謝物質の重要な産生臓器であるとともに，肺循環においてアラキドン酸代謝物質（PGE_2 や PGF_2）を不活化する働きがある。それら主なエイコサノイドの肺循環系に及ぼす作用を表3に示す。

PGD_2，PGF_2，PGG_2，PGH_2 にも血管平滑筋収縮

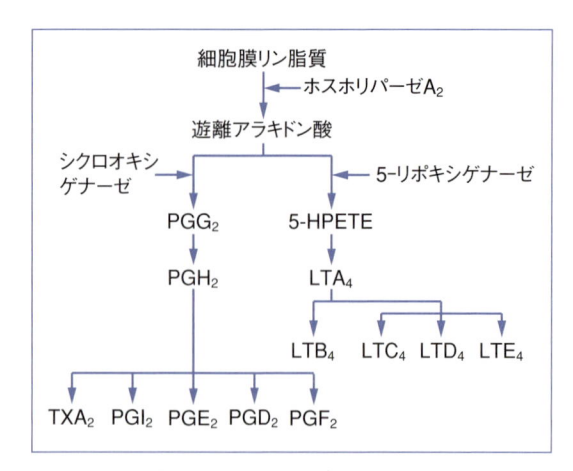

図27 アラキドン酸カスケード
TXA_2：トロンボキサン A_2，PG：プロスタグランジン，LT：ロイコトリエン，HPETE：ヒドロペルオキシ酸。

表3 肺血管，気管支等に対するアラキドン酸代謝物質の主な作用

血管平滑筋収縮 　PGD_2，PGF_2，PGG_2， 　PGH_2，LT，TXA_2， 　PAF	血管平滑筋弛緩 　PGI_2，PGE_2
血管透過性亢進 　PGD_2，PGE_2，PGF_2， 　PGI_2，LT，PAF	
気管支平滑筋収縮 　PGD_2，PGF_2，PGG_2， 　PGH_2，LT，TXA_2	気管支平滑筋弛緩 　PGI_2，PGE_2
血小板凝集促進 　TXA_2，PGG_2，PGH_2	血小板凝集抑制 　PGI_2
気道粘液分泌亢進 　PGD_2，LT	
子宮筋収縮 　PGE_2，PGF_2	気道粘液分泌抑制 　PGE_2

作用を有する。一方，プロスタサイクリン（PGI_2）は血管内皮細胞から産生され，血小板凝集抑制作用および血管平滑筋を弛緩させることにより血管を拡張させ，血管内の血流の維持に関与する。またPGE_2は血管平滑筋を弛緩作用，また血管透過性亢進の作用を有する。臨床的にはPGI_2は血流改善，肺血管拡張作用から原発性肺高血圧症や慢性動脈閉塞症の治療薬に用いられている。一方，PGE_2，PGF_2は陣痛促進薬として使用されることがある。また，非ステロイド性抗炎症薬（NSAIDs）やステロイド剤はシクロオキシゲナーゼを阻害し，PG合成を抑制し，抗炎症作用を示すことが知られている。

TXA_2は血小板，マクロファージ，肺から産生され，血管平滑筋収縮作用を有する。

LTC_4，D_4，E_4は肥満細胞，好酸球，好中球，マクロファージなどから産生される。それらは血管平滑筋を持続的に収縮させる。また，PAFは血管透過性亢進作用，平滑筋収縮作用などを有している。急性肺傷害（acute lung injury：ALI），急性呼吸促迫症候群（acute respiratory distress syndrome：ARDS）の発症要因には好中球，マクロファージ，血管内皮細胞などの細胞成分と，それらが産生するTXA_2やLT，PGやサイトカイン，補体の相互的な関与が注目されている[3)4)]。

その他，種々の物質が肺の循環系に作用することが知られている。サブスタンスPは低酸素や血管収縮因子により血管トーヌスが上昇している状態では，肺動脈圧を低下させる。バソプレシンは腎臓の集合管に作用して水の再吸収を促進する抗利尿作用により，循環血液量を増大させ，また血管平滑筋を収縮させ昇圧効果を示す。心房利尿ペプチドは肺動脈の弛緩作用を有し，生体に投与すると，速やかに降圧作用，ナトリウム利尿作用が現れる。エンドセリン（ET）は主に血管内皮細胞で生成されるが，肺組織でも産生され強力な血管収縮作用をもつ。ヒスタミンは血管の収縮・拡張の調節および血管透過性の亢進に働き，セロトニンは肺血管の収縮・拡張の両方に働く。さらに肺血管には豊富に交感神経と副交感神経終末が分布し，肺血管トーヌスの調整に関与している。

【2】肺の気道系と生理活性物質

気管・気管支のトーヌスは，アラキドン酸代謝産物などの種々の生理活性物質や自律神経系の作用によって調整されている。アラキドン酸代謝産物などの種々の生理活性物質の作用を表3に示す。

PGD_2，PGG_2，PGH_2にも気管支平滑筋収縮作用がある。一方，PGI_2は気管支拡張作用を有する。TXA_2は血小板凝集作用，気管支平滑筋収縮作用が

表4　活性酸素種（ROS）による酸化ストレス作用

1．気道上皮細胞の障害
2．平滑筋細胞の収縮
3．気道分泌の亢進
4．血管の透過性亢進
5．肥満細胞などの炎症細胞からのヒスタミンやセロトニンなどの分泌亢進
6．アラキドン酸カスケードの活性化によるプロスタグランジンやロイコトリエンの産生増加
7．炎症性サイトカイン，接着因子，ケモカインの産生増加

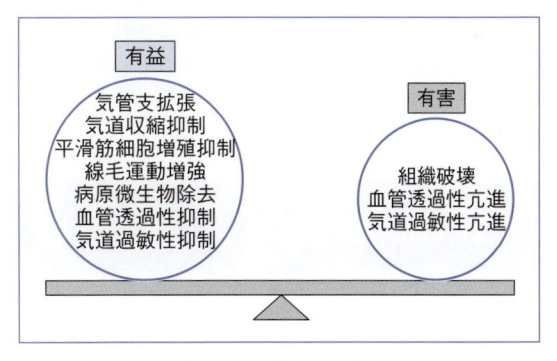

図28　呼吸器系（気道）におけるNOの作用

ある。LTC_4，D_4，E_4は気管支，消化管などの平滑筋も持続的に収縮させる。特に気管支平滑筋の収縮作用はヒスタミンと比較してもかなり強力である。さらにLTは気道炎症にも関与し，毛細血管透過性亢進，気道の線毛運動の抑制，気道粘液の分泌亢進作用があり，喘息の病態形成に重要である。したがってLT受容体拮抗薬やTXA_2合成阻害薬は抗アレルギー作用，抗炎症作用を示し喘息治療薬として注目されている[4]。

【3】一酸化窒素および活性酸素種の肺への関わり

ヒトは酸素を用いた呼吸代謝により，エネルギーを産生し生命を維持している。酸素はエネルギー代謝において重要な役割を担うが，化学的にはラジカルであり，生体内で還元され，最終的に安定なH_2Oに変化する。この過程において，スーパーオキシドアニオン（O_2^-），ヒドロキシラジカル（・OH），過酸化水素（H_2O_2）などさまざまな活性酸素種（reactive oxygen species：ROS）を生じる。それらは化学的に不安定であり，その強い酸化作用によりその近傍の細胞に機能障害などの影響を及ぼす。例えばタバコ，オゾンなどの活性酸素源の影響は，種々の呼吸器疾患の発症に深く関与しているといわれ，気道や肺胞の障害，炎症を引き起こし（表4），慢性閉塞性肺疾患（chronic obstructive pulmonary disease：COPD）や気管支喘息，間質性肺疾患，呼吸器感染症，急性肺傷害などの疾患への関与が報告されている。

一方，近年ラジカルの一種である一酸化窒素（NO）の血管拡張作用や平滑筋弛緩作用が注目されている。NOは細胞間情報伝達物質として，気管支のトーヌスの制御を始めとする恒常性の維持に重要な役割を担っており，気管支喘息や，気管支拡張症，上気道感染症などの炎症性疾患への関与が報告されている。NOは血管内皮細胞由来の血管平滑筋弛緩因子として発見されたが，その後の研究により明らかにされた呼吸器系（気道）におけるその作用は図28に示したとおりである。気管支拡張作用，気道収縮抑制作用，病原微生物に対する殺傷作用，抗酸化作用など生体に有益な事項と，一方，過剰なNOによる組織殺傷作用，血管透過性亢進作用，気道過敏性亢進作用なども報告され，気道炎症の増悪への関与が示唆されている[5]。

【4】肺サーファクタント

肺の働きを保つにはサーファクタントの存在は不可欠である。肺サーファクタントの重要な機能は，肺胞の気液界面の表面張力を低下させることにより肺胞の虚脱と肺水腫を防止することである。サーファクタントは肺胞II型上皮細胞から生成分泌され，主成分はリン脂質（約80％）と蛋白（約10％）とからなる。サーファクタントの欠乏が原因で発症する新生児の呼吸促迫症候群（IRDS）に対してサーファクタントを肺胞に補充する治療の有効性は確立している。

一方，ARDSの本態は肺水腫であるが，サーファクタントの機能異常も報告されており，それはIRDSとは異なり，量的異常（不足）というより，

質的な異常（活性の低下）が問題とされている。これはまた肺胞Ⅱ型上皮細胞の障害を意味している。

【5】肺の線維化など

肺の間質・支持組織には線維性物質が存在する。しかしながら過剰に産生されると肺の硬化，いわゆる肺線維症が生じる。肺線維症の成立には，①炎症の発生，②炎症の慢性化，③コラーゲンなどの物質の産生亢進による線維化の3段階を経ることにより生じる。肺胞マクロファージ，好中球，好酸球，リンパ球などの炎症細胞が，炎症性サイトカインを産生し，間質系細胞・線維芽細胞の増殖が生じ，コラーゲンやフィブロネクチンの沈着を生じる。これが慢性化すると不可逆的となり線維化肺を形成するのである[6]。

また，アポトーシスに関しても興味深い。アポトーシスとは，組織において不要となった細胞を効率よく排除するための生理的な細胞死である。アポトーシスは癌，炎症，薬剤，放射線などの内的あるいは外的な要因でも誘導され，呼吸器領域では肺の形成，急性肺傷害，肺線維症，肺気腫，気管支喘息などの疾患で研究されている。このような生理的自己排除機構もある意味では肺の代謝といえよう[7]。

〈参考文献〉

1) Kaplan NM. Endocrine hypertention. In：Wilson JD, Foster DW. editors. Williams Textbook of Endocrinology. 8th ed. Philadelphia：WB Saunders；1992. p.707-31.
2) Margolius HR. Kallikreins and kinins. Hypertention 1995；26：221-9.
3) Serhan CN, Haeggstrom JZ, Leslie CC. Lipid mediator networks in cell signaling：Update and impact of cytokines. FASEB J 1996；10：1147-58.
4) 山口正雄. 基本的喘息病態における化学伝達物質の役割. 喘息 2002；15：2-6.
5) 阿部聖裕, 河野修興. 肺におけるカルシウムチャンネルとレドックス制御. The Lung Perspective 2002；10：47-52.
6) Keane MP, Hensen PM, Strieter RM. Inflammation, injury and repair. In：Murray JF, Nadel JA, editors. Text book of resiratory medicine. 3rd ed. Philadelphia：WB Saunders；1999. p.495-538.
7) Jacobson MD, Weil M, Raff MC. Programmed cell death in animal development. Cell 1997；88：347-54.

（独立行政法人国立病院機構愛媛病院呼吸器科
阿部聖裕
広島大学大学院医歯薬学総合研究科・分子内科学
河野修興）

2-6 呼吸筋

到達目標
□呼吸筋の解剖・生理を理解する
□呼吸筋の評価方法を理解する
□疾患の病態と呼吸機能障害について理解する

【1】呼吸筋の分類と解剖

呼吸筋の役割は，各筋の協調的な収縮運動によって胸郭を拡張あるいは収縮させて，換気を行うことである。呼吸筋は吸息筋と呼息筋とに分けられる。代表的な吸息筋には横隔膜や傍胸骨肋間筋，外肋間筋があり，そのほかにも補助吸息筋群がある。一方，呼息筋には腹筋群，特に腹横筋や内腹斜筋，また内肋間筋がある。呼吸筋は呼吸運動のみならず，咳，会話，嚥下，姿勢制御，運動，

目次項目

1. **呼吸筋の分類と解剖**
   - 横隔膜
   - 肋間筋
   - 補助呼吸筋群
   - 腹筋群
2. **呼吸筋の生理**
3. **呼吸筋の評価方法**
   - 筋電図
   - 経横隔膜圧差
   - 口腔内圧
   - sniff pressure
4. **種々の病態と呼吸機能障害**
   - 神経・筋疾患
   - 肺気腫
   - 呼吸筋疲労

表5　呼吸筋と神経支配

1．吸息筋
　横隔膜（diaphragm）：C3〜C5
　・肋骨部（costal part）
　・脚部（crural part）
　胸鎖乳突筋（sternocleidomastoid）：第XI脳神経，C2〜C3
　斜角筋（scalene）
　・前斜角筋（anterior scalene）：C4〜C6
　・中斜角筋（medial scalene）：C3〜C8
　・後斜角筋（posterior scalene）：C6〜C8
　僧帽筋（trapezius）：第XI脳神経，C2〜C4
　外肋間筋（external intercostal）：T1〜T11
　傍胸骨部内肋間筋（parasternal internal intercostal）：T1〜T7
2．呼息筋
　腹筋（abdominal muscles）
　・腹直筋（rectus abdominis）：T7〜T12
　・外腹斜筋（external oblique）：T7〜T12
　・内腹斜筋（internal oblique）：T7〜T12，L1
　・腹横筋（transversus abdominis）：T7〜T12，L1
　内肋間筋（internal intercostal）：T1〜T11
　胸横筋（transversus thoracis）：T2〜T6

（Williams PI, Bannister LH, Berry MM, et al. Gray's anatomy. 37th ed. New York：Churchill Livingstone；1989. p.545-635. DeTroyer A, Loring SH. Action of the respiratory muscles. In：Macklem PT, Mead J. editors. Handbook of physiology；The respiratory system. Bethesda：American Physiological Society；1986. p.443-61 より引用）

排便などの非呼吸性運動にも大きく関与している。顎舌骨筋，顎舌筋などの上気道を開大させる筋も広義の呼吸筋に含まれる。

　胸郭とは，胸椎，肋骨および胸骨の3者で構成される骨格であり，下部は横隔膜により区分されている[1]。呼吸筋はこの胸郭を変形させる。呼吸運動に関係する筋と神経支配を表5に示す[1)2)]。呼吸の中枢は橋と延髄にあり，中枢で発生した興奮は頸髄を下行し，頸髄から出る横隔神経により横隔膜が，胸髄から出る肋間神経により肋間筋が支配されている。また，呼息筋である腹筋群も主として胸髄から出る肋間神経により支配されている。代表的な呼吸筋について以下に述べる（図29）[3]。

1）横隔膜

　横隔膜は上方に凸面をなすドーム状の膜状筋である。機能的・解剖学的に肋骨部（costal part）と脚部（crural part）とに分けられ，神経支配や働きが異なる（図30）。肋骨部の筋収縮は胸郭（主に下部胸郭）を挙上・拡大する。脚部の筋収縮は胸郭に対する直接作用はなく[2]，腹腔内臓器を尾側に移動させることにより腹腔内圧を上昇させ，zone of apposition を介して下位の胸郭を拡大する（図31）。これらにより，胸腔内圧が陰圧化し，吸息が生じる。横隔膜は吸息筋として極めて重要であり，横隔膜の収縮力の変化が最大口腔内圧や換気に与える影響は大きい。

2）肋間筋

　肋間筋は外肋間筋と内肋間筋とに分けられる。外肋間筋は上方肋骨下縁から下方肋骨上縁に対して前下方に走行し，内肋間筋は後下方に走行する。外肋間筋は主として吸息作用，内肋間筋は呼息作用をもつ。ただし，内肋間筋のうち，胸骨近傍に位置する傍胸骨肋間筋は安静換気時にも吸息作用を有する重要な胸壁の吸息筋である。また，肋間筋は体幹の回旋運動にも重要な役割を果たしている。

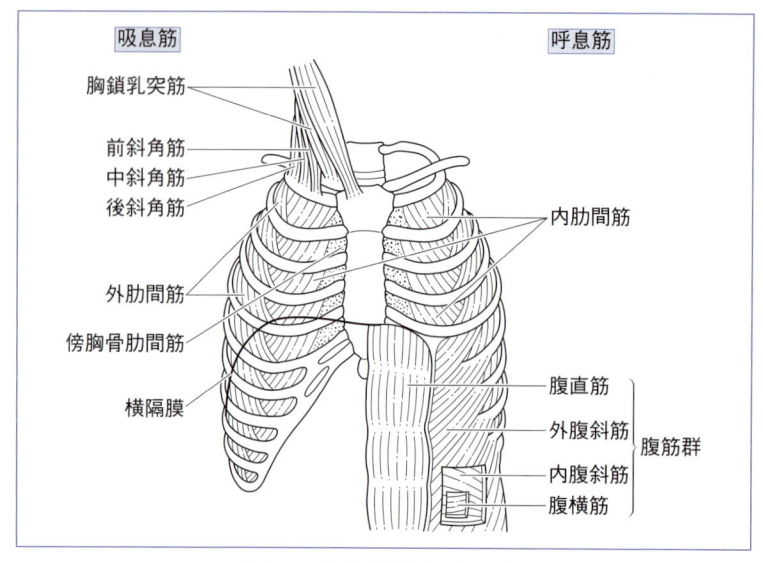

図29 呼吸に関係する主な筋

吸息筋には，横隔膜，外肋間筋，傍胸骨肋間筋，胸鎖乳突筋，斜角筋などがあり，呼息筋には，腹筋（腹直筋，外・内腹斜筋，腹横筋），内肋間筋などがある。
（阿部幹雄，堀江孝至．呼吸筋．三学会合同呼吸療法士委員会編．呼吸療法テキスト．東京：克誠堂出版；1992．p.29-33 より改変引用）

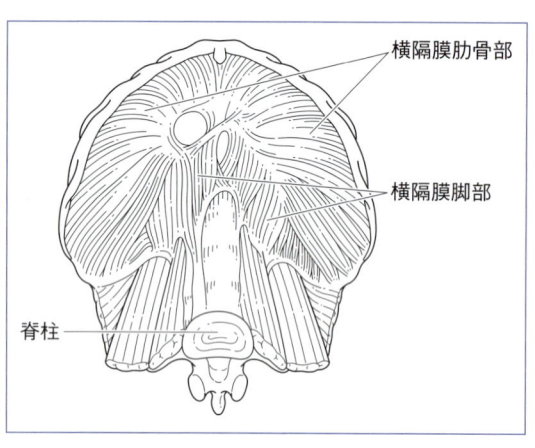

図30 下面よりみた横隔膜の解剖

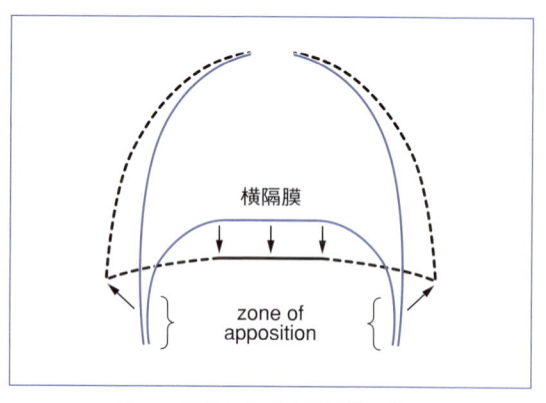

図31 呼吸における横隔膜の動き

安静吸息において，横隔膜上部のドームは下方移動するが，ドームの形状はほとんど変化しない。下位の胸郭は zone of apposition を介して拡大する。

3）補助呼吸筋群

補助呼吸筋群の概念は「安静換気には動員されないが，努力呼吸時にのみ動員される筋[2]」である。吸息性の機能をもつ姿勢筋としては斜角筋，胸鎖乳突筋，僧帽筋，大胸筋，小胸筋，腰方形筋が挙げられ，呼息性を有する姿勢筋としては広背筋，胸横筋が挙げられる。これらのうち，呼吸に重要な役割を果たすのは斜角筋と胸鎖乳突筋である。

4）腹筋群

腹筋群には腹直筋，外・内腹斜筋，腹横筋の4つが含まれる。腹筋群の収縮により腹壁は内方へ引き込まれ，腹腔内圧が増加するために横隔膜を頭側に移動させる。また，腹筋群は剣状突起および下部肋骨に停止するので，下位肋骨を尾側に移動させて呼息運動を生じさせる。

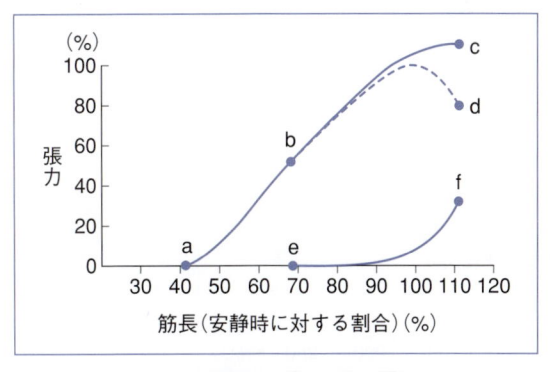

図32　骨格筋の長さ-張力関係
受動的張力（曲線 ef）と等尺性収縮における張力（曲線 abc）の差より，能動的張力（曲線 abd）が描かれる。
(Sharp JT, Hyatt RE. Mechanical and electrical properties of respiratory muscles. In：Macklem PT, Mead J, editors. Handbook of Physiology；The respiratory system. Bethesda, Maryland：American Physiological Society；1986. p.389-414 より引用)

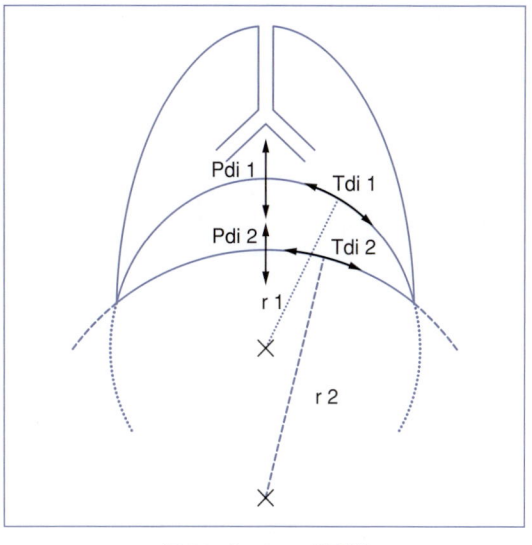

図33　Laplace の定理
壁張力を T，発生圧を P，半径を r とすると P＝2T/r との関係が存在する（Laplace の定理）。横隔膜にこの定理をあてはめると，横隔膜の筋線維の収縮により発生する接線方向の張力（Tdi），胸腔と腹腔の間の圧差，すなわち経横隔膜圧（Pdi），および横隔膜面を球面とみなしたときの半径(r)の間には，Pdi＝2Tdi/r が成立する。肺気腫患者では，肺の過膨張とともに横隔膜が平低化する。健常者の指標を Tdi 1，Pdi 1，r 1 とし，肺気腫患者の指標を Tdi 2，Pdi 2，r 2 とすると，横隔膜の平低化に伴い r が大きくなるため，発生張力に変化がなくても（すなわち Tdi 1＝Tdi 2），Pdi は減少し総合的な吸息筋力が低下すると考えられる。
〔Russi EW. Respiratory muscle dysfunction in COPD. Eur J Respir Dis 1985；66（suppl）：22 より引用〕

【2】呼吸筋の生理

　呼吸筋は横紋筋であり，筋力はアクチンフィラメントとミオシンフィラメントの距離，すなわち筋長によって変化する（長さ-張力関係）。**図32**にイヌの横隔膜の長さ-張力関係を示す[4]。弛緩筋には弾性があり，引き伸ばすためには外力を加える必要がある。この加える力と筋の伸びたときの長さから，受動的な張力と長さの関係を示す曲線 ef が求められる。筋を等尺性収縮させた際の最大張力を，種々の筋長で測定すると，最大収縮時の長さ-張力関係を示す曲線 abc が得られる。これは，筋収縮によって発生する能動的な張力ならびに受動的な張力の総和である。すなわち，この2本の曲線の差（曲線 abd）が，筋の能動的な張力と長さの関係を示す。最大収縮時に発生する張力は筋の長さに依存し，骨格筋では静止時の自然長の付近で最大張力を発生する。この性質は呼吸筋でも存在し，呼吸筋では機能的残気量（functional residual capacity：FRC）レベルの筋の長さに該当する。

　横隔膜はドーム状の形態をしており，その円周に対する半径を r とすると，横隔膜に等尺性収縮をさせたときの張力（Tdi）とそれの垂直方向に発生する圧（Pdi）との間には Pdi＝2Tdi/r という Laplace の法則が適応できる（**図33**）[5]。この法則によると，肺気量が増加して横隔膜の描く円周の r が大きくなるに従って Pdi が小さくなることが分かる。慢性閉塞性肺疾患(chronic obstructive pulmonary disease：COPD)，特に慢性肺気腫では，肺過膨張のために横隔膜は平低化し，筋長の短縮および r が大きくなることから筋収縮力，Pdi は小さくなる[5]。

【3】呼吸筋の評価方法

　呼吸筋の収縮により発生する張力，すなわち呼吸筋力は直接測定することはできない。そのため，以下に述べる種々の方法で間接的に測定し，評価する。測定に際しての手技には安静換気，最大吸息運動，最大呼息運動，sniff，あるいは横隔神経刺激法などがある。

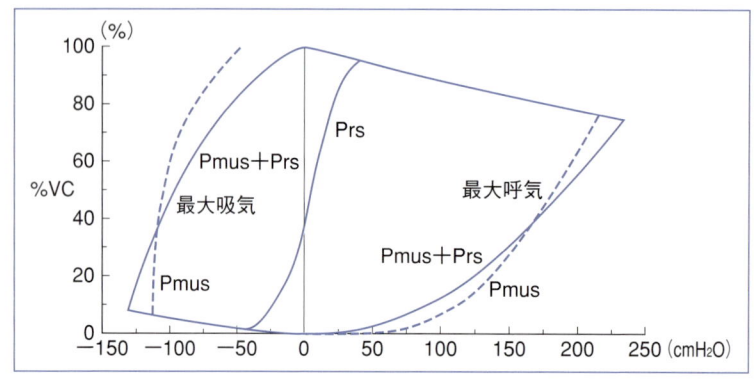

図 34　最大吸気および呼気努力中の口腔内圧と肺気量の関係（upright position）
実線は種々の肺気量で，最大吸気努力あるいは呼気努力させたときの口腔内圧（Pmus＋Prs）を示す。破線は最大呼吸筋力（Pmus）を示す。安静呼気位（EFP）では，呼吸器系全体の弾性力（Prs）は 0 であるので，最大吸気努力あるいは最大呼気努力時の口腔内圧は最大呼吸筋力と等しい。Pmus：最大呼吸筋力（破線），Prs：呼吸器系全体としての弾性力，Pmus＋Prs：最大口腔内圧（実線）。
（Agostoni E, Hyatt RE. Static behavior of the respiratory system. In：Macklem PT, Mead J. editors. Handbook of Physiology：The respiratory System. Bethesda, Maryland：American Physiological Society；1986. p.113-30 より改変引用）

1）筋電図

等尺性収縮下で発生した張力と，記録された積分筋電図の大きさとは直線関係にあり，積分筋電図の増大は，筋収縮力の増大を意味する[6]。筋疲労が生じると，筋電図信号の高周波数成分（150〜350 Hz）が減少し，低周波数成分（20〜40 Hz）が増加する。したがって，筋疲労時には高周波数成分と低周波数成分の比率（H/L 比）が低下する。

2）経横隔膜圧差（Pdi）

横隔膜筋力の測定に用い，横隔膜直上（胸腔側）の圧と直下（腹腔側）の圧との圧差として求める。横隔膜直上の圧は食道内圧，横隔膜直下の圧は胃内圧より求める。Pdi には横隔膜の筋力のほかに，肺気腫による横隔膜の平低化など，横隔膜の形状が関与している。

3）口腔内圧

FRC のレベル，すなわち安静呼気位では呼吸器系の弾性力（Prs）は 0 であり，最大努力呼出時あるいは最大努力吸気時の口腔内圧はそれぞれ最大呼吸筋力と等しくなる（図 34）[7]。しかしながら，一般的には呼息に伴う口腔内圧は全肺気量のレベル，すなわち最大吸気位で最大となるため，その際の口腔内圧を最大呼息筋力としている。吸息に伴う口腔内圧は残気量のレベル，すなわち最大呼気位で最大となるため，その際の口腔内圧を最大吸息筋力としている。

4）sniff pressure

鼻汁をすするように経鼻的に短時間で行う吸息運動を sniff という。sniff の際の鼻腔内圧を sniff pressure（SNIP）といい，神経・筋疾患患者や小児などを対象に，マウスピースを保持できない場合に口腔内圧測定の代わりに測定され，最大吸息筋力として評価する。

【4】種々の病態と呼吸機能障害

1）神経・筋疾患

神経疾患，筋疾患のいずれでも呼吸筋が障害され，呼吸筋力が低下し，最終的に拘束性換気障害および II 型呼吸不全を呈する。第 3 頸髄（C3）より上位の頸髄損傷ではすべての呼吸筋が麻痺する（表 5）。C3〜C5 の障害では横隔膜麻痺のため，吸息能力が著しく低下する。C5〜C8 レベルの下位頸椎損傷では横隔膜の機能は保たれるが，肋間筋や腹筋群の麻痺がみられる。第 7 胸髄（T7）以下の障害では，主として呼息筋が障害され，咳嗽が

できない。

2）肺気腫

　肺気腫では，肺胞の破壊に伴い肺弾性収縮圧が減少し，肺のコンプライアンスが増加し，FRCが増加する。その結果，横隔膜は平低化してドーム半径が増加し，Laplaceの定理から横隔膜発生圧が低下する。また，肺の過膨張に伴い，FRCにおける横隔膜を始めとする各吸息筋の筋長が短縮するため，長さ-張力関係から，最大収縮時の筋力が低下する。

3）呼吸筋疲労

　呼吸筋疲労とは「負荷に対する仕事により，筋の収縮力あるいは収縮速度が低下して，筋の休息により収縮力が回復するもの」と定義されている[8]。呼吸筋疲労を来す原因は種々であるが，休息により筋力の低下が改善する点が，神経・筋疾患による呼吸筋力低下とは異なる。身体所見上は，浅く頻回の呼吸運動，胸腹壁の奇異性運動がみられるほか，胸式および腹式呼吸が交互に現れるrespiratory alternans，下部肋骨が吸息時に内方変位するフーバー徴候などがみられることもある。

〈参考文献〉

1) Williams PI, Bannister LH, Berry MM, et al. Gray's anatomy. 37th ed. New York：Churchill Livingstone；1989. p.545-635.
2) DeTroyer A, Loring SH. Action of the respiratory muscles. In：Macklem PT, Mead J. editors. Handbook of Physiology：The respiratory system. Bethesda：American Physiological Society；1986. p.443-61.
3) 阿部幹雄，堀江孝至. 呼吸筋. 三学会合同呼吸療法士委員会編. 呼吸療法テキスト. 東京：克誠堂出版；1992. p.29-33.
4) Sharp JT, Hyatt RE. Mechanical and electrical properties of respiratory muscles. In：Macklem PT, Mead J, editors. Handbook of Physiology：The respiratory system. Bethesda：American Physiological Society；1986. p.389-414.
5) Russi EW. Respiratory muscle dysfunction in COPD. Eur J Respir Dis 1985；66（suppl）：22.
6) Yokoba M, Abe T, Katagiri M, et al. Respiratory muscle electromyogram and mouth pressure during isometric contraction. Respir Physiol Neurobiol 2003；137：51-60.
7) Agostoni E, Hyatt RE. Static behavior of the respiratory system. In：Macklem PT, Mead J. editors. Handbook of Physiology：The respiratory system. Bethesda：American Physiological Society；1986. p.113-30.
8) NHLBI Workshop. Respiratory muscle fatigue：Report of the Respiratory Muscle Fatigue Workshop Group. Am Rev Respir Dis 1990；142：474-80.

（北里大学医学部呼吸器内科　横場正典
北里大学医学部医学教育研究部門　阿部　直）

3 呼吸機能検査とその解釈

到達目標

- ☐ 呼吸機能検査に使われる略語・記号が理解できる
- ☐ 一般的な呼吸機能検査の適応が判断できる
- ☐ 一般的な呼吸機能検査の特徴が理解できる
- ☐ 一般的な呼吸機能検査の方法が理解できる
- ☐ 一般的な呼吸機能検査のデータが解釈できる
- ☐ 特殊な呼吸機能検査の適応が判断できる
- ☐ 特殊な呼吸機能検査の方法が理解できる
- ☐ 特殊な呼吸機能検査のデータが解釈できる

目次項目

1. 呼吸機能検査にあたって
   - 呼吸機能検査の意義
   - 呼吸機能検査に使われる略語・記号
   - 気体の状態の表現
   - 定常状態および安静状態
2. 一般的呼吸機能検査
   - スパイロメトリ
   - 肺気量分画
   - フローボリューム曲線
   - 換気力学検査（メカニクス）
   - 肺内ガス分布検査
   - 拡散機能検査
3. 特殊検査
   - 気道過敏性検査
   - 運動負荷検査

【1】呼吸機能検査にあたって

1）呼吸機能検査の意義

肺には，ガス交換としての機能，血液のフィルタとしての機能，さらに種々の物質の代謝組織としての機能などがある．ここでは，主にガス交換をするうえでの機能について，またそれをいかに評価するかについて解説する．

ガス交換をするために口から吸入された空気中の酸素（O_2）は，気道を通り，肺胞に到達し，肺胞壁を通過して血液内に入り，赤血球のヘモグロビンに取り込まれ，血流に乗って全身の臓器さらに細胞内にまで運ばれる．一方，体内で産生された二酸化炭素（CO_2）は，酸素と逆の経路をたどって体外に排泄される．それらのいずれかの過程で種々の障害が生じると，酸素は十分各臓器の細胞レベルまで到達できず，また産生された二酸化炭素は，体外に十分排泄せずに蓄積するようになる．このような状態が呼吸機能障害（呼吸不全）であり，種々の病態で起こる．呼吸機能検査は，この呼吸機能障害の病態を理解し，評価するうえで必須の検査であり，疾患の診断，重症度判定，治療方針の判断および評価，予後の判定などに有用である．

呼吸機能検査は，それぞれ検査方法に特徴がある．そのため，十分に検査法を理解し，習熟して行わないと得られたデータの評価を困難にするばかりでなく，誤った解釈をすることになるので注意が必要である．

2）呼吸機能検査に使われる略語・記号

27章2-1参照．

3）気体の状態の表現

27 章 2-1 参照。

4）定常状態および安静状態

呼吸機能検査は，被験者が安定している状態で行うのが理想的である。この安定した状態とは，①肺胞から血液中へ取り込まれる酸素の量と血液中から細胞に移動する酸素の量が等しい，もしくは，②組織で産生された二酸化炭素の量と体外へ排泄される二酸化炭素の量が同一であるとき，などを示し，前者を酸素の定常状態（steady state），後者を二酸化炭素の定常状態という。例えば肺胞気式が成立するためには，定常状態でなければならないし，また運動負荷試験においてさえも一定の状態下で連続して運動していれば定常状態は成立すると考えられている。さらに心理的にも安定した状態が望ましく，血液ガス測定時などはしばらく心身ともに安静にしてから採血しないと正確な判断ができない。このように一般的な呼吸機能検査を行ううえでは，恒常状態であるのみならず心身ともに安定した状態で行う必要がある。

【2】一般的呼吸機能検査

すでに前章にて述べているように呼吸とは，酸素と二酸化炭素の交換をいう。特に血管内と組織との間のガス交換は内呼吸，肺胞と毛細血管内との間のガス交換を外呼吸という。ここでいう呼吸機能とは，酸素が口鼻から吸入され気道から肺胞まで到達し，肺胞を通過して血液の赤血球に結合するまで，一方で血液中の二酸化炭素が肺胞に出て大気中に排泄されるまで，すなわち外呼吸についての生理的な機能やその障害を知るための検査であり，その概念，測定原理，その臨床的な意味を解説する。

1）スパイロメトリ

①概念

スパイロメトリとは，最も基本的な換気機能を測定する検査である。これにより 1 秒量（forced expiratory volume in one second：FEV_1），肺活量（vital capacity：VC）などを測定できる。測定機器をスパイロメータ，記録されたものをスパイログラフという。この装置を使って記録する最大努力曲線は，呼吸機能検査として最も一般的であり，多くの呼吸器疾患の診断・治療・管理において非常に有用な検査である。なお，スパイロメトリの標準化については，1994 年の米国胸部疾患学会（American Thoracic Society：ATS）の公式声明があるので参考にしてほしい[1]。

②測定原理と方法

測定装置として Benedict-Roth 型スパイロメータが基本である。これは水に浮かんだ円筒に息を入れたり，出したりすることにより，その円筒が上下するのを記録してその変化量を計算する。しかし，現在あるほとんどのスパイロメトリは，出入りする空気の量を気流計や熱線流量計を通過する空気の量を測定する装置を使って記録されている。実際のスパイログラムは，図 1 に示した。

測定前によく検査方法を説明し，少し安静にしてリラックスしてから行う。まず，ノーズクリップをしてからマウスピースをくわえ，ゆっくり楽に呼吸させる（安静換気，①）。次にできるかぎり息を吐き（最大呼気位，②），そこからゆっくりとできるかぎり大きく息を吸う（最大吸気位，③）。次に最大呼気位までゆっくり息を吐き（④），もとの楽な呼吸であるベースラインに戻る（①）。これを，少なくとも 3 回行い，一番よい値をとる。次に，安静換気から最大吸気位まで息を吸い，その後できるかぎりすばやく努力して息を吐ききる（⑤）。これも 3 回行い，最良値をとる。

③スパイログラムの用語（①〜⑤は，②に一致する）

①安静換気時 1 回の呼吸での肺気量変化は，1 回換気量（tidal volume：TV）という。安静換気時に息を吐いたところで肺内にあるガス量は機能的残気量（functional residual capacity：FRC）という。

②FRC から息をできるかぎり吐いたところ〔このときの肺気量を残気量（residual volume：RV）という〕までの肺気量を呼気予備量（expiratory reserve volume：ERV）という。また，安静換気時の息を吸ったところ（安静吸気位）から最大吸気位までの肺気量を，吸気予備量（inspiratory reserve volume：IRV）という。さらに安静換気時の息を吐いたところ（安静呼気位，呼吸基準位）

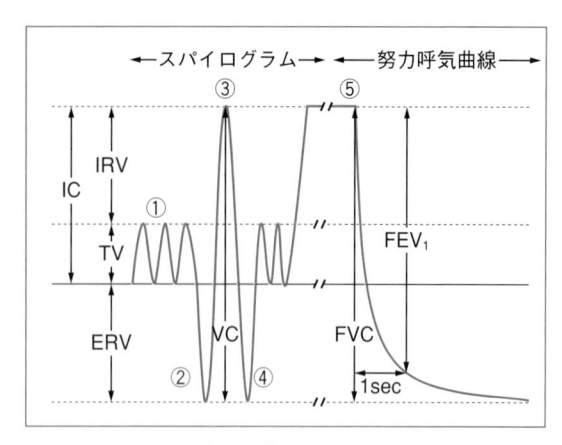

図1 スパイログラムと努力呼気曲線
略語，番号は，本文参照．

表1 重症度の判定（GOLD 2003）

Stage 0	スパイロ正常
Stage I	$FEV_1/FVC<70\%$　かつ　$\%FEV_1≧80\%$
Stage II	$FEV_1/FVC<70\%$　かつ　$50\%≦\%FEV_1<80\%$
Stage III	$FEV_1/FVC<70\%$　かつ　$30\%≦\%FEV_1<50\%$
Stage IV	$FEV_1/FVC<70\%$　かつ　$\%FEV_1<30\%$　あるいは$\%FEV_1<50\%$で慢性呼吸不全

から最大吸気位までの肺気量（IRV＋TV）を最大吸気量（inspiratory capacity：IC）という．

③最大呼気位まで息を吐いていたところから，ゆっくり最大吸気位まで息を吸ったときの容量がVCである．

④また，最大吸気位から最大呼気位までゆっくり吐ききったところまでの容量も同様にVCという（③と④とを分けて表現することもあるが，現在では，両者ともにVCという）．

⑤最大吸気位からできるかぎり努力して呼出したときに記録されるのが努力呼気曲線であり，そのときの呼出量が努力肺活量（forced vital capacity：FVC）である．また，最大吸気位から1秒間の呼出量をFEV_1といい，FEV_1とFVCの比率（$FEV_1/FVC×100$）を1秒率（$FEV_1\%$）という．

④解釈とパラメータ
　a）肺活量（VC），努力肺活量（FVC）

VCは，ゆっくりと呼吸したときに得られ，FVCは，最大限の努力をして呼出させて求められる基本的なパラメータである（図1）．通常は，VCもFVCもほぼ同じ容量であるが，閉塞性換気障害のあるときには，努力呼出時に気道分泌物や肺弾性収縮圧の低下により気道が閉塞するため（エアトラッピング），FVCはVCより少なくなる．通常は，絶対値とともに予測肺活量に対する比率（%VC）として表現される．性，身長，年齢に基づいて各個人に対する予測値が求められ，Baldwinの予測式を使うことが多い．

%VCは，拘束性換気障害の指標として重要であり，80%以下が異常である．

　b）1秒量（FEV_1），1秒率（$FEV_1\%$）

努力呼気曲線から得られる指標としてFEV_1と$FEV_1\%$（FVCに対するFEV_1の比）が重要である．

　　$FEV_1\% = (FEV_1/FVC)×100$（%）（Gaenslerの1秒率）

閉塞性換気障害の指標として従来は$FEV_1\%$が重視されていたが，最近は正常予測FEV_1値に対する実測値の割合（$\%FEV_1$）も重要視されるようになった．具体的な例として慢性閉塞性肺疾患（chronic obstructive pulmonary disease：COPD）の国際的なガイドラインであるGOLD 2003[2]においてもCOPDの診断根拠となる閉塞性換気障害は$FEV_1\%$で測定されるが，その重症度の判定には表1のように$\%FEV_1$が使われている．

GINA 2003[3]でも気管支喘息の重症度判定にFEV_1が用いられている．また気道過敏性，気道可逆性の判定にもFEV_1が用いられ，例えば，気管支拡張薬吸入後のFEV_1が吸入前に比して12%以上改善した場合，気道可逆性ありと判定される．

⑤換気障害の診断

図2に示すように，%VCと$FEV_1\%$に基づいて，換気障害が判定される．すなわち，%VCが80%以上，$FEV_1\%$が70%以上であれば換気機能は正常であると判定される．%VCが80%未満，$FEV_1\%$が70%以上のときは拘束性換気障害であり，%VCが80%以上，$FEV_1\%$が70%未満のときは閉塞性換気障害と判定され，%VCが80%未満，$FEV_1\%$が70%未満のときは混合性換気障害と診断される．このようにスパイロメトリによって拘束性換気障害か閉塞性換気障害かを判定でき，その結果は，適切な診断をするうえで重要な補助データとなる．例えば拘束性換気障害を認めれば，

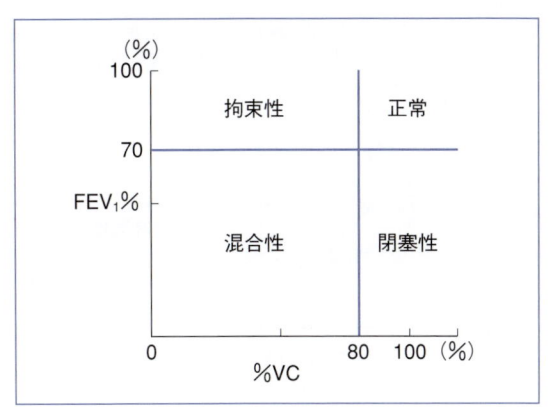

図2 換気障害の診断

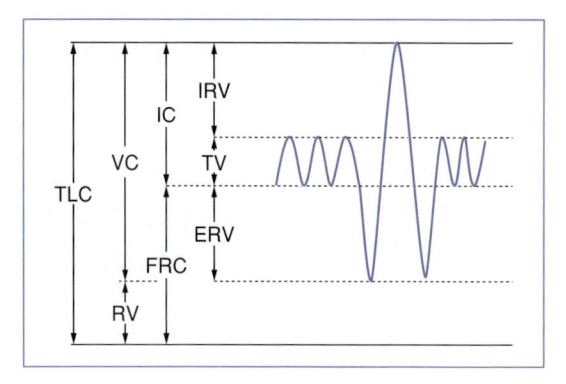

図3 肺気量分画
略語は，本文参照。

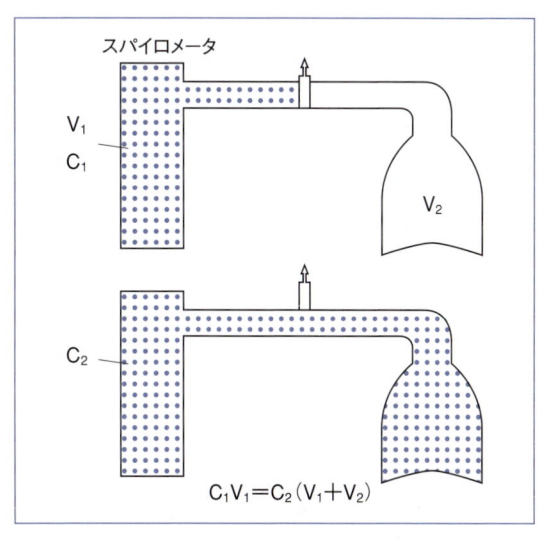

肺実質が硬くなる状態（間質性肺炎など），胸郭が硬くなる状態（神経・筋疾患など）などが考えられる。また，閉塞性換気障害を認めれば気道抵抗が高くなる状態（気管支喘息，慢性気管支炎など）や，肺の弾性収縮圧が低下する状態（肺気腫）が考えられる。

2）肺気量分画

図3に肺気量分画を示した。スパイログラフではVCを測定できるが，図3には最大呼気位で肺内に残っているガス量であるRVが描かれている。RVは，通常FRCを別の検査法を使って測定し，FRCからERVを引いて求める。RVが分かればRV＋VCから全肺気量（total lung capacity：TLC）が算出され，すべての肺気量分画を知ることができる。なお，肺気量分画の英語表現ではvolumeとcapacityという言葉が使われているが，2つ以上のvolumeが合わさった肺気量はcapacityと定義されている。

①FRCの測定方法

FRCの測定には，①ガス希釈法，②ボディプレチスモグラフ法がある。ボディプレチスモグラフは非常に重要な検査装置であるが，多くの施設で装備されていないのが実態であり本解説からは割愛し，ガス希釈法について解説する。

a）閉鎖回路法（図4）

肺で吸収されないガス〔一般にはヘリウム（He）を使う〕を標識ガスとして用いる。ヘリウムを含んだガスをスパイロの中にある容積（V_1）を加え，ヘリウム濃度（C_1）を測定する。次いで被験者がFRC位に息を吐いたところで装置に接続し安静

図4 閉鎖回路法
$C_1 V_1 = C_2 (V_1 + V_2)$

換気を繰り返す。装置に接続したときのFRCの気量をV_2とする。安静換気を繰り返し，スパイロ内と肺内のヘリウム濃度が一定になったときのヘリウム濃度（C_2）を測定することにより，次式よりV_2が求められる。

$C_1 \times V_1 = C_2 \times (V_1 + V_2)$ （V_2＝FRC）

このようにして求めたFRCからERVを引き，RVを求める。

b）開放回路法（窒素洗い出し法）

肺の中に含まれる窒素（N_2）を標識ガスとして用いる。被験者を100％酸素含んだバルーンにFRCレベルで接続し，一方向弁を介して安静換気し，すべての呼気を集めて呼気中の窒素濃度，呼出されたガスの総量などからFRCを算出する方法である。

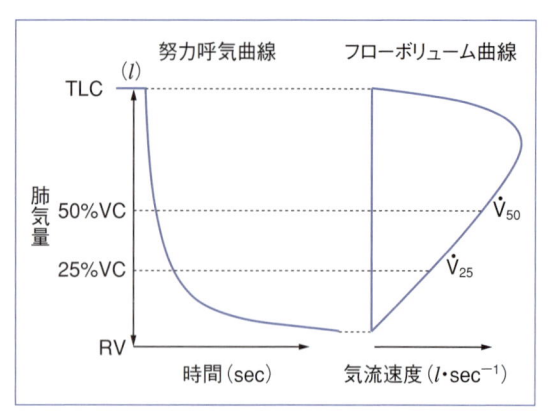

図5 努力呼気曲線とフローボリューム曲線

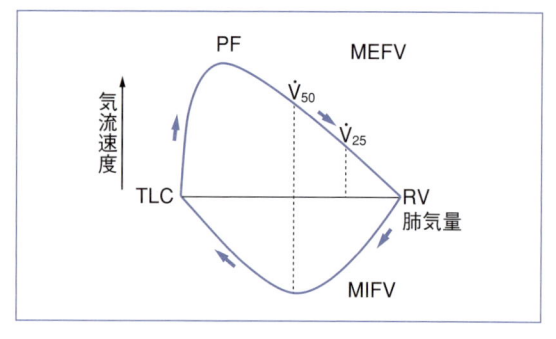

図6 MEFVとMIFV
略語は，本文参照。

②パラメータと解釈

肺気量分画のパラメータは，性別，年齢，身長，体重などに基づいて各個人の予測値が求められ，それぞれの予測値に対する割合(%)を求めて評価される。TLC，RV，FRCが異常な場合の主な原因をまとめた。

(1) TLC
　%TLCの低下：間質性肺炎，神経・筋疾患など
　%TLCの上昇：肺気腫など

(2) RV
　%RV，RV/TLCの低下：間質性肺炎など
　%RV，RV/TLCの上昇：肺気腫など

(3) FRC
　%FRCの低下：間質性肺炎など
　%FRCの上昇：肺気腫など

※：神経・筋疾患では，一般に，TLCは低下するが，FRCは正常である。

3) フローボリューム曲線

①概念と方法

努力呼気曲線を描くとき，図1の右端に示したように縦軸には肺気量，横軸には時間を表記する。この曲線上でさまざまな肺気量において接線を引くとその接線の傾斜は肺気量/時間，すなわち気流速度（$\dot{V}$）を表している。肺気量（V）と気流速度（$\dot{V}$）との関係を連続記録したのがフローボリューム曲線である（図5）。最近のスパイログラムが記録される呼吸機能検査機器は，肺気量を測定するのに気流速度を測定して，それを積分して肺気量を求めているので，どんな簡易なものであってもフローボリューム曲線が記録される。TLCからRVまで最大呼出を行って得られた曲線が，最大呼気流量曲線（MEFV）であり，RVからTLCまで最大吸気を行って得られた曲線は，最大吸気流量曲線（MIFV）である（図6）。

②測定原理

TLCから最大の努力呼出を行うと，フローはまもなくピークに達し，その後はRVに達するまでほぼ直線的に減少する。フローがピークに達するまでは，努力の程度によってフローが増減するので努力依存性（effort dependent）と呼ばれ，ピーク以後の下行脚のフローは，努力の程度によらないので努力非依存性（effort independent）と呼ばれている。すなわち努力非依存性の部分では各肺気量位での呼気努力の程度（胸腔内圧で表される）とフローの関係を記録すると，比較的呼気努力が少ない状態で最大呼気流速（$\dot{V}_{max}$）に達し，それ以上努力してもフローが増加しないことが確認されている。その理由は，等圧点理論（equal pressure point theory），ウェーブ・スピード理論（wave speed theory）などで説明されているが，その詳細は，他の成書を参考にしていただきたい。

③パラメータと解釈

フローボリューム曲線のパラメータは，図6に示すようにピークフロー（peak flow：PF）のほかに$\dot{V}_{50}$，$\dot{V}_{25}$（肺活量の50%，25%の肺気量におけるフロー）が主なものであり，$\dot{V}_{50}$と$\dot{V}_{25}$の比（$\dot{V}_{50}/\dot{V}_{25}$）も非常に重要なパラメータである。また，予測値に対する割合として%$\dot{V}_{50}$，%$\dot{V}_{25}$と表されることがあり，この予測値は，性，身長，年齢から求められる。FEV_1%やPFが良好な値でも%$\dot{V}_{50}$，

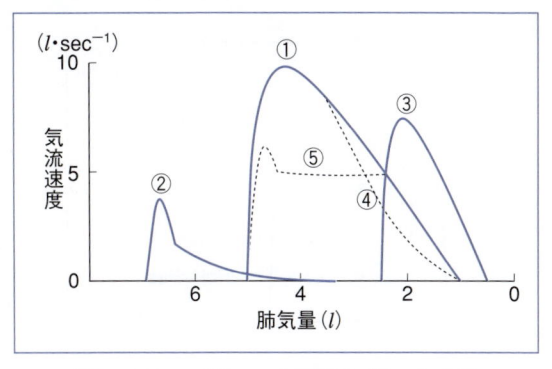

図7　フローボリューム曲線のパターン分類
番号は，本文参照．

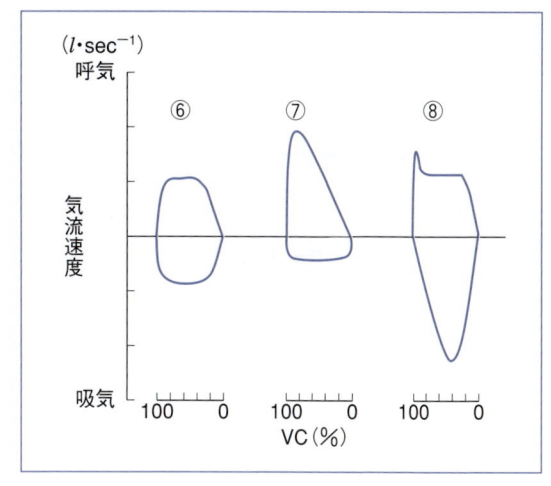

図8　フローボリューム曲線による上気道閉塞パターン
番号は，本文参照．

$\%\dot{V}_{25}$の低下や，$\dot{V}_{50}/\dot{V}_{25}$の高値（3以上）のときは，早期病変として末梢気道閉塞が示唆される．

基本的にフローボリューム曲線の解釈は，パターン認識，すなわち曲線の形態から判断することが重要である．横軸に各症例の肺気量の実測値を記録すると各種疾患の典型的なフローボリューム曲線の形態は，図7に示すようになる．

健常者のパターン（①）は，PFまで鋭く急速にフローが増加し，その後ほぼ直線的にRVまでフローが低下する．

肺気腫パターン（②）は，TLC，RVが増加するため正常より高肺気量位でフローボリューム曲線が描かれる．そのパターンの特徴は，PFが著しく低くなり，肺気量軸に向かって凹の形をする折れ曲がりがみられ，$\dot{V}_{50}$と$\dot{V}_{25}$は非常に低い値を示すことである．このパターンは肺気腫で肺弾性収縮圧が著しく低下するため末梢気道が容易に虚脱することを表している．

間質性肺炎パターン（③）では，TLC，RVが低下するため正常より低肺気量位に位置し，VCも減少するため幅の狭いフローボリューム曲線が描かれる．PFは正常よりいくぶん低いが気道閉塞は来さないので，その後の下行脚は正常同様にほぼ直線的である．

末梢気道閉塞パターン（④）は，高齢者や喫煙者に認められるパターンで肺気量分画やPFはほぼ正常であるが下行脚が肺気量軸に向かってなめらかな凹の形態が特徴的で$\dot{V}_{50}$と$\dot{V}_{25}$が低下し，$\dot{V}_{50}/\dot{V}_{25}$が高値となる．

上気道閉塞パターン（⑤）は，上気道に強い気道抵抗が認められるため，PFが低下し，その後の気流制限によるプラトーがみられるのが特徴的である．上気道閉塞パターンは呼気と吸気のフローボリューム曲線を記録すると図8に示すように以下の3つのパターンを示す．

⑥上気道の固定性閉塞
⑦胸郭外の可動性閉塞
⑧胸郭内の可動性閉塞

4）換気力学検査（メカニクス）

肺の換気力学は，圧（pressure：P），肺気量（volume：V），気流（flow：$\dot{V}$）の3つの因子によって規定され，呼吸器系の物理的な特性を把握することができる．しかし，呼吸器系には，肺（気道，肺組織）だけでなく胸郭も含まれるため，理解を難しくしている．

①抵抗
　a）概念

図9に示したように気道を1本の管とすると，その管を空気が通るとき，管の入り口の圧（P_1）と，出口の圧（P_2）の圧較差（駆動圧，$P_1-P_2=\varDelta P$）によってガスが流れる．そのときの気流速度（$\dot{V}$）は管のもつ抵抗（R）によって規定され

$$R=\varDelta P/\dot{V}\ (\text{cmH}_2\text{O}\cdot l^{-1}\cdot \sec^{-1})$$

の関係で表される．すなわち，Rは，ガスや流体などの流れにくさを表し，呼吸器系の抵抗には，（1）気道抵抗，（2）肺（粘性）抵抗，（3）呼吸抵抗の3つがある．

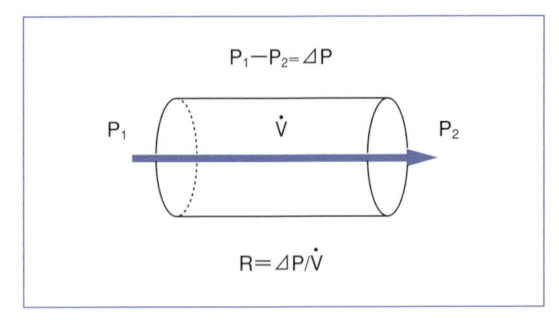

図9 気道のモデルおよび抵抗（R）

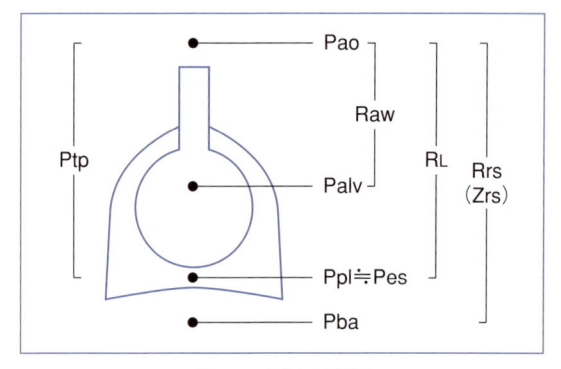

図10 抵抗の種類
略語は，本文参照．

b）測定原理と方法（図10）

(1) 気道抵抗（Raw）

Rawは，口から肺胞までの気道の空気の通りにくさを表す．この場合の圧較差（ΔP）は，口腔内圧（Pao）と肺胞内圧（Palv）との差であり，

$$Raw = (Pao - Palv)/\dot{V}$$

の関係で表される．しかし，Palvを直接測定することは難しく，ボディプレチスモグラフ法により測定しなければならない．このボディプレチスモグラフ法については，成書を参考にしていただきたい．

Rawの逆数であるコンダクタンス（$1/Raw = Gaw$）も重要な指標である．これらの測定値は，肺気位によって変わるので肺気量で補正した値（sGaw：specific airway conductance, Gaw/V）として用いるのが一般的である．

(2) 肺（粘性）抵抗（R_L）

R_Lは，肺組織の抵抗と気道の抵抗との和を意味している．R_Lは，Paoと胸腔内圧（Ppl）との圧較差〔これを経肺圧（Ptp）という〕と気流速度（$\dot{V}$）を測定し次式によって求められる．

$$R_L = (Pao - Ppl)/\dot{V} = Ptp/\dot{V}$$

Pplを直接測定するのは難しく，通常は食道バルーンを食道内に挿入して測定される食道内圧（Pes）で代用される．したがって

$$Ptp = Pao - Ppl \fallingdotseq Pao - Pes$$

によって求められる．実際の記録は，図11に示したが，Ptpには，肺弾性圧〔肺弾性収縮力，$Pst(l)$〕と抵抗成分（Pres）が含まれている．

$$Ptp = Pst(l) + Pres$$

$Pst(l)$は，呼吸に伴う肺気量（V）の変化に伴って点線で示すように変化する．その実線で示すPtpと点線で示す$Pst(l)$との差がPresである．実

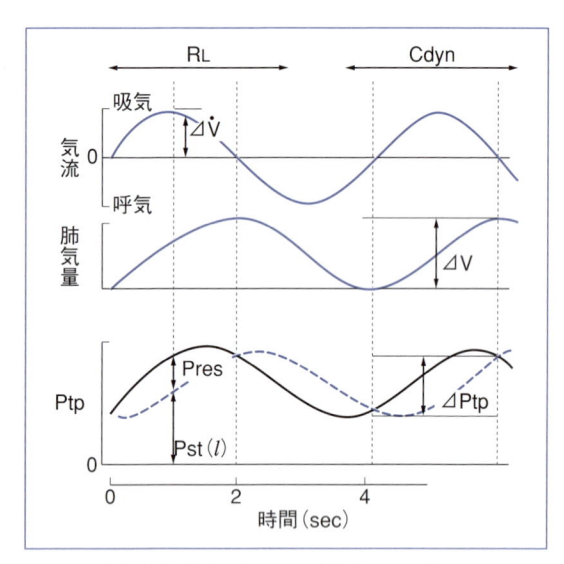

図11 肺粘性抵抗（R_L）および動肺コンプライアンス（Cdyn）の測定法
略語は，本文参照．

際の測定では，上段の気流速度（$\dot{V}$）が$0.5\,l\cdot sec^{-1}$のときの下段の$Ptp - Pst(l) = Pres$を読み，$0.5\,l\cdot sec^{-1}$で除した値をR_Lとする．

(3) 呼吸抵抗（Rrs, Zrs）

Rrsは，気道の抵抗，肺組織の抵抗，胸郭の抵抗の合計，すなわち呼吸器系全体の抵抗を表している（図10）．この抵抗は実際には粘性抵抗だけではなく，弾性抵抗，慣性抵抗も含んでいるZrs（インピーダンス）として表現される．その測定は経口的にオッシレーション（強制振動）波を送り$Pao - Pba = Pao$と$\dot{V}$を同時に測定する．詳細な理論は割愛するが，共振周波数のときには弾性抵抗と慣性抵抗がちょうど打ち消し合い粘性抵抗（Rrs）が求められる．この方法は測定操作が容易

であり，臨床的には，本法が呼吸器系の抵抗として汎用されている。

　c）評価

抵抗の測定は気道病変の定量的評価を目的として行われる。Raw, RLは，汎用されていないボディプレチスモグラフや食道バルーンを用いるので臨床的には限られた施設でのみ測定されている。多くの施設で測定されているのは，測定が容易なRrsである。Rrsは，すべての呼吸器系の抵抗を示しており，気道抵抗のみを表していないことは念頭におく必要がある。また，抵抗は測定される肺気量位の影響を受けることにも留意する。声帯，頸部の緊張によって喉頭部が狭搾したり，過緊張状態であったり，頬部の圧迫やノーズクリップがないと正確に測定されないので，測定には注意が必要である。

＜正常値＞

　Raw：$0.5 \sim 2.0 \ cmH_2O \cdot l^{-1} \cdot sec^{-1}$

　sGaw：$0.13 \sim 0.40 \ cmH_2O^{-1} \cdot sec$

　R_L：$2 \sim 2.5 \ cmH_2O \cdot l^{-1} \cdot sec^{-1}$

　Rrs〔Zrs（3 Hz）〕：年齢，性別，身長に基づく予測式で正常値が求められ，それに対する実測値の割合で評価する。

②コンプライアンス

　a）概念

コンプライアンス（C）とは，肺気量の変化と単位圧力との比であり，肺の「ふくらみやすさ」を表す重要な指標である。

　$C = \Delta V / \Delta P \ (l \cdot cmH_2O^{-1})$

肺を風船にたとえると，Cの値が高いということは，少ない圧でより多くの容量変化が生じることを意味し，ふくらみやすい柔らかな風船である。一方，Cの値が低ければ逆により硬いふくらみにくい風船である。

コンプライアンスには，呼吸を止めながら圧の変化と肺気量の変化から測定される静肺コンプライアンスと，さまざまの異なる呼吸速度において測定する動肺コンプライアンスとがある。

　b）測定原理と方法

静肺コンプライアンス〔Cst(l)〕は，肺の圧量曲線（pressure-volume curve：P-V curve）の傾斜から求められる。図12に示した肺のP-V curveは，縦軸に肺気量（%TLC），横軸に肺弾性圧〔Pst

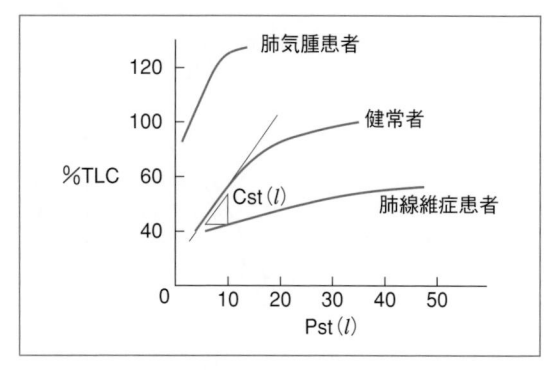

図12　肺の圧量曲線と静肺コンプライアンス〔Cst(l)〕

(l)〕を示している。図11をみると気流速度が停止したときに下段の実線と点線の圧差 Pres は0となるので Ptp＝Pst(l)となる。Pst(l)は，Palv と Ppl との差であるが，気流速度が0では，Palv＝Pao である。Ppl は，食道バルーンを用いて Pes として測定される。したがって，

　Ptp＝Pst(l)＝Palv－Ppl ≒ Pao－Pes

となる。P-V curve の記録は，TLC からゆっくり呼出しながら圧を測定する方法（quasi-static 法）とシャッターを閉じ気流を遮断しながら圧を測定する方法（volume-step 法）とがある。記録されたP-V curve で FRC と FRC＋500 ml の2点を結んだ直線の傾きが静肺コンプライアンス Cst(l)である（図12）。

動肺コンプライアンス（Cdyn）は図11の右端に示すように $\dot{V}$, V, Ptp を連続記録して求められる。通常呼吸回数（周波数）は，20回，40回，60回・min^{-1}の3回行い（この呼吸回数の設定は，施設により異なる），それぞれの呼吸回数を一定にしながら換気量と Ptp の比から算定される。呼吸回数0，すなわち吸気後，呼気後に呼吸を止めて測定される Cdyn(0)に対し，呼吸回数が増すのに伴って Cdyn が低下することを周波数依存性があるといい，肺内ガス分布の不均等を判断する指標になる。

　c）評価

Cst(l)の正常値は，$0.15 \sim 0.30 \ l \cdot cmH_2O^{-1}$である。Cst(l)が高値であればより肺がふくらみやすいことを示しており，肺気腫などでみられる。また，Cst(l)が低値であればふくらみにくい肺であることを意味している。また，TLC の Pes は，Pes_{max}という。正常値は $-20 \sim -30 \ cmH_2O$ であ

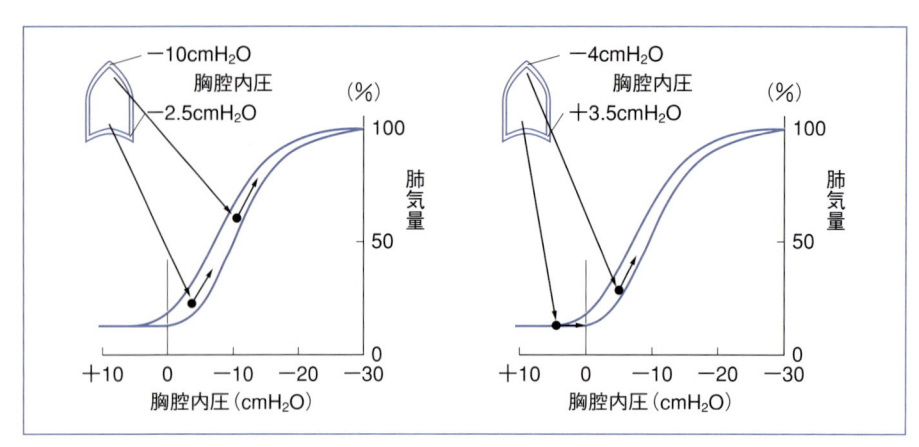

図13 肺尖部と肺底部の局所の換気量の差
(West JB 著, 堀江孝至訳. 慢性閉塞性肺疾患. ウエスト呼吸の生理と病態生理. 東京：メディカル・サイエンス・インターナショナル；2002. p.79-92 より)

り，Pes_{max}がより強い陰圧を示すということは，間質性肺炎などのように肺が硬いことを意味している。

5) 肺内ガス分布検査

①概念

安静換気の吸気時に吸われたガスの肺内における分布は，健常者でも重力の影響により均一ではなく，体位によってその分布が異なる。その主な理由は，重力の影響でPplが不均一になるためで，具体的にはPplは，0.25 cmH$_2$O・cm^{-1}の肺の高さ（重力方向）ずつ圧が変化する。その結果，例えば坐位（立位）の場合，図13[4)]に示したように約30 cmの高さがある肺では，肺尖のPplは肺底部に比較して7.5 cmH$_2$Oも陰圧の程度が強くなる。図13[4)]の左はFRCの状態を示すが，肺尖部のPplは−10 cmH$_2$O，肺底部のPplは−2.5 cmH$_2$Oと肺尖部の陰圧の程度が強く肺胞も肺底部より拡張している。図13[4)]の右に示すRV位では肺尖部のPplは−4 cmH$_2$O，肺底部は+3.5 cmH$_2$Oであり肺底部の肺胞は，気道がつぶれている状態にある。その状態から吸気したとき吸われたガスは肺内に均一には分布しないのである（図13[4)]）。

一方，各種疾患肺においては，重力以外の因子によって不均一さが増すことが知られており，その結果ガス交換障害を起こす。重力以外の因子として，ガスの肺胞への到達のしやすさ，しにくさがある。肺胞へのガスの到達しやすさは，時定数（τ）という概念で表現される。τとは，気道の抵抗（R）と肺胞のコンプライアンス（C）との積で表される。

$$\tau = C \cdot R$$

この式でτが小さいほど単位時間内に肺胞に入るガスの量が多く，τが大きいほど単位時間内に肺胞に入るガスの量が少なくなる（図14）。疾患肺ではτの不均一な肺胞が多く認めるようになり，その結果ガスの不均等分布が著明となり，ガス交換障害を呈する原因の一つになる。

②測定原理と方法

a）窒素洗い出し法（N$_2$ washout curve）

窒素洗い出し法には，単一呼吸法（single breath test）と多呼吸法（multiple breath test）とがある。一般に行われるのは，単一呼吸法であり，本法について解説する。

単一呼吸法は，肺の中に残っている窒素ガス濃度を指標として用いる方法である。まず，RV位まで十分呼出し，その後100％酸素をTLCまで吸う。ここで重要なことは図13の右に示したようにRVでは肺尖部の肺胞は拡張しているが，肺底部の肺胞は容量が小さいことである。この肺胞内にある空気は窒素を含んでいる。ここから100％酸素をTLCまで吸うと，すべての肺胞はほぼ同じ容量まで拡張するが，その中に含まれる窒素濃度は肺底部よりも肺尖部で高くなる。すなわち窒素濃度勾配がみられるようになる。その後，0.5 l・sec^{-1}以下のスピードで呼出させながら窒素濃度と肺気量変化の関係を記録すると窒素単一呼気曲線（図15）が得られる。この曲線は，図15に示

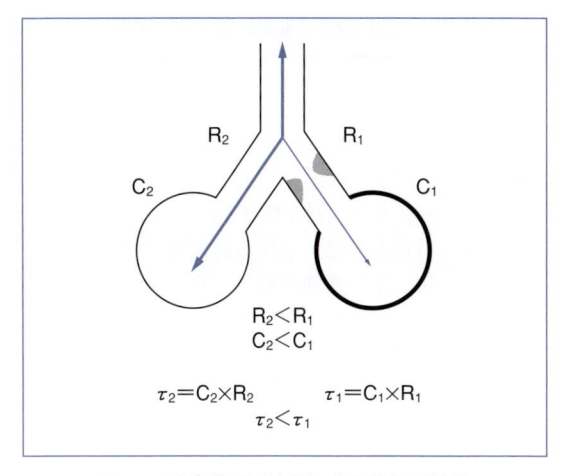

図14 時定数の不均等による換気不均等

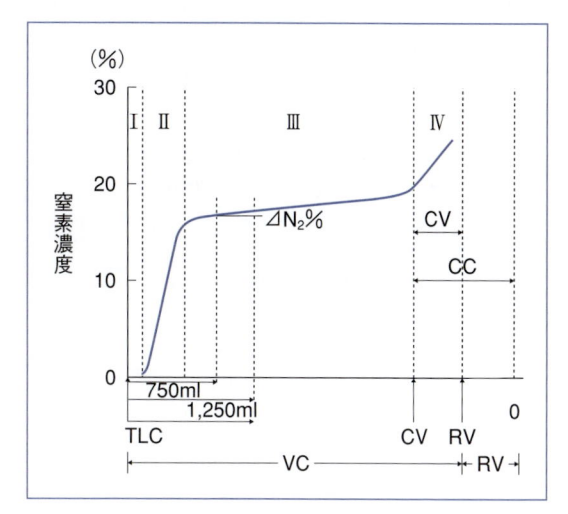

図15 単一呼吸法による窒素洗い出し曲線
略語は，本文参照．

したように4つの部分に分けることができる。第Ⅰ相は，呼出開始から窒素が検出されるまでを示す。TLCまで100％酸素ガスを吸うと，気管，気管支などは酸素で満たされ，そこから呼出されるため，窒素は検出されない。第Ⅱ相は，死腔気と肺胞気が混在して排泄されるため，急峻に窒素濃度が上昇する。第Ⅲ相は，肺内各領域の肺胞からのガスが混ざり合って吐き出されることを意味し，ある傾きで徐々に窒素濃度が上昇する。この第Ⅲ相は肺胞プラトー（alveolar plateau）と呼ばれており，通常心臓の拍動のため，ゆれながら曲線を描く（心原性振動 cardiogenic oscillation）。この曲線において呼気開始から750～1,250 mlの間の窒素曲線の傾き（窒素濃度差：ΔN_2）を指標とする。その後，あるポイントからさらに窒素曲線は，急に上昇しRV位に達する。この区間が第Ⅳ相である。このポイントは，気道が閉塞し始めることを意味し，このポイントからRV位までをクロージングボリューム（closing volume：CV）という。また，CV+RVをクロージングキャパシティ（closing capacity：CC）という。

　b）動肺コンプライアンスの周波数依存性
　4）換気力学検査（メカニクス）のコンプライアンスの項参照。
　③評価
　a）窒素洗い出し法
　窒素濃度差は，1.5％以下を正常とする。窒素濃度差の増大は，肺内のガスの不均等分布が示唆される。

　CVは，末梢気道閉塞の開始する肺気量を表す。通常，CV/VC（％），CC/TLC（％）で評価される。予測CV/VC（％），予測CC/TLC（％）は，下記の式で求められる。

≪Buist & Rossの予測式（非喫煙者）≫
　CV/VC（％）
　　男性：0.562＋0.357×年齢（±4.15）
　　女性：2.812＋0.293×年齢（±4.90）
　CC/TLC（％）
　　男性：14.878＋0.496×年齢（±4.09）
　　女性：14.420＋0.536×年齢（±4.43）

　不均等分布が強く認められるときは，第Ⅲ相の傾き（窒素濃度差）が大きくなり，むしろ第Ⅳ相が認められずCVが検出されないことがある。肥満の強い被験者の場合，仰臥位になると低酸素血症が増強することがある。これは，仰臥位になるとCVがFRCを超えるためで，FRCでも一部の末梢気道が閉塞しているからである。

　b）動肺コンプライアンスの周波数依存性
　4）換気力学検査（メカニクス）のコンプライアンスの項参照。

6）拡散機能検査（D_{LCO}）
　①概念
　肺胞まで到達した酸素は，肺胞上皮細胞，基底膜，血管内皮細胞の3層を通り血管内に入り，その後，ヘモグロビン（Hb）に結合する。この過程を拡散という。この拡散能（D_L）は，図16[5)]で示

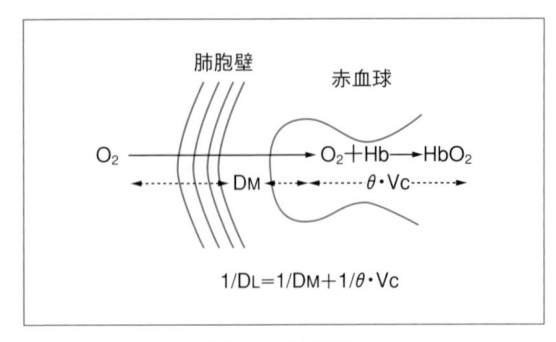

図16 肺拡散能
略語は，本文参照。
(West JB 著，堀江孝至訳．びまん性間質性肺線維症．ウエスト呼吸の生理と病態生理．東京：メディカル・サイエンス・インターナショナル；2002．p.79-92 より引用)

したように膜拡散能，D_M（肺胞から赤血球内まで）と血液因子，$\theta \cdot V_C$（赤血球内に入った酸素がヘモグロビンと結合するまで）によって決まり，下記の式で表される。

$$1/D_L = 1/D_M + 1/\theta \cdot V_C$$

表2[6]に肺拡散能の変動する原因をまとめた。肺拡散能が低下する原因は，D_Mが低下するか，V_Cが低下するときである。拡散機能検査とは，肺胞からヘモグロビンに至るまでのガスの移動を酸素の代わりに一酸化炭素（CO）を利用して評価する検査であり，D_{LCO}と表す。なお，D_{LCO}の標準化については，1995年のATSの公式声明があるので参考にしてもらいたい[6]。

②測定原理と方法

酸素の代わりに一酸化炭素を用いる理由は，①通常血液中に溶けている一酸化炭素は，無視できるくらい少ないこと（ただし，喫煙者は除く），②一酸化炭素のヘモグロビンとの結合が速やかであり，かつ強いこと，などである。

一酸化炭素による拡散機能測定は，主に1回呼吸法〔single breath method：D_{LCO}(sb)〕と恒常状態法〔steady state method：D_{LCO}(ss)〕があるが，ほとんどが1回呼吸法である。1回呼吸法は，被験者に安静換気からRV位まで呼出させ，その後低濃度の一酸化炭素が混合されたガス（0.3%CO＋5%He＋21%O_2＋N_2バランス）をTLC位まで吸入し，その状態で10秒間呼吸停止する。その後，できるかぎり早く呼出させるが，死腔分の750 mlを捨て，その後の約500 mlをサンプリングして一酸化炭素濃度を測定する（図17）。1回呼吸法の

表2 肺拡散能の変動に関する諸因子

1．D_{LCO}の減少
　1）閉塞性肺疾患，間質性肺疾患，サルコイドーシス
　2）膠原病性肺疾患（SLE, PSS, MCTD, DM, ウェゲナー肉芽腫ほか）
　3）循環器疾患（急性心筋梗塞，僧帽弁狭窄症，原発性肺高血圧，肺水腫，急性・再発性肺血栓塞栓症）
　4）その他（貧血，慢性腎機能不全，慢性血液透析，急性・慢性アルコール摂取，喫煙ほか）
2．D_{LCO}の増加
　1）赤血球増多疾患
　2）肺出血
　3）左-右シャント
　4）運動

〔American Thoracic Society. Single-breath Carbon Monoxide Diffusing Capacity (Transfer factor); Recommendations for a standard technique-1995 update. Am J Respir Crit Care Med 1995；152：2185-98 より引用〕

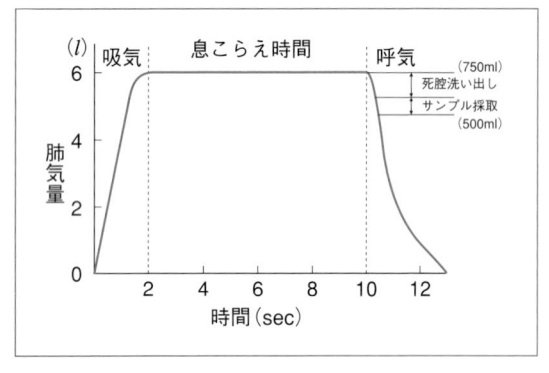

図17 1回呼吸法によるD_{LCO}測定法

欠点は，肺活量が少ないとサンプリングが十分行えなくなることである。そのような症例には可能であれば，恒常状態法で行う。恒常状態法は，約0.1%の一酸化炭素を含む空気を安静換気させ，恒常状態での一酸化炭素摂取量（$\dot{V}_{CO}$）と平均肺胞気一酸化炭素分圧（P_{ACO}）から求める。

③評価

肺拡散能は，一般にD_{LCO}（ml・min^{-1}・mmHg^{-1}）やD_{LCO}/V_A〔ml・min^{-1}・mmHg^{-1}・l^{-1}（BTPS）〕として表される。V_Aは，肺胞気量（ml）を表し，RV＋RV位から吸入した肺気量である。特に欧州にお

いては，D_{LCO}/V_Aをトランスファーコエフィシェント（K_{CO}）と呼ばれて使われる．V_AでD_{LCO}を補正することにより，単位ガス交換面積あたりのD_{LCO}が求められる．例えば，肺気腫では肺胞の破壊による肺の過膨張のためV_Aが大きいので，たとえD_{LCO}が正常であっても実際のD_{LCO}/V_Aは低くなる．また，肺切除後ではV_Aが少ないので，D_{LCO}が低くても実際のD_{LCO}/V_Aは正常もしくは高くなる．さらに同じ拘束性換気障害でも，胸膜病変による拘束性換気障害の場合D_{LCO}/V_Aは高くなるが，間質性肺炎においては逆に低くなる．

D_{LCO}とD_{LCO}/V_Aの予測式は，性別，年齢，身長により求められる．予測式は，数多く認められるので，それぞれの施設，測定器具で使用されている予測式を参照されたい．一般にD_{LCO}(sb)の正常値は，$25 \sim 35\ ml \cdot min^{-1} \cdot mmHg^{-1}$であり，予測値の70%以上を正常と判断する．また$D_{LCO}$(ss)の正常値は，ほぼ$20\ ml \cdot min^{-1} \cdot mmHg^{-1}$であり，$D_{LCO}$(sb)より低いので必ず恒常状態で測定された場合(ss)と記載する．

D_{LCO}(sb)の測定には，習熟が必要である．特にガスのサンプリングのタイミングには，かなりの習熟が必要であり，慣れた技術者による測定が必要である．また，一酸化炭素を用いる前提として血液中に溶けている，またヘモグロビンに結合している一酸化炭素がゼロであるとしているので，検査前に喫煙するとすでに一酸化炭素ヘモグロビン（COHb）が高くなるので，測定されたD_{LCO}が実際より少なくなる．

【3】特殊検査

1）気道過敏性検査

①概念

気管支喘息の定義は，慢性の気道炎症により生理学的に気道過敏性もしくは気道可逆性という特徴をもつことである．肺機能（FEV_1, PEF）が正常なときには，種々の気道収縮物質により，より過敏に気道が収縮するかどうかを調べる（気道過敏性）．またFEV_1, PEFが低下しているときには，気管支拡張物質により改善するかどうか（気道可逆性）を調べ，気管支喘息の診断をする．気道可逆性は，β_2刺激薬吸入によりFEV_1, FVCが12%もしくは200 ml以上改善すれば陽性とする．ここでは，気道過敏性検査について解説する．

②測定原理と方法

気道過敏性検査を行う前に，まずFEV_1が正常（$FEV_1\% \geqq 70\%$）であること，気道過敏性検査に影響を及ぼす薬剤（気管支拡張薬：テオフィリン，抗コリン薬，β_2刺激薬，降圧薬：カルシウム拮抗薬など）を少なくとも検査12時間前に中止することが必要である．

a）間欠法（吸入試験標準法）（図18）

間欠法にはdosimeter法があるが，わが国では，吸入試験標準化研究会での方法が一般的であり，特殊な器具を必要とせず，どこでも誰でもできることが最大の長所である．方法は，De Vilbiss社製#646のネブライザを使用し，まずコントロールとして生理食塩水（生食）を吸入させ，その後下記の薬剤を低濃度から吸入させる．1つの濃度を吸入させたのち，ただちに肺機能検査としてFEV_1の測定を行う．コントロールより20%以上低下するまで順次薬物濃度を上げる．

≪薬剤濃度勾配≫
- メサコリン（塩化アセチルメチルコリン）：49, 98, 195, 390, 781, 1,563, 3,125, 6,250, 12,500, 25,000 $\mu g \cdot ml^{-1}$
- アセチルコリン：39, 78, 156, 313, 625, 1,250, 2,500, 5,000, 10,000, 20,000 $\mu g \cdot ml^{-1}$
- ヒスタミン：20, 39, 78, 156, 313, 625, 1,250, 2,500, 5,000, 10,000 $\mu g \cdot ml^{-1}$

b）連続法（アストグラフ法）（図19）

被験者，験者には楽で便利な方法であるが，高価な機械であり減価償却が難しいこともあって，多くの施設に普及していない．しかし本法は，気道過敏性と気道可逆性とが同時にみられることが長所である．

被験者は，マウスピースを加え安静換気下で3 Hzのオッシレーションを与えられその間に呼吸抵抗（Rrs）が連続測定される．生食にてコントロール値を測定後，吸入薬剤としてメサコリンを用い，上記濃度勾配にて1分間ずつ吸入させる．連続してRrsを測定し，コントロール値の2倍を超えたら，β_2刺激薬の吸入を行い，Rrsがコントロール値に復帰するのを確認して終了する．

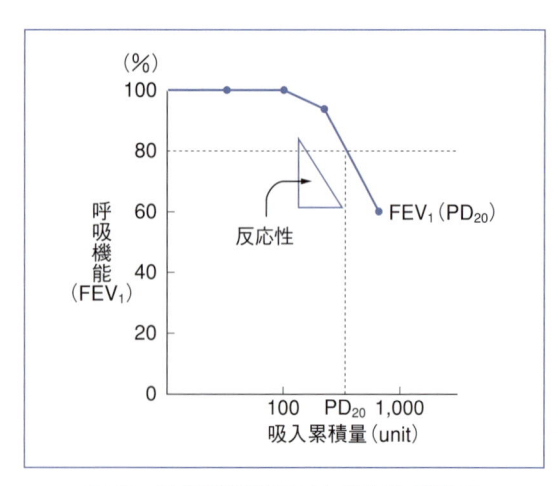

図18 吸入試験標準法による濃度反応曲線

③評価

a）間欠法（図18）

縦軸にはコントロールの FEV_1 に対して吸入後 FEV_1 の比をとり，横軸は吸入薬剤の濃度もしくは累積量を体数表示（log）で表し，濃度–反応曲線を描く。FEV_1 がコントロールの80％まで低下したときの薬剤濃度（PC_{20}-FEV_1），または薬剤累積量（PD_{20}-FEV_1）を求め，これを気道感受性（sensitivity）の指標とする。また，薬剤濃度の変化に対する FEV_1 の変化の関係を気道反応性（reactivity）の指標とする。また，本法では，$1\,mg\cdot dl^{-1}$ の薬剤を1分間吸入したときを1単位（unit）と表す。

いずれの薬剤でも，PC_{20}-FEV_1 の基準値は，$10,000\,\mu g\cdot ml^{-1}$ であり，これ以下を陽性と判断する。

b）連続法（図19）

縦軸に Rrs，もしくはその逆数であるコンダクタンス（Grs）をとり，横軸は吸入薬剤の濃度で表す。実際には，吸入薬剤濃度を一定時間ごとに変えるので横軸は，時間軸をも表している。図19に示すように Grs が急速に低下し始めるときの薬剤の累積量を D_{min} とし，気道感受性の指標とする。また Grs の低下率（単位時間あたりの Grs の低下）を $\Delta Grs/\Delta t$ と表し，気道反応性の指標とする。また

$$SGrs = -\Delta Grs/\Delta t$$

と表し，気道反応性を

$$SGrs/Grs.\,cont$$

と表すことがある。

健常者の D_{min} は，36.8 ± 5.37 unit，$SGrs/Grs.\,cont$ は，$0.260 \pm 0.017\,l\cdot min^{-1}$ とされている。

④評価

気道過敏性が亢進していても気管支喘息とはいえない。特に高い PC_{20}-FEV_1 や D_{min} においては，健常者とのオーバーラップが増加するので，その解釈には注意が必要である。

2）運動負荷検査

①概念

一般呼吸機能検査は，安静時に行うことを原則としたが，それでは，検出できない異常があり，また診断できない疾患がある。運動負荷試験は，

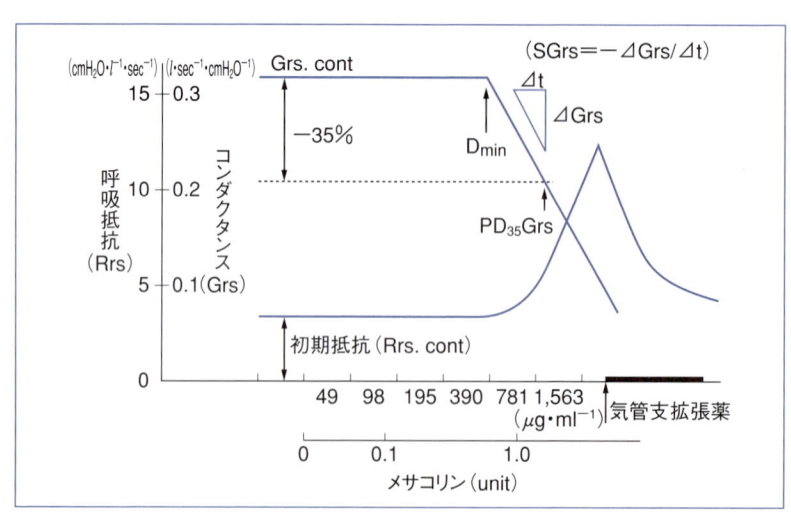

図19 アストグラフ

表3 修正 Borg スケール

0	感じない	(nothing at all)
0.5	非常に弱い	(very very weak)
1	やや弱い	(very weak)
2	弱い	(weak)
3		
4	多少強い	(some what strong)
5	強い	(strong)
6		
7	とても強い	(very strong)
8		
9		
10	非常に強い	(very very strong)

表4 40〜80歳の成人における6分間歩行と12分間歩行の速度と距離

速度（mph）	歩行距離（ft）	
	6分間	12分間
3	1,584	3,168
2	1,056	2,112
1	528	1,056
0.5	264	528
0.25	132	264

mph：miles・hr^{-1}, 1 m = 3.28 ft。
(Enright PL, Sherrill DL. Reference equations for the six-minute walk in healthy adults. Am J Respir Crit Care Med 1998；158：1384-7 より引用)

運動をすることにより安静時において検出できなかった異常を検出することが目的であるが，それ以外にも疾患の診断，運動耐容能の測定，運動制限因子の発見，リハビリテーションの指導，運動療法の指導など多くの目的に使われる．しかし，本来の正確に評価されるべき運動負荷試験は，多くの専用の資材・人材が必要であり手間もかかるので，特に呼吸器系の運動負荷試験についてはごく限られた施設でしか行われていない．そのため，精密な運動負荷試験については，成書を参考にしていただき，ここでは日常診療，リハビリテーションにどこでも簡単にできる運動負荷試験である6分間歩行試験（six-minute walk test：6 MWT）について述べる．なお，6分間歩行以外に10分間，12分間歩行試験があるが，ここでは，日本呼吸器学会[7]で推奨されている6分間歩行試験について説明する．

②測定原理と方法[8]

方法は極めて簡単で，距離があらかじめ測定されている段差のない院内の廊下などを利用する．測定項目は，6分間歩行距離（six-minute walk distance：6 MWD），呼吸困難感（修正 Borg スケール，**表3**），酸素飽和度（Sp_{O_2}），呼吸数，心拍数などである．経時的に測定困難の項目は，試験前後で測定されてもよい．できるだけ長い距離を歩いてもらうため，医療従事者が一緒に励ましながら行う．もし無理なら途中休憩してもよい．しかし，できるかぎり歩くように指示する．また，できるなら2度行い，よりよい値をとる．

③評価

表4に示したのは，Enright ら[9]が示した40〜80歳の健常者における6分間歩行と12分間歩行におけるそれぞれの歩行スピードとその歩行距離である．彼らが示した予測式は，

男性　6 MWD ＝〔7.57× 身長(cm)〕－(5.02× 年齢) －〔1.76× 体重(kg)〕－309 (m)

女性　6 MWD ＝〔2.11× 身長(cm)〕－(5.78× 年齢) －〔2.29× 体重(kg)〕＋667 (m)

である．

実際的な評価としては，この式から得られた予測値に対する割合としての評価とその個人の値の治療による変化，また経時的な変化についての評価が大切である．

〈参考文献〉

1) American Thoracic Society. Standardization of Spirometry：1994 update. Am J Respir Crit Care Med 1995；152：1107-36.
2) NHLBI/WHO. Global Initiative For Chronic Obstructive Lung Disease (GOLD 2003). Global Strategy For The Diagnosis, Management, and Prevention of Chronic Obstructive Pulmonary Disease. 2003.
3) NIH. Global Initiative For Asthma (GINA 2003). Global Strategy For Asthma Management and Prevention. 2003.
4) West JB 著，堀江孝至訳. 慢性閉塞性肺疾患. ウエスト呼吸の生理と病態生理. 東京：メディカル・サイエンス・インターナショナル；2002. p.37-61.
5) West JB 著，堀江孝至訳. びまん性間質性肺線維症. ウエスト呼吸の生理と病態生理. 東京：メディカル・サイエンス・インターナショナル；2002. p.79-92.
6) American Thoracic Society. Single-breath Carbon Monoxide Diffusing Capacity (Transfer factor)：Recommendations for a

standard technique-1995 update. Am J Respir Crit Care Med 1995;152:2185-98.
7) 日本呼吸器学会COPDガイドライン第2版作成委員会．COPD（慢性閉塞性肺疾患）診断と治療のためのガイドライン．第2章 診断．C．運動負荷・呼吸筋機能・睡眠時検査．東京：日本呼吸器学会；2004．p.42-8.
8) Simple Tests of Exercise Capacity. Hyatt RE, Scanlon PD, Nakamura M. Interpretation of Pulmonary Function Tests. A practical guide. 2nd ed. Philadelphia：Williams & Wilkins；2003. p.103-8.
9) Enright PL, Sherrill DL. Reference equations for the six-minute walk in healthy adults. Am J Respir Crit Care Med 1998；158：1384-7.

＊：文献1）と6）の日本語訳
中附英郎，小山信一郎．スパイロメトリーおよび拡散能検査の標準化．神臨技誌1998；134・135合併号：1-21．

（自治医科大学附属大宮医療センター呼吸器科
小山信一郎
日本大学医学部呼吸器内科　堀江孝至）

4 血液ガス検査と酸塩基平衡の解釈

到達目標

- 呼吸生理と血液ガスの省略記号を正しく理解できる
- ガス容積の単位変換を行うことができる
- 動脈血液ガス分析の基準値を呼吸と関連づけて説明できる
- Henderson-Hasselbalch の式を導くことができる
- pH，P_{O_2}，P_{CO_2} 測定法の原理を知る
- 動脈血液ガス分析のデータを理解できる

目次項目

1. 血液ガスに関する用語
2. 血液ガスの基準値
3. 血液ガスの異常
   - 低酸素血症
   - 高二酸化炭素血症
4. 血液ガス測定法
5. 呼吸不全における酸塩基平衡
   - 低酸素血症の酸塩基平衡への影響
   - 急性高二酸化炭素血症での酸塩基平衡の変化
   - 慢性高二酸化炭素血症での酸塩基平衡の変化

血液ガスとは血液中に溶存しているガス（酸素，窒素，二酸化炭素）のことであるが，臨床では血液中の酸素，二酸化炭素の分圧を測定している。pH はガスではないが二酸化炭素分圧と密接に関係していることから，血液ガス分析には pH が含まれる。血液ガス分析装置はこの 3 者を測定し，重炭酸イオン濃度 [HCO_3^-]，total CO_2，塩基過剰（base excess：BE），ヘモグロビン酸素飽和度を求め，さらにヘモグロビン濃度を測定することにより緩衝塩基（buffer base：BB），血液酸素含量も自動的に計算している。最近の装置にはオキシメトリ法を組み合わせたり，電解質濃度や血糖値，乳酸値の測定を同時に行えるものもある。また，手術室などではポータブル血液ガス分析装置を用いて患者の側で血液ガス分析も行われている。

【1】血液ガスに関する用語

①省略記号

呼吸生理学の分野で広く用いられている省略記号を紹介する。

まず大型頭文字で物理的な量を示す。これが 1 次的記号となる（表 1）。

2 次的記号を用いて部位を示す。気相では小型頭文字を，液相（血液）では小文字を組み合わせて用いる（表 2）。

3 次的記号でガスを特定する。小型頭文字を用いる。酸素（O_2），二酸化炭素（CO_2），亜酸化窒素（N_2O），窒素（N_2）などである。

したがって，

- $F_{I_{O_2}}$：吸入酸素濃度
- $P_{a_{O_2}}$：動脈血酸素分圧
- $P_{a_{CO_2}}$：動脈血二酸化炭素分圧
- $P_{A_{CO_2}}$：肺胞二酸化炭素分圧
- $C\bar{v}_{O_2}$：混合静脈血酸素含量
- Cc'_{O_2}：毛細血管酸素含量
- $\dot{V}_A$：肺胞換気量（換気量のうち肺胞に到達し真にガス交換に関与する部分）

表1 1次的記号

P	pressure	圧，単位を mmHg あるいは Torricelli の名をとって Torr と表記する。ただし動脈圧には Torr を用いない
F	fraction	ガスの濃度（小数で表記）
C	content	血液中の濃度/含量
S	saturation	ヘモグロビンの酸素飽和度
V	volume	ガス量
Q	blood volume	血液量
D	diffusion capacity	拡散能
R	respiratory exchange ratio	ガス交換率，時間あたりの二酸化炭素呼出量/時間あたりの酸素消費量

大型頭文字にドットをつけると，単位時間の量を表す。例：$\dot{V}$：気流量（換気量），$\dot{Q}$：血流量

表2 2次的記号

A：肺胞，E：呼気，I：吸気，D：死腔，T：1回換気，B：大気（圧）
a：動脈血，c：毛細管血，v：静脈血，s：シャント
‾（bar）は平均を表す。例；$\bar{v}$ は混合静脈血を意味する。
′は終末を示す。例；E′ は呼気終末のガスを意味する。c′ は毛細血管終末での血液を意味する。
例；P_B：大気圧，V_D：死腔量

表3 血液ガス分析の基準値と表記

pH	7.40 ± 0.05	HCO_3^-	24 ± 2 mEq·l^{-1}
Pa_{O_2}	100 mmHg	BB	$44 \sim 49$ mEq·l^{-1}
Pa_{CO_2}	40 ± 5 mmHg	BE	0 ± 2 mEq·l^{-1}

Pa_{O_2} は1気圧，空気呼吸下での値。BB：緩衝塩基，BE：過剰塩基。

$\dot{V}_{CO_2}$：単位時間の二酸化炭素呼出量

となる。

②ガス容積の単位

計測は室温大気圧水蒸気飽和状態（ambient temperature and pressure, saturated with water vapor：ATPS）で，生体内のガス交換は体温大気圧水蒸気飽和状態（body temperature and ambient pressure, saturated with water vapor：BTPS）の条件下で行われているので，しばしば単位の変換を行うことが必要となる。理想気体のガスの圧（P），容量（V），温度の関係は Boyle-Charles の法則に従う。

$PV = nRT$ （ただし，n：モル数，R：ガス定数，T：絶対温度である）

したがってガスの容積は次の式を用いて変換できる。

$P_1 \times V_1/T_1 = P_2 \times V_2/T_2$ ……… (1)

ATPS：室温（15〜26℃），1気圧，水蒸気飽和状態（37℃では 47 mmHg に相当）

STPD（標準状態 standard temperature and pressure, dry）：

0℃，1気圧，乾燥（水蒸気圧＝0）

BTPS：37℃，1気圧，水蒸気飽和状態

【2】血液ガスの基準値

血液ガスの基準値を表3に示した。pH，Pa_{O_2} と Pa_{CO_2} と血液ガス検査の解釈に必要な buffer base, base excess, アニオンギャップについて少し詳しく考える。

①Pa_{CO_2}

体内より呼出される二酸化炭素の量は吸気中の量と呼気中の量の差として計算される。すなわち

$\dot{V}_{CO_2} = \dot{V}_{AE} \cdot F_{A_{CO_2}} - \dot{V}_{IA} \cdot F_{I_{CO_2}}$

である。空気を呼吸しているときには吸気中には二酸化炭素は含まれていないから，$F_{I_{CO_2}} = 0$ とすると次の式が成り立つ。

$\dot{V}_{CO_2}$ (STPD) $= \dot{V}_A$ (BTPS) $\cdot F_{A_{CO_2}}$

そして

$P_{A_{CO_2}} = F_{A_{CO_2}} \cdot P_B$

であるから，

$P_{A_{CO_2}} = P_B \cdot \dot{V}_{CO_2}$ (STPD) $/ \dot{V}_A$ (BTPS)

となり，これを式(1)を用いて STPD に変換すると〔$P_B = 760$ mmHg，$\dot{V}_A$ (STPD) $= 273/(273+37)$ $\dot{V}_A$ (BTPS) を代入〕，

$P_{A_{CO_2}} (= Pa_{CO_2}) = 863 \cdot \dot{V}_{CO_2}/\dot{V}_A$ ……… (2)

となる。この式より Pa_{CO_2} は $\dot{V}_A$ に逆比例することが分かる。

表4 酸素吸入時の肺胞酸素分圧

F_{IO_2}	P_{AO_2} (mmHg)	F_{IO_2}	P_{AO_2} (mmHg)
0.21	100	0.70	449
0.30	164	0.80	520
0.40	235	0.90	592
0.50	307	1.00	663
0.60	378		

1気圧（760 mmHg），呼吸商 R＝0.8，P_{aCO_2} 40 mmHg として式（3）より計算した。ガス交換が理想的に行われるとした場合（A-aD_{O_2}＝0）には P_{aO_2}＝P_{AO_2} となる。P_{aO_2}＞P_{AO_2} のときは測定の誤差が考えられる。type I 呼吸不全では，P_{aO_2}≪P_{AO_2}（A-aD_{O_2} が大きくなる）となる。

実際に $\dot{V}_{CO_2}$＝200 ml，$\dot{V}_A$＝4,200 ml・min^{-1} を代入すると，P_{aCO_2}＝41 mmHg と計算される。

② P_{aO_2}

肺胞のガスは採取できないが，P_{AO_2}は肺胞気式（alveolar air equation）より計算される。

P_{AO_2}＝P_{IO_2}－P_{ACO_2}〔F_{IO_2}＋（1－F_{IO_2}）/R〕……（3）

R＝$\dot{V}_{CO_2}/\dot{V}_{O_2}$ であり，R＝0.8 とすると，

P_{AO_2}＝P_{IO_2}－P_{ACO_2}/0.8＋P_{ACO_2}・F_{IO_2}/4

R＝1 とすると，

P_{AO_2}＝F_{IO_2}・（P_B－47）－P_{ACO_2}

F_{IO_2}＝1 とすると，R の値にかかわらず

P_{AO_2}＝P_{IO_2}－P_{ACO_2}

となる。

R＝0.8 とし，もし肺でのガス交換が理想的に行われるなら（肺胞-動脈血酸素分圧較差 A-aD_{O_2}＝0），

P_{aO_2}＝P_{AO_2}≈F_{IO_2}・（P_B－47）－P_{aCO_2}/0.8

と計算される。この式から P_{aO_2} は F_{IO_2} に大きく依存しており（**表4**），換気量による影響は少ないことが容易に想像される。

理想肺で，空気呼吸時では，P_B＝760 mmHg，F_{IO_2}＝0.21，P_{ACO_2}＝40 mmHg を代入することにより，P_{aO_2}＝100 mmHg と計算される。

③ pH

酸とは水素イオン（H$^+$）を与えることのできる分子であり，塩基は水素イオンを受け取ることのできる（結合できる）分子をいう。塩酸などの H$^+$ を与える傾向の強い酸は強酸であり，その傾向の弱い場合は弱酸といわれる。水素イオン濃度の逆数をとり対数で表したものが pH（p は power：べ

表5 pHとH$^+$の関係

pH	[H$^+$] (nmol・l^{-1})	pH	[H$^+$] (nmol・l^{-1})
6.80	158	7.60	25
7.00	100	7.80	16
7.20	63	8.00	10
7.40	40		

nmol・l^{-1}＝10^{-9}mol・l^{-1}。pH が 1 増えると［H$^+$］は 10 倍となる。pH が 0.2 増えると［H$^+$］は 0.63 倍となる。

き乗であって，圧の記号 P ではない）である。すなわち，

pH＝－$\log_{10}$［H$^+$］

と定義される。ただし，［H$^+$］は水素イオン濃度（mol・l^{-1}）である。

・水の pH はなぜ 7.0 か？

$H_2O \rightleftarrows H^+ + HO^-$

水はわずかに電離しており［H$^+$］と［HO$^-$］濃度は等しい。25℃の水の解離定数 K は 1.8×10^{-16} であるので質量作用の法則から次の式が成立する。

K＝［H$^+$］・［HO$^-$］/［H_2O］＝1.8×10^{-16}

水の分子量は 18 であるからその濃度は 1,000/18＝55.5 mol・l^{-1}，これを代入すると

［H$^+$］・［HO$^-$］＝1.8×10^{-16}×55.5＝1.0×10^{-14}

したがって，

［H$^+$］＝［HO$^-$］＝1.0×10^{-7}mol・l^{-1}，

すなわち

pH＝－log［H$^+$］＝7.0

と計算される。**表5**に pH と［H$^+$］の関係を示した。

血液の pH はややアルカリ側にあり，正常値は 7.40±0.05 である。pH7.40 では，

［H$^+$］は 40×10^{-9}mol・l^{-1}（＝40nmol・l^{-1}）

となる。

酸あるいは塩基が増加しても pH の変化を最小限にしようとする働きを緩衝作用といい，生体内では重炭酸（H_2CO_3），血漿蛋白，ヘモグロビンがその作用をもっており，これらの緩衝能のために不揮発性の酸が増加したときにも，血液 pH は狭い範囲に調節されている。

最も重要な重炭酸を例にとって生体の緩衝能を考えてみる。

血中に溶解した二酸化炭素は重炭酸となり，一

部がイオン化するので下の式が成り立つ。

$$H_2O + CO_2 \rightleftharpoons H_2CO_3 \rightleftharpoons H^+ + HCO_3^- \cdots\cdots (4)$$
$$K_A = [H^+] \cdot [HCO_3^-]/[H_2CO_3]$$

K_A は重炭酸の解離定数とする。

両辺の逆数の対数をとると

$$\log(K_A) = \log([H^+] \cdot [HCO_3^-]/[H_2CO_3])$$
$$\log(K_A) = \log([H^+]) + \log([HCO_3^-]/[H_2CO_3])$$

$pH = -\log([H^+])$ であり，$pK_A = -\log(K_A)$ とすると，Henderson-Hasselbalch の式(5)が導かれる。

$$pH = pK_A + \log[HCO_3^-]/[H_2CO_3] \cdots\cdots (5)$$

CO_2 は水に溶解し H_2CO_3 となり，$[H_2CO_3]$ (mmol·l^{-1}) は Pa_{CO_2} (mmHg) に比例し，次の式が成立する。

$$[H_2CO_3] = 0.0301 \cdot Pa_{CO_2} (37℃)$$

重炭酸の pK_A は 6.1 (37℃) であることから，Henderson-Hasselbalch の式は，

$$pH = 6.1 + \log[HCO_3^-]/(0.03 \cdot Pa_{CO_2})$$

となる。

pH, Pa_{CO_2} を測定すれば $[HCO_3^-]$ が計算される。ちなみに，$[HCO_3^-] = 24$ mEq·l^{-1}，$Pa_{CO_2} = 40$ mmHg を代入すると，

$$pH = 7.4 \; [\log(24/0.03 \times 40) = 1.3]$$

と計算される。

化学的には重炭酸の緩衝作用は pH 6.1 付近で最大である。しかし生体では，余剰の二酸化炭素は肺から呼出により Pa_{CO_2} が調節され（呼吸性調節），$[HCO_3^-]$ は腎尿細管での再吸収により調節されことから重炭酸は最も重要な緩衝系である。式(5)は，

$$pH = 6.1 + \log (腎による代償)/(肺による代償)$$

と表される。ただし注意しなければならないのは，$[HCO_3^-]$ は式(4)にみられるように，呼吸にも影響を受けることである。このために代謝性の因子をより正確に反映するパラメータとして buffer base, base excess, アニオンギャップが用いられている。

④ buffer base (BB)

全血中の緩衝作用をもつ陰イオンの総量 (mEq·l^{-1}) をいう。基準値は 45～50 mEq·l^{-1} である。BB は HCO_3^- とヘモグロビンを含む血漿蛋白，リン酸塩からなる。HCO_3^- 以外の BB を Buf^- とすると，

$$BB = HCO_3^- + Buf^-$$

と表される。CO_2 が水に溶解すると，下の式が成り立つ。

$$H_2O + CO_2 \rightleftharpoons H_2CO_3 + Buf^- \rightleftharpoons H \cdot Buf + HCO_3^-$$

この式から $[HCO_3^-]$ の変化は，$[Buf^-]$ の変化で相殺されることが分かる。すなわち BB は Pa_{CO_2} の影響を受けないことになる。HCO_3^- に比べ代謝性アシドーシスあるいはアルカローシスを評価するのに BB がすぐれている理由である。しかしヘモグロビン濃度により影響を受け，ヘモグロビン 15 g·dl^{-1} では 48 mEq·l^{-1}，8 g·dl^{-1} では 45 mEq·l^{-1} である。

⑤ base excess (BE)

基準値は ±2 mEq·l^{-1} である。血液を 37℃，$Pa_{CO_2} = 40$ mmHg にしたときに pH を 7.40 に戻すのに必要な酸の量で，BE = 実際の BB − 正常の BB から計算される。BE はヘモグロビン濃度にも依存しないことになり，BE はより純粋に代謝性因子を表す指標となる。BE が負となることは BB が少なくなることを意味し，代謝性アシドーシスを示すことになる。逆に正になると代謝性アルカローシスを示唆する。

⑥ アニオンギャップ

$[Na^+] - ([Cl^-] + [HCO_3^-])$ と定義され，基準値は 9～13 mEq·l^{-1} である。血漿中の陽イオン (cation)（主に Na^+, K^+, Ca^{2+}）と陰イオン (anion)（Cl^-，HCO_3^- とそれ以外のアルブミン，リン酸塩，その他の測定できない陰イオン）の総和は等しい。アニオンギャップが大きくなることは，内因性（乳酸，ケトン体など）あるいは外因性（メタノール中毒など）の不揮発性酸（二酸化炭素以外の酸のこと）による陰イオンの増加を意味する。低アルブミン血症や高度の血液希釈でもアニオンギャップは小さくなる。

【3】血液ガスの異常

ガス交換装置として肺が理想的に機能していれば，前節で述べたように $Pa_{O_2} = P_{AO_2}$ が成立している。ガス交換が障害されると低酸素血症（Pa_{O_2} の低下）が起こる。肺が原因となる低酸素血症の原因

には，肺内シャント，肺内換気血流比（$\dot{V}_A/\dot{Q}$）の不均等分布，拡散障害がある。一方，二酸化炭素は酸素に比べて拡散がはるかに良好であるので，高二酸化炭素血症（Pa_{CO_2}の上昇）のほとんどは肺胞低換気が原因である。

1）低酸素血症

通常，低酸素血症とはPa_{O_2} 80 mmHg以下をいう。年齢によりPa_{O_2}は低下する傾向にあるので，60歳以上で80 mmHg，70歳以上で70 mmHg，80歳以上で60 mmHgなら正常と考えてよい（1気圧，$F_{I_{O_2}}=0.21$の条件）。酸素吸入時には，**表4**に示すように，$P_{A_{O_2}}$が計算され，$A{-}aD_{O_2}$を計算する。

2）高二酸化炭素血症

高二酸化炭素血症は式(2)より，肺胞低換気（$\dot{V}_A$の低下）あるいは二酸化炭素産生量の増加のいずれかが原因である。しかし二酸化炭素産生量が急激に変化することはほとんどないため，高二酸化炭素血症は，通常，肺胞低換気を意味する。薬物性あるいは器質的な呼吸中枢の障害，慢性閉塞性肺疾患（chronic obstructive pulmonary disease：COPD）による呼吸抑制，換気不全が原因となる。肺胞換気量は1回換気量（V_T）から死腔換気量（V_D）をひいたものと呼吸回数（f）の積であり，次式で表される。

$$\dot{V}_A = (V_T - V_D) \cdot f$$

したがって$\dot{V}_A$の低下とは，必ずしも実際の換気量（$V_T \cdot f$）が少ないことを意味しない。重症の肺塞栓症などでV_Dが大きくなると，実際の換気量の増加にもかかわらず，$\dot{V}_A$が低下し高二酸化炭素血症となる。

【4】血液ガス測定法

血液のpH，P_{CO_2}，P_{O_2}はいずれも電極法で測定されている。自動血液ガス分析装置では電極のある測定部は厳密に37℃に維持され，定期的に校正ガスにより2点校正と洗浄が行われているので，われわれは日常，洗浄液と排液の管理を行うだけである。しかし血液ガス測定の基本的な原理を知っておくことは，血液ガス所見の解釈あるいは

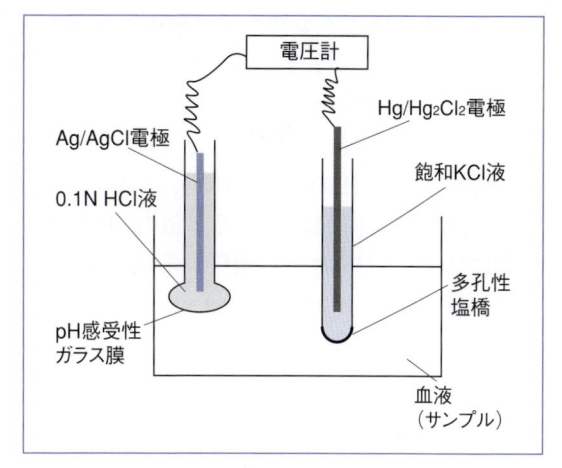

図　pH電極の模式図

pH感受性ガラス電極（Ag/AgClと0.1N HCl液）と基準電極（Hg/Hg₂Cl₂と飽和KCl液）から構成される（実際は一つの電極となっている）。両電極間は塩橋，血液（サンプル），ガラスを通じて電気的につながっている。ガラス膜は水素イオンのみを通過させるので，ガラス管内外には水素イオン濃度比に応じた拡散電位差が生じる。2つの電極の起電力，塩橋の電位差（無視できるほど少ない）は一定であることから，両者の電圧を計測すれば血液（サンプル）のpHが求められる。

自動血液ガス分析装置の保守管理上，重要である。

①pHの測定

pH電極はイオン化傾向の異なる2種類の金属を電解質溶液に浸すと電池ができる原理を利用したものである。**図**に示すように，pH電極はpH感受性ガラス電極（Ag/AgClと0.1N HCl）と基準電極（Hg/Hg₂Cl₂と飽和KCl液）を組み合わせて構成される。pH感受性ガラス電極先端のごく薄いガラス膜は小さな水素イオンのみを通過させる。

この2つの電極は多孔性の塩橋（電気を通すことができる），血液（サンプル），薄いガラス膜を通じて電気的につながっている。2つの電極間の起電力は一定であるので，電位差を測定すれば，ガラス管内外の電位差が計算される（塩橋の電位差は無視できるほど少ない）。この電位差は内外の水素イオン濃度比に比例することから，サンプルの水素イオン濃度すなわちpHを求めることができる。pH電極は安定しているが，電極の温度を一定に保ち（37℃），ガラス膜に汚れがないことが精度管理上，大切である。

②P_{CO_2}の測定

P_{CO_2}電極の構造は基本的にはpH電極と同じである。

外側をテフロン膜と内側をセロファン膜に覆わ

れ，その間にはごく少量の重炭酸ナトリウム液（$NaHCO_3$）が満たされている．テフロン膜は二酸化炭素を通過させるが，荷電粒子を通過させない性質をもつ．重炭酸ナトリウムは完全に解離しているために，$[NaHCO_3] = [HCO_3^-]$ と一定である．したがって，重炭酸ナトリウム液の pH と P_{CO_2} の間には次の式に示す直線関係が成り立つ．

$$pH = 6.1 + \log[HCO_3^-]/(0.03 \cdot P_{CO_2})$$

すなわち，血液中の二酸化炭素がテフロン膜を拡散して重炭酸ナトリウム液を含んだセロファン膜に達し pH が低下することにより，P_{CO_2} が測定される．

③P_{O_2}の測定

白金電極（陰極）と Ag/AgCl（陽極）を電解液（KCl）に浸し一定の電圧（$-400 \sim 800$ mV）をかけると，電解質液に溶存している酸素は次の反応により白金電極面で消費され（$P_{O_2} = 0$ となる）電流が流れる．

$$O_2 + 2H_2O + 4e^- \longrightarrow 4OH^-$$

このときの電流は白金電極に到達する酸素に比例する．この原理を応用し酸素を透過させる性質をもつポリプロピレン膜で電極を覆ったものが Clark 電極である．正確に血液の P_{O_2} を測定するには白金電極面での酸素消費量が 酸素分子の拡散速度より十分に少ないことが条件である．このために極微小の白金（直径 $10 \sim 20\,\mu m$）が用いられている．

【5】呼吸不全における酸塩基平衡

呼吸不全（respiratory failure）とは肺でのガス交換，すなわち酸素の摂取または二酸化炭素の排出が障害されている状態をいう．具体的には，空気自発呼吸下で $Pa_{O_2} < 60$ mmHg かつ $Pa_{CO_2} < 45$ mmHg を I 型呼吸不全，$Pa_{CO_2} > 45$ mmHg を II 型呼吸不全と分類する．慢性呼吸不全とはこの状態が 1 カ月以上持続するものをいう．

I 型呼吸不全は重症肺炎，急性呼吸促迫症候群（acute respiratory distress syndrome：ARDS），間質性肺炎などの肺実質の疾患で，II 型呼吸不全は，呼吸仕事量が呼吸筋力を凌駕する（気管支喘息など）か，換気運動が中枢神経からの刺激が不十分（薬物中毒）あるいは呼吸筋の障害（神経筋疾患）で起こり，病態は肺胞低換気である．血液ガス分析では，I 型呼吸不全では，肺換気血流比の不均等分布，肺内シャント，拡散障害により低酸素血症が起こる（$A\text{-}aD_{O_2}$ が大きくなる），II 型呼吸不全では高二酸化炭素血症と 2 次的な低酸素血症（$A\text{-}aD_{O_2}$ が大きくならない）が認められる．しかし II 型呼吸不全においても，肺の虚脱あるいは肺炎等を合併すると $A\text{-}aD_{O_2}$ が大きくなる．

ここでは低酸素血症と高二酸化炭素血症の酸塩基平衡への影響について考える．呼吸性および代謝性の酸塩基平衡異常の血液ガス所見は**表 6** にまとめた．

1）低酸素血症の酸塩基平衡への影響

Henderson-Hasselbalch の式（5）に示されるように，Pa_{O_2} は直接には酸塩基平衡に影響を与えない．しかし低酸素血症が続くと組織の低酸素症（hypoxemic hypoxia）となり，嫌気性代謝が進み乳酸が産生されて，代謝性アシドーシスとなる．低酸素血症がなくとも心拍出量が低下すると同様に組織は低酸素症となり代謝性アシドーシスを来す．

2）急性高二酸化炭素血症での酸塩基平衡の変化

高二酸化炭素血症では，Pa_{CO_2} の増加に応じた pH の低下が予測される．Pa_{CO_2} が 40 mmHg より 20 mmHg 増加するごとに，pH は 0.1 低下する．これよりの偏位は代謝性の因子の存在を示唆する．呼吸性アシドーシスに代謝性アシドーシスが合併すると，混合性アシドーシスとなり，アシドーシスは重症となる（例：悪性高熱症）．

3）慢性高二酸化炭素血症での酸塩基平衡の変化

高二酸化炭素血症が続くと腎尿細管での HCO_3^- の再吸収により $[HCO_3^-]$ は上昇し pH が回復する．例えば $Pa_{CO_2} = 60$ mmHg で，$[HCO_3^-]$ が 24 mEq$\cdot l^{-1}$ から 34 mEq$\cdot l^{-1}$ 上昇すると pH は 7.26 から 7.38 となる．このため Pa_{CO_2} が高値であるにもかかわらず，傾眠，発汗などの高二酸化炭素血症の症状はみられなくなる．

permissive hypercapnia（高二酸化炭素許容人工換気）：急性呼吸不全での人工呼吸では通常より

表6 酸塩基障害の診断と血液ガス所見

代謝性アシドーシス	$pH<7.35$ かつ $[HCO_3^-]<21\,mEq\cdot l^{-1}$。内因性あるいは外因性に不揮発性の酸が増加したために緩衝作用によって HCO_3^- が低下するか、下痢、腎尿細管性アシドーシスなどで HCO_3^- が体外に失われることによる。アニオンギャップは前者では大きくなり（$13\,mEq\cdot l^{-1}$以上）、後者では正常である（$13\,mEq\cdot l^{-1}$以下）。
呼吸性アシドーシス	肺からの二酸化炭素呼出が二酸化炭素の産生に追いつかないときに生じる。代謝亢進によることはまれで、ほとんどが肺胞換気の低下による。原因は急性の呼吸/換気不全または慢性高二酸化炭素血症の急性増悪時である。薬物などによる呼吸中枢抑制、筋疾患での呼吸筋力低下、肺疾患（喘息重積発作、肺炎、肺水腫）などが原因となる。急性の換気不全では同時に低酸素症（Pa_{O_2}低下）を伴うので酸素投与が必要である。 慢性高二酸化炭素血症の急性増悪での人工呼吸によって急速に Pa_{CO_2} を低下させると、代償性に上昇している $[HCO_3^-]$ のためにアルカローシスを来すことになる。
代謝性アルカローシス	$pH>7.45$ かつ $[HCO_3^-]>27\,mEq\cdot l^{-1}$。胃管などからの胃液喪失や利尿薬の投与が原因となる。ほとんどの患者で循環血液量減少があり、腎血流が低下し、遠位尿細管から HCO_3^- が失われていることが代謝性アルカローシスが持続する原因である。 カリウム喪失。細胞内カリウムが少なくなると、水素イオンが細胞内に流入する。低クロル血症は腎臓での水素イオン排出を促進し、その結果、代謝性アルカローシスとなる。 その他、大量輸血後にクエン酸が代謝されて、一過性に HCO_3^- が増加して起こることもある。
呼吸性アルカローシス	$pH>7.45$ かつ $Pa_{CO_2}<35\,mmHg$。二酸化炭素の産生に比べ肺からの呼出が相対的に増加している状態である。自発呼吸の患者での呼吸性アルカローシスは痛みや不安などによる中枢性の過換気によることが多いが、敗血症の初期症状のこともあるので原因を調べる必要がある。

大きい1回換気量（$10\sim15\,ml\cdot kg^{-1}$）で行うことが一般的であったが、肺胞の過膨張がかえって肺血管の透過性亢進や肺障害を来すことが指摘され、鎮静を行いながらより少ない1回換気量（$5\sim7\,ml\cdot kg^{-1}$）かつプラトー圧を $35\,cmH_2O$ 以下に維持して人工呼吸を行う方法で、必然的に高二酸化炭素血症（$Pa_{CO_2}<80\,mmHg$）を来すことになる。

酸塩基平衡解釈のアプローチを紹介する（**表6、7**）。

・ステップ1　pH よりアシドーシス（$pH<7.35$）かアルカローシス（$pH>7.45$）かを判定。

　もし、7.1 より低値あるいは 7.6 より高値の場合は重症である。

・ステップ2　pH の変化は Pa_{CO_2}（呼吸性）で説明できるか？
　　$Pa_{CO_2}>45\,mmHg$：呼吸性アシドーシス
　　$Pa_{CO_2}<35\,mmHg$：呼吸性アルカローシス

・ステップ3　pH の変化は BE（代謝性）で説明できるか？
　　$BE<-2\,mEq\cdot l^{-1}$：代謝性アシドーシス
　　$BE>2\,mEq\cdot l^{-1}$：代謝性アルカローシス

・ステップ4　Pa_{O_2} を評価する。

表7 血液ガス、酸塩基平衡の診断（1次的変化）

	pH (7.40)	Pa_{CO_2} (40 mmHg)	$[HCO_3^-]$ ($24\,mEq\cdot l^{-1}$)
代謝性アシドーシス	↓	→	↓↓
代謝性アルカローシス	↑	→	↑↑
呼吸性アシドーシス	↓	↑↑	→
呼吸性アルカローシス	↑	↓↓	→

空気呼吸下で、$Pa_{O_2}<60\,mmHg$ なら低酸素血症である。

$A-aD_{O_2}$ を計算して、肺での血液酸素化能の障害の有無を評価する。

ステップ1～3で酸塩基平衡の1次的変化をみる。慢性の酸塩基平衡障害では呼吸性・代謝性の代償作用の有無を確認する。過剰代償（1次的アシドーシスが代償作用により pH 7.4 以上となる、あるいは1次的アルカローシスが代償作用により pH 7.4 以下となる）が起こることはまれである

表8 アシドーシスの合併症

1．循環系
　1）心収縮力低下
　2）細動脈収縮，静脈収縮
　3）肺血管抵抗増大
　4）心拍出量減少，動脈圧低下
　5）リエントリー型不整脈，心室細動閾値の上昇
　6）カテコラミンに対する感受性低下
2．呼吸器系
　1）過呼吸
　2）呼吸筋の疲労
3．代謝系
　1）代謝需要増大
　2）インスリン抵抗性増大
　3）嫌気性解糖の抑制
　4）アデノシン三リン酸合成低下
　5）高カリウム血症
　6）蛋白分解亢進
4．中枢神経系
　1）代謝抑制，細胞容積増大
　2）意識障害

ATP：アデノシン三リン酸。

表9 アルカローシスの合併症

1．循環系
　1）冠動脈血流低下
　2）心室性・上室性不整脈の誘発
2．呼吸器系
　1）呼吸抑制とそれによる高二酸化炭素血症と低酸素血症
3．代謝系
　1）嫌気性解糖と有機酸（乳酸，ケトン体）産生の促進
　2）低カリウム血症とジギタリス中毒閾値低下
　3）イオン化カルシウム低下
　4）低マグネシウム血症，低リン酸血症
中枢神経系
　1）脳血流低下
　2）痙攣，テタニー，意識障害

ので，ステップ2，3を繰り返すことにより，呼吸性代償，代謝性代償の有無を診断できる．

【例1】自発呼吸，フェイスマスク（O_2 5 $l\cdot min^{-1}$）の患者

pH：7.47，Pa_{CO_2}：33 mmHg，Pa_{O_2}：70 mmHg，BE：+0.0 $mEq\cdot l^{-1}$，HCO_3^-：23.3 $mEq\cdot l^{-1}$，Na 141 $mEq\cdot l^{-1}$，K：4.2 $mEq\cdot l^{-1}$，Cl：105 $mEq\cdot l^{-1}$

呼吸性アルカローシス，代謝性代償はなしと診断できる．[HCO_3^-]，アニオンギャップ（13 $mEq\cdot l^{-1}$）は正常範囲にある．F_{IO_2}は明らかではないが，$F_{IO_2}=0.3$，$R=0.8$とすると A-a$D_{O_2}=174$ mmHg であり，肺での血液酸素化能が低下していると推測される．

【例2】自発呼吸，フェイスマスク（O_2 3 $l\cdot min^{-1}$）の患者

pH：7.28，Pa_{CO_2}：83 mmHg，Pa_{O_2}：110 mmHg，BE：+10.2 $mEq\cdot l^{-1}$，HCO_3^-：37 $mEq\cdot l^{-1}$，Na 142 $mEq\cdot l^{-1}$，K：4.3 $mEq\cdot l^{-1}$，Cl：109 $mEq\cdot l^{-1}$

呼吸性アシドーシス＋代謝性代償と診断される．慢性高二酸化炭素血症の急性増悪の患者である．ちなみにアニオンギャップは−4 $mEq\cdot l^{-1}$である．

【例3】人工呼吸（pressure control ventilation），$F_{IO_2}=0.6$

pH：7.22，Pa_{CO_2}：55 mmHg，Pa_{O_2}：95 mmHg，BE：−5.4 $mEq\cdot l^{-1}$，HCO_3^-：22 $mEq\cdot l^{-1}$，Na 141 $mEq\cdot l^{-1}$，K：3.2 $mEq\cdot l^{-1}$，Cl：104 $mEq\cdot l^{-1}$

呼吸性アシドーシス＋代謝性アシドーシス（混合性アシドーシス）と診断される．肺出血のため片肺で換気されている患者で，敗血症による循環不全を合併している．アニオンギャップは15 $mEq\cdot l^{-1}$と増加，A-a$D_{O_2}=361$ mmHg と血液酸素化能も障害されている．

注意）重症のアシドーシスやアルカローシスではそれ自体で生体への影響が大きく（**表8，9**）迅速な処置が必要である．

（川崎医科大学麻酔・集中治療医学　**藤田喜久**）

5 呼吸障害の病態・呼吸療法テキスト改訂第2版

呼吸障害の病態・診断

到達目標

- □ 低酸素血症の機序，なかでも肺胞低換気（換気障害）と肺胞ガス交換障害を理解する
- □ 肺胞低換気では Pa_{CO_2} が上昇することを理解する
- □ 肺胞ガス交換障害の3つの機序を述べることができる
- □ 慢性呼吸不全のときの多臓器障害を整理して解説できる
- □ 呼吸障害患者の理学所見を正しくとれる
- □ 聴診と打診が正しくできる
- □ 肺音の分類を述べることができる

目次項目

1. 呼吸障害の病態
   - 換気とガス交換
2. 呼吸器障害にみられる全身障害
   - 呼吸筋疲労
   - 肺循環障害
   - 中枢神経障害
   - 消化管障害
   - 肝障害
   - 腎障害
   - 血液異常
   - 栄養障害，骨格筋異常
3. 呼吸障害患者のみかた
   - 視診
   - 触診
   - 聴診
   - 打診
   - バイタルサイン

【1】呼吸障害の病態

呼吸障害は肺本来の働きができない病的状態である．本項では呼吸障害の病態を肺の働きと疾患に関連づけて解説する．

1）換気とガス交換（図1）

肺本来の働きは，①肺と大気との間で空気を出し入れする換気と，②肺胞内ガスと肺胞に接する毛細血管内血液との間で酸素（O_2）と二酸化炭素（CO_2）が互いに移動するガス交換である．この働きのどちらか一方でも障害されるとスパイログラムや動脈血ガス分析に異常が出現する．

①換気障害

a）死腔と肺胞換気量

気道から肺に入った空気のすべてが肺胞でガス

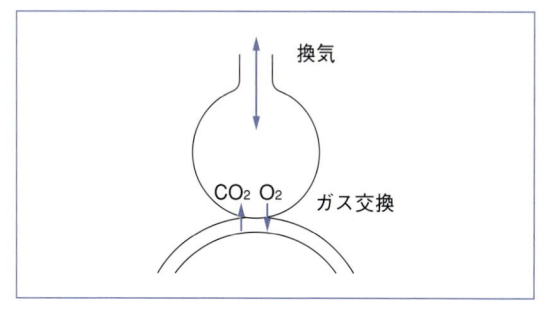

図1　肺の働き

交換に利用されるわけではない．鼻腔から気管を通って終末細気管支までの空気は肺胞でのガス交換に関与しない．これを解剖学的死腔といい，健常成人で約150 mlである．したがって，1回換気量を500 mlとすると，そのうち呼吸細気管支より

末梢でガス交換に関与する気量は 350 ml（= 500 − 150）である。これに呼吸数を掛け，1分あたりに換算したものを肺胞換気量（$\dot{V}_A$）という。

肺胞換気量の減少は肺実質障害がなくても速くて浅い呼吸によって引き起こされる。例えば1回換気量 500 ml，呼吸数 12 回・min^{-1} の人の分時換気量は 6,000 ml（= 500×12）であり，このときの肺胞換気量は，4,200 ml・min^{-1}〔=（500 − 150）× 12〕になる。

同じ人が速くて浅い呼吸（例えば，1回換気量 300 ml，呼吸数 20 回・min^{-1}）をすると，分時換気量は 6,000 ml（=300×20）と同じでも肺胞換気量は，3,000 ml〔=（300 − 150）×20〕に減少する。

それでは肺胞換気量が減少すると，動脈血ガスにどのような変化がみられるのであろうか。

b）肺胞換気量と Pa_{CO_2} の関係

肺胞換気量（$\dot{V}_A$）と肺胞気二酸化炭素濃度（F_{ACO_2}）の積は肺から呼出される二酸化炭素量（$\dot{V}_{CO_2}$）に等しい。

$$\dot{V}_{CO_2} = \dot{V}_A \times F_{ACO_2}$$

したがって，

$$\dot{V}_A = \frac{\dot{V}_{CO_2}}{F_{ACO_2}} = k \times \frac{\dot{V}_{CO_2}}{P_{ACO_2}}$$

k は F_{ACO_2} を肺胞気二酸化炭素分圧（P_{ACO_2}）に変換する換算係数で約 0.863 である。P_{ACO_2} は動脈血二酸化炭素分圧（Pa_{CO_2}）に等しいので，

$$Pa_{CO_2} = 0.863 \times \frac{\dot{V}_{CO_2}}{\dot{V}_A}$$

になる。この式を肺胞換気式という

臨床的に安定した状態では $\dot{V}_{CO_2}$ はほぼ一定なので，この式は $\dot{V}_A$ と Pa_{CO_2} が反比例の関係にあることを意味している（図2）[1]。すなわち，肺胞換気量が減少すると Pa_{CO_2} が増加することになる。

それでは Pa_{CO_2} が増加すると動脈血酸素分圧（Pa_{O_2}）はどうなるのであろうか。

肺胞気の酸素濃度と二酸化炭素濃度との関係は下記の式で示される。すなわち，

$$F_{AO_2} = F_{IO_2} - \frac{F_{ACO_2}}{R} \times [1 - F_{IO_2}(1-R)]$$

上式を肺胞気式という

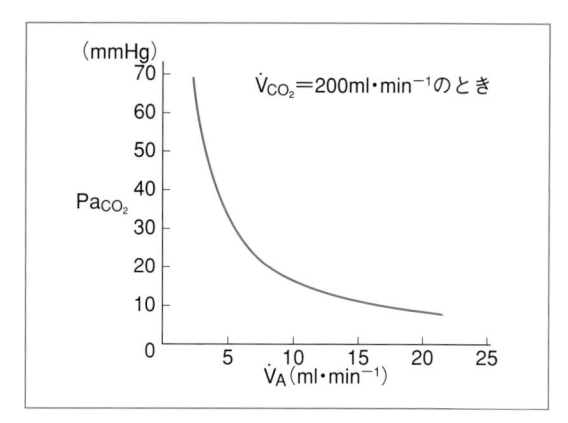

図2　肺胞換気量と Pa_{CO_2} の関係

肺胞換気量（$\dot{V}_A$）が増加すると Pa_{CO_2} が低下し，逆に $\dot{V}_A$ が減少すると Pa_{CO_2} が上昇することが分かる。過換気症候群では Pa_{CO_2} が急激に低下する。

（宮本顕二．肺の構造とはたらき．楽しく学ぶ肺の検査と酸素療法．東京：メジカルビュー社；2002. p.10-37 より引用）

F_{AO_2} は肺胞気酸素濃度，F_{IO_2} は吸入気酸素濃度（21%），R は呼吸商を示す。

濃度を分圧表示するために，両方に（大気圧 − 飽和水蒸気圧）を乗ずると，

$$F_{AO_2} \times (760-47) = F_{IO_2} \times (760-47) - \frac{F_{ACO_2}}{R} \times (760-47)[1 - F_{IO_2}(1-R)]$$

つまり，肺胞気酸素分圧（P_{AO_2}）は

$$P_{AO_2} = P_{IO_2} - \frac{F_{ACO_2}}{R} \times [1 - F_{IO_2}(1-R)]$$

室内気呼吸下では $[1 - F_{IO_2}(1-R)]$ は R のとりうる値の範囲でほぼ 1.0 とみなせる。R は健常者の実測値と個々の患者で求めた値は異なるが，0.8 と仮定すると，P_{ACO_2} は Pa_{CO_2} に等しいので，

$$P_{AO_2} = 150 - \frac{Pa_{CO_2}}{0.8} \text{ *1}$$

この式から，先ほどの質問である「Pa_{CO_2} が増加すると Pa_{O_2} はどうなるのであろうか」の解答が導き出せる。つまり，Pa_{CO_2} が増加すると P_{AO_2} は低下し，結局 Pa_{O_2} は低下する*2。

このように呼吸障害により肺胞換気量が減少する（肺胞低換気という）と Pa_{CO_2} は上昇し，Pa_{O_2} は低下する。逆にいうと，動脈血ガス分析で Pa_{CO_2} が上昇していれば肺胞低換気が存在すると理解してよい*3。

---

*1：通常この式が肺胞気式として使われている。肺胞換気式とは異なる。

*2：常に P_{AO_2} は Pa_{O_2} より高い。室内気吸入下で $P_{AO_2} - Pa_{O_2} < 10$ mmHg である。この差を $A-aD_{O_2}$ と呼ぶ。

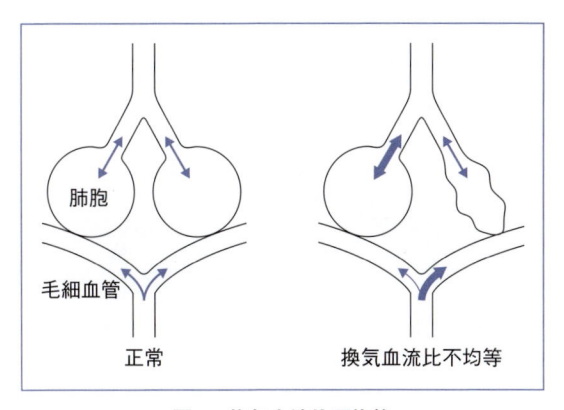

図3 換気血流比不均等
(宮本顕二．肺の構造とはたらき．楽しく学ぶ肺の検査と酸素療法．東京：メジカルビュー社；2002. p.10-37 より引用)

図4 拡散障害
(宮本顕二．肺の構造とはたらき．楽しく学ぶ肺の検査と酸素療法．東京：メジカルビュー社；2002. p.10-37 より引用)

②ガス交換障害

肺胞レベルでのガス交換障害を引き起こす機序は3つある．すなわち，①換気血流比不均等（$\dot{V}_A/\dot{Q}_C$ミスマッチ），②肺拡散障害，③右→左シャントである．

a）換気血流比不均等分布（$\dot{V}_A/\dot{Q}_C$ミスマッチ）（図3）[1]

ガス交換の場である個々の肺胞と血流を一つのガス交換単位とすると，換気と血流の比率（$\dot{V}_A/\dot{Q}_C$）は酸素摂取と二酸化炭素排出を規定する．$\dot{V}_A/\dot{Q}_C$が最適値にある肺胞の数が少なくなるとPa_{O_2}は低下する．$\dot{V}_A/\dot{Q}_C$ミスマッチでは低酸素血症と高二酸化炭素血症の両方が起こることになるが，臨床ではむしろPa_{CO_2}は正常であることが多い．これは，低酸素血症と高二酸化炭素血症による換気刺激により換気量が増加してPa_{CO_2}を正常に維持できるためである．$\dot{V}_A/\dot{Q}_C$ミスマッチが原因で低酸素血症を来している患者のPa_{O_2}を上昇させるためには酸素吸入が必要で，換気量を増してもPa_{O_2}の上昇はあまり期待できない．

b）拡散障害（図4）[1]

肺胞内の酸素は肺胞腔から赤血球内ヘモグロビンまで肺胞上皮細胞，間質，毛細血管内皮細胞，血漿を通過しなければならない．これは拡散という物理的プロセスで行われる．この過程の障害，すなわち拡散障害は低酸素血症を引き起こす．

1分間に肺毛細血管を通して拡散するガス量は下記の式で表される．

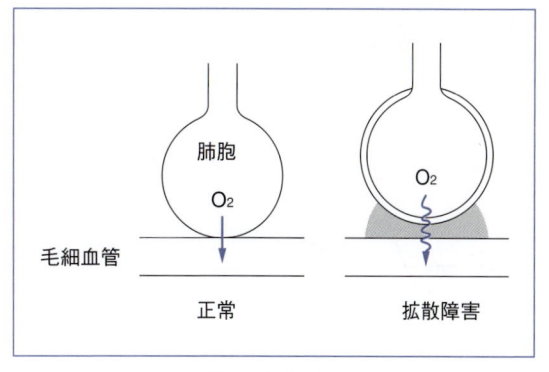

$$V = d \times \frac{A}{T} \times (P_A - P_C)$$

A：拡散面積，d：拡散定数，T：拡散距離，P_A：肺胞内ガス圧，P_C：毛細血管内ガス圧

ここで，$d \times \frac{A}{T}$は肺拡散能（D_L）といわれる．

酸素は二酸化炭素に比べて1.17倍より速く拡散するが，二酸化炭素の方が溶解度は21倍速いので，二酸化炭素に関しては拡散障害は問題にならない．酸素の拡散は上記式の関係から，拡散面積（換気量）に比例し，拡散距離に反比例する．肺気腫のように肺胞破壊により拡散面積が減少している疾患や，肺線維症のように拡散距離が増加している疾患では，酸素の拡散が低下し低酸素血症の原因となる．しかし，ガス交換を行う毛細血管と肺胞との接触時間は0.75秒であり，正常では0.25秒でほぼ100％毛細血管内血液は肺胞内酸素と平衡状態に達する（図5）[2]．したがって，著しい拡散障害でないかぎり，安静時に低酸素血症は起こらないが，運度負荷中は接触時間が短縮するためPa_{O_2}は低下することになる．

なお，呼吸機能検査の一つである肺拡散能（D_{LCO}）の低下は肺拡散障害をただちに意味しない．$\dot{V}_A/\dot{Q}_C$ミスマッチでも低下する．

c）右→左シャント（図6）[1]

右→左シャントとは，肺動脈血が肺のガス交換

---

*3：Pa_{CO_2}上昇を伴う低酸素血症は肺胞低換気が原因であるが，理論上$\dot{V}_A/\dot{Q}_C$ミスマッチ（後述）でも引き起こされる．しかし，実際には$\dot{V}_A/\dot{Q}_C$ミスマッチ単独でPa_{CO_2}上昇を引き起こすことは少ない．

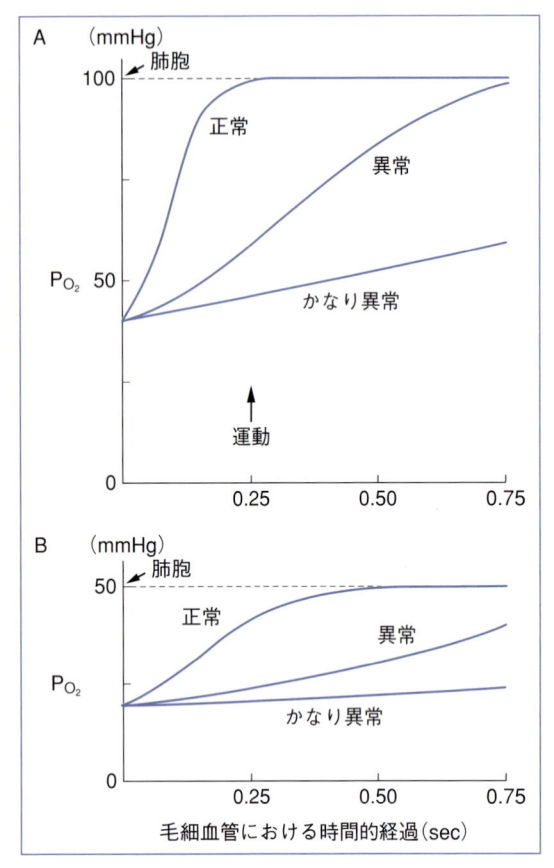

図5 肺毛細血管内血液の通過時間と肺動脈血の酸素化の関係

A：肺胞気酸素分圧が正常な場合を示す。肺拡散異常がない場合は0.25秒で静脈血は酸素化される。しかし、肺拡散異常の場合は血液の酸素化が遅れるが、通常の通過時間0.75秒以内に酸素化が行われる。B：肺胞気酸素分圧が低い場合を示す。肺拡散異常がなくても酸素化が緩徐になっている。A, Bともに運動すると酸素化に必要な時間が短縮する。

（笛木隆三, 富岡眞一訳. 呼吸の生理. 第3版：West JB. Respiratory Physiology；The essentials. 5th ed. 東京：医学書院；1997より引用）

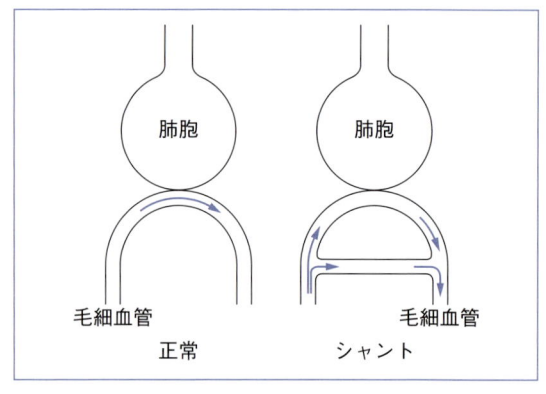

図6 右→左シャント

（宮本顕二. 肺の構造とはたらき. 楽しく学ぶ肺の検査と酸素療法. 東京：メジカルビュー社；2002. p.10-37より引用）

領域を通らないで肺静脈へ入る状態をいう。肺動静脈瘻や先天性心疾患により解剖学的右→左シャントが起こると低酸素血症に陥る。なお、生理学的シャントとは、$\dot{V}_A/\dot{Q}_C$が0（分子が0）の肺胞を流れる状態を意味し、無気肺、肺水腫、急性呼吸促迫症候群（acute respiratory distress syndrome：ARDS）などでみられ、解剖学的シャント同様に低酸素血症を起こす。

シャント率の測定は100％酸素を20分間吸入させた状態でPa_{O_2}を測定し、Fickの原理より求められる。しかし、この方法で求めたシャント率は解剖学的シャントだけではなく、拡散障害、$\dot{V}_A/\dot{Q}_C$ミスマッチ（シャント様効果）の影響を受けている。

【2】呼吸器障害にみられる全身障害

呼吸障害により低酸素血症が進行すると、肺以外の臓器にも障害が引き起こされる（図7)[3]。

1）呼吸筋疲労

一般に筋疲労とは負荷に対する仕事により筋収縮力あるいは収縮速度が低下した状態をいい、筋を休息させることにより回復する。呼吸筋疲労は、吸気筋疲労と呼気筋疲労とに分類される。なかでも最大の吸気筋である横隔膜筋の疲労が重要な位置を占めている。

呼吸筋疲労は呼吸筋に対するエネルギー供給低下と呼吸仕事量増加の関係で引き起こされる。すなわち、①呼吸筋に対する酸素供給量の低下（心不全、低酸素血症）、②低栄養状態、③肺気量増加による横隔膜低位のための横隔膜筋換気効率の低下（肺気腫）、④肺の弾性および粘性抵抗増大による呼吸筋仕事量の増加、などにより呼吸筋疲労が起こる。

呼吸器疾患に伴う呼吸筋疲労では頻呼吸となり1回換気量は低下する。また、横隔膜筋疲労により吸気時に腹部が陥凹する奇異呼吸が出現する。このような状況では肺胞低換気に陥り、高二酸化炭素血症を伴う低酸素血症を起こし、二酸化

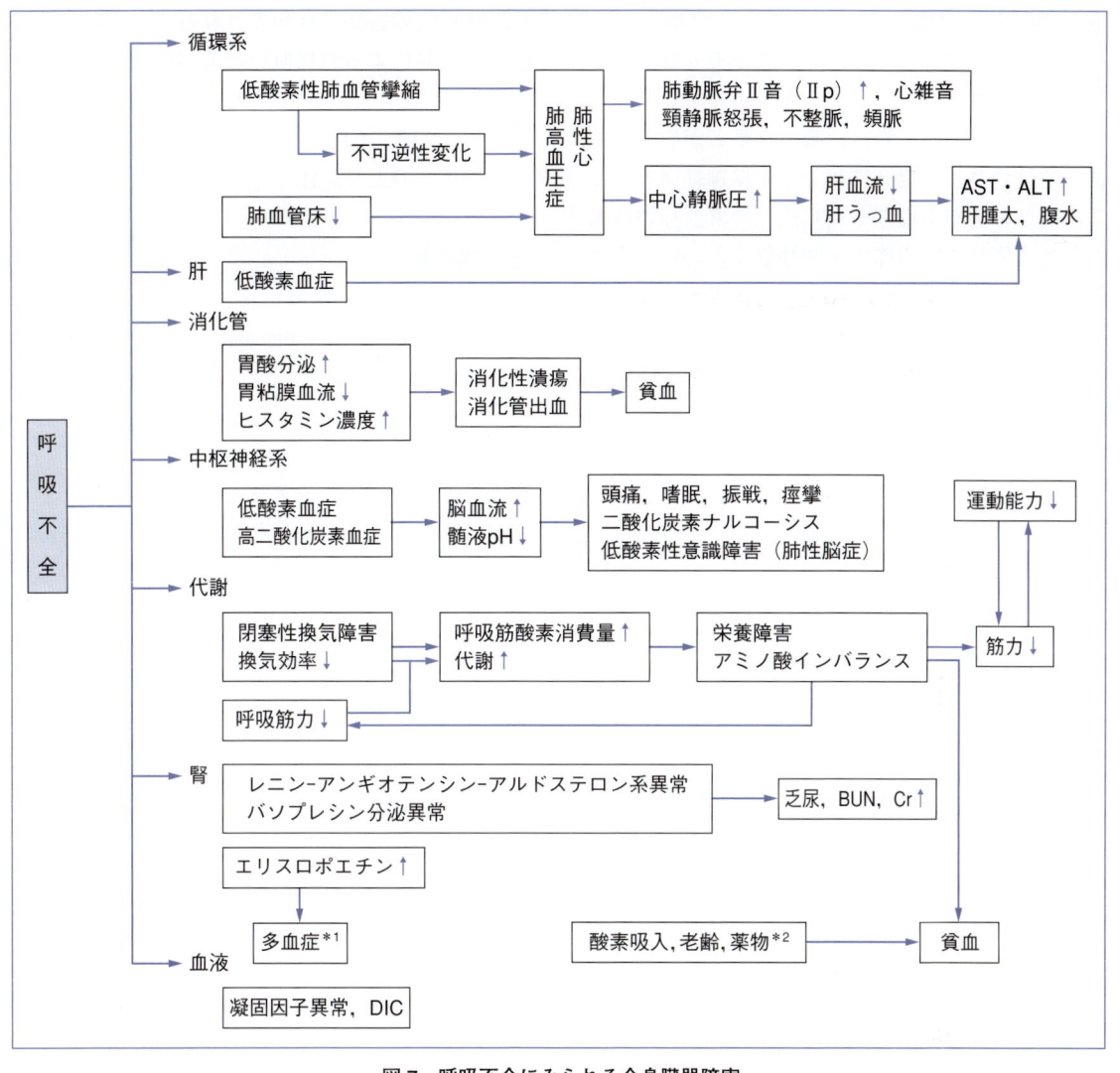

図7 呼吸不全にみられる全身臓器障害

*1：慢性呼吸不全患者では多血症はむしろ少なく，治療（酸素を含む）や老齢により貧血傾向になることが少なくない．*2：キサンチン薬はエリスロポエチン生成抑制作用を有する．BUN：血中尿素窒素，Cr：クレアチニン，DIC：播種性血管内凝固．
（斎藤拓志，宮本顕二．呼吸不全．川上義和ほか編．チャートで学ぶ病態生理学．第2版．東京：中外医学社；2000．p.64-5 より引用）

炭素ナルコーシスに陥る危険性がある．肺気腫患者では吸気筋疲労だけではなく呼気筋疲労も同時に存在する．

2）肺循環障害

慢性呼吸不全患者は高率に肺高血圧症（平均肺動脈圧が 20 mmHg 以上）を合併する．肺高血圧症の合併は予後不良因子の一つである．肺高血圧症の原因として，疾患自体による肺血管床の破壊と低酸素性肺血管攣縮の関与が大きい．また，アシドーシスの合併も肺高血圧症，肺性心を増悪させる．肺高血圧症が持続すると肺性心と呼ばれる状態になる．肺性心とは慢性肺性心を意味し，「肺の機能および/あるいは構造に影響を及ぼす疾患の結果，右心室の肥大を来したもので，先天性心疾患や左心異常によるものを除く（WHO 1963年）」と定義されている．しかし，これは解剖学的定義であるため，臨床的には「肺循環障害に基づく肺高血圧症と，右心負荷（代償期）や右心不全（非代償期）の合併をもって肺性心」と総称している．臨床所見は頻脈，不整脈，頸静脈怒張，肝腫大，時に腹水を認める．胸部単純X線写真で肺動脈が拡大する．

3）中枢神経障害

慢性呼吸不全患者ではうつ状態や不安状態を呈することが多い。しかし、臨床現場で早急な対応が要求されるのは、慢性呼吸不全患者が感染を契機に急性増悪した場合に起こる中枢神経障害である。高度の低酸素血症や高二酸化炭素血症の結果引き起こされた意識障害を肺性脳症といい、高二酸化炭素血症による場合は二酸化炭素ナルコーシスという。症状は頭痛、振戦、痙攣、嗜眠で高二酸化炭素血症例に多い。特に発汗は著明で体温に関係なくみられる。頭痛、振戦は早期症状として重要である。頭痛は低酸素血症や高二酸化炭素血症による脳血流増加に基づく脳圧亢進によるものと考えられている。振戦は企図振戦、羽ばたき振戦など多彩な様式をとる。

また、呼吸不全には電解質異常を伴うことが多く、それによる中枢神経症状も出現する。呼吸性アシドーシスでは高カリウム血症を伴うことが多いが、この状態が長く続くと尿中にカリウムが排泄され、逆に低カリウム血症になる。高カリウム血症では、知覚・運動障害が徐々に出現する。意識・精神障害は通常少ない。その他、しびれ感、灼熱感などの異常感覚と筋脱力感、筋痙攣をみる。低カリウム血症では時に無関心、無気力、せん妄などをみる。

その他、使用薬剤による精神・神経異常にも注意を向ける必要がある。気管支拡張薬により不眠、不安状態、振戦、幻覚妄想状態が引き起こされることがある。ステロイドによる症状は多彩で、その人の性格・気性を基調として症状を示すことが多い。

4）消化管障害

呼吸不全患者には胃潰瘍の合併が多い。低酸素血症による胃酸分泌の亢進、胃粘膜血流の低下、ヒスタミン濃度の上昇などが胃潰瘍の引き金になる。高二酸化炭素血症でも同様の変化がみられる。

5）肝障害

肝臓への酸素供給は主に低圧系である門脈を介して行われる。そのため、右心不全のため中心静脈圧が上昇すると門脈を介した肝臓への灌流圧は低下する。その結果、肝臓への酸素供給量は低下し、肝細胞障害が引き起こされる。さらに、中心静脈圧上昇による洞様血管拡大が周囲の肝細胞を物理的に圧迫し、障害する。血清検査で AST（GOT）、ALT（GPT）、LDH の上昇を認める。総ビリルビンの上昇を伴うことは少ない。

6）腎障害

呼吸不全に陥った慢性閉塞性肺疾患（chronic obstructive pulmonary disease：COPD）患者では浮腫の頻度が高い。特に、Ⅱ型呼吸不全で顕著である。心拍出量は正常なことが多いことから心不全が原因である場合は少なく、低酸素血症、高二酸化炭素血症、レニン-アンギオテンシン系などの異常によるナトリウムと水の貯留が原因である。

低酸素血症より高二酸化炭素血症の関与の方が大である。したがって、Pa_{CO_2}の上昇を伴うことが多い COPD 患者の方が肺線維症患者より浮腫の頻度が高い。高二酸化炭素血症単独あるいは低酸素血症を伴うと腎血漿流量は低下する。これは高二酸化炭素血症が直接、あるいは血中のカテコラミンの上昇を介して腎動脈抵抗を上昇させているためと考えられている。

7）血液異常

慢性の低酸素血症による多血症、あるいは、基礎疾患の慢性炎症による貧血のどちらかが出現する場合が多い。また、赤血球の形態も約半数が大球性である。COPD 患者で貧血を 13％に認める。血中エリスロポエチンは高値のことが多く、慢性炎症にみられるようにエリスロポエチン抵抗性の貧血を呈する。慢性の消化管出血を伴う場合は鉄欠乏性貧血を呈する。

8）栄養障害、骨格筋異常

呼吸不全に陥った重症 COPD 患者の約 50％に低体重を認める。脂肪よりも骨格筋の筋量の減少によるところが大である。低栄養は予後不良因子である。低体重の原因は食事摂取量が少ないためではない。従来、呼吸仕事量増大に伴う呼吸筋による酸素摂取量の増加が指摘されていたが、骨格筋の代謝異常も関与している。治療薬としてのβ刺激薬、基礎疾患による慢性炎症、組織低酸素などが関係している。

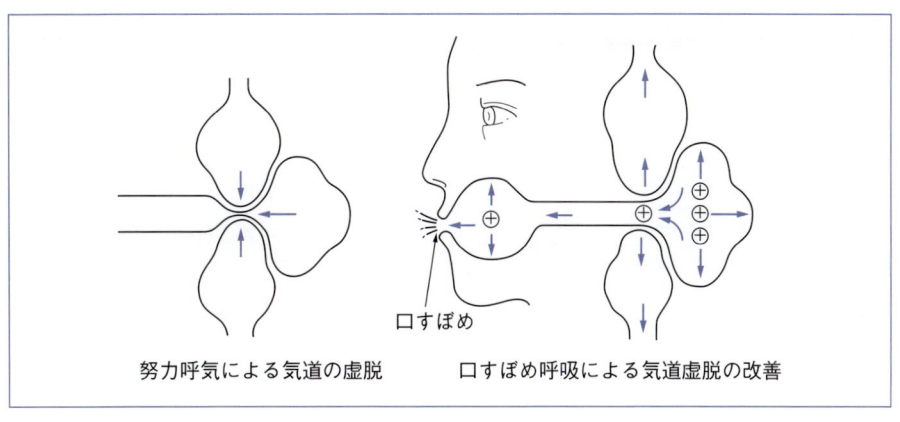

図8 COPD患者の口すぼめ呼吸
(塚本玲三．身体所見のとり方と意味づけ．1．一般身体所見．鈴木俊介，木田厚瑞編著．呼吸器疾患の診かた考え方．東京：中外医学社；1999. p.13-22 より引用)

COPD患者において運動を中止する理由は，息切れによるものよりも下肢の疲労感のよるものが多いことから，骨格筋自体の代謝異常が指摘されている．

【3】呼吸障害患者のみかた

呼吸器疾患患者をみるときは，患者の訴えをよく聞き，理学所見を正しくとることが基本である．胸部単純X線や呼吸機能検査に頼りすぎると，患者が急変したときに適切な対応がとれない．

1）視診
①体位
a）起坐呼吸
気管支喘息発作時や呼吸困難の強い肺気腫や慢性気管支炎患者でみられる．軽い前傾位をとることが多い．また，心不全で息切れの強い患者は自然に起坐位をとっていることがある．これは坐位になると心臓へ向かう静脈還流が減少し，肺うっ血が軽減するためである．

b）側臥位
胸膜炎，肋骨骨折などで胸痛がある場合，患者は痛みを回避する体位をとる．痛みがなくても胸水が大量に貯留している場合は胸水がたまった側を下側にした側臥位をとる．これは胸水を上にすると胸水が健側の肺を圧迫し換気障害を引き起こすためで，合目的な反応といえる．また，高度の気胸や無気肺でも同様な体位をとることがある．

②呼吸方法
a）口すぼめ呼吸（図8）[4]
進行した肺気腫の患者では呼気時（特に努力呼出時）に末梢の気道が虚脱し息をうまく呼出できない．そのため無意識あるいは口をすぼめて呼出していることがよくある．これは口をすぼめて息を吐くことにより口腔内圧と気道内圧が高まり，末梢の気道が虚脱するのが防止されるためである．呼吸訓練にも用いられている．

b）フーヴァー徴候
正常では吸気時に下部胸郭が広がる．しかし，高度に進行した肺気腫患者では肺の過膨張により横隔膜低位となる．その結果，吸気時に横隔膜が収縮すると，下部胸郭，特に肋骨弓部が正中側に引っ張られる胸郭の異常運動がみられる．これをフーヴァー徴候（Hoover sign）という．緊張性気胸では患側の横隔膜が低下しているために，患側のみにこの現象がみられることがある．

c）奇異呼吸（図9）[4]
正常では吸気時に胸郭と上腹部が外側に拡張する．しかし，横隔膜筋疲労があると吸気時に胸郭は広がるが，上腹部は逆に陥凹する．呼気はこの反対になる．これを奇異呼吸という．重篤な呼吸不全の徴候である．

③静脈の変化
a）頸静脈怒張
高度の肺気腫では胸腔内圧上昇により胸郭への静脈還流が妨害され，頸静脈は拡張する．

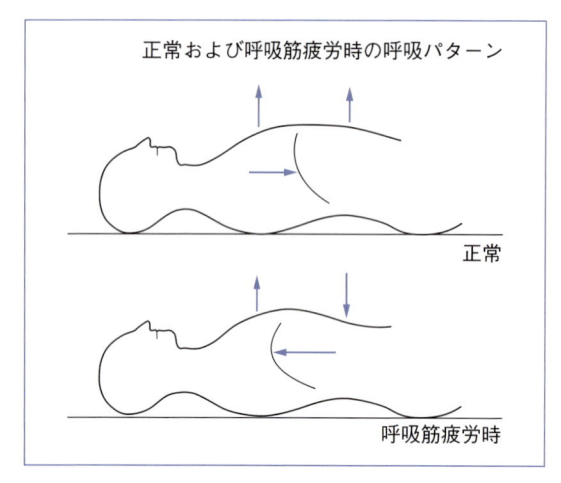

図9 奇異呼吸
（塚本玲三．身体所見のとり方と意味づけ．1．一般身体所見．鈴木俊介，木田厚瑞編著．呼吸器疾患の診かた考え方．東京：中外医学社；1999．p.13-22 より引用）

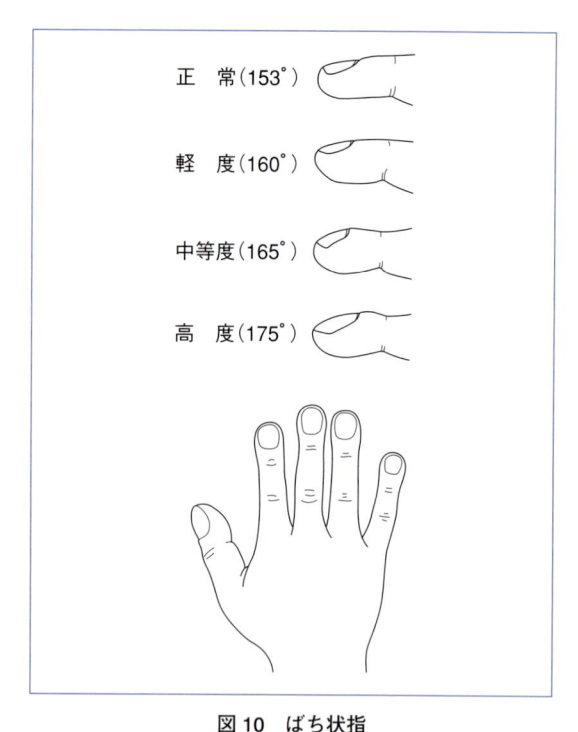

図10 ばち状指
（阿部庄作．呼吸・循環系 ①呼吸器．川上義和編著．身体所見のとりかた．東京：文光堂；1990．p.69-89 より引用）

b）胸壁の表在静脈怒張

肺癌などで上大静脈が閉塞された場合（上大静脈症候群）は，静脈は迂回して胸壁の表在静脈に流れ拡張する．拡張した表在静脈の血流の方向を調べることにより閉塞（狭窄）部位を推定することが可能である．

④胸郭・脊柱・四肢の変形

a）樽状肺

高度の肺気腫では肺の過膨張の結果，胸郭が拡張しあたかも樽状になる．この状態の胸部単純X線写真をみると，肺の過膨張の結果，横隔膜が下へ押し下げられ平低化している．また心臓も左右から肺で圧迫され，さらに横隔膜低位の結果下方へ移動し，いわゆる「滴状心」の状態になっている．

b）左右非対称の胸郭や側彎

幼児期に罹患した結核性胸膜炎や胸膜胼胝，あるいは，片肺摘出術などを受けていると，成長につれ脊柱は患側に向かう側彎になる．

c）ばち状指（図10）[5]

末梢指節が棍棒状に肥大した状態をいう．なぜ末梢指節がこのような形になるのかは分かっていない．低酸素血症に伴って出現するが，肝疾患や消化器疾患でも低酸素血症を伴わずに出現することがある．ばち状指は低酸素血症や基礎疾患が改善すると軽減あるいは消失することがある．

⑤チアノーゼ

高度の低酸素血症のときに皮膚や粘膜が青紫色になる状態で，口唇や爪床でみられる．還元ヘモグロビンが $5\,g\cdot dl^{-1}$ 以上になると出現するので，同じ Pa_{O_2} であっても貧血の患者は出現しづらい．しかし，日常診療の場で患者にチアノーゼを認めれば，貧血の有無に関係なく高度な低酸素血症になっていると解釈してよい．

2）触診

①声音振盪

患者の胸部に手掌の小指側をあて，患者に低音でゆっくり，長く「ひとーつ」，「ふたーつ」と発声させ，そのとき，胸壁に伝わる音の振動を手で感じる方法[*4]．強弱は判定に関係なく，左右差があると異常と判断する．気胸や胸水の場合，患側

[*4]：自分で声音振盪を体験するとよい．左右の手のひらを左右の胸にあてる．そこで，高い声や低い声，大きな声や小さな声を出してみると手のひらに伝わる振動の違いが分かる．女性の場合，声が小さく，高い声なので声音振盪が伝わりにくい．そのため，患者にはできるだけ低い音で長く強く発声させるとよい．

表　ラ音の分類

音の分類	記載法	擬声音	代表的疾患
1. 連続性ラ音			
・高音性	piping, wheeze	［ピューピュー］, ［ヒューヒュー］	気管支喘息
・低音性	rhonchus, snoring	［グーグー］	気管支拡張症
2. 断続性ラ音			
・粗い	coarse crackle	［ブツブツ］	肺炎, 肺水腫
・細かい	fine crackle	［パリパリ］	間質性肺炎

で声音振盪が減弱あるいは消失する。限局性の肺炎の場合は逆に増強する。

②胸壁表面の握雪感

皮下気腫の場合，皮下組織に空気が入り込んだため，皮膚表面を押すとあたかも雪を握ったように感じる。縦隔気腫に皮下気腫を合併したときや，胸腔ドレナージの穿刺部位から皮下気腫を合併した場合にもみられる。

3）聴診

患者に深呼吸をさせながら肺野の聴診を行う。まず，前面で上（肺尖部）から左右交互に下方（下肺野）へと移っていく。次に背面と側面に移る。聴診器の集音部はすき間ができないように患者の胸壁にあてる。あまり強すぎてもいけない。

①呼吸音

健常者で聞かれる正常呼吸音と異常のときに聴かれる副雑音に分類される。

a）正常呼吸音

肺胞呼吸音：吸入気が終末細気管支から肺胞嚢，肺胞へと流れ込むときに生じる乱流のために起こる音と考えられている。吸気，特に吸気の始めに肺底部でよく聴かれる。

気管・気管支呼吸音：咽頭，気管，気管支の太い気道に空気が流れ込むときに発生する比較的粗い音をいい，胸骨上の気管部で吸気時，呼気時とも同じように聴こえる[*5]。

b）副雑音（表）

肺になんらかの異常があるときに聴かれる音で，表のように分類される。以前は水泡音や捻髪音などと表現されていたが，最近は連続音と断続音に分け，さらに音の調子（高音か低音，粗いか細かい）で分類する方法に統一された。

（1）ラ音

ⅰ）連続性ラ音

高音性ラ音〔笛音(piping)，笛様音，喘鳴(wheeze)〕：連続性で高音な［ピューピュー］，［ヒューヒュー］という音で，気管支粘膜の浮腫・腫脹，攣縮，気道内分泌物の貯留などで気道内腔が狭窄した部位を空気が流れるときに乱流が起こり気道壁を振動させ発生する音と考えられている。典型的なラ音は気管支喘息発作中に聴かれ，吸気よりも呼気に強く聴かれる。

低音性ラ音〔いびき音(snoring, rhonchus)〕：連続性で低調な［グーグー］という音で，中枢側の気道内に貯留した分泌物や気道の狭窄により発生する。気管支拡張症や慢性気管支炎だけでなく，肺癌などの局在性病変により気道狭窄が起こったときにも聴かれる。

ⅱ）断続性ラ音(crackle)

粗い音(coarse crackle，水泡音)：断続性で粗い［ブツブツ］という音で，吸気，呼気ともに聴かれる。気道内に分泌物が多いとき，気泡が破裂するときに生じる音と考えられている。慢性気管支炎，肺炎，気管支拡張症，肺水腫などで聴かれる。

細かい音(fine crackle，捻髪音)：断続性で高調な「パリパリ」という音。マジックテープ[*5]（ベルクロ）をはがしたときの音に似ており，以前は

[*5]：聴診器は耳栓部がしっかりと耳をふさぐものを選ぶ。耳元が緩い聴診器は役に立たない。ゴム管の長さは両耳に聴診器をかけて先端（集音部）が臍のところくらいのものがよい。正常呼吸音は自分の胸に聴診器をあてて聴くとよく理解できる。

ベルクロ・ラ音と呼ばれていた。吸気の終末によく聴かれ，間質性肺炎（肺線維症）に特徴的。また，肺うっ血（初期の肺水腫），過敏性肺臓炎でも聴かれる。

(2) 摩擦音

胸膜炎などで胸膜表面が線維素が析出し，胸膜表面が粗くなったときに呼吸運動に伴い肺の表面の胸膜（臓側胸膜）と胸郭内面の胸膜（壁側胸膜）がこすれて発生する音。断続性で吸気・呼気ともに聴かれる。音は fine crackle に似ているが，音質は一定ではなく，間隔も不規則である。

②記載法

副雑音を聴取した場合，聴かれたのは吸気か呼気か，あるいは両方か，さらに吸気の始めか，終わりかなどを記載する。音の表現は上記の記載とともに，［プツプツ］，［ピーピー］など擬声音で具体的に記載するのも相手に分かりやすい。

4）打診（図11）[6]

胸部単純X線写真が普及した現在，胸部打診の意義は少なくなってきているが，胸水や気胸の補助診断には有用である。なかでも胸水穿刺部位を決めるためには打診が必須である。また打診により呼吸に伴う横隔膜の位置を調べると，横隔膜の高さを最大吸気と最大呼気で比較でき，肺の過膨張の有無，肺活量が減少しているかどうか，などが推定できる。胸水や肺炎など空気の含量が少なくなると打診音は短音で高調になる。気胸など空気含量が多いときは，打診音は長音で低調になる。

通常，左手中指の中節部分を皮膚表面にしっかりとあて，その指の上を右手中指の先端を手首のスナップを利かして軽く叩打する。打診する場所は肋間で，左手指の方向は肋間に平行にする。患者を坐位にし，常に同じ強さで叩打し，左右の打診音を比較しながら打診する。

①音質

a）濁音

絶対的濁音：空気を含んでいない臓器，例えば大腿部（筋肉）を叩打したときの音。

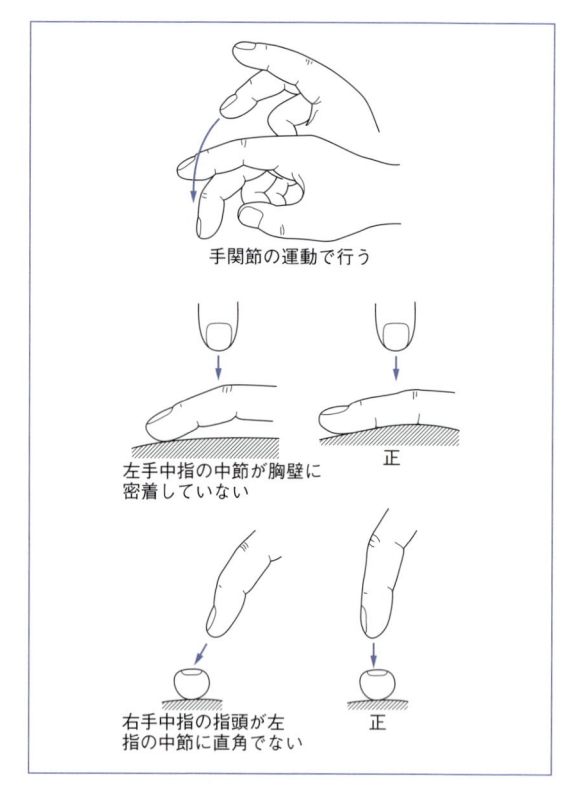

図11　胸部打診法
（黒川　清，江藤澄哉，中原一彦．胸部の身体所見のとり方．吉利　和編．内科診断学．改訂8版．東京：金芳堂；1997．p.87-117より引用）

比較的濁音（半濁音）：心臓と胸壁の間に空気を含んだ肺組織があるときの音。

b）清音

健常成人の肺野を打診したときの音で，音の強さは大きく，長音で低調な音。

深吸気時の方が深呼気時より空気の含量が多くなるので，打診したときの音はより大きくなる。自分自身の肋間を深吸気と深呼気のときに叩打してみると音の違いが分かる。

鼓音：清音の中で高調な音を鼓音という（清音と鼓音を分けて記載している書もある）。肺が過膨張になった肺気腫患者や気胸の患者（患側）で聴かれる。

[*5]：日本では「マジックテープ（クラレ社の商標登録）」と呼ばれているが，もともとオランダのベルクロ社が開発したものであり，欧米ではベルクロ社の商標であるベルクロが一般的な呼び名である．身近にあるマジックテープをゆっくりはがしてみると，「パリパリ」というベルクロ・ラ音が聴かれる．

5）バイタルサイン

①脈拍

呼吸器疾患患者では頻脈や不整脈が多くみられる。低酸素血症になると動脈血中の酸素含量は減少する。そのため，脈拍を増加させて末梢に運ばれる酸素を増やす。その意味で低酸素血症時の頻脈は合目的といえる。貧血にみられる頻脈も同じことがいえよう。慢性呼吸不全に陥ると不整脈，なかでも上室性不整脈が多くみられる。なお，気管支拡張薬の吸入や内服で頻脈になることは留意すべきである。

②血圧

肺血栓塞栓症や喘息発作，進行した肺気腫では過度な吸気努力を行うために胸腔内圧の陰圧の程度がより強くなり心拍出量が低下し，呼気の収縮期血圧が吸気時のそれより低下することによる奇脈を生じることがある。

③呼吸

呼吸数だけでなく，呼吸の深さ，呼吸筋の動きなども観察する。吸器疾患の多くの場合，頻呼吸を呈する。また，精神的不安や興奮状態でも頻呼吸を呈する。徐呼吸は重症の中枢性疾患や麻薬や睡眠薬の過剰投与でみられる。癌性疼痛に対する麻薬投与で徐呼吸が起こることをぜひ知っておく。多呼吸は過換気症候群，肺血栓塞栓症，肺水腫でみられる。

（1）異常呼吸（図12）[5]

ⅰ）チェーン・ストークス呼吸（Cheyne-Stokes 呼吸）

無呼吸と過呼吸が交互に出現する周期性呼吸で，心不全，脳血管障害，尿毒症，薬物中毒などによる呼吸調節中枢の機能低下による。健常高齢者でもみられる。

ⅱ）クスマウル呼吸（Kussmaul 呼吸）

ゆっくりとした大きな深い呼吸で，糖尿病性ケトアシドーシスでみられる。ケトーシスを呼吸性に代償するために大きな呼吸（過呼吸）で Pa_{CO_2} の低下を図り，呼吸性に代償させ，pH を正常化する。

ⅲ）ビオー呼吸（Biot 呼吸）

まったく規則性のない呼吸で，脳血管障害，脳外傷，脳腫瘍など呼吸中枢機能が異常に低下した状態をいう。

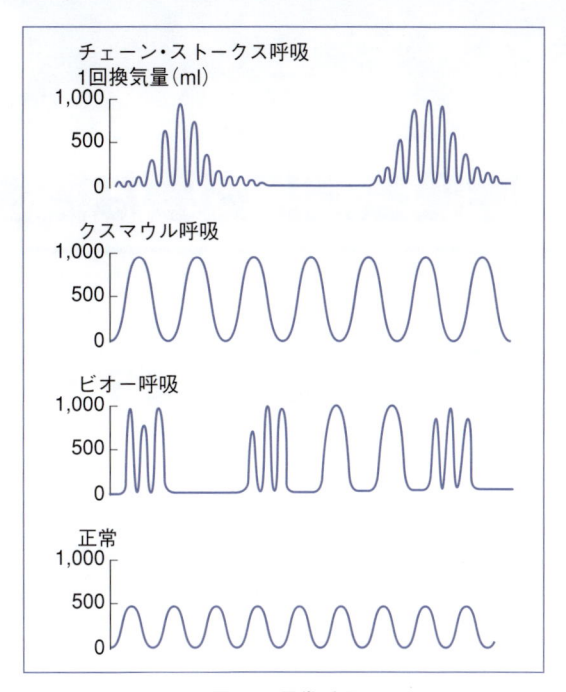

図12 異常呼吸
（阿部庄作．呼吸・循環系 ①呼吸器．川上義和編著．身体所見のとりかた．東京：文光堂；1990．p.69-89 より引用）

〈参考文献〉

1) 宮本顕二．肺の構造とはたらき．楽しく学ぶ肺の検査と酸素療法．東京：メジカルビュー社；2002．p.10-37．
2) 笛木隆三，富岡眞一訳．呼吸の生理．第3版：West JB. Respiratory Physiology；The essentials. 5th ed. 東京：医学書院；1997．
3) 斎藤拓志，宮本顕二．呼吸不全．川上義和ほか編．チャートで学ぶ病態生理学．第2版．東京：中外医学社；2000．p.64-5．
4) 塚本玲三．身体所見のとり方と意味づけ．1．一般身体所見．鈴木俊介，木田厚瑞編著．呼吸器疾患の診かた考え方．東京：中外医学社；1999．p.13-22．
5) 阿部庄作．呼吸・循環系 ①呼吸器．川上義和編著．身体所見のとりかた．東京：文光堂；1990．p.69-89．
6) 黒川　清，江藤澄哉，中原一彦．胸部の身体所見のとり方．吉利　和編．内科診断学．改訂8版．東京：金芳堂；1997．p.87-117

（北海道大学医学部保健学科　**宮本顕二**）

6 呼吸療法に必要な機器とその管理および点検

6-1 ガス供給システム

到達目標
- □ 酸素の供給について知る
- □ 亜酸化窒素の供給について知る
- □ 医療ガスに関するJISを知る
- □ ボンベについて知る

目次項目
1. 医療ガス配管設備（JIS T 7101）
   - 供給源装置
   - 配管設備
   - 配管端末器
   - 警報設備
2. 高圧ガス容器（ボンベ）と付属器具（高圧ガス保安法）
   - ボンベの種類
   - ボンベのガス別塗色

　呼吸療法において各種呼吸療法機器を用いる場合，医療ガス，特に酸素と空気の供給そして吸引は不可欠である．通常の病院において医療ガスは医療ガス配管設備より供給されるが，小さな病院や在宅などでは患者の近くに置かれるボンベあるいは移動型の吸引器なども用いられる．

【1】医療ガス配管設備（JIS T 7101）

　医療ガス配管設備とは薬事法に定める医薬品である酸素と亜酸化窒素のほかに，圧縮空気あるいは合成空気，動力用の窒素または空気，さらには吸引などの各種ガスに関し，供給源設備から配管端末器に至るまでの院内送気配管設備，緊急時に備えた予備供給あるいは非常供給設備，さらに警報設備などを含んだトータルシステムを総称した概念である．

1）供給源装置

① 可搬式容器による供給装置（マニフォールドシステム）

　マニフォールドシステムとは，高圧ガス容器を左右のバンクに分けて設置し，その中央に圧力制御器と切換器を設け，ガスを遮断することなく供給するシステムで，酸素用，亜酸化窒素用，窒素用ともほぼ同じ構造機能を有する．切換器は自動的になっている．自動切換式マニフォールドシステムにはボンベ用と可搬式超低温液化ガス容器（LGC）用とがある．

　a）ボンベ用

　左右バンクのボンベはボンベ連結導管，マニフォールドヘッダにより自動切換器に接続されている．ガスは常に左右どちらか片方が第1供給となり，そのバンクから消費され，その圧が 0.7 MPa 以下になると自動的に第2供給のバンクからガスが流れ，ガスの供給は中断することがない．

　ボンベ内の高圧ガスは，1次圧力調整器で下記

に減圧されたのち，さらに送気圧力調整器で配管圧力（約 0.4 MPa）まで減圧され，院内に供給される。1次圧力調整器の設定値は第1供給側を約 0.9 MPa，第2供給側を約 0.7 MPa としているので，常に第1次供給側からガスが流れる。第1供給バンクが消費され，第2供給側の1次圧力調整器の設定値以下になると第2供給側からガスが流れ出す。このときの圧力変化を圧力検出器で感知し，第1供給側が消費され，ボンベ交換の必要性があることを関係者に通報する警報システムが内蔵されている。空ボンベを充填ボンベと交換し，自動切換器中央のレバーまたはハンドルを動かすと，第2供給側の1次圧力調整器の設定値が今までと逆になり，第2供給側と第1供給側が切り換わり，同時に警報は解除される。

b）可搬式超低温液化ガス容器（LGC）用

酸素使用量の多い医療施設において，高圧ガス保安法による定置式超低温液化ガス貯槽（cold evaporator：CE）に要求される保安距離確保ができないとき，あるいはボンベ設置スペースの縮小，酸素ガス供給の合理化などを目的として，LGC によるマニフォールド方式（ボンベ用とは多少構造が異なっている）をとる。本設備による好ましい月間使用料は 600～2,000 m^3 であり，ちなみに LGC の容量（132 m^3）は 7,000L 型ボンベ 19 本分にあたる。

②定置式超低温液化ガス貯槽（CE）による酸素供給装置

CE は －183℃ の液体酸素をその低温の状態で大量かつ安全に貯蔵するものである。貯槽内の液化ガスは送気用蒸発器で気化させ，常温の医療ガスにする。CE の貯蔵量は 2,800～16,700 l で，圧力は通常 0.7～0.8 MPa であり，圧力調整器で送気配管圧力（通常 0.4 MPa）に調整する。液化酸素 1 l は蒸発すると 20℃ で約 856 l の酸素ガスとなる。

CE から低温の液化酸素を取り出すのは送液ラインで，これを通して送ガス蒸発器へ導き，ここで常温の酸素ガスとする。方式には空温式，温水加温式，スチーム加温式などがある。

予備供給設備は CE からの酸素が供給できなくなった場合に使用するもので，2つの方式がある。一つは CE を2基以上用いて，おのおの第1供給装置と第2供給装置（予備）の機能を有し，交互に切り換えて連続供給を行う。もう一つは，1基以上の CE と緊急時の使用するボンベマニフォールドによる予備供給設備を有する方式である。予備供給設備には予想される使用量の1日分以上が要求される。

CE による貯蔵量規定は満量の 2/3 が予想される使用量の 10 日分以上（JIS T 7101）と定められおり，充填は残量が満量の 1/3～1/2 になった時点で行う。

内槽圧力計による警報信号は 95 MPa 以上，0.5 MPa 以下で発せられ，液面計による警報信号は最低貯蔵量が設定値になったら（通常，最大貯蔵量の 1/3）で発せられる。

③圧縮空気供給装置

病院内で使用される圧縮空気は水分，油分，ゴミ，細菌などを含まない清浄空気で，圧力が一定である必要がある。空気の清浄度は，露点は配管圧下で 5℃ 未満，油分は 0.5 mg・cm^{-3} 未満，一酸化炭素（CO）は 5ppm，二酸化炭素（CO$_2$）は 1,000ppm 以下となっている。

通常の装置は圧力制御装置を備えたコンプレッサのほかに，空気清浄用機器を併設した総合システムとなっている。リザーバタンクあるいは配管内に設置された圧力スイッチの作動により，常に 0.55～0.8 MPa の範囲内で自動運転を行う。リザーバタンクは圧縮空気を一時的に貯え，圧の脈動を緩和する働きをする。

空気清浄用機器は，①エアクリーンユニット，②ドライヤ，③圧縮空気フィルタ，④除菌フィルタなどからなる。①はコンプレッサからの高温空気を冷却して水分，油分，臭いを除去する。②は①から供給された圧縮空気の水分をさらに除去し，配管内での結露を防止するための冷凍機を備えた除湿装置（ドライヤ）を通過させて乾燥空気を得る。③は円筒状のセラミックフィルタエレメントで水分，油分および炭素粒子などの不純物を除去する。④は③を通過した圧縮空気中の有害菌を捕集する装置である。

④合成空気

酸素と窒素を空気と同じ成分に混合させて供給するもので，両ガスの貯蔵槽を置くスペースがとれれば，こちらの方が圧縮空気より清浄度が高い

ので，安心して治療用に使用できる。

⑤吸引供給装置

吸引装置は吸引ポンプ，リザーバタンク，制御盤などからなる。ポンプの運転は配管内圧力を常に$-40\sim-66$ kPa（$-300\sim-500$ mmHg）の負圧を保つように自動運転する方式（交互および追従）とする。リザーバタンクは消費と供給の変動に対応するために設けられ，タンクの容量は吸引ポンプの能力に応じて設定する。

2）配管設備

①遮断弁（シャットオフバルブ）

酸素や亜酸化窒素などのマニフォールドシステム，あるいは圧縮空気供給装置などから末端の配管端末器に至る配管の途中に設けられるもので，大別して送気操作用と区域別遮断弁とがある。

a）送気操作用

保守点検または送気制御のため専任の職員のみが操作するもので，主送気管用（主遮断弁；供給源に近いところに取り付けられる）や分岐管用（主管からの分岐部に設ける），あるいはシーリングペンダントやシーリングコラムに設けるものなどがある。

b）区域別遮断弁

病棟または診療部門ごとに保守点検や火災などの非常時に下流へのガスの供給を止めるためのものであり，非常の際に人が接近し操作できる場所と高さに取り付けられている。

②ガス配管

医療ガス配管は各配管端末器におけるガス別，用途別に必要とするピーク流量およびその流量のときに標準圧力を確保する必要がある。各種ガス配管径は，配管端末器の個数，それらの使用率，予想使用流量を想定し，配管長による圧力損失を考慮して決められる。配管長の算出には配管系統の途中にある継手類，曲がり管，バルブなどの等価管長も加味されている。

誤配管，誤接続を防止するために，下記のようなガス別に配管の色別表示に加えて，ガス名または記号およびガスの流れ方向を表示するように規定している。

●医療ガス配管ガス別塗色

酸素：緑色，亜酸化窒素：青色，治療用空気：黄色，二酸化炭素：橙色。

吸引：黒色，駆動用空気：褐色，窒素：灰色，麻酔ガス排除：赤色。

3）配管端末器

①種類

配管端末器は医療ガス配管設備における各ガスの取り出し接続口である。異なる種類のガスの間で誤接続できないようにその接続はガス別特定の構造となっている。壁取付式とホース取付式との2種類がある。

②ガス別特定方式

配管端末器のソケットアセンブリとアダプタプラグの接続はガス別特定方式が使用されている。酸素，亜酸化窒素，治療用空気および吸引はピン方式またはシュレーダ方式の迅速継手であり，手術器械駆動用窒素は DISS（diameter indexed safety system）方式が，駆動用空気は NIST（non-interchangeable screw-threaded）方式が使用されている。

a）ピン方式

ソケットアセンブリのピン穴の数と配列の組合せをガスごとに定め，アダプタプラグ側に設けたピンの数と位置が合致したものだけが接続できるようにしたもの。

b）シュレーダ方式

ソケットアセンブリにリング状の溝があり，その溝の内・外径がガスごとに決められており，アダプタプラグのリングの内外径の合致したものだけが接続できるようにしたもの。

c）DISS，NIST方式

両者ともねじ式の雄コネクタと雌コネクタ（袋ナット付き）のはめ合いからなり，DISS は元来米国の CGA（Compressed Gas Association Inc.）が定めたガス別特定接続方式で，NIST は BSI（British Standard Institution）が定めたガス別特定接続方式である。両者とも ISO（国際標準化機構）が国際規格（ISO 5359）として採用しているので，日本でも普及している（JIS T 7111 参照）。

4）警報設備

①種類

医療ガス配管設備には，医療ガスを常に安定し

た状態で使用するために供給失調途絶などの危険を適切に知らせる警報設備の完備が非常に重要であり，警報は供給源設備の異常を知らせる供給源警報と送気配管圧力の異常を知らせる送気配管警報（緊急警報）とがある。

警報設備は主に安定した供給の途絶あるいはその危険性を知らせる役割をもち，以下のように供給源の形態に合った項目をカバーしている。

CE：液面低下，内圧異常，供給圧力異常（上昇，低下）

LGC：片側ガス切れ，残量異常，供給圧力異常（上昇，低下）

酸素，亜酸化窒素，窒素，二酸化炭素：片側ガス切れ，残量異常，供給圧力異常（上昇，低下）

治療用空気：過負荷警報，供給圧力異常（上昇，低下），水分量増加警報

吸引：過負荷警報，供給圧力異常（上昇，低下）

② 表示盤

供給源警報の表示盤は常時監視できる場所（中央監視室，防災センター，ナースステーションなど）に設置する。送気配管警報の表示盤の設置場所も同様であるが，手術室などの関連する特別医療部門にも設置する必要がある。

警報信号は可視（ランプ）および可聴（ブザー）信号とし，後者は確認後停止することができるが，前者は警報発信の原因が修復するまで持続する。

③ 防災センター（医療ガス監視盤）

各種モニターにより施設内の医療ガスの状況を全体的に把握し，供給源から端末器までのすべての異常事態にただちに対応できるよう体制をつくっている。

【2】 高圧ガス容器（ボンベ）と付属器具（高圧ガス保安法）

1）ボンベの種類

ボンベには内容量の異なるものが何種類かあり，それらは使用する場所，使用量によって使い分けられる。大型容器は当然であるが重量があり，マニフォールド専用とすることが望ましく，病室内で使用するときは小型のボンベを使用することが多い。移動には専用のカートを用いるのが安全であり，保管するときには，地震などで転がったりしないような方法をとる必要があり，チェーンなどで固定しておく。なお，小型ボンベには，誤接続防止のためにピンインデックス・セーフティシステムという上記ピン方式迅速継手とは異なったシステムのピンが設けられている。

容器の材質はマンガン鋼，クロム・モリブデン鋼などが使われているが，最近では小型容器にアルミニウム合金や強化プラスチックを用いた容器も普及している。

ボンベの表面にはいくつかの必要不可欠な情報が刻印されているとともに，ラベルが貼り付けられている。主な項目はガスの種類，内容積（$V：l$），容器重量（$W：kg$），充填圧（$FP：kgf\cdot cm^{-2}$，MPa），最大耐久圧（$TP：kgf\cdot cm^{-2}$，MPa）などである。

① 酸素ボンベ

充填圧は約 15 MPa で内容積が 3.5 l の場合

$$15 \times 3.5 \times 10 = 525$$

となり，約 500 l の酸素ガスがボンベ内に存在することになる。酸素はボンベ内ではすべて気体であり，消費量に比例してボンベ内圧は減少し，圧が充填圧の 1/2 になれば内容量も 1/2 となる。酸素は支燃性ガスであり，発火事故防止のためにその取り扱いには注意が必要である。

② 亜酸化窒素ボンベ

亜酸化窒素の臨界温度は 36.5℃ であり，手術室内温度は通常臨界温度より低いので，ボンベの中のガスは液体となることができる。このため，ボンベ内では液体と気体が存在している。液体が存在しているかぎりボンベ内圧は不変で，環境温度が 20℃ で 5.2 MPa である。液体が存在するとき，内容量を知るためには総重量を測定し，ボンベの風袋重量を差し引いた値を得る。

内容量 3.5 l ボンベの場合，充填時の亜酸化窒素重量は約 2.5 kg で，1 kg の液体亜酸化窒素は気化すると約 150 l になるので，総量は約 1,250 l ということになる。ボンベ内の亜酸化窒素がすべて気体になったとき，20℃ の環境温度では

$$5.2 \times 3.5 \times 10 = 182 \, l$$

となり，総量の 15% ということになる。

2）ボンベのガス別塗色

下記のようにボンベと前述の医療ガス配管設備

のガス別塗色が異なっているので注意を要する。特に，ボンベでは緑となっている二酸化炭素が医療ガス配管設備や麻酔器では酸素ガスを示し，このために臨床現場で誤認が起こり，患者に酸素を投与すべきところを二酸化炭素を投与してしまい，重大な結果を招いた事例が報告されている。しかしながら一昨年に施行された接続器具のガス別特定化により，今後はより安全性が確保されよう。

●高圧ガス容器ガス別塗色

酸素ガス：黒色，水素ガス：赤色，液化二酸化炭素：緑色。

液化アンモニウム：白色，液化塩素：黄色，アセチレンガス：褐色。

その他の高圧ガス：ねずみ色→亜酸化窒素。

〈参考文献〉

1) 厚生省健康政策局医療技術開発室監．医療ガス保安管理ハンドブック．財団法人医療機器センター編．東京：ぎょうせい；1989.
2) 釘宮豊城．図説：麻酔器　構造と機能．東京：真興交易医書出版部；1997.
3) 渡辺　敏，廣瀬　稔．事例で学ぶ　医療機器安全管理学．東京：真興交易医書出版部；1999.
4) 日本医療ガス協会編．医療ガス・供給機器の取扱いについて．日本医療ガス協会

（順天堂大学医学部麻酔科学・ペインクリニック講座　釘宮豊城）

6-2 各種呼吸療法機器

到達目標

□各種呼吸療法の構造と原理を理解する

目次項目

1. 人工呼吸器
   - 構造
2. ネブライザ
   - ジェットネブライザとネブライザモータ
   - 超音波ネブライザ
3. 酸素流量計
   - 構造
4. 電気吸引器
   - 種類
   - 構造
   - 分泌物吸引器
   - 低圧持続吸引器
5. パルスオキシメータ
   - 構造
6. カプノメータ
   - 構造
7. 保育器
   - 閉鎖式保育器
   - 開放式保育器

【1】人工呼吸器

1）構造

人工呼吸器の構造は，人工呼吸器側と呼吸回路側に分けられる。人工呼吸器側は，コンピュータ，ディスプレイ，コントロールパネル，電源，ガス源，ブレンダ，吸気弁，呼気弁，各種センサーで構成されている（図1）。

呼吸回路側は，蛇管，加温加湿器，ウォータートラップ，ネブライザ，Yピースで構成されている（図2）。

設定条件ならびに各種センサーより得られた患者情報は，コンピュータで解析してディスプレイに表示する。

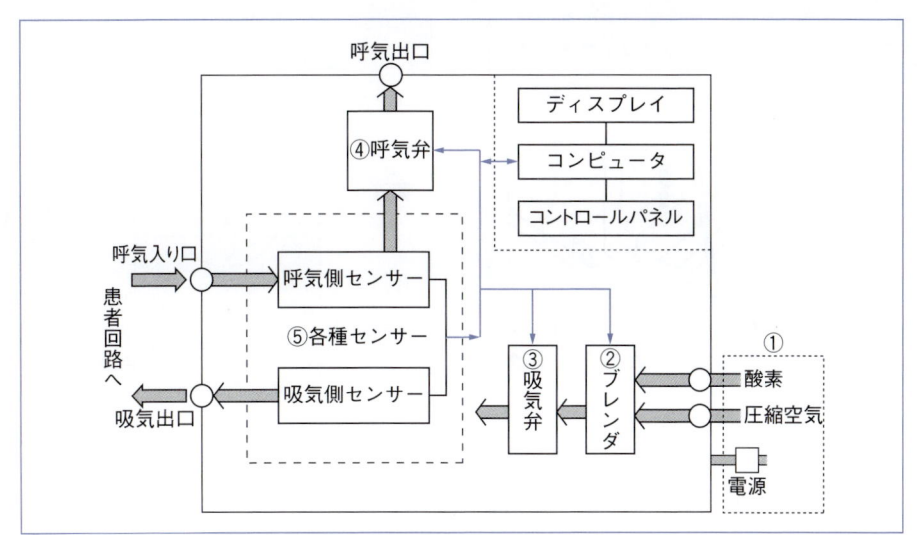

図1　人工呼吸器の本体内部構造
①～⑤は本文参照。

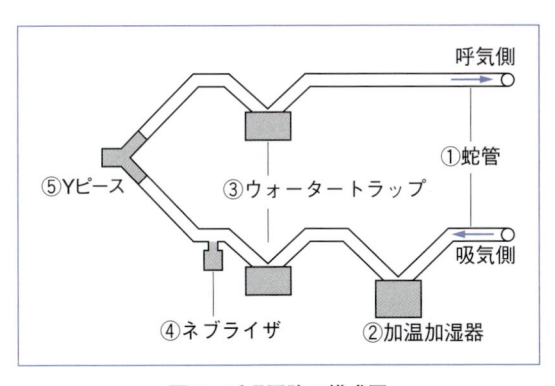

図2　呼吸回路の構成図
①～⑤は本文参照。

①人工呼吸器側

①電源およびガス源：電源は，必ず非常用電源を使用し停電や災害時に備える。機種により，駆動用バッテリーを搭載している人工呼吸器もある。医療ガスは，酸素と圧縮空気が必要で，通常は壁に設置してあるアウトレットを使用する。なお，圧縮空気がない場所では，移動式のコンプレッサを使用する。

②ブレンダ：酸素と圧縮空気を混合して酸素濃度を調節する装置である。

③吸気弁：吸気時に弁が開くことでガスを回路内に送気する。

④呼気弁：吸気時に弁を閉じて吸気ガスを肺内へ送り込む。呼気時は，弁が開き肺にたまったガスを吐出させる。

⑤各種センサー：吸気・呼気の流量や圧力，温度を測定するセンサーなどがある。

②呼吸回路側

①呼吸回路：呼吸器から送気されたガスを患者に送るための管で，屈曲しにくい。

②加温加湿器：乾燥した医療ガスに湿度を加えるために使用する。

③ウォータートラップ：回路にたまった水分を一時的にためるボトルである。

④ネブライザ：各種吸入薬剤を患者に吸入させるのに使用する。

⑤Yピース：呼吸回路と挿管チューブとの接続部である。

【2】ネブライザ

水，または薬液を粒子状にし，気体中に浮遊させたものをエアゾールという。このエアゾールを発生させる装置がネブライザである。気管支拡張薬，喀痰融解薬などの薬剤を気管，気管支へ投与することが目的で，装置の種類としてはジェットネブライザと超音波ネブライザがある。おのおののエアゾールの大きさは，超音波（$1\sim5\,\mu m$），ジェット（$5\sim10\,\mu m$）ぐらいといわれている。

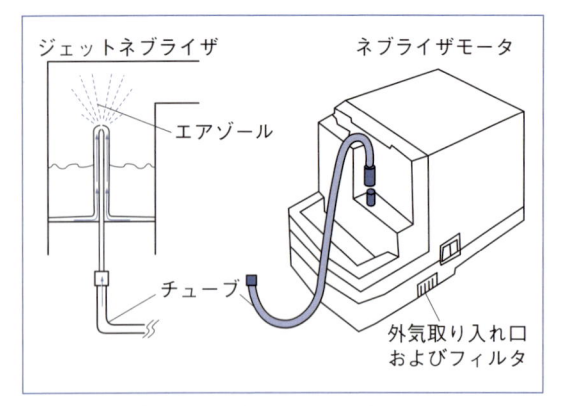

図3 ジェットネブライザとネブライザモータ

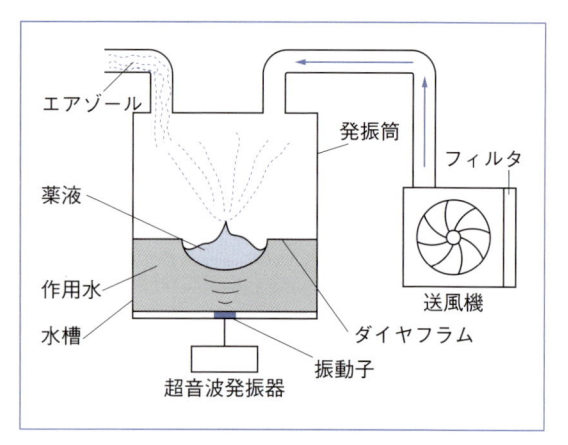

図4 超音波ネブライザの構造

1）ジェットネブライザとネブライザモータ（図3）

ジェットネブライザは，霧吹きの原理を応用した吸入装置をいう。ネブライザモータは，モータにより空気を圧縮し $10\sim30\,l\cdot min^{-1}$ のエアをジェットネブライザに送気する装置である。

2）超音波ネブライザ

超音波振動子により超音波を発生させる。その超音波により水を振動させることで細かいエアゾールを発生させる。

①構造（図4）

超音波発振器により振動子を数百 kHz～1 MHz 振動させる。その振動が，作用水を伝わってダイヤフラムに届き，この上にある薬液をエアゾールにする。発信筒で発生したエアゾールは，送風によりホースを伝って患者に送られる。

【3】酸素流量計

酸素吸入を行うときや超音波ネブライザ，保育器への酸素を供給するときに使用される。配管やガスボンベの高圧ガスを減圧し，安定したガス流量を供給する。

酸素流量計には，酸素ボンベに接続できるボンベ用流量計と配管設備に接続して使用する壁掛け式流量計がある。

1）構造

ガラス管などの内部に浮子が入っており，つま

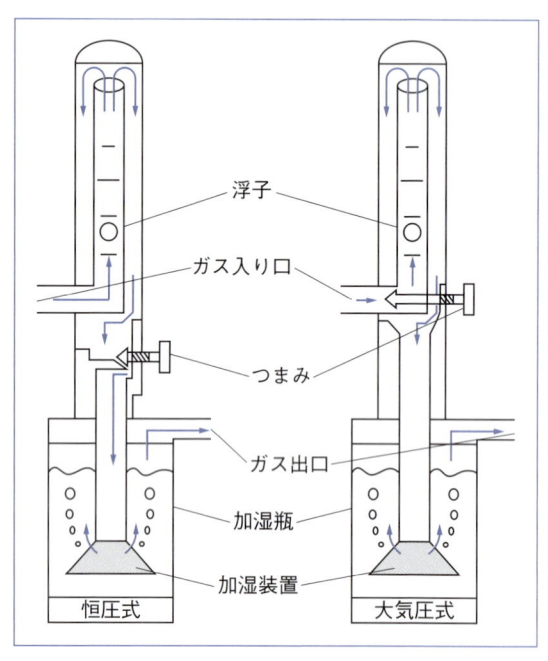

図5 酸素流量計の構造

みを時計回りに回すと弁が開きガスが管内を下部から上部に流れる。その際，ガスの流れにより浮子が浮き上がりその上昇する高さで流量を表示する。

流量調整するつまみの取り付け位置により恒圧型，大気圧型とに分けられる（図5）。つまみが酸素流量計のガスの出口にあるものが恒圧式で，ガス入り口にあるものが大気圧型である。両者の違いは，恒圧型では供給圧の影響を受け，大気圧型はガス出口側の圧に影響されやすい。よって恒圧型は，供給圧が安定していれば，加湿装置やカ

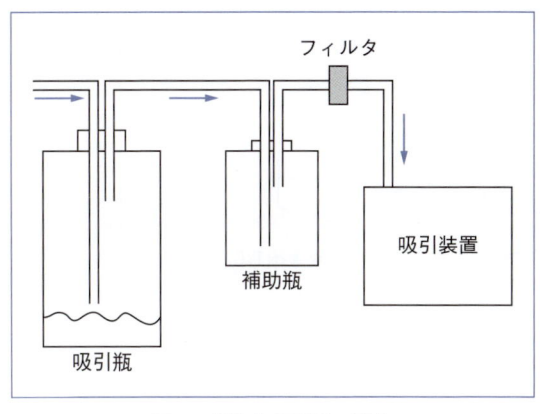

図6　分泌物吸引器の構造

図7　低圧持続吸引器

ニューレなどで抵抗が加わっても安定した流量を保つことができる。

【4】電気吸引器

1）種類

電気吸引器は，痰などの分泌物を主に吸引する分泌物吸引器（図6）と，胸腔内や腹腔内の貯留物を主に吸引する低圧持続吸引器（図7）とがある。

2）構造

一方，弁の付いたダイヤフラムに電動モータで上下の振動を加えることで陰圧をつくる。

3）分泌物吸引器

過度の吸引圧は，気道粘膜を損傷するので，$-100\ mmHg$ 以下の圧に設定する。

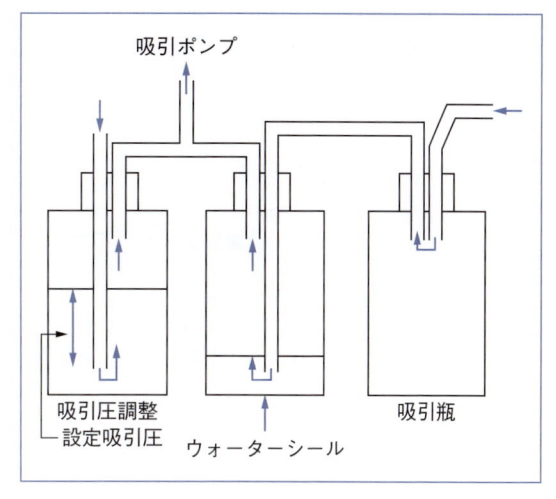

4）低圧持続吸引器

低圧持続吸引器は，ガラス管の中の水の高さにより吸引圧を調整する水柱方式と，電気的に圧を調整するデジタル方式とがある。

【5】パルスオキシメータ

パルスオキシメータは，動脈血中のヘモグロビンにおける機能的酸素飽和度および脈拍を非侵襲的な方法で連続的に監視できる。

1）構造

本体と指先などに装着するセンサーで構成される。センサーには，2種類の波長の違う光（660 nmおよび940 nm）を出す光源とそれ検出する装置が内蔵されている。

【6】カプノメータ

カプノメータは，呼気ガスの二酸化炭素分圧（P_{CO_2}）を測定する装置である。呼気の P_{CO_2} が最大になった部分が肺胞気の平均 P_{CO_2} と同じになる。

1）構造

本体と測定ポートなどで構成される。

測定方法は，回路内に測定部を設けるメインストリーム方式と回路内のポートよりガスを本体に導いて測定するサイドストリーム方式がある。

【7】保育器

保育器は，体温調節機能が未熟な低出生体重児の体温管理に用いられる。

器内温を制御する方式には，手動式とサーボコントロール式がある。手動式は，設定した温度に器内温を保つ方式である。サーボコントロール式は，児の腹壁上に装着した体温プローブで皮膚温

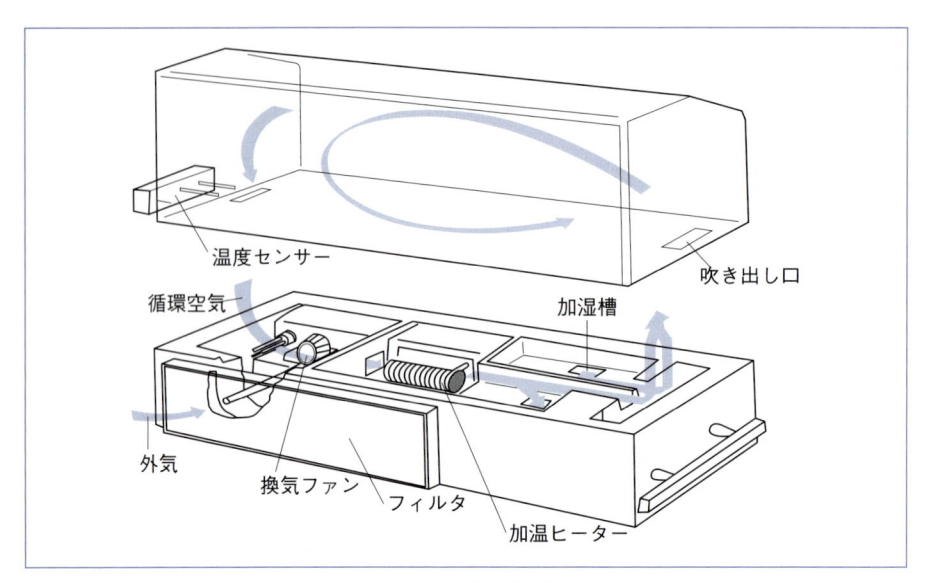

図8 閉鎖式保育器の構造

度変動を検出し，あらかじめ設定した体温を維持するように器内温を制御する方式である。

保育器の種類には，閉鎖式と開放式がある。

1）閉鎖式保育器
①構造
閉鎖式保育器は，児を透明なフード内に収容し精密な温度制御を行い，加湿と酸素供給により至適空気環境をつくるようになっている（図8）。

2）開放式保育器
①構造
上部に取り付けられたヒーターから遠赤外線により児を保温するもので，閉鎖式のようにフードでまわりを囲まれていないため児の診療や看護が行いやすくなっている（図9）。

〈参考文献〉
1）釘宮豊城，西村欣也ほか．最新人工呼吸器によるケア・マニュアル．東京：医学芸術社；2001. p.10-2, p.28-32, p.60-1.
2）丸山和紀，中村淳史，鈴木廣美．人工呼吸器チェッカ．Clin Eng 2002；13：407-13.

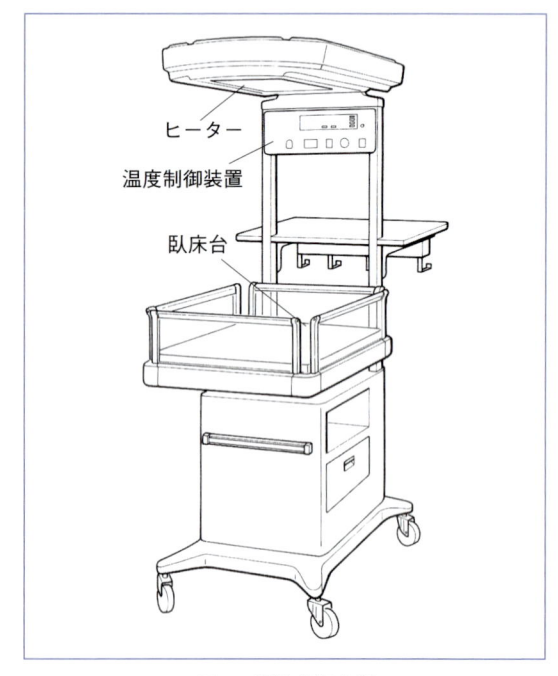

図9 開放式保育器

（順天堂大学医学部附属順天堂医院臨床工学室　丸山和紀）

6-3 機能点検法と滅菌・消毒

到達目標
- ☐ 機能点検の必要性について理解する
- ☐ 機能点検の内容と方法について理解する
- ☐ 滅菌・消毒の概念を理解する
- ☐ 滅菌・消毒方法を理解する

目次項目
1. 機能点検法
   - 使用前（始業）の点検
   - 使用中の点検
   - 使用後（終業）の点検
   - 定期的な機能点検
2. 滅菌と消毒
   - 滅菌・消毒とは
   - 呼吸療法関連用具の消毒

【1】機能点検法

人工呼吸器の使用中にトラブルが発生した際に、早期発見および迅速で適切な対処が行われない場合には、換気不良による低酸素症や高二酸化炭素症などの致命的な障害を来す危険性がある[1]。このトラブルを未然に防止するためには当該機器のチェックリストを作成し、それに従って的確な点検を行うことが重要である。チェックリストは医療機器メーカから提供されたもの、各医療施設で作成されたものなどがあるが、ここでは平成13年3月27日に厚生労働省医薬局長より通知された「生命維持装置である人工呼吸器に関する医療事故防止対策について」（医薬発第248号）[2]に記載されたチェックリストを例に挙げ、人工呼吸器の機能点検法について述べる。

1）使用前（始業）の点検

人工呼吸器を使用する前に現場で人工呼吸器や呼吸回路、加温加湿器などや、使用する医療ガスの配管端末器や電源について点検をする（**表1A, B, C, D, E**）[2]。人工呼吸器によっては自己診断機能を装備した機種もあり、その機能を活用することも必要である。外観点検では、操作パネルなどの表示部、各ダイヤルやスイッチ、各種のバクテリアフィルタなどの破損、亀裂、紛失、汚れの有無について確認しなければならない。呼吸回路は蛇管、ウォータートラップ、Yアダプタ、加温加湿器などに破損、亀裂、紛失などがないかを確認したのち、呼吸回路にねじれや折れがないように正しく確実に組み立てなければいけない。装着した呼吸回路のウォータートラップの位置は患者より低い位置で、カップが下向きになるように設置しなければならない。

2）使用中の点検

使用中の人工呼吸器や加温加湿器が設定どおりに作動していることや、呼吸回路に異常が発生していないかを点検する（**表2A, B, C**）。呼吸回路内に多量に水分が貯留し患者の気道内に流入した場合には、ファイティングや細菌汚染の原因となるため、貯留した水分はウォータートラップや呼吸回路の接続部より適時捨てることや、加温加湿器の温度設定を確認する。また、人工呼吸器本体からの異常な熱や臭い、異常な音については五感を働かせることも必要である。

3）使用後（終業）の点検

人工呼吸器本体や呼吸回路および加温加湿器などの外観的な点検を行い、不具合などが生じていないことを点検する（**表3A, B**）[2]。また人工呼吸器本体の清拭、呼吸回路の洗浄・消毒または滅菌は各メーカが推奨する方法で行い、次の使用に備える。

表1 人工呼吸器の使用前の点検項目

A．駆動源

点検項目	内容	合否
1．供給電源の警報の確認	電源プラグがコンセントに差し込まれていない状態で，電源スイッチを入れたとき，供給電源の警報が鳴ること。 (例：電源遮断，供給電圧低下など)	
2．電源の確保	電源プラグやコードに破損などがないこと。 電源スイッチを切った状態で，電源プラグを所定の電源コンセントに差し込む。 (電源コンセントは非常電源を用いることが望ましい)	
3．供給ガスの警報の確認	空気および酸素の耐圧管に破損などがないこと。 空気または酸素のいずれかの耐圧管をガス供給源につなぐとき，供給ガスの警報が鳴ること。 (例：供給ガス圧低下，空気・酸素供給圧異常など)	
4．供給ガスの確保	空気と酸素耐圧管を所定のガス供給源につなぐ。 双方の供給圧が適正なとき，供給ガスの警報が鳴らないこと。供給ガス圧力計がある機種では，双方の値を確認して記録する。	

B．呼吸回路，加温加湿器

点検項目	内容	合否
1．呼吸回路の接続確認	清潔で破損などがない完全な呼吸回路セットを，取扱説明書に従って正しく接続する。	
2．加温加湿器の準備と確認	取扱説明書に従い，加湿チャンバのセットアップ，滅菌蒸留水の注入など必要な操作をする。 人工鼻を使う場合は，使用前の点検がすべて終了してから使用直前に所定の部位につなぐ。	
3．気道内圧計のゼロ指示確認	人工呼吸器を作動させていない状態で，気道内圧計がゼロを示していること。	
4．テスト肺の接続	清潔で破損などがないテスト肺を呼吸回路の患者接続部につなぐ。	
5．加温加湿器の動作確認	加温加湿器の電源スイッチを入れて，温度設定など必要な設定を行う。	

C．換気動作の確認

点検項目	内容	合否
1．電源投入	電源スイッチを入れたとき，電源ブレーカ作動やヒューズ遮断がないこと。	
2．呼吸回路の気密度の確認	呼吸回路内を一定の圧力で保つ気密チェックができる機種で行う（いわゆるリークテストを行う）。	
3．換気条件の設定	調節呼吸のみとなる換気モードを選び，必要な条件設定を行う。 　酸素濃度，呼吸回数，吸気・呼気時間，1回（分時）換気量（従量式で行うとき），最大吸気圧（従圧式で行うとき），PEEP/CPAP	
4．換気動作の目視確認	3．で設定した条件で作動していることをテスト肺の動きを見て確かめる。このとき，異常な動作音や異臭がないこと。	
5．酸素濃度の確認	酸素濃度計を用いて供給酸素濃度を測って記録し，許容される誤差内にあること。	
6．換気量の確認	換気量モニターやスパイロメータを用いて，1回または分時換気量を測って記録し，設定値と実測値が許容される誤差内にあること。	

表1 人工呼吸器の使用前の点検項目（つづき）

点検項目	内容	合否
7．気道内圧の確認	気道圧モニターや気道内圧計で最大吸気圧，PEEP〔CPAP（持続気道陽圧）時の差圧〕を測って記録し，設定値と実測値が許容される誤差内にあること。	
8．手動換気の確認	手動換気を行うごとに呼吸回路にガスが送られ，テスト肺がふくらむこと。	

D．警報動作の確認

点検項目	内容	合否
1．気道内圧警報の確認	C）3．で設定した換気条件に従って上限および下限警報を設定する。換気条件を変えないでそれぞれの警報設定を変えるとき，警報が鳴ること。 （例：気道内圧上限・下限，低圧・高圧）	
2．換気量警報の確認	C）3．で設定した換気条件に従って上限および下限警報を設定する。換気条件を変えないでそれぞれの警報設定を変えるとき，警報が鳴ること。 （例：1回または分時換気量上限・下限）	
3．酸素濃度警報の確認	C）3．で設定した酸素濃度に上限・下限警報を設定する。濃度設定を変えないでそれぞれの警報設定を変えるとき，警報が鳴ること。 （例：酸素濃度上限・下限）	
4．回路はずれ時の警報確認	患者接続部を大気開放にしたとき，気道内圧の低下を示す警報が作動すること。 （気道内圧下限，低圧，あるいは無呼吸）	
5．消音動作の確認	気道内圧あるいは換気量に関する警報を作動させ，消音スイッチを押してから所定の時間が過ぎたとき，再び警報音が鳴ること。	

E．使用直前の最終チェック

点検項目	内容	合否
1．加温加湿の状態	患者接続部において，適正な温度にガスが暖められ，かつ十分な湿度があること。	
2．ネブライザ動作の確認	ネブライザから噴霧される薬液が患者接続口に到達していること。 ネブライザ動作により，換気条件の見直し・変更の必要がある機種では，取扱説明書に従って行う。	

〔生命維持装置である人工呼吸器に関する医療事故防止対策について．厚生労働省医薬局長通知（医薬発第248号），平成13年3月27日より引用〕

4）定期的な機能点検

人工呼吸器の性能を長期に維持するためには，故障や劣化で作動不良になる前に，また故障の有無にかかわらず定期的な機能点検やオーバーホールが必要である。この点検は専門的な知識と技術を必要とするため，人工呼吸器メーカの技術者または臨床工学技士が行うことになる。定期的な点検は少なくとも年2回は実施すべきであるが，使用頻度などを考慮して計画的に行うことが必要である。

【2】滅菌と消毒

医療現場で行われる滅菌と消毒は，安全な医療を遂行するための原点であり，治療に使用している医療機器・器材の滅菌や消毒は感染防止には欠くことができないものである。

1）滅菌・消毒とは

滅菌とは，無菌の状態を達成するためのプロセスであり，すべての微生物を対象とし，それを殺菌または除去する処理法である。現在，無菌保証

表2 人工呼吸器の使用中の点検項目

A. 呼吸回路・加温加湿器

点検項目	内容	合否
1. 呼吸回路の確認	呼吸回路のチューブやコネクタ類の接続がしっかりしており、ひび割れや破損がなく、リークがないこと。	
2. 加温加湿器の動作確認	設定温度や湿度で安定していること。滅菌蒸留水の補給を要する機種では加湿チャンバ内の水位をチェックすること。人工鼻の場合、交換時期に備えて新しいものを用意する。	
3. 呼吸回路内の過剰水分の排出	呼吸回路内に水の貯留などがみられるとき、回路内ウォータートラップからこれらを排出する。必要であれば、呼気弁も点検すること。	

B. 換気動作の確認

点検項目	内容	合否
1. 換気条件の設定	医師から指示された設定条件が維持されていること。	
2. 換気動作の目視確認	患者の胸の動きと気道内圧計の指示を見て、所定の換気動作が行われていること。また、異常な動作音や異臭がないこと。	
以下3.〜6.は患者より呼吸回路をはずして行う場合もあるので、必ず容態を確認し、医師の許可を得ること。		
3. 酸素濃度の確認	酸素濃度計を用いて供給酸素濃度を測って記録し、許容される誤差内にあること(±10%)。	
4. 換気量の確認	換気量モニターやスパイロメーターを用いて、1回または分時換気量を測って記録し、設定値と実測値が許容される誤差内にあること(±10%)。	
5. 気道内圧の確認	気道圧モニターや気道内圧計で最大吸気圧、PEEP〔CPAP(持続気道陽圧)時の差圧〕を測って記録し、設定値と実測値が許容される誤差内にあること(±10%)。	
8. 手動換気の確認	手動換気を行うごとに呼吸回路にガスが送られ、テスト肺がふくらむこと。	

C. 警報設定の確認

点検項目	内容	合否
1. 警報条件の設定	医師から指示された設定条件が維持されていること。	

〔生命維持装置である人工呼吸器に関する医療事故防止対策について.厚生労働省医薬局長通知(医薬発第248号).平成13年3月27日より引用〕

レベル[*1](sterility assurance level:SAL)として10^{-6}レベルが採用されている[3]。滅菌法には高圧蒸気滅菌,酸化エチレンガス滅菌,過酸化水素ガスプラズマ滅菌,放射線滅菌などがあるが,呼吸療法に関連する多くの器材には非耐熱性のために高温で熱処理できないものがあるため,高圧蒸気滅菌の際には注意が必要である。

消毒とは,生存する微生物の数を減少するために行われる処理法であり,医療機器や器材は非耐熱性のものが多いため消毒には消毒薬が用いられる。また,消毒薬には一定のスペクトルがあり,それぞれの消毒薬にはそれに抵抗する微生物が必ず存在するため,注意が必要である(**表4**)[4]。

なお,消毒はその効力の水準によって高水準消

[*1]:この概念は確率的なものである。そのために無菌(滅菌)保証レベルを設定し,これを達成した状態を滅菌と定義している。一般的に10^{-6}(1個の微生物が生き残る確率:1/1,000,000以下)のレベルが基準である。

表3 人工呼吸器の使用後の点検項目

A．呼吸回路・加温加湿器

点検項目	内容	合否
1．呼吸回路の取りはずし	ディスポーザブルのものは廃棄し，リユーザブルのものは定められた方法で消毒または滅菌を行う。	
2．加湿チャンバ，人工鼻の取りはずし	これらはディスポーザブルである場合が多いので，廃棄する。	
3．機種固有部品の扱い	取扱説明書に従い，新品との交換，あるいは消毒や滅菌を行う。	
4．加温加湿器の作動停止	必ず先に電源スイッチを切り，電源コンセントから電源プラグを抜くこと。破損した箇所がないこと。薬液や血液で汚染された箇所があれば，清掃すること。	

B．人工呼吸器

点検項目	内容	合否
1．人工呼吸器の作動停止	必ず先に電源スイッチを切り，電源コンセントから電源プラグを抜くこと。破損した箇所がないこと。空気と酸素耐圧管を供給ガス源からはずす。耐圧ホースや接続部に不具合や破損がないこと。薬液や血液で汚染された箇所があれば，清掃すること。	
2．定期点検時期の確認	積算時間計あるいはメンテナンス記録を見て，製造元などの定期点検時期にある場合，速やかに定期点検を実施する。	
3．取扱説明書	人工呼吸器や加温加湿器，および付帯するものについての取扱説明書がいつでも見られる状態になっていること。	

〔生命維持装置である人工呼吸器に関する医療事故防止対策について．厚生労働省医薬局長通知（医薬発第248号）．平成13年3月27日より引用〕

毒（多数の細菌芽胞を除くすべての微生物を殺滅することが期待できるもの），中水準消毒（結核菌，栄養型細菌，ほとんどのウイルスおよび真菌を不活性化するが，必ずしも細菌芽胞を死滅させるわけではないもの），低水準消毒（細菌のほとんど，数種のウイルスおよび数種の真菌を死滅させることはできるが，結核菌や細菌芽胞などの抵抗性のある微生物を殺滅できるかは期待できないもの）に定義されている[5]。現在，使用されている消毒薬は10種類程度であるが，それぞれの化学的特性を正しく理解して使用することが重要である。消毒薬を適切に使用するには，目的とする微生物に効力のある適切な消毒薬を選択する，求められる消毒レベルに合致している消毒薬を選択する，消毒する対象物に応じ消毒薬を選択する，適正な濃度，時間，温度を守ることなどが必要である。

2）呼吸療法関連用具の消毒

機器・器材の消毒に対するアプローチについては，Spauldingの提唱した分類があり[6]，「消毒薬の選択および使用に関するAPICガイドライン」などで広く活用されている[5]。この分類は，クリティカル（体内の無菌の組織や血管内に使用されるもの），セミクリティカル（粘膜や創に接触するもの），ノンクリティカル（医療機器の表面やヒトの皮膚に触れるもの）の3つのカテゴリーに分類されており，この分類に従って対象となる医療器材（呼吸回路，機器本体）の消毒のレベルを検討すればよい。

①呼吸回路の消毒

呼吸回路などを通過するガスや加湿水などの飛沫が呼吸器粘膜に触れるためセミクリティカル器具に分類される。そのため各接続部を分解し高水準消毒を実施する必要があるが，現状では緑膿菌

表4　微生物別にみた消毒薬の殺菌効力

消毒剤		細菌					結核菌	真菌	ウイルス		
		グラム陽性菌			グラム陰性菌						
		一般細菌	MRSA	芽胞	一般細菌	緑膿菌			一般ウイルス	HBV	HIV
高水準	グルタラール	◎	◎	◎	◎	◎	◎	◎	◎	◎	◎
中水準	消毒用エタノール	◎	◎	×	◎	◎	◎	○	◎	×	◎
	次亜塩素酸ナトリウム	◎	◎	○	◎	◎	◎	○	◎	◎	◎
	ポビドンヨード	◎	◎	○	◎	◎	◎	○	◎	◎	◎
	フェノール	◎	◎	×	◎	◎	◎	○	×	×	×
	クレゾール石けん	◎	◎	×	◎	◎	◎	○	×	×	×
低水準	塩化ベンゼトニウム	◎	◎	×	◎	◎	×	○	○	×	×
	塩化ベンザルコニウム	◎	○	×	◎	◎	×	○	○	×	×
	グルコン酸クロルヘキシジン	◎	○	×	◎	○	×	○	○	×	×
	塩酸アルキルジアミノエチルグリシン	◎	○	×	◎	○	×	○	○	×	×

◎：有効，○：効果弱い，×：無効．MRSA：メチシリン耐性黄色ブドウ球菌，HBV：B型肝炎ウイルス，HIV：ヒト免疫不全ウイルス．
(ICHG研究会編．院内感染予防対策のための滅菌・消毒・洗浄ハンドブック．東京：メディカルチャー；1999より引用)

などのグラム陰性菌の場合が多いためアルコールなどを用いて中水準消毒を行う．

②機器本体の消毒

機器本体表面はノンクリティカル器具に分類され，低水準または中水準消毒薬を用いて消毒を行う．体液などの汚染物は付着したままでの消毒は消毒効果が期待できないため，水またはぬるま湯で十分に汚染物を洗い落とした後に消毒を行う必要がある．また，関連する器材の滅菌・消毒は，関連するメーカが推奨する方法で実施し，不明の場合は必ず問い合わせる必要がある．

〈参考文献〉

1) 渡辺　敏．呼吸療法装置の取扱いと保守．ME機器の基礎知識と安全管理．改訂第2版．東京：南江堂；1993．p.272-87.
2) 生命維持装置である人工呼吸器に関する医療事故防止対策について．厚生労働省医薬局長通知（医薬発第248号）．平成13年3月27日．
3) 大久保　憲．医療施設における滅菌・消毒．クリニカルエンジニアリング2003；14（12）：1237-40.
4) ICHG研究会編．院内感染予防対策のための滅菌・消毒・洗浄ハンドブック．東京：メディカルチャー；1999．p.16-34.
5) William A, Rutala. APIC Guideline for selection and use of disinfectants, 1996. Am J Infect Control 1996；24. 313-42.
6) Spaulding EH. Chemical disinfection of medical and surgical materials. In：Lawrence CA, Block SS. editors. Disinfection, sterilization and prevention. Philadelphia：Lea & Febiger；1968. p.517-31.

（北里大学医療衛生学部臨床工学専攻　廣瀬　稔）

7 薬物療法

到達目標

- □ おのおのの薬物の薬理作用，作用機構の基礎を理解する
- □ 薬物の適応と適切な投与法について理解する
- □ それぞれの主な副作用，使用してはいけない状況，対策などについて理解する

目次項目

1. 気管支拡張薬
   - 種類
   - 薬理作用と適応・副作用
2. 去痰薬
3. 鎮咳薬
   - 中枢性鎮咳薬
   - 末梢性鎮咳薬
4. 抗微生物薬（抗菌薬，抗結核薬，抗真菌薬，抗ウイルス薬）
   - 総論
   - 呼吸器感染症の基礎的事項
   - 主な抗菌薬とその選択
   - 副作用
5. 副腎皮質ステロイド薬
   - 薬理，作用機序
   - 適応，主な薬剤と投与法
   - 副作用
6. 呼吸促進薬
   - 呼吸中枢刺激薬
   - 麻薬拮抗薬
7. 強心利尿薬
8. 抗アレルギー薬

【1】気管支拡張薬

1）種類

気管支拡張薬は，気管支平滑筋を弛緩させ，気道の拡張をもたらす薬剤である。β_2アドレナリン受容体刺激薬（一般には「β_2刺激薬」と略す），キサンチン誘導体，抗コリン薬などがある。またαアドレナリン受容体遮断薬やカルシウム拮抗薬にも気管支拡張作用が認められる。

2）薬理作用と適応・副作用

気管支拡張薬の最もよい適応は気管支喘息であり，その臨床所見の主体を占める気道収縮が改善される。そのほかの呼吸器疾患では慢性閉塞性肺疾患（chronic obstructive pulmonary disease：COPD），すなわち慢性気管支炎と肺気腫症で標準的に用いられる。

① β_2刺激薬

a）薬理作用と主な製剤

副腎髄質から分泌されるホルモンであるアドレナリン（エピネフリン）は，交感神経刺激作用をもち，血圧上昇，血管拡張，気管支拡張，子宮収縮などの反応を起こす。1984年Ahlquistは，これらの作用をα作用とβ作用に分類した。主として興奮作用をα作用とし，主として抑制作用をβ作用とした。β作用はさらにβ_1，β_2，β_3作用とに分類される。α（α_1，α_2）作用には気管支収縮，血管収縮，子宮収縮，脂肪分解作用などがある。β_1作用は主として心臓に作用して心筋収縮力増加，心拍数増加などを起こす。β_2作用は主として気管支に作用するもので，気管支拡張，血管拡張，四肢振戦などを起こす。また，β刺激薬には線毛運動刺激作用もあり，生体防御上有利に働く。

これらの作用はそれぞれの臓器にあるα（α_1，

α_2) 受容体, β_1, β_2, β_3受容体を介して効果を発現する。

アドレナリンはカテコール核にアミノ基が結合した構造をもつ。このような構造をもつ物質を総称してカテコラミンといい, アドレナリンに類似の作用を生体に及ぼす。カテコラミンに属する薬剤は多数あり, 主としてα作用の強いもの, β_1あるいはβ_2作用の強いものなどがあって, それぞれ使用目的に合う薬剤が開発されている。

気管支拡張薬としては, 主としてβ_2作用の強いものが選ばれる (表1)。しかし同時にβ_1作用もいくらかはあるため, 動悸(頻脈), 血圧上昇などが副作用となる。代表的な薬剤でα作用の強いものの順に挙げると, アドレナリン>ノルアドレナリン>イソプロテレノールとなり, β_2作用の強い順ではこれとは逆にイソプロテレノール>アドレナリン>ノルアドレナリンとなる。近年β_2選択性がさらに強くなり, また効果持続時間の長い薬剤として, 塩酸プロカテロール, ツロブテロールなどの薬剤が開発されている (表1)。

カテコラミンは, サイクリックAMP (cAMP) を増加させることにより気管支拡張作用を発現する。その作用機序は図1に示すように, 細胞膜の外側にβ_2受容体があり, これに刺激薬が結合すると細胞膜内にあるアデニル酸シクラーゼを活性化し, 活性化したアデニル酸シクラーゼは細胞内のATPをcAMPに変換する。cAMPの増加とともに気管支平滑筋の緊張が弛緩し気管支が拡張する。一方, cAMPはホスホジエステラーゼにより5-AMPとなり不活化される。受容体には, 作用しているもののほか余剰の受容体があり, 刺激薬を長期間使用していると余剰の受容体の数が減少する。その結果, 作用効果が減少し, これをタキフィラキシという。

b) 投与法

通常, 吸入・注射・経口により投与される。喘息が最も主要な適応疾患である (表1)。

表1 主なカテコラミン製剤

薬剤名	商品名	作用選択性	投与法	用量, 特徴
エピネフリン	ボスミン	$\alpha > \beta$	皮下注射	1回 0.2〜0.3 mg
イソプロテレノール	アスプール	$\alpha < \beta$ $\beta_1 > \beta_2$	吸入(ネブライザ)	発作時に用いるが, 心臓刺激作用のためあまり用いられない。
硫酸オルシプレナリン	アロテック	$\alpha < \beta$ $\beta_1 ≒ \beta_2$	吸入(ネブライザ), 内服	発作時に用いるが, 心臓刺激作用のためあまり用いられない。
硫酸サルブタモール	ベネトリン サルタノール	$\alpha ≒ 0$ $\beta_1 < \beta_2$	吸入(MDI, ネブライザ), 内服	発作時にMDIでは1回1〜2吸入, ネブライザでは1回 0.3 ml, 内服では1回1錠を1日3回
硫酸テルブタリン	ブリカニール	$\alpha ≒ 0$ $\beta_1 < \beta_2$	内服	1回2錠を1日3回
塩酸クレンブテロール	スピロペント	$\alpha ≒ 0$ $\beta_1 < \beta_2$	内服	1回2錠を1日2回
塩酸プロカテロール	メプチン	$\alpha ≒ 0$ $\beta_1 < \beta_2$	吸入(MDI), 内服	発作時にMDIでは1回1〜2吸入 内服では1回1錠を1日2回
塩酸ツロブテロール	ホクナリンテープ	$\alpha ≒ 0$ $\beta_1 < \beta_2$	貼付	1日1回 2 mg
臭化水素酸フェノテロール	ベロテック	$\alpha ≒ 0$ $\beta_1 < \beta_2$	吸入(MDI), 内服	発作時にMDIでは1回1〜2吸入 内服では1回1錠を1日3回
キシナホ酸サルメテロール	セレベント	$\alpha ≒ 0$ $\beta_1 < \beta_2$	吸入(ロタディスク)	わが国初の長時間作用型吸入β_2刺激薬, 1回1吸入, 1日2回

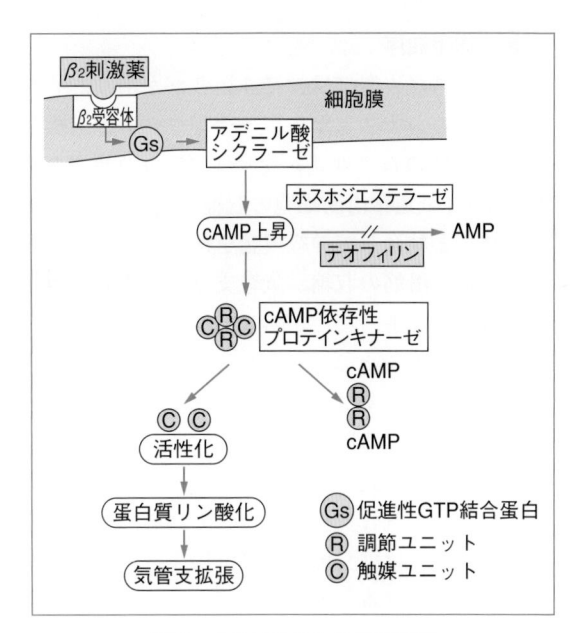

図1 カテコラミンの作用機序
(水島 裕編．今日の治療薬．2004 年版．東京：南江堂；2004 より引用)

● 吸入法

気道粘膜に直接作用して即効性があり，副作用も比較的少ない．携帯用定量噴霧器（metered dose inhaler：MDI）による吸入は，効果が一定であり，しかも確実で，副作用も軽減できる．短時間作用型と長時間作用型とに大別され，わが国ではほとんどが短時間型の MDI であり，気管支喘息の発作治療では第一選択である．一方，硫酸サルブタモールなどを希釈水溶液とし，電動ネブライザや超音波ネブライザによりエアゾールとしても吸入する．

キシナホ酸サルメテロールは長時間作用型吸入 β_2 刺激薬で，喘息の長期管理薬として副腎皮質ステロイド吸入薬と併用される．

● 注射法

喘息発作の緊急療法として行うことがある．通常用いられるのはエピネフリンで，1 回 0.2～0.3 mg を皮下に注射する．即効性があるが，動悸，頻脈，血圧上昇などの副作用がある．

● 経口投与

気管支喘息で適応となるが，喘息の国際的ガイドライン（後述）では評価されておらず，使用頻度は減少傾向にある．

● 貼付法

市販されているのは塩酸ツロブテロールのみである．1 日 1 回貼付すると 24 時間効果が持続する．

c) 副作用と禁忌

アドレナリン作動薬は，その作用から血圧上昇，頻脈，動悸，振戦，興奮などがある．頻脈性不整脈，本剤過敏性，授乳中などは本剤の禁忌であり，高血圧症，動脈硬化症，糖尿病，甲状腺機能亢進症などでも注意する．近年の選択的刺激薬では減少したものの，軽度ではあるが副作用が認められる．

② キサンチン誘導体

a) 薬理作用

キサンチン誘導体は，カフェインと同様にキサンチン核にメチル基が付いたメチルキサンチンを基本構造とする（表2）．キサンチン誘導体は，強力な気管支拡張作用を有すると同時に，心臓その他の臓器に諸種の薬理作用をもっている．気管支喘息や COPD を主な適応疾患とするが，種々の呼

表2 主なキサンチン製剤

薬剤名	商品名	投与法	用量	特徴・備考
テオフィリン	テオドール	経口	1 回 100～200 mg を 1 日 2 回	12 時間作用型
	テオロング			12 時間作用型
	ユニフィル		1 回 400 mg を 1 日 1 回	24 時間作用型
	テオドリップ	点滴注射	1 回 200 mg を 1 日 2 回*	発作時の治療に用いる．
アミノフィリン	ネオフィリン	点滴注射 経口	1 回 250 mg を 1 日 2 回* （テオフィリンとして 200 mg）	発作時の治療に用いる． 経口はほとんど用いない
コリンテオフィリン	テオコリン	経口		現在はほとんど用いない

*：点滴量と投与時間は，既投与の有無・体格・肝機能・個人差などにより決定．

吸器疾患に重要な薬剤である。

ホスホジエステラーゼの作用を阻害するため，cAMPの減少を抑えて気管支拡張作用を示すとされるが（図1），アデノシン受容体に対する拮抗作用やカルシウムイオンの細胞内流入抑制作用などもあり，気管支拡張作用機構の詳細は不明である。キサンチン誘導体は気管支平滑筋の弛緩作用のほか，心筋・骨格筋の興奮作用があり，呼吸不全時の横隔膜の呼吸運動を増強するといわれている。また中枢神経興奮作用，利尿作用，強心作用もある。最近，喘息で認められる気道炎症に対して，抗炎症作用を有することも報告されている。

b）投与法（表2）

キサンチン誘導体は，静注，点滴あるいは経口で投与される。吸入として使われることはない。気管支喘息発作時にわが国で伝統的にアミノフィリンの点滴静注が使用されてきたが，欧米では有効濃度と中毒濃度とが重なっていることなどからあまり用いられない。しかし近年，気管支拡張作用に加え，喘息でみられるアレルギー性気道炎症に対して抗炎症作用が示され，慢性期の治療に用いられる。呼吸不全でも病態に応じて使用されることがある。キサンチン誘導体の投与中には血中濃度を経時的にモニターし，有効濃度域で用いるようにし（一般に $5\sim15\,\mu g\cdot ml^{-1}$），中毒量にならないようにコントロールする。

c）副作用

副作用としては，嘔気・嘔吐・上腹部痛などの消化器症状，不眠・神経過敏・痙攣などの中枢神経症状，頻脈・不整脈・血圧低下・ショックなどの循環器症状がある。特にアミノフィリン静注を急速に行ったときの血圧低下はショックとなり死亡することもあるので，必ず点滴で用いる。血中濃度の測定が副作用を防止するために行われる。

③抗コリン薬

アトロピンを代表とする抗コリン薬も気管支拡張作用があるが，全身投与では副作用などのためあまり使われていなかった。吸入薬の臭化イプラトロピウム（アトロベント®）や臭化オキシトロピウム（テルシガン®）などが特にCOPDで使われる。ムスカリン（M_3）受容体特異的な抗コリン薬，臭化チオトロピウム（スピリーバ®）が市販された。

a）作用機序

副交感神経末端には神経筋接合部があり，その神経末端のシナプスからアセチルコリンが遊離され筋接合部のムスカリン受容体（5つのサブタイプがあり，気道平滑筋細胞の収縮に関わるのは M_3 受容体）と結合して神経興奮を伝達する。その結果，気道平滑筋の収縮，気管支分泌，唾液・消化液の分泌の亢進，などが起こる。抗コリン薬は，アセチルコリンと M_3 受容体の結合を競合的に抑制するが，吸入薬は分泌液の粘稠度を高めることなく気管支拡張作用を示す。

b）投与法と副作用

COPDでの気管支拡張薬としての第一選択である。COPDでは副交感神経優位になっているため効果が期待される。吸入のため，抗コリン薬の副作用である血圧上昇，眼圧上昇，尿道収縮作用もほとんどないため，高齢者にも使用可能である。主な禁忌は，緑内障，前立腺肥大症，アトロピン過敏症である。

【2】去痰薬

各種呼吸器疾患では気道内分泌物を伴い，これが気道内の気流障害をもたらす。分泌された分泌物をできるだけ喀出する（去痰）ことが換気不全を軽減するのに役立つ。一般に去痰薬とは，①気道内分泌物の粘稠度を低下させる，②粘液線毛輸送系を賦活する，③ムチン分泌を抑制する，などにより痰を喀出しやすくすることを目的とする薬剤である。しかし病状によってはあまり粘稠度を低下させるとかえって痰の切れが悪くなり，喀出しにくくなる。痰の物理化学的性状ばかりではなく，咳による喀出力，線毛の運動能力など生体の因子も併せて改善しなければならない。

主な去痰薬を表3に示す。

システイン系薬剤は，アミノ酸の一種であるシステインと，その類似アミノ酸であり，粘液溶解薬とも呼ばれ，痰のムコ蛋白のS-S基を切断し，粘度を減少させることにより去痰の作用をする。

塩酸ブロムヘキシンは，錠剤，細粒，シロップなどの内服薬のほか，経口投与困難な場合，筋注，静注用液剤，吸入用剤もあり使用される。

表3 主な去痰薬

	一般名	商品名	投与法	用量
気道分泌促進薬	塩酸ブロムヘキシン	ビソルボン	経口，吸入，注射	1回1錠1日3回，吸入1回4 mg，注射1回4 mg
	桜皮エキス	ブロチン	経口	1回1 g 1日3回
気道潤滑薬	塩酸アンブロキソール	ムコソルバン	経口	1回1錠1日3回
システイン系	アセチルシステイン	ムコフィリン	吸入	1回1〜4 ml
	塩酸エチルシステイン	チスタニン	経口	1回1錠1日3回
気道粘液修復薬	カルボシステイン	ムコダイン	経口	1回1〜2錠1日3回
	フドステイン	クリアナール スペリア	経口	1回2錠1日3回

塩酸アンブロキソールは内服で用いられ，肺サーファクタントの分泌促進作用をもつ。

フドステインは，粘液修復作用のほか，痰の主成分であるムチンを分泌する気道上皮杯細胞の過形成抑制作用が実験的に示されている。

【3】鎮咳薬

咳は本来気道内に入った異物を除去するための生体の防御反応であり，生体にとって重要な機能である。特に呼吸器感染症にみられる膿性の過剰な分泌物を喀出することは換気を改善し，また感染の培地となる痰を除去することになり，咳嗽反射は重要である。しかし過剰の刺激性咳，特に分泌物を伴わない乾性咳の場合は，呼吸器の安静を阻害し睡眠を障害し，疾患の主要症状となって生体にとって不利になることも多い。そのような場合，過剰の咳反射を止めて症状を改善するため鎮咳薬が使われる。

鎮咳薬の種類は通常下記のように，中枢性鎮咳薬，末梢性鎮咳薬に分類し，さらに中枢性鎮咳薬を麻薬性と非麻薬性とに分類する。鎮咳薬の使用は，あくまでも対症療法であり，原因疾患の治療を優先する。一般にまず非麻薬性を用い，必要に応じて麻薬性を用いる。

主要な鎮咳薬を麻薬と非麻薬に分類し，列記したのが表4である。

表4 主な鎮咳薬

	一般名	商品名	投与法
麻薬系	リン酸コデイン	リン酸コデイン	経口
	リン酸ジヒドロコデイン	リン酸ジヒドロコデイン	経口
	オキシメテバノール	メテバニール	経口
非麻薬系	ノスカピン	ノスカピン	経口
	臭化水素酸デキストロメトルファン	メジコン	経口
	ジメモルファン	アストミン	経口
	ヒベンズ酸チペピジン	アスベリン	経口
	塩酸エプラジノン	レスプレン	経口
	クロペラスチン	フスタゾール	経口
	シャゼンソウ	フスタギン	経口
	桜皮エキス	ブロチン	経口
	リン酸ベンプロペリン	フラベリック	経口

1）中枢性鎮咳薬

①麻薬系

a）アヘンアルカロイドおよび半合成誘導体

リン酸コデイン，リン酸ジヒドロコデインなどがある。

リン酸コデインは麻薬の一種。モルヒネ類似作用があり，中枢性の強力な鎮咳薬で，鎮痛・止痢作用もある。通常1日60 mgを分3回服用する。連用すると耐性を生ずるので連用を避ける。便秘を起こしやすく緩下薬を併用するとよい。衰弱者に対しては呼吸抑制，血圧変動を起こすことがある。

b）合成化合物

オキシメテバノールなどがある。

②非麻薬系

表4のようなものがある。

2）末梢性鎮咳薬

含嗽薬，去痰薬，気管支拡張薬，抗ヒスタミン薬が含まれる。

【4】抗微生物薬（抗菌薬，抗結核薬，抗真菌薬，抗ウイルス薬）

1）総論

細菌が産生する抗菌作用を有する物質を抗生物質といい，化学的に合成された抗菌物質を化学療法薬という。前者はその構造などから，ペニシリン系，セフェム系，マクロライド系，テトラサイクリン系，アミノグリコシド系，ペプチド系などに分類され，それぞれ体内動態，適応症，副作用などに特徴がある。後者の代表はキノロン系であり，現在臨床的によく使われるのはニューキノロン薬といわれる一群である。結核や非結核抗酸菌症〔かつては非定型抗酸菌症（atypical mycobacteriosis：AM）といわれた〕では使用する薬剤と組合せに特徴があるため別個に扱うことが多い。真菌は細菌とは異なり真核生物なため，一般の抗菌薬は無効であり，抗真菌薬といわれる薬剤を用いる。ウイルスは真核細胞に侵入し，その細胞内小器官を用いて増殖するため，現在でも限られたウイルスに対してしか治療薬はない。

2）呼吸器感染症の基礎的事項

呼吸器感染症は，日常臨床で極めて頻度の高い呼吸器疾患であり，また各種の慢性呼吸器疾患における極めて重要な合併症である。その詳細は成書を参照されたいが，ここでは薬物療法上，必要最小限の事項を略述する。

①呼吸器感染症の分類

経過から：急性，慢性
部位から：
- 上気道炎（かぜ症候群を含む）：鼻炎，咽頭炎，喉頭炎，扁桃腺炎
- 下気道：気管支炎
- 肺炎
- 胸膜炎・膿胸

②原因微生物の検索

感染症治療の原則は起炎菌（原因となる微生物）の同定とそれに対する選択的な薬剤を用いることである。検索のための検体として，喀痰が最も主要なものであり，そのほか咽頭ぬぐい液，気道内吸引液，胸水，血液，気管支鏡検査時に得られる気道洗浄液などが用いられる。

a）一般細菌の検索

まず塗抹検査（グラム染色）で球菌，桿菌とその染色性を調べる。特に肺胞マクロファージや多核白血球に貪食されている場合は原因的意義が高い。代表的な病原細菌では，グラム陽性球菌として，肺炎球菌（双球菌といって2つ並んでいることが多い），溶血連鎖球菌，黄色ブドウ球菌など，グラム陰性桿菌として肺炎桿菌，インフルエンザ桿菌，緑膿菌などがある。各種培地による培養同定で病原菌が検出されれば確定できるが，時間がかかるため抗菌薬物療法開始時には間に合わないことが多い。また，喀痰培養では，*Neisseria, α-Streptococcus* などの口腔内常在菌が検出されるが「正常菌叢（normal flora）」と判定される。一方，非定型肺炎と総称されるマイコプラズマ，クラミジア，レジオネラなどでは培養が困難なため，血清学的診断が行われる。最近，レジオネラに対しては尿中抗原の検出が迅速検査として可能となった。

b）抗酸菌

喀痰の塗抹検査（チール-ニールセン染色か蛍光染色）と培養検査を行う。また，遺伝子診断法として，核酸増幅（polymerase chain reaction：

PCR）法があり，結核菌と，非結核抗酸菌症のうち最も頻度の高い *Mycobacterium avium-intracellulare*（MAC症）の検出に使用されている。塗抹検査（チール-ニールセン染色）の結果はわが国ではながらくガフキー号数で表示されてきたが，現在は国際的に（±）〜（＋＋＋）まで4段階に統一されている*1。培養法はわが国では長年にわたり小川培地が標準的であったが，現在では液体培地が使用されることが多い。培養が陽性の場合は，同定検査，ナイアシン試験（陽性なら結核菌，陰性なら非結核菌）および薬剤感受性試験を行う。また，遺伝子診断法による同定検査が用いられる。

c）真菌

塗抹検査は通常のグラム染色に加え，グロコット染色が行われる。これは，真菌のほか，ニューモシスチスの検出に有用である。培養検査としてはサブロー培地が用いられるが，日数がかかり検出率もさほど高くない。血清学的診断法として，β-D-グルカン（アスペルギルス，カンジダ，ニューモシスチスで上昇），アスペルギルス抗原価，クリプトコックス抗原価などが測定される。

d）ウイルス

咽頭ぬぐい液や鼻腔擦過物を用いたインフルエンザ迅速キットが普及している。免疫不全状態で起こるサイトメガロウイルス感染症には，血中抗原検出（サイトメガロウイルス・アンチゲネミア）が行われる。そのほかは，抗体検査が一般的である。

3）主な抗菌薬とその選択（表5）

①ペニシリン系

細菌の細胞壁の合成を阻害する。グラム陽性球菌や嫌気性菌に抗菌力が強い。さらに，グラム陰性桿菌にも抗菌力を有するものがある。また，細菌が産生する抗菌力をなくす物質（βラクタマーゼ）を阻害する物質との合剤もある。経口，注射とも広く用いられる。

②セフェム系

強力かつ幅広い抗菌力を有し，広く用いられている。第一〜第四世代までに分類されている。世代が進むにつれ，院内感染症で重要なグラム陰性桿菌への抗菌スペクトラムが広がるが，反面グラム陽性球菌への抗菌力が減少する。したがって，これら広域スペクトラム抗菌薬を安易に使用すると，個体での菌交代現象をもたらすうえに，薬剤耐性菌を助長するので注意が必要である。

③モノバクタム系

アザクタムなど。グラム陰性菌に限定した抗菌力をもつ。

④カルバペネム系

ブドウ球菌，肺炎球菌などのグラム陽性球菌から，大腸菌，肺炎桿菌，緑膿菌などのグラム陰性桿菌まで極めて広汎なスペクトラムと強力な抗菌作用をもつ。したがって，耐性菌予防のため，安易に使用しない。

⑤マクロライド系

細菌の蛋白合成を阻害する。化学構造から14，15，16員環に分類される。14員環の原型であるエリスロマイシンに加え，ニューマクロライド系といわれるクラリスロマイシン，ロキシスロマイシン，15員環のアジスロマイシンが主流となっている。グラム陽性球菌に抗菌力を有するが，わが国をはじめとしてその耐性化が問題となっている。マイコプラズマ，クラミジア，オウム病クラミジア，レジオネラ菌には有効である。クラリスロマイシンは非結核抗酸菌症のうちのMAC症にも使用される。また，それらの少量（通常量の半分）かつ長期（3カ月以上）投与がびまん性汎細気管支炎をはじめとする各種慢性気道感染症（慢性副鼻腔炎，副鼻腔気管支症候群，気管支拡張症など）に有効であることが明らかとなっている。類縁薬剤としてケトライド系のテリスロマイシンが市販された。主に内服で用いられるが，エリスロマイシンは注射でも使用される。

⑥テトラサイクリン系

グラム陽性球菌，マイコプラズマ，オウム病クラミジアなどに有効である。経口，注射とも使用される。

*1：塗抹判定

新しい記載法	ガフキー号数
±	1号→要再検
＋	2号
＋＋	5号
＋＋＋	9号

表5 主な抗菌薬

		一般名	略号	商品名	投与法	特徴・備考	主な副作用
一般細菌	ペニシリン系	ベンジルペニシリンカリウム	PCG	ペニシリンGカリウム	注射，60〜240万単位，分2〜4	ペニシリン共通の禁忌：アレルギー，伝染性単核症	アレルギー 腸内菌叢の変動による下痢 偽膜性腸炎 皮膚粘膜眼症候群(Stevens Johnson症候群)
		アンピシリン	ABPC	ビクシリン	経口，注射(1〜4g，分2)		
		アモキシシリン	AMPC	サワシリン	経口，0.75〜1g，分3〜4		
		トシル酸スルタミシリン	SBTPC	ユナシン	経口，0.75〜1.125g，分2〜3		
		アンピシリン・スルバクタム		ユナシンS	注射，6g，分2	βラクタマーゼ阻害薬のスルバクタム配合	
		ピペラシリン	PIPC	ペントシリン	注射，2〜4g，分2〜4	緑膿菌にも有効	
	セフェム系	セファゾリン	CEZ	セファメジンα	注射，1〜3g，分2〜3	第一世代（グラム陽性球菌に強い）	アレルギー 腸内菌叢の変動による下痢 偽膜性腸炎 皮膚粘膜眼症候群(Stevens-Jonson症候群)
		塩酸セフォチアム	CTM	パンスポリン	注射，0.5〜2g，分2	第二世代（大腸菌，肺炎桿菌などの一次感染菌に強い）	
		セフメタゾール	CMZ	セフメタゾン	注射，1〜2g，分2	セファマイシン系，βラクタマーゼに安定	
		セフォペラゾン	CPZ	セフォペラジン	注射，1〜2g，分2	第三世代，緑膿菌にも有効	
		セフスロジン	CFS	タケスリン	0.5〜1g，分2〜4	第三世代，緑膿菌専用	
		スルバクタム・セフォペラゾン		スルペラゾン	注射，1〜2g，分2	セフォペラゾンとβラクタマーゼ阻害薬の配合	
		セフタジジム	CAZ	モダシン	注射，1〜2g，分2	第三世代，緑膿菌にも有効	
		硫酸セフピロム	CPR	ブロアクト	注射，1〜2g，分2	第四世代（ブドウ球菌を含むグラム陽性球菌と，緑膿菌を含むグラム陰性桿菌に強い）	
		塩酸セフォゾプラン	CZOP	ファーストシン	注射，1〜2g，分2		
		セフェピム	CFPM	マキシピーム	注射，1〜2g，分2		
	モノバクタム系	アズトレオナム	AZT	アザクタム	注射，1〜2g，分2	βラクタマーゼに安定	
	カルバペネム系	イミペネム/シラスタチン	IPM/CS	チエナム	注射，0.5〜1g，分2	βラクタマーゼに安定	
		パニペネム/ベタミプロン	PAPM/BP	カルベニン	注射，1g，分2		
		メロペネム	MEPM	メロペン	注射，0.5〜1g，分2		
	経口セフェム系	セファクロル	CCL	ケフラール	経口，750mg，分3		
		塩酸セフォチアムヘキセチル	CTM-HE	パンスポリンT	経口，300〜600mg，分3	セフォチアムのプロドラッグ	
		セフロキシムアキセチル	CXM-AX	オラセフ	経口，750mg，分3	セフロキシムのプロドラッグ	
		セフジニル	CFDN	セフゾン	経口，300mg，分3		
		セフジトレンピボキシル	CDTR-PI	メイアクト	経口，300mg，分3		
		セフィキシム	CFIX	セフスパン	経口，100〜200mg，分2		

表5 主な抗菌薬（つづき）

		一般名	略号	商品名	投与法	特徴・備考	主な副作用
一般細菌	経口セフェム系	セフポドキシムプロキセチル	CPDX-PR	バナン	経口，200 mg，分2		
		塩酸セフカペンピボキシル	CFPN-PI	フロモックス	経口，300 mg，分3		
	マクロライド系	エリスロマイシン	EM	エリスロマイシン	経口（800～1,200 mg，分4～6），注射（600～1,500 mg，分2～3）		急速静脈内投与でショック内服では重篤なものは少ない（消化器症状や肝障害など）
		クラリスロマイシン	CAM	クラリス，クラリシッド	経口，400 mg，分2		
		ロキシスロマイシン	RXM	ルリッド	経口，300 mg，分2		
		アジスロマイシン	AZM	ジスロマック	経口，500 mg，分1, 3日		
	ケトライド系	テリスロマイシン		ケテック	経口，600 mg，分1, 5日		失神
	テトラサイクリン系	塩酸ドキシサイクリン	DOXY	ビブラマイシン	経口，100 mg，分1	乳幼児には使用しない（歯の着色）	消化器症状，腎障害，過敏症，めまい
		塩酸ミノサイクリン	MINO	ミノマイシン	経口，注射（100 mg，分1）		
	アミノグリコシド系	硫酸ゲンタマイシン	GM	ゲンタシン	注射，80～120 mg，分2～3		めまい・難聴，腎障害など
		トブラマイシン	TOB	トブラシン	注射，120 mg，分2		
		アミカマイシン	AMK	アミカシン	注射，100～200 mg，分1～2		
		アルベカシン	ABK	ハベカシン	注射，150～200 mg，分2	MRSA用	
	ニューキノロン系	オフロキサシン	OFLX	タリビッド	経口，300～600 mg，分2～3		消化器症状，過敏症，めまい，（一部の薬剤で横紋筋融解症，日光過敏，非ステロイド系消炎薬と併用で痙攣）
		レボフロキサシン	LVFX	クラビット	200～400 mg，分2		
		塩酸シプロフロキサシン	CPFX	シプロキサン	経口（200～600 mg，分2～3），注射（600 mg，分2）		
		ガチフロキサシン		ガチフロ	経口，300～600 mg，分2～3	高血糖，低血糖，糖尿病禁	
		メシル酸パズフロキサシン		パシル	注射，1,000 mg，分2		
	その他	塩酸バンコマイシン	VCM	塩酸バンコマイシン	注射	MRSA用	
		テイコプラニン	TEIC	タゴシッド	注射	MRSA用	
		ムピロシン	SBS	バクトロバン	鼻腔用軟膏	鼻腔用 MRSA 除菌	
抗酸菌		ストレプトマイシン	SM	ストレプトマイシン	注射	抗結核薬	聴神経障害，腎障害
		イソニアジド	INH	イスコチン	経口		神経障害，肝障害
		リファンピシン	RFP	リファジン	経口		肝障害
		エタンブトール	EB	エブトール	経口		視力障害
		ピラジナミド	PZA	ピラマイド	経口		肝障害，高尿酸血症

⑦アミノグリコシド系

　グラム陰性桿菌に強力な抗菌力を示す一方，グラム陽性菌や嫌気性菌には抗菌力が弱い。腎毒性が強い。注射で用いるが，時に吸入療法が用いられる。

⑧ニューキノロン系

　原型となるナリジクス酸などの薬剤は現在呼吸器領域で用いられることはない。ニューキノロン薬はグラム陽性球菌，グラム陰性桿菌に幅広い有効性をもつ。特にレボフロキサシン，ガチフロキサシンはrespiratory quinoloneといわれ呼吸器感染症に有効性が高い。経口薬が多いが，最近注射薬（塩酸シプロフロキサシン，メシル酸パズフロキサシン）も市販された。

⑨抗結核薬

　多剤併用短期療法が国際標準である。すなわち，RFP＋INH＋PZAにSMまたはEBの4剤を2カ月間投与し，その後RFP＋INH＋SMまたはEBの3剤を4カ月間投与して終了する。PZAが使用できない場合，RFP＋INH＋SMまたはEBの3剤を6カ月間投与し，その後RFP＋INHの2剤またはEBを加えた3剤を3カ月間投与する。

⑩抗真菌薬

　呼吸器感染症で問題となる深在真菌症のほとんどすべてに有効なのは，アムホテリシンB（ファンギゾン®）であり，点滴注射で用いるが，皮膚障害，顆粒球減少，肝障害，腎障害，発熱などの副作用が強い。そのほかネブライザで吸入投与が試みられることがある。イトラコナゾール（イトリゾール®）は特にアスペルギルスに有効とされ，内服で用いる。フルコナゾール（ジフルカン®）はカンジダ，クリプトコックス，アスペルギルスに経口・点滴で用いる。そのほか，フルシトシン（アンコチル®），ミコナゾール（フロリードF®）などがある。強力で副作用の比較的少ないミカファンギン（ファンガード®）も使用される。最近，アスペルギルスに優れた活性を有するボリコナゾール（ブイフェンド®）も市販された。

⑪抗ウイルス薬

　抗ウイルス薬としては，ヘルペスウイルス属に有効なアシクロビル（ゾビラックス®）のほか，サイトメガロウイルスに有効なガンシクロビル（デノシン®）がある。さらに最近インフルエンザウイルスに有効なリン酸オセルタミビル（タミフル®；カプセル・ドライシロップ）とザナミビル（リレンザ®吸入薬）が市販され臨床で汎用されるようになった。後2者は感染初期に重要なノイラミニダーゼを阻害する。したがって，発症後24～48時間以内に使用する。これらがインフルエンザA型・B型ともに有効なのに対して，塩酸アマンタジン（シンメトレル®；錠・細粒）は従来から市販されていたが，A型インフルエンザのみに有効であり，また耐性が生じやすいとされている。

⑫ニューモシスチス肺炎

　スルファメトキサゾール・トリメトプリム合剤（ST合剤）として，バクタ®（経口），バクトラミン®（経口，注射）が用いられる。また，イセチオン酸ペンタミジン（ベナンバックス®；注射・吸入）が用いられる。

　＊参考事項　肺炎の治療ガイドラインが最近各国で発表されている。わが国でも，日本呼吸器学会などから発表されており，抗菌薬の適正使用に役立つことが期待される。肺炎を市中肺炎と院内肺炎に大別し，さらに前者では肺炎球菌を中心とする定型肺炎とマイコプラズマ，クラミジアなどの非定型肺炎に分類し，宿主因子や重症度から抗菌薬の選択を解説している。その概要を表6，7に示す。

4）副作用

表5参照。

　＊参考事項　耐性菌について：抗菌薬の開発は耐性菌との戦いである。新規の抗菌薬が汎用されると必ず耐性菌が出現する。したがって，抗菌薬の使用はなるべく原因病原菌に絞って必要期間のみ使用する。特に深刻なものは，メチシリン耐性黄色ブドウ球菌（methicillin-resistant *Staphylococcus aureus*：MRSA）である。臨床で使用されるほとんどすべての抗菌薬に耐性である。MRSAが咽頭や喀痰から検出されただけでは治療の必要はない。個室管理とし医療者や入室者はマスク，ガウンを着用し，手洗い，殺菌を徹底する。鼻腔内のみならムピロシン軟膏による除菌を試みる。MRSA肺炎，敗血症，腸炎などは治療適応となる。バンコマイシン，アルベカシン，テイコプラニンが用いられる。そのほか，多剤耐性緑膿菌，拡大

表6 市中肺炎治療の基本的考え方

		背景	推定される病原菌	推奨薬
A. 細菌性肺炎疑い		原因菌不明	肺炎球菌 インフルエンザ菌 黄色ブドウ球菌 クレブシエラ属	経口薬：ペニシリン系，新規マクロライド系 注射薬：βラクタマーゼ阻害薬配合ペニシリン系，セフェム系
B. 非定型肺炎疑い		—	マイコプラズマ クラミジア Q熱コクシエラ	マクロライド系 テトラサイクリン系
C. 重症例		—	肺炎球菌 マイコプラズマ レジオネラ オウム病クラミジアなど	①注射用ニューキノロン系 ②カルバペネム系＋テトラサイクリン系またはマクロライド系 ③第三世代セフェム系＋クリンダマイシン＋テトラサイクリンまたはマクロライド系 ④クリンダマイシンまたは塩酸バンコマイシン＋アミノグリコシド系＋ニューキノロン系 ≪上記抗菌薬無効の場合≫ 基礎疾患によって，サイトメガロウイルス，ニューモシスチス，アスペルギルス肺炎などの一般抗菌薬無効の肺炎もしくは非感染性肺炎を疑い迅速診断を行う。 ①は主に基礎疾患のない若年者，②と③は高齢者や基礎疾患のある人，④はペニシリン・セフェム系アレルギーのある人
D. 特殊病態下肺炎のエンピリック治療	①インフルエンザ流行時		肺炎球菌 インフルエンザ菌 黄色ブドウ球菌	ペニシリン系 βラクタマーゼ阻害薬配合ペニシリン系 ニューキノロン系
	②慢性呼吸器疾患感染反復		肺炎球菌，緑膿菌 インフルエンザ菌 モラクセラ・カタラーリス	経口ニューキノロン系 βラクタマーゼ阻害薬配合ペニシリン系
	③脳血管障害 誤嚥性肺炎 口腔病変 閉塞性病変（肺癌など）		嫌気性菌	クリンダマイシン βラクタマーゼ阻害薬配合ペニシリン系 カルバペネム系
	④その他			・糖尿病：肺炎球菌，グラム陰性桿菌（クレブシエラほか）→第三世代セフェム系，カルバペネム系 ・温泉旅行，循環式風呂：レジオネラ属菌→マクロライド系，ニューキノロン系，リファンピシン ・鳥類との接触：オウム病クラミジア→テトラサイクリン系 ・家畜や妊娠している猫との接触：Q熱コクシエラ→テトラサイクリン系 ・長期ステロイド投与中，HIV感染症の危険因子のある人：ニューモシスチス，結核，サイトメガロウイルス→原因微生物の同定とともに複数の病原体を想定したエンピリック治療を始める。

HIV：ヒト免疫不全ウイルス。

表7 院内肺炎の治療の基本的な考え方（エンピリック治療の場合）

1．肺炎が軽症から中等症で危険因子を有すると判断される患者
　1）第二世代セフェム系あるいは抗緑膿菌作用をもたない第三世代セフェム系
　2）経口または注射用フルオロキノロン系
　3）クリンダマイシン＋モノバクタム系
　βラクタム系アレルギーのある場合には2)が推奨される。また3)も注意して用いることができる。一部の抗菌薬を除きこれらはペニシリン耐性肺炎球菌に抗菌活性が弱いので注意が必要である。
2．肺炎は軽症であるが危険因子を有すると判断される患者
　1もしくは3のいずれかの選択を主治医が決定する。
　以下の抗菌薬の選択も可能である。
　1）抗緑膿菌作用を有する第三世代セフェム系や第4世代セフェム系
　2）カルバペネム系薬[*1]
3．肺炎が中等症以上で危険因子を有すると判断される患者および危険因子の有無に関係なく肺炎が重症と判断される患者
　1）抗緑膿菌作用を有するβラクタム系薬(抗緑膿菌作用を有する第三世代セフェム系や第四代セフェム系、カルバペネム系)±フルオロキノロン系 or アミノグリコシド系
　2）注射用フルオロキノロン系±カルバペネム系[*2]
　3）MRSAを原因菌として否定できない場合
　　1) or 2)＋グリコペプチド系(テイコプラニン，バンコマイシン) or アルベカシン[*3]
　4）レジオネラ肺炎を否定できない場合
　　1) or 2) のうちフルオロキノロン系を選択する。もしくは，抗緑膿菌作用を有するβラクタム系＋マクロライド系 or リファンピシン

4．特殊病態下の患者
　免疫不全状態の患者の場合
　a) 白血球減少状態（化学療法，放射線療法，白血病など）
　　1）抗緑膿菌作用を有するβラクタム系(抗緑膿菌作用を有する第三世代セフェム系薬や第四世代セフェム系，カルバペネム系)±アミノグリコシド系
　　2）注射用フルオロキノロン系±クリンダマイシン
　アスペルギルス症やムコール症を疑う場合は，迅速に抗真菌薬を追加する。
　b) 細胞性免疫抑制状態（臓器移植，ステロイド長期治療，HIV感染，ホジキン病など）
　　レジオネラを含めた細菌性肺炎の治療として，重症肺炎の場合の選択薬にマクロライド系もしくはフルオロキノロン系を追加併用する。
　その他，ニューモシスチス，サイトメガロウイルス，結核菌，ヘルペスウイルス，トキソプラズマなどの微生物を考慮し，可能性に応じて治療薬を選択併用する。
　c) 液性免疫不全状態（原発性，続発性低ガンマグロブリン血症，多発性骨髄腫など）
　　第三，第四世代セフェム系，カルバペネム系
人工呼吸器関連肺炎（VAP）
　1）早期VAP：βラクタマーゼ阻害薬配合βラクタム系 or 第二，第三世代セフェム系 or フルオロキノロン系
　2）晩期VAP：抗緑膿菌作用を有するβラクタム系 or フルオロキノロン系 or カルバペネム系＋アミノグリコシド系 or ミノサイクリン±グリコペプチド系
誤嚥性肺炎
　クリンダマイシン，βラクタマーゼ阻害薬配合ペニシリン系，カルバペネム系

[*1]：誤嚥性肺炎が疑われる場合は2.2)を選択する。[*2]：ペニシリン，セフェムアレルギーのあるときは第一選択となる。[*3]：この場合，腎機能障害には十分注意する。極力薬物治療モニタリング（TDM）を行い，血中濃度を治療域に保つとともに毒性の発現を最小にする。アミノグリコシド系との併用は原則禁忌である。

スペクトラムβラクタマーゼ産生グラム陰性桿菌，バンコマイシン耐性腸球菌などがある。ペニシリン耐性肺炎球菌（penicillin-resistant *Streptococcus pneumonia*：PRSP）も高頻度であるが，ニューキノロン系，カルバペネム系，ペネム系薬などで対処できることが多い。

【5】副腎皮質ステロイド薬

1）薬理，作用機序

グルココルチコイド（糖質コルチコイド）は副腎皮質から分泌されるホルモンで，糖質，水分・電解質，心血管系，神経系，免疫系などの恒常性維持に極めて重要な役割を演じている。グルココ

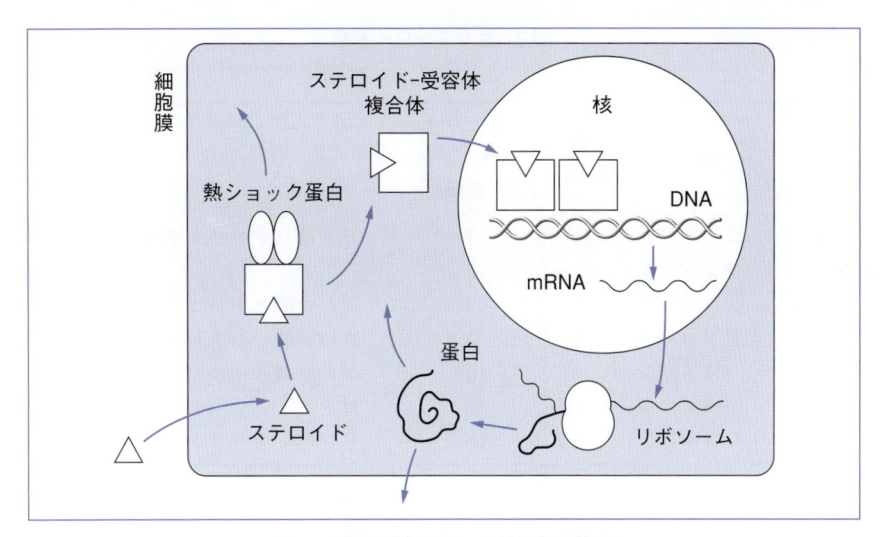

図2 副腎皮質ステロイドの作用機序
(水島 裕編:今日の治療薬. 2004年版. 東京:南江堂;2004 より引用)

ルチコイドの分泌は,脳下垂体前葉から分泌される副腎皮質刺激ホルモン(ACTH)により刺激され制御される。一方,グルココルチコイドによってACTHの分泌がネガテイブフィードバックを受ける。

グルココルチコイドは脂溶性なため容易に細胞膜を通過し,細胞質内に存在するグルココルチコイド受容体と結合しステロイド-受容体複合体を形成する(図2)。これが核内に移動し,DNA上に存在する標的遺伝子の転写調節領域のプロモータ部にあるグルココルチコイド標的配列に結合する。その結果,その標的遺伝子の発現が促進されたり抑制されたりする。

最近では,転写効率を制御する酵素への作用や,遺伝子発現と関係しないレベルでの作用も注目されている。

2)適応,主な薬剤と投与法

主な製剤を表8に示す.
呼吸器疾患でのステロイドの適応は極めて多いが,その主なものは,

・気管支喘息(吸入,経口,点滴静注)
・COPD(吸入,経口,点滴静注)
・アレルギー性肺疾患(アレルギー性気管支肺アスペルギロシス,過敏性肺炎,好酸球性肺炎など)(経口,点滴静注)
・膠原病の肺病変(経口,点滴静注)
・サルコイドーシス(経口,点滴静注)
・特発性間質性肺炎(経口,点滴静注)
・薬剤性肺炎(経口,点滴静注)
・放射線肺炎(経口,点滴静注)
・急性呼吸促迫症候群(ARDS)(経口,点滴静注)
・感染症のあるもの(ニューモシスチス肺炎など)(経口,点滴静注)

などがあり,1日用量も疾患や病状によりさまざまである。一般に,投与が長期にわたる場合は,反跳現象(疾患が再燃すること)や離脱現象(副腎皮質機能不全になること)に注意しつつゆっくり減量する。

a)経口

プレドニゾロン(経口)が最も一般的に用いられる。そのほか,メチルプレドニゾロン(経口),デキサメタゾン(経口)やベタメタゾン(リンデロン®)が用いられる。それぞれの活性比は表8を参照。

b)注射

喘息の発作時やショックには,即効性をねらって,リン酸ヒドロコルチゾンが用いられるが,ミネラルコルチコイド作用があり電解質の異常に注意する(特に低カリウム血症)。コハク酸メチルプレドニゾロンはミネラルコルチコイド作用が比較的少なく,よく用いられる。通常の目的にはコハク酸プレドニゾロンを用いることが多いが,薬理

表 8　主なステロイド薬

●経口

一般名	商品名	1錠のmg数	力価(ヒドロコルチゾンを1とした場合)
ヒドロコルチゾン	コートリル	10	1
プレドニゾロン	プレドニン	5	4
メチルプレドニゾロン	メドロール	4	5
トリアムシノロン	レダコート	4	5
酢酸パラメタゾン	パラメゾン	2	10
デキサメタゾン	デカドロン	0.5	25
ベタメタゾン	リンデロン	0.5	25

●注射

一般名	商品名
リン酸ヒドロコルチゾン	水溶性ハイドロコートン
コハク酸ヒドロコルチゾン	ソル・コーテフ
コハク酸プレドニゾロン	水溶性プレドニン
コハク酸メチルプレドニゾロン	ソル・メドロール
リン酸デキサメタゾン	デカドロン

●吸入

一般名	商品名	形態	吸入方式	特徴
プロピオン酸ベクロメタゾン	ベコタイド, アルデシン		定量ハンドネブライザ (MDI)	従来型のフロン (CFC) を駆動体として用いている。
	キュバール		定量ハンドネブライザ (MDI)	代替フロンで粒子径のより小さな HFA を用いており, 末梢気道から肺への沈着がすぐれている。
プロピオン酸フルチカゾン	フルタイド	ロタディスク, ディスカス	ドライパウダー製剤 (DPI)	1吸入 50 µg, 100 µg, 200 µg
		フルタイドエア	定量ハンドネブライザ (MDI)	代替フロンを使用
ブデソニド	パルミコート	タービュヘイラ	ドライパウダー製剤 (DPI)	1吸入 100 µg, 200 µg

効果を同等にするには経口量に比べ 1.5 倍くらいにする必要がある。

　c）吸入

　吸入ステロイド療法は気管支喘息の最も主体となる治療法（表 8）である。

　全身への影響を最小限に，炎症を強く抑制し，気道過敏性の改善と臨床的改善をもたらす。気管支喘息の治療と管理に関する国際的なガイドラインである Global Initiatives for the treatment of asthma（GINA）やわが国のガイドラインでも，吸入ステロイドが最も重要な喘息治療のコントローラ薬であると述べている（表 9）。ただし，発作時には無効であることも重要である。

　また，最近重症の COPD でも用いられるようになった。

3）副作用

　a）経口，注射

　前述のようにさまざまな作用があるため，全身的な副作用が問題となる。特に，プレドニゾロン換算で 20 mg・day^{-1} 以上では，さまざまな感染症を起こしやすくなる〔この状態を免疫力低下宿主（immunocompromised host）という〕。そして，このような状態に起こりやすい感染症を日和見感染症（opportunistic infection）という。グラム陰性桿菌，レジオネラ，結核，非結核抗酸菌症などの細菌感染症のほか，ウイルス（帯状疱疹，単純ヘルペス，サイトメガロウイルスなど），真菌（カンジダ，クリプトコックス，アスペルギルスなど），ニューモシスチス肺炎，寄生虫（糞線虫など）などがある。そのほか臨床的に多いのは，骨粗鬆症，

表9 喘息の治療の原則

重症度	ステップ1 軽症間欠型	ステップ2 軽症持続型	ステップ3 中等症持続型	ステップ4 重症持続型
症状の特徴	・症状が週1回未満 ・症状は軽度で短い ・夜間症状は月に1〜2回	・症状は週1回以上,しかし毎日ではない ・日常生活や睡眠が妨げられることがある:月1回以上 ・夜間症状が月2回以上	・症状が毎日ある。 ・短時間作用型吸入β_2刺激薬頓用がほとんど毎日必要 ・日常生活や睡眠が妨げられる:週1回以上 ・夜間症状が週1回以上	・治療下でもしばしば増悪 ・症状が毎日 ・日常生活に制限 ・しばしば夜間症状
PEF/ $FEV_{1.0}$	予測値の80%以上,変動20%未満,あるいはPEF自己最良値の80%以上	予測値の80%以上,変動20〜30%,あるいはPEF自己最良値の80%以上	予測値の60〜80%,変動30%以上,あるいはPEF自己最良値の60〜80%	予測値の60%未満,変動30%以上,あるいはPEF自己最良値の60%未満
長期管理薬 (●連用) (○考慮)	○喘息症状がやや多いとき(例えば月に1〜2回),血中・喀痰中に好酸球増加のあるときは下記のいずれか1つの投与を考慮 ・吸入ステロイド薬(最低用量) ・テオフィリン徐放製剤 ・ロイコトリエン拮抗薬 ・抗アレルギー薬	●吸入ステロイド薬(低用量)連用 ●あるいは下記のいずれか連用,もしくは併用する。 ・テオフィリン徐放製剤 ・ロイコトリエン拮抗薬 ・DSCG ●夜間症状,持続する気道閉塞に吸入ステロイド薬と併用して ・長時間作用型β_2刺激薬(吸入/貼付/経口) ●アトピー型喘息を主な対象として上記薬剤のいずれかと併用して ・抗アレルギー薬	●吸入ステロイド薬(中用量)連用 下記のいずれか,あるいは複数を吸入ステロイド薬と併用する。 ・テオフィリン徐放製剤 ・長時間作用型β_2刺激薬(吸入/貼付/経口) ・ロイコトリエン拮抗薬 ●Th2サイトカイン阻害薬併用考慮	●吸入ステロイド薬(高用量)連用 下記の複数を吸入ステロイド薬と併用する。 ・テオフィリン徐放製剤 ・長時間作用型β_2刺激薬(吸入/貼付/経口) ・ロイコトリエン拮抗薬 ○Th2サイトカイン阻害薬併用考慮 ●上記でコントロール不良の場合 ・経口ステロイド薬を追加
発作時	短時間作用型吸入β_2刺激薬または短時間作用型経口β_2刺激薬,短時間作用型テオフィリン薬	短時間作用型吸入β_2刺激薬,その他	短時間作用型吸入β_2刺激薬,その他	短時間作用型吸入β_2刺激薬,その他

ステップアップ:現行の治療でコントロールできないときは次のステップに進む($FEV_{1.0}$/PEFが予測値60%未満では経口ステロイド薬の中・大量短期間投与後に行う)。

ステップダウン:治療の目標が達成されたら,少なくとも3カ月以上の安定を確認してから治療内容を減らしてもよい。以後もコントロール維持に必要な治療は続ける。

PEF:ピークフロー,DSCG:クロモグリク酸ナトリウム。　　　　　　　　　(喘息予防・管理ガイドライン,2003より引用)

糖尿病，高血圧症，肥満，高脂血症，消化性潰瘍などがある。

b）吸入薬

咳，咽頭痛などがある。まれに口内カンジダ症が起こるが，うがいなどで予防できる。

【6】呼吸促進薬

呼吸促進薬は呼吸中枢刺激薬ともいわれ，呼吸中枢の活動が低下して，換気不全を起こした状態を改善するために使用する薬剤である。呼吸中枢の活動が低下する状態には，①慢性呼吸不全における急性増悪で，動脈血二酸化炭素分圧が著明に増加したり，酸素分圧が減少した場合，②薬物中毒により呼吸中枢の抑制がある場合，③麻酔後の呼吸抑制，④原発性肺胞低換気症候群などがある。

呼吸不全状態において呼吸促進薬を用いると，呼吸中枢の活動低下による場合には換気の増大によりガス交換が改善する。しかし，①換気障害の原因が肺にある場合，②気道の狭窄がある場合，③胸膜や胸郭の変形が原因で換気障害を起こしている場合などでは，呼吸促進薬を用いると換気仕事量が増大し，ガス交換の改善を期待できないばかりでなく呼吸困難感が増大することもある。したがって，呼吸促進薬を用いるときには，よくその適応を検討したうえで用いる。

1）呼吸中枢刺激薬

①末梢性呼吸刺激薬

- ドキサプラム（ドプラム®）

ドキサプラムは呼吸中枢を比較的選択的に刺激する。呼吸刺激作用は，頸動脈体の末梢化学受容体を刺激する作用により発現される。また二酸化炭素の中枢への反応性を高めることも認められている。点滴注射で用いる。副作用としては，軽度の血圧上昇，頻脈，不安，発汗，発熱，痙攣などがある。

②中枢性呼吸刺激薬

ジモルホラミン（テラプチク®），フルマゼニル（アネキセート®），アセタゾラミド（ダイアモックス®），テオフィリン製剤，酢酸メドロキシプロゲステロン（ヒスロン®，プロベラ®）など。

2）麻薬拮抗薬

- 塩酸ナロキソン（塩酸ナロキソン®）

モルヒネの呼吸抑制作用に拮抗する。モルヒネ類の薬剤はオピオイド受容体に働いて効果を発するが，塩酸ナロキソンはこの受容体にモルヒネと競合的に結合して効果を発する。塩酸ナロキソンの効果時間は短く，約30分である。モルヒネの拮抗薬として用いる場合，モルヒネの効果が長いので双方の効果時間を考慮しつつ使用する。

- 酒石酸レバロルファン（ロルファン®）

効果は2〜5時間持続する。

【7】強心利尿薬

呼吸不全の状態では，急性でも慢性でも多少の心不全を伴っている。慢性呼吸不全にみられる右室肥大は肺性心といわれ，右心不全を来して重要な予後決定因子となる。利尿薬により尿量を増加させ，循環血液量を減少させ心臓の負担を軽減させる。通常，利尿薬として用いられるのはフロセミド（ラシックス®など）で，投与量に応じて急速に利尿を得ることができる。副作用として低ナトリウム，低カリウム血症を起こすことがあり注意を要する。その他の利尿薬としては，アルドステロン拮抗薬のスピロノラクトン（アルダクトンA®など），アセタゾラミド，トリアムテレン（ジウテレン®）などがあり適宜選択して用いられる。

左心不全の要素もある場合，ジギタリス薬を用いることがある。通常ジゴキシン，ジギトキシン，デスラノシドなどが使われる。右心不全時にはジギタリス中毒になりやすいので注意する。

【8】抗アレルギー薬

従来，気管支喘息発作時には，アレルゲン刺激によって肺組織内の肥満細胞から，化学伝達物質（chemical mediator ケミカルメディエータ）が産生・放出されることが重視され，ケミカルメディエータ遊離阻害薬が特にわが国において盛んに開発された。しかし，その有効性は一般に低く，今日的にはクロモグリク酸ナトリウム（インタール®，

吸入）以外はあまり使用されない。

ロイコトリエン C_4, D_4, E_4は喘息の病態で重視され，その受容体拮抗薬（プランルカスト水和物：オノン®，モンテルカストナトリウム：シングレア®，キプレス®など）は気管支拡張作用のみならず抗炎症作用をもち，喘息の長期管理薬として標準的に用いられる。

気管支喘息において古典的に重視されたヒスタミンは，気道平滑筋の収縮，分泌刺激などの作用がある。ヒスタミン受容体には H_1, H_2, H_3 があるが，気道に存在するのは H_1 受容体である。一般に抗ヒスタミン薬というと H_1 受容体拮抗薬をさし，ヒスタミンと H_1 受容体との結合を拮抗的に阻害して，気管支拡張作用を示す。そのほか，アレルギー性炎症で重視されるサイトカインであるインターロイキン3，4，5の産生を阻害する薬物として，トシル酸スプラタスト（アイピーディ®）がある。

〈参考文献〉

1) 水島　裕編. 今日の治療薬. 2004年版. 東京：南江堂；2004.
2) 山口　徹, 北原光夫編. 今日の治療指針. 東京：医学書院；2005.

（東京大学医学部附属病院呼吸器内科　**滝澤　始**）

8 吸入療法

到達目標

- ☐ **吸入療法の適応疾患**を挙げることができる
- ☐ **粒子径による肺内分布の違い**を説明できる
- ☐ **各吸入器具の概略と特徴**を説明できる
- ☐ **吸入療法に用いる薬剤と対象疾患**を挙げることができる
- ☐ **実際に吸入指導**を行うことができる

目次項目

1. 意義と適応
2. エアゾール粒子の運動性
3. エアゾール粒子の分布・肺内沈着
4. エアゾール発生装置の種類と特徴
5. 使用薬剤の種類と副作用
6. 評価と吸入指導

【1】意義と適応

吸入療法は，薬剤をエアゾール粒子やドライパウダの形で気道に直接吸入させる，いわゆる薬物ターゲッティング療法の一つである。本治療法では，経口投与に比較して高濃度の薬剤が局所に到達するため薬理作用は高まり効果発現も早く，しかも全身的な副作用を軽減させることが可能である。さらに，近年では携帯性・簡便性にすぐれた吸入器具が次々に開発され，急性気道疾患のみならず慢性気道疾患の長期維持療法において吸入療法が果たす役割はより重要なものとなっている。

吸入療法が最も普及している呼吸器疾患は気管支喘息と慢性閉塞性肺疾患（chronic obstructive pulmonary disease：COPD）であり，気管支拡張薬や副腎皮質ステロイドの吸入が行われている。また，慢性気管支炎，気管支拡張症，びまん性汎細気管支炎をはじめ，気道分泌異常を呈する種々の気道疾患においては去痰薬の吸入が広く用いられており，特殊な例としては気道・肺感染症に対する抗菌薬の吸入も実施される場合がある。

【2】エアゾール粒子の運動性

吸入されたエアゾール粒子の動きは，一般に粒子自体に作用する力の合計（$\Sigma F_{inertia}$）の結果である（図1）[1]。粒子が気流に沿って移動する際には，慣性（$F_{inertia}$）や重力（$F_{gravity}$）に伴う運動をしており，また周囲の流体の動き（u_{air}）に相対する粒子の運動（粒子速度，u）の結果，粒子表面に粘性抵抗（F_{drag}）が生じている。

吸入器より発生したエアゾール粒子を吸入すると，口腔から喉頭では吸気速度が速く，しかも粒子が通過するためには急激な方向転換が必要である。したがって，粒子径が大きく重いものは気流線から逸脱してただちに咽頭壁に衝突し，そこに沈着する。このような粒子の慣性に基づく沈着は inertial impaction と呼ばれている。一方，咽頭を通過した粒子は喉頭で orifice flow に入り，気道内の乱流により粒子は運動エネルギーの高い流場を高速で移動する[2]。この際，乱流中の粒子は乱流分散によって速やかに周囲のガスと混合し，気道粘膜に沈着する。さらに，気道の数分岐を通過した後は，乱流エネルギーが消費され気流は層流となる。そこで粒子は気流にそって輸送されていくが，これが局所に沈着するためには3つの粒子固

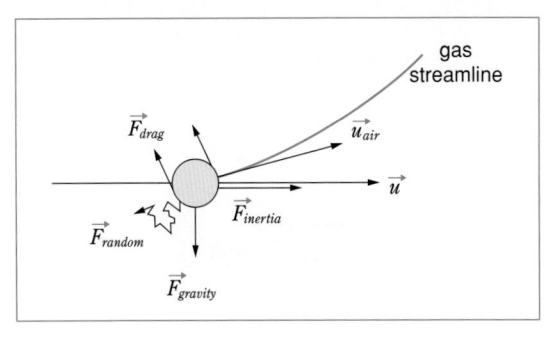

図1 エアゾール粒子に作用する種々の力
(津田 陽. 気道の流体力学とエロゾール沈着. 呼吸と循環 1998；46：849-59 より引用)

表 エアゾール粒子の呼吸気道への沈着を規定する要因

粒子側要因	粒子径	・粒子動力学的径, 粒子熱力学的径 ・発生装置 ・スペーサなどの付属装置
	粒子形状	・粒子の乾燥・吸湿・揮発 ・粒子の滞留による粒子の成長
生体側要因	呼吸器の構造	・人種 ・年齢, 性別
	呼吸パターン	・生理的条件（運動, 睡眠, 興奮） ・呼吸器疾患 ・呼吸習慣（鼻呼吸, 口呼吸）

(高橋千太郎. 呼吸気道への吸入エアロゾルの沈着を規定する要因. アレルギー領域 1977；4：1091-5 より引用)

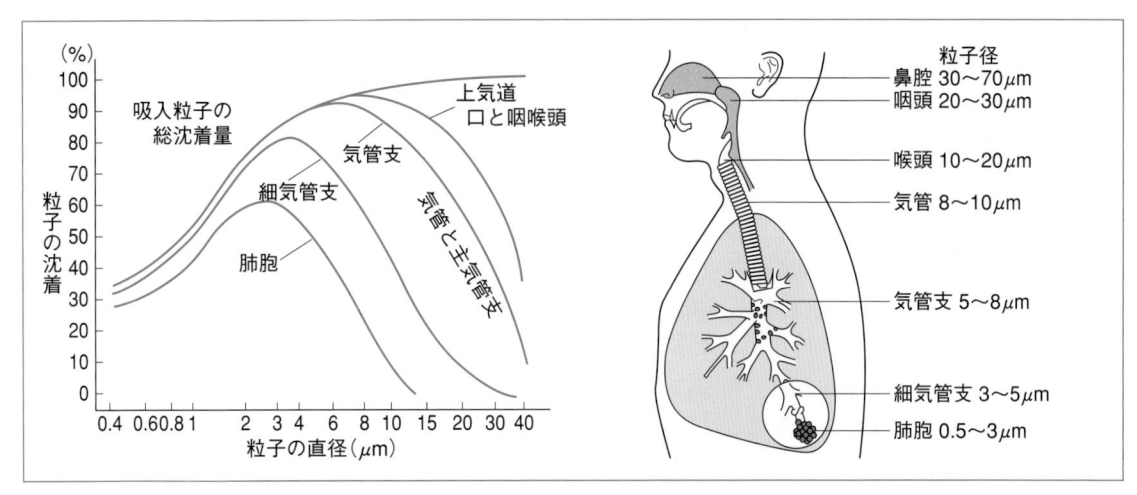

図2 エアゾール粒子径による沈着部位の相違
(境田康三, 金 弘. 人工呼吸中の吸入療法—エアゾール療法. 救急医学 1998；22：1195-8 より引用)

鼻腔 30～70μm
咽頭 20～30μm
喉頭 10～20μm
気管 8～10μm
気管支 5～8μm
細気管支 3～5μm
肺胞 0.5～3μm

有運動が不可欠である．すなわち，慣性による気流線からのずれ，重力による沈降，そして拡散である．これらの要因が個々の粒子にとってどの程度関与するかは，粒子の物理的特性（例えば，粒子径や密度），気流のパターン，気道の構造などによって大きく異なる[3]．

【3】エアゾール粒子の分布・肺内沈着

吸入療法の臨床効果が十分発揮されるためには，吸入された薬剤が気道粘膜あるいは肺に効果的に沈着する必要があり，その規定因子としてエアゾール粒子の粒子径，比重，親水性，荷電などのほか，吸入操作，呼吸機能の程度，気道閉塞の有無などが挙げられる（**表**）[4]．例えば粒子径に関しては，図2に示すように，径30～70μmの粒子は鼻腔に，20～30μmでは咽頭に，10～20μmでは喉頭に，8～10μmでは気管に，5～8μmでは気管支に，3～5μmでは細気管支に，0.5～3μmでは肺胞に沈着する[5]．これより小さい粒子は，肺胞に到達しても呼気とともに再び排出されてしまう．したがって，治療目的や病変部位に応じて粒子の大きさを考慮しなければならず，例えば，上気道の加湿や去痰を目的とする場合には径10～30μm程度のエアゾール粒子が適切である．一方，気管支拡張薬やステロイドの吸入を行う際には気管支以下の気道が標的となるため，径3～5μm程度の小さい粒子がよい．

また，呼吸パターンも粒子の沈着に影響を与え

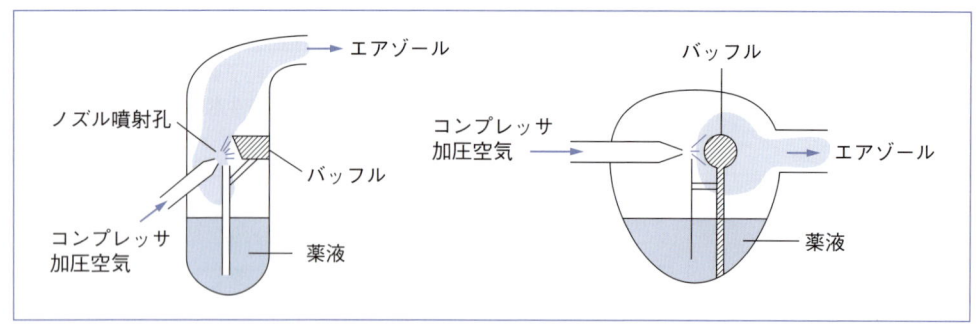

図3 ジェットネブライザの構造

る重要な因子である。例えば，口呼吸の場合，上気道でのエアゾール粒子の沈着部位は口腔，咽頭，喉頭である。この際，喉頭では声門の開口角が狭いほど粒子の局所沈着率は増加する[6]。また，浅い頻呼吸では吸気流速が増加し気道内で乱流が生じるため，粒子は咽頭までの上気道に沈着してしまう。これに対して，ゆっくりとした深い呼吸では，粒子は肺胞まで均一に到達して沈着しやすくなる。また，呼気終末に数秒間呼吸を止めると粒子沈着率は改善し，15秒間止めると径 $0.5\,\mu m$ の小さな粒子の呼出を防ぎ効果的に沈着するといわれている[7]。このような操作は吸入指導において十分説明することが大切であり，また人工呼吸中であれば浅い頻呼吸とならないよう，患者の呼吸状態に応じて各種のモードを適宜選択し条件設定を行わなければならない。

【4】エアゾール発生装置の種類と特徴

吸入療法で使用される吸入器には，ジェットネブライザ，超音波ネブライザ，携帯用定量噴霧器（metered dose inhaler：MDI），ドライパウダ（DPI）の4種類がある。ジェットネブライザは，毛細管現象とベルヌーイ効果を利用して圧縮空気によるジェット気流から粒子を発生させ，球状バッフルなどで小さい粒子のみを噴出させるものである（図3）。本法によって得られる薬剤粒子の大きさは径 $1\sim15\,\mu m$ と不ぞろいであるが，$1\,\mu m$ 前後の粒子が多いため時間をかけてゆっくり吸入させる必要があり，実際には 1 ml 程度の薬剤吸入に $5\sim10$ 分かけるのが目安である。ジェットネブ

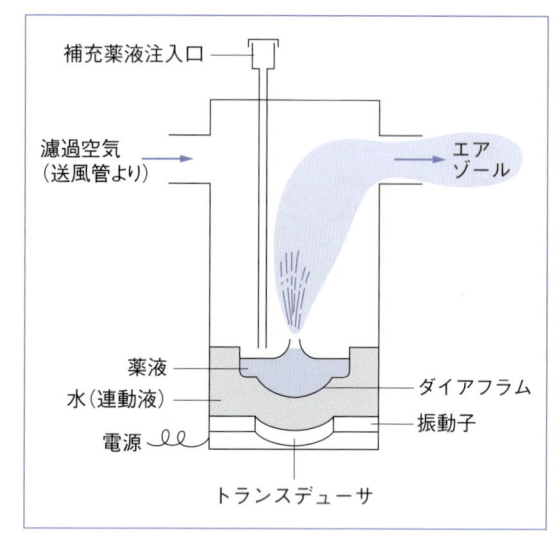

図4 超音波ネブライザの構造

ライザはほとんどの薬剤に使用することが可能であり，超音波ネブライザに比べて安価であり患者が自宅でも使用しやすい[8]。

超音波ネブライザは，超音波振動（周波数 $1\sim2$ MHz）により水に分子運動を起こさせて粒子を作るものである（図4）。この方法では均一な密度の高い粒子が得られ，1分間に 6 ml までの一定量が噴霧され，得られる粒子径は $1\sim5\,\mu m$ であるため肺末梢部まで到達する利点がある。ただし，抗菌薬や去痰薬の一部に超音波振動によって薬理活性が失われるものがあるので注意を要する。

MDI では，フロンガスあるいは代替フロンガスとの混合で1回 $50\sim80\,\mu l$ の薬剤が噴霧され（図5），粒子径は $3\sim8\,\mu m$ であり細気管支から気管支領域に多く沈着する。MDI によって吸入療法を行う場合にはスペーサを用いることが大切であり，

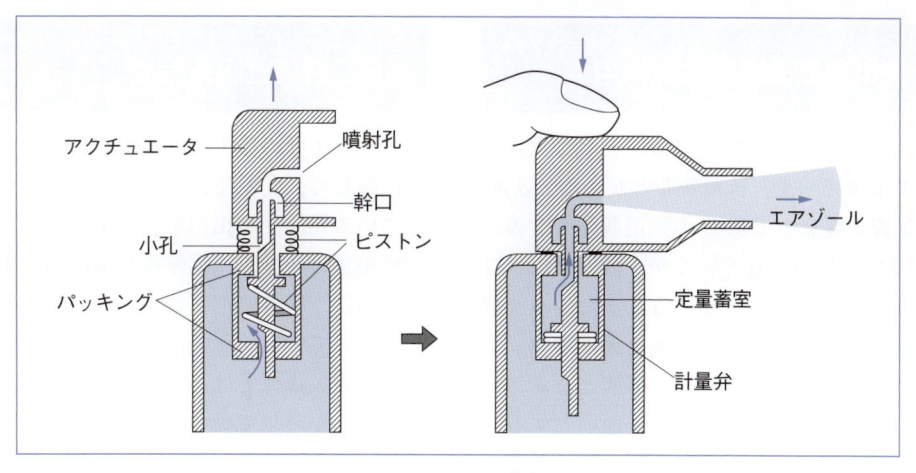

図5　MDIの構造

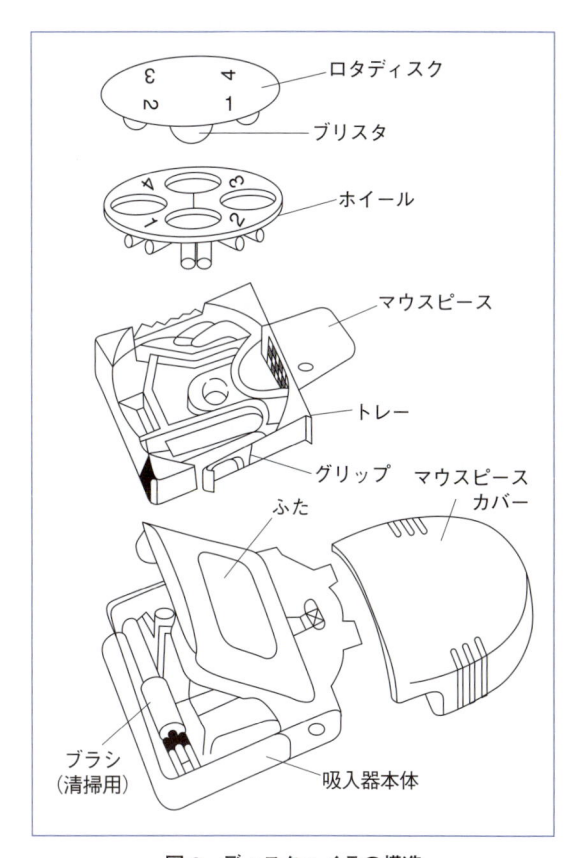

図6　ディスクヘイラの構造

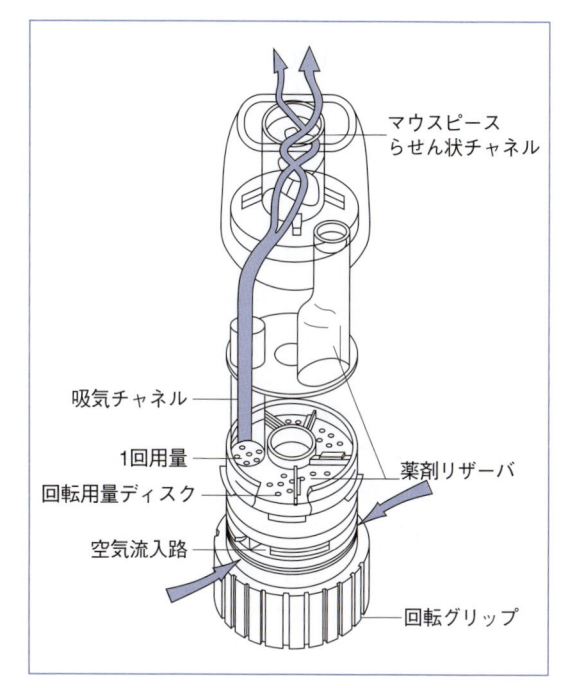

図7　タービュヘイラの構造

スペーサなしでMDI吸入を行うと噴霧薬剤の80％以上が口腔内に沈着してしまい，十分な薬剤効果が得られないのみならず，吸入ステロイドなどでは嗄声や口腔内カンジダ症などの副作用の出現頻度も高くなる．

DPIは，プロペラの回転で薬剤の微粉末を吸入するものであり，吸気流量に応じて粒子径は6 μm 未満の粒子をより多く吸入でき，スペーサも不要である．現在，環境保護の観点からフロンガスが撤廃され，吸入器はDPIや代替フロンガスを用いたMDIに移行している．DPIにはディスクヘイラ（図6）とタービュヘイラ（図7）があり，いずれも吸入器の携帯性・耐久性，薬剤のセットの方法，操作性，洗いやすさなどが工夫されている[9]．

【5】使用薬剤の種類と副作用

　ネブライザで吸入する薬剤には，β_2刺激薬，去痰薬，抗アレルギー薬，抗菌薬などがある。β_2刺激薬は，気管支喘息やCOPDの気道収縮を改善させる目的で広く用いられているが，動悸や振戦などの副作用がみられることがある。また，本薬剤の長期連用は低カリウム血症，気道分泌増加，気道過敏性の亢進を来し，喘息死の原因となることもあるので，使用はあくまで頓用を原則とする。去痰薬としては塩酸ブロムヘキシン，N-アセチルシステイン，チロキサポールなどが使われる。ネブライザで使用される抗アレルギー薬はクロモグリク酸ナトリウム（DSCG）のみであり，問題となる副作用がほとんどないため小児喘息や運動誘発喘息に対してβ_2刺激薬とともに用いられることが多い。抗菌薬の吸入は，薬剤自体の刺激による気管支攣縮や過敏性の発現といった副作用があるため用途は限られるが，メチシリン耐性黄色ブドウ球菌（methicillin-resistant *Staphylococcus aureus*：MRSA）肺炎に対するバンコマイシン，ニューモンスチス・カリニ肺炎に対するイセチオン酸ペンタミジン，肺真菌症に対するアムホテリシンBの吸入が行われている[10]。アミノグリコシド系抗菌薬の吸入も可能であるが，適切な投与量や臨床効果についてはいまだ確立されていない。

　MDIを用いて吸入を行う薬剤としては，上記のβ_2刺激薬とDSCGのほか，ステロイドであるプロピオン酸ベクロメタゾンと抗コリン薬とがある。また，DPIではディスクヘイラを用いた吸入薬として，ステロイドのプロピオン酸フルチカゾンと長時間作用型β_2刺激薬であるキシナホ酸サルメテロールとがあり，タービュヘイラではステロイドであるフルチカゾンとブデソニドとがある[11]。吸入ステロイドは，経口ステロイドと比較して副作用の発現率ははるかに低いが，高用量を長期間用いると副腎機能低下，耐糖能障害，骨代謝異常，食道カンジダ症，白内障などがみられることがあるので注意が必要である[12]。

【6】評価と吸入指導

　ネブライザの吸入法は比較的容易であるが，吸入に際して，①噴出口が口腔内にまっすぐ挿入されているか，②噴出口を舌でふさいでいないか，③噴出量は十分か，④唾液を噴出口に逆流させていないか，⑤導管部に水滴がついていないか，などについてチェックすることが大切である。また，実際の吸入操作では，霧状になった薬液をゆっくりと大きな呼吸で吸い込むよう，また可能であれば一度吸入したら4～5秒間は息を止めるように指導する[13]。

　MDIは上記のような薬剤で使用されており，その対象疾患の大部分は気管支喘息とCOPDである。患者の吸入指導では，オープンマウス法とスペーサを用いた吸入法について説明する。オープンマウス法は，大きく口を開いて吸入器から約4cm離したところから口に向かって噴射する方法で，MDI容器を直接口にくわえて吸入するクローズドマウス法よりも肺への薬剤沈着率が高い。実際，β_2刺激薬の吸入で最も広く用いられている器具はMDIであるが，その効果を最大限に発揮させるためにはいくつかの注意が必要である。すなわち，MDIの操作と吸入動作との協調，ゆっくりとした（$0.5 \sim 0.75\, l \cdot sec^{-1}$）深い吸入，吸入直後の息こらえ（4秒以上）などが挙げられる。一方，MDI吸入を行う際にはスペーサを用いた方が効率がよい。臨床的に用いられているスペーサには現在多くの種類があり，これらの選択は患者の1回換気量により，換気量の大きいほど大容量のタイプを用いる。また，小さな容量のスペーサはエアゾール貯留空間が小さいためMDIの噴射タイミングと吸入を同調させるテクニックが必要である。いずれにしても，初めて吸入器を使用する患者には必ず医療者が実際に吸入してみせて，その後患者に吸入してもらい手技をチェックすることが不可欠である[14]。

〈参考文献〉

1) 津田　陽．気道の流体力学とエロゾール沈着．呼吸と循環 1998；46：849-59．
2) Mennon AS, Weber ME, Chang HK. Effect of the larynx on

oscillatory flow in the central airways ; A model study. J Appl Physiol 1985 ; 59：160-9.
3) Kamm RD, Bullister ET, Kermadas C. The effects of a turbulent jet on gas transport during oscillatory flow. J Biomech Eng 1986 ; 108：266-72.
4) 高橋千太郎. 呼吸気道への吸入エアロゾルの沈着を規定する要因. アレルギー領域 1977；4：1091-5.
5) 境田康三, 金 弘. 人工呼吸中の吸入療法：エアゾール療法. 救急医学 1998；22：1195-8.
6) Hyo N, Takano H, Hyo Y. Particle deposition efficacy of therapeutic aerosols in the human maxillary sinus. Rhinology 1989 ; 27：17-26.
7) 高野 頌. 吸入剤の気道内沈着. Asthma 1999；12：73-7.
8) Roche N, Huchon GJ. Rationale for the choice of an aerosol delivery system. J Aerosol Med 2000 ; 13：393-404.
9) 藤村直樹. ドライパウダー吸入―特徴と展望. 呼吸 1996；15：502-8.
10) O'Riordan T, Faris M. Inhaled antimicrobial therapy. Respir Care Clin N Am 1999；5：617-31.
11) 美田俊一, 足立 満. 吸入療法の対象疾患と吸入薬. アレルギー領域 1997；4：1097-101.
12) 玉置 淳. 新しい吸入ステロイド薬の適正使用―高用量ステロイド吸入療法の副作用に関するエビデンス. アレルギーの臨 2002；292：612-7.
13) 馬島 徹, 堀江孝至. 吸入療法の実施―患者への指導のポイント. 呼吸と循環 1998；46：869-75.
14) 進藤千代彦. 吸入補助システムの効率と効果. アレルギー領域 1997；4：1084-9.

（東京女子医科大学第1内科　玉置　淳）

9 加温・加湿

到達目標

- □ 加温・加湿の意義を理解する
- □ 湿度の定義を理解する
- □ 気道の生理的湿度分布を理解する
- □ 不適切な湿度管理の副作用を説明できる
- □ ヒューミディフィケーションとネブライゼーションの違いを理解する
- □ 患者の呼吸様式，人工呼吸様式に合わせて適切な加温加湿装置を選択できる
- □ 熱線入り・熱線なしの加温加湿器のダイヤルの意義を理解できる
- □ 人工鼻の限界を説明できる
- □ 分泌物の粘稠化や固形化の重大性を理解でき，適正な加温・加湿が設定できる
- □ 保育器や小児用ラジアントウォーマの加温加湿器への影響を説明できる

目次項目

1. 意義および用語
   - 加温・加湿の意義
   - 湿度の定義
   - 気道の生理的温湿度分布
   - ヒューミディフィケーションとネブライゼーション
2. 吸湿療法のための器具
   - 加湿瓶
   - ネブライザ
   - 加温加湿器
   - 人工鼻
3. 加温加湿器使用上の注意点
   - 小児領域での特殊な問題点
   - 人工呼吸器本体の発生する熱や環境温による問題点

【1】意義および用語

1）加温・加湿の意義

　医療ガスは乾燥ガスであり，使用にあたっては加湿が必要である。鼻を含む上気道は吸気の加温・加湿に重要な役割を担っているが，気管チューブにより上気道をバイパスする場合は吸気ガスの加湿は必須である。加湿が不十分であると気管内分泌物から水分が奪われ，分泌物の粘稠化から気管チューブの狭窄や閉塞を起こす。また気道の上皮細胞が損傷されたり，線毛運動が障害され無気肺や肺炎の原因になる。呼吸療法中の加温・加湿といっても，鼻カニューレ，フェイスマスク，経鼻持続気道陽圧（nasal continuous positive airway pressure：nCPAP），非侵襲的陽圧換気（noninvasive positive pressure：NPPV），気管挿管による人工呼吸などで異なる。また欧米人との違いは日本や東南アジアの気候が多湿環境のため，普段の吸気に欧米との違いがあり，特に乾燥ガスの吸入に日本人は弱い。加温の意義は上気道の刺激をなくすという意味もあるが，加温により含みうる水蒸気の量が増加し，吸気ガスにより多くの水分含量をもたせるという意義が大きい。気管チューブの閉塞といった医原性の合併症を防ぐには，「加温加湿器は吸気ガスに水分を付与しているが，実際は気道から水分を奪っている」という認識をもつことが大切である。

2）湿度の定義

湿度には相対湿度と絶対湿度があり，下記の関係が成り立つ

相対湿度＝（絶対湿度/飽和水蒸気量）×100

相対湿度は％，絶対湿度は $mg \cdot l^{-1}$ という単位で表される。絶対湿度は水分含量ともいい 1 l のガスに含まれる水蒸気量である。相対湿度は天気予報などでおなじみであるが，同じ％でも温度によって水分含量が異なる。飽和水蒸気量はその温度によって含みうる最大水蒸気量を示す。飽和水蒸気量を超すと液体となり，結露する。温度によって決まり，高温になると飽和水蒸気量は増加し，低温になると減少する。単位は絶対湿度と同じ $mg \cdot l^{-1}$ で表される。すなわち，絶対湿度，相対湿度，温度はどれか 2 個が決まれば，もう一つの量は計算できる（図1）。

3）気道の生理的温湿度分布

正常呼吸中の気道における温湿度はいろいろの文献で測定されているが，おおよそ図2に示される値である[1]。鼻腔内では線毛上皮が 10～20 Hz でムチのように動きながら 1 cm・min^{-1} のスピードで粘液を咽頭に向かって送っている。喉頭以下の気道では線毛は逆に喉頭に向かって動く。杯細胞による粘液の産生は 1 日 500 ml にも及ぶ。22℃，50％の吸気は約 10 mg・l^{-1} の水分含量をもつ。鼻に入ると暖められ，咽頭では 30℃になるとともに粘膜から水分を奪い，95％，水分含量 29 mg・l^{-1} となる。気管では 33℃，100％，36 mg・l^{-1} となり気管支の第 3 分枝ぐらいで 37℃，100％，44 mg・l^{-1} となる[2]。

4）ヒューミディフィケーションとネブライゼーション

ヒューミディフィケーションは水蒸気で加湿し，ネブライゼーションは水の微粒子で加湿する。ヒューミディファイア（humidifier）は水を水蒸気の状態（分子）で気道を加湿する機器であり熱で水蒸気を作る。ネブライザは超音波やジェットガス流などを利用して，水を微粒子の状態にしガス流に混ぜて気道を加湿する。末梢気道の加湿にはヒューミディファイアが適しているが，最近のネブライザは加温して，水蒸気量も多くなっている。

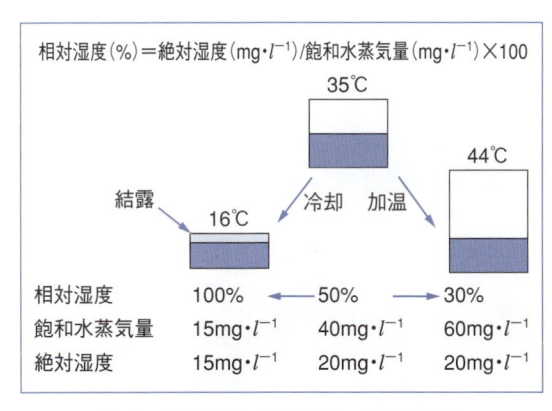

図1　相対湿度，絶対湿度，温度の関係

35℃，50％，20 mg・l^{-1} の湿度は 16℃に冷やされると，100％，15 mg・l^{-1} になり，5 mg・l^{-1} 分が結露する。44℃に加熱されると，30％，20 mg・l^{-1} となる。

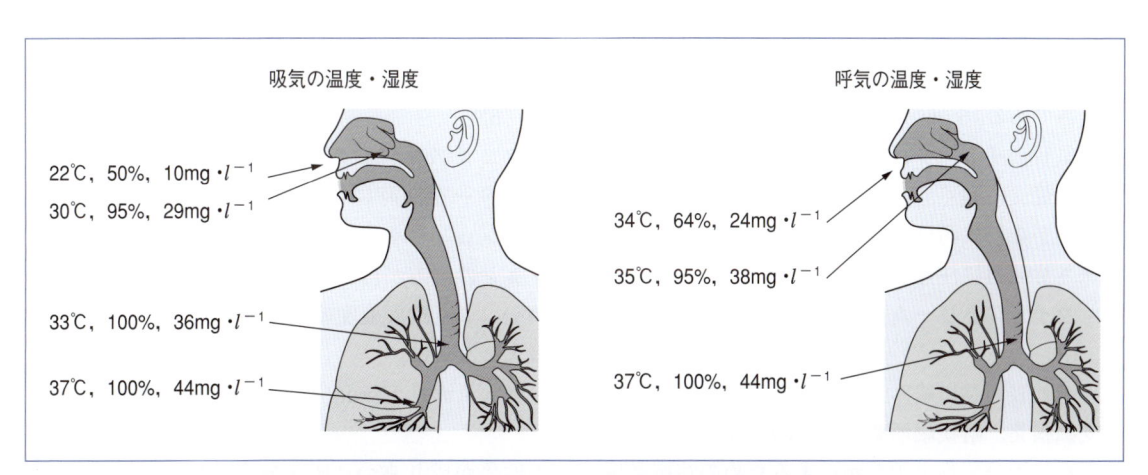

図2　22℃の大気を呼吸している場合の健常者の気道の温湿度分布

（宮尾秀樹，官川　響，高田稔和ほか．人工呼吸中の適切な加温加湿．人工呼吸 2002；19：3-11 より引用）

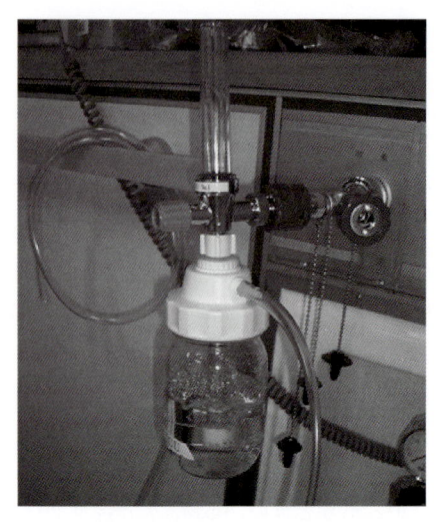

図3 加湿瓶（シンエイ社製）

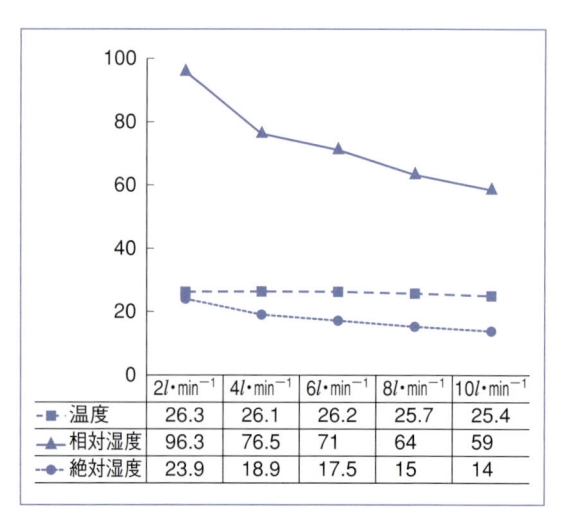

図4 加湿瓶の温湿度測定
手術室で測定（室温 25.5℃，相対湿度 38%）。バイサラ社製 HMP-133Y で測定。
（福山達也, 小山 薫, 宮尾秀樹. 加温加湿器. 呼吸器ケア 2003；1：611-6 より引用）

	$2l・min^{-1}$	$4l・min^{-1}$	$6l・min^{-1}$	$8l・min^{-1}$	$10l・min^{-1}$
温度	26.3	26.1	26.2	25.7	25.4
相対湿度	96.3	76.5	71	64	59
絶対湿度	23.9	18.9	17.5	15	14

【2】吸湿療法のための器具

1）加湿瓶（図3）

　加湿瓶は常温気泡型でヒューミディファイアの一種であり，$2l・min^{-1}$ 前後の低流量であればそれなりの加湿効果はある[3]（図4）。自然呼吸時の鼻カニューレやフェイスマスクに使用し，人工呼吸管理には使用しない。鼻カニューレ使用時に加湿瓶内の水の汚染のリスクを考慮して乾燥ガスでもよいという議論もあるが，乾燥している米国に比べ普段から湿度の高い空気を呼吸している日本人には鼻の痛みを訴える人が多く，勧められない。

2）ネブライザ

　ネブライザは超音波やジェットガス流などを利用して水を微粒子の状態にしガス流に混ぜて気道を加湿する。その粒子の大きさは1〜数十μmの大きさである。5μm以上の大きな粒子は大部分が鼻や気管内チューブ内で落下し，1.5〜5μmの粒子が気管支に届く。リザーバの水はレジオネラやセラチアなどに汚染されやすいので使用後に十分乾燥させ滅菌に注意する。

　①サイドストリーム型ジェットネブライザ（図5）

　人工呼吸回路に組み込んで，主に薬剤投与（気管支拡張薬，喀痰融解薬）の目的で使用される。粘稠な気管分泌物を柔らかくするための喀痰融解薬の使用は，加湿器本体の加湿不足が原因であることが多いので，加湿器本体の加湿条件を上げることを優先する必要がある。

　②メインストリーム型ジェットネブライザ（図6）

　フェイスマスクの加湿に使用される。付属のヒーターを同時に使用することによりネブライゼーションと水蒸気によるヒューミディフィケーションの両方が行える。また，空気取り入れ口の調整により酸素濃度の調節も可能である（図7）。吸入気流量は，

$$吸入気流量 (l・min^{-1}) = 0.79 × 酸素流量 / (F_{IO_2} - 0.21)$$

の関係が成り立つ。吸入酸素濃度（F_{IO_2}）を高くすると患者に届く吸入気流量が下がり，フェイス

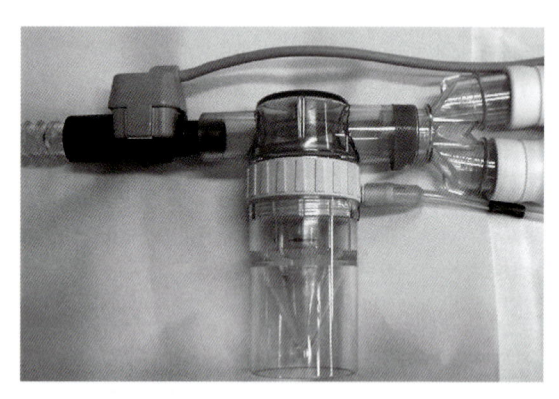

図5 サイドストリーム型ジェットネブライザ（ドレーゲルメディカル社製）

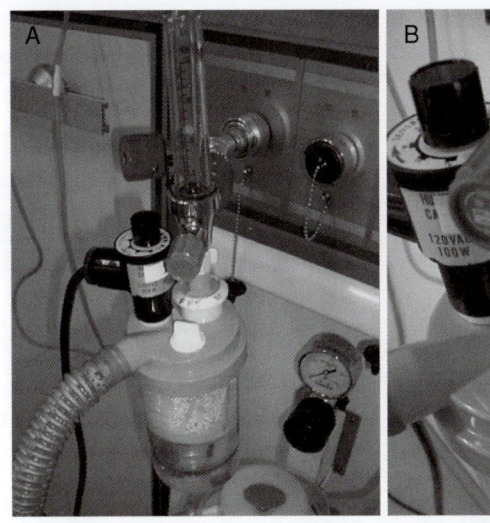

図6 メインストリーム型ジェットネブライザ（インスピロン社製）
A：全体像。加温棒を併用し、ヒューミディファイアとしても使える。B：中央は酸素濃度調節ダイヤル。後部に空気取り入れ口があり、空気の取り入れ量を調節し、酸素濃度を決める。蛇管側の抵抗により酸素濃度が一定しない（本文参照）。

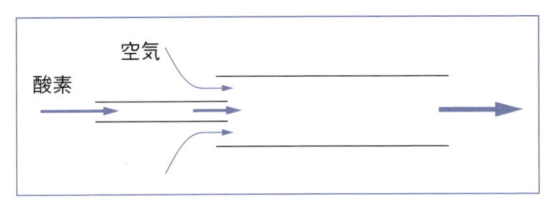

図7 酸素濃度の調整
酸素のジェット流が空気を引き込み、吸気総流量が増加している（ベンチュリ効果）。

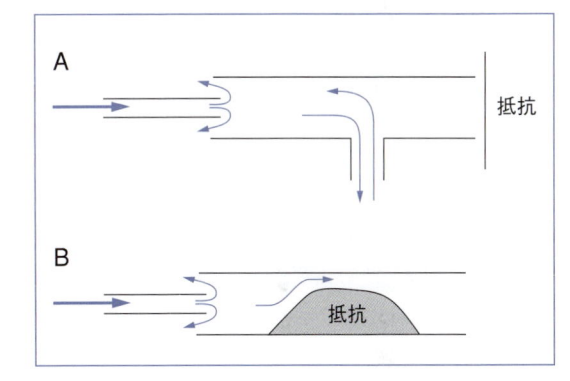

図8 ベンチュリ方式でのジェットネブライザの危険性
A：Tピースで気管チューブに接続した場合、呼気側の抵抗により死腔が増大し、再呼吸が起こる。B：吸気回路内での抵抗により流量の低下と酸素濃度の変動が起こる（本文参照）。

マスクの穴から空気が混入するので、患者が実際に吸う酸素濃度は低下する。したがって、F_{IO_2}を高く保つためには酸素流量を上げなければならない。挿管患者でのネブライザを使用したTピースによる「吹き流し」は、以下の理由により危険である（図8）。

①呼気終末陽圧（positive end-expiratory pressure：PEEP）がゼロになり、肺胞の虚脱が進行する。

②Tピースの出口がリネンなどにより閉塞気味になったときに、図の空気取り入れ口から酸素が出ていくために膨大な死腔が発生する可能性があり、再呼吸が多くなる（図8A）。

③吸気ラインに水分が貯留したときに抵抗となり、酸素が空気取り入れ口から出ていき、酸素濃度と送気流量が低下する。

挿管患者のCPAP管理は人工呼吸器のCPAPモードか、CPAP専用装置で管理すべきである。

③超音波ネブライザ（図9）

自然呼吸患者の加湿に用いる。超音波による振動で大量の水の微粒子を発生し、粒子径はジェットネブライザより小さく0.5〜3 μmで水分含量としては100 mg・l^{-1}以上にも達する。過剰加湿になりやすいので挿管患者には使用しない。

3）加温加湿器（図10）

加温加湿器の構造は人工呼吸器本体と比較すればごく単純な構造である。水を入れた加温チャンバのみの機種、あるいは吸気回路にガスの冷却を

防ぐ目的で熱線を入れ，加湿チャンバ出口と患者口元にサーボコントロール用の温度計を配置した機種，最近では熱線の周囲に透析用の中空糸ホロファイバーでメッシュ状にくるみ，中空糸に水分を供給する機種があるが，ここでは熱線なしの加温加湿器と熱線入りの加温加湿器の2種について述べる。いずれの機種も温度のみを制御の対象にしていて，付属の湿度計はない。

①熱線なし加温加湿器

熱線なし加温加湿器は，加温用のホットプレートとその上に乗せる加湿チャンバのみの単純な構造である。Fisher & Paykel 社の MR410（図 10A）は温度設定ダイヤルはなく，ダイヤルは 1～9 までで，温度は患者口元に温度計を別途用意する必要がある。熱線なし加温加湿器は最大加湿設定で使用する。吸気回路内に結露が多く発生するので，吸気回路の途中に結露水分破棄用のウォータートラップを入れることが肝要である。結露水分の破棄が頻繁となるため看護ケアの手間がかかるが，加湿条件を落とすとチューブ狭窄を来したり，分泌物の粘稠化などの重大な合併症の原因となる。

②熱線入り加温加湿器（図 10B，C）

熱線入り加温加湿器は上記，吸気回路内の結露を防ぐために熱線を吸気回路内に配置してある。図 11 に Fisher & Paykel 社の MR730（図 10B）回路のイラストを示すが，チャンバ温プローブで水槽チャンバ下のホットプレートのオンオフを制御し，口元温プローブで熱線のオンオフを制御する。表示している温度は口元温である。チャンバコントロールダイヤルでチャンバ温を制御するが，口元温との相対温度で表す。例えば，Fisher & Paykel 社推奨の 39℃，−2 の設定では患者口元温が 39℃で，チャンバ温はそれより 2℃低い 37℃となる。すなわち，チャンバ出口で 37℃になるようにチャンバ下のホットプレートを制御し，患者口元にくるまでに吸気回路内の熱線で 2℃暖める。患者口元温 37℃以上，加湿チャンバは口元温以上

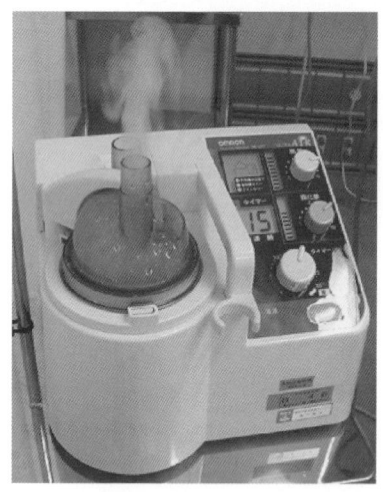

図9　超音波ネブライザ（オモロン社製）

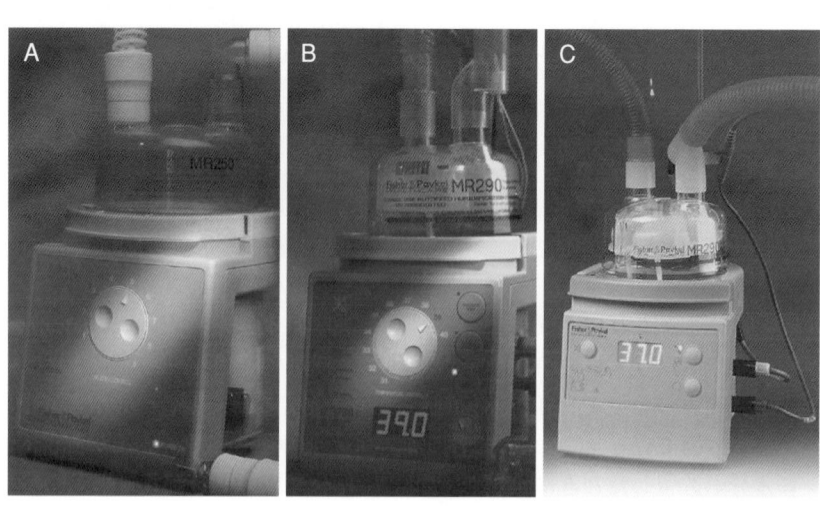

図 10　Fisher & Paykel 社の MR シリーズの写真
A：MR410，B：MR730，C：MR850。
（宮尾秀樹：人工呼吸器の加温加湿器―意義，構造，使用法，注意点―．野口　宏，安本和正編．役に立つ呼吸管理の実際．東京：真興交易医書出版部；2004 より引用）

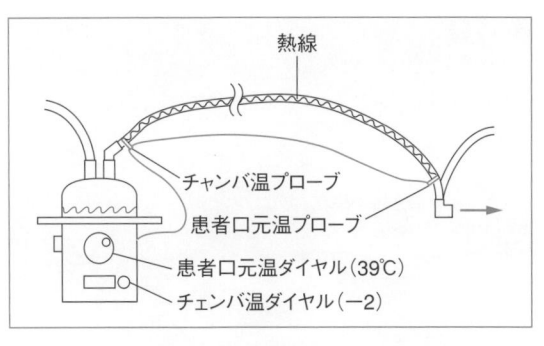

図11　熱線入り加温加湿器 MR730 の構造
(宮尾秀樹：人工呼吸器の加温加湿器―意義，構造，使用法，注意点―．野口　宏，安本和正編．役に立つ呼吸管理の実際．東京：真興交易医書出版部；2004 より引用)

表　加温加湿器の設定

1. 熱線なし加温加湿器は最大加湿条件で使用
2. 熱線入り加温加湿器は患者口元温を 37℃以上，加温チャンバは口元温以上に設定する。
3. 患者の状態により，喀痰の性状は大きく異なり，毎日の喀痰吸引の性状により条件を変更する必要がある。
4. Yピース付近の吸気回路内の結露を湿度のモニターとし，吸気回路内の結露を必須とする。結露は100％相対湿度の証明であり，結露が認められれば分泌物の過度の固形化は防ぐことができる。
5. 抜管した時点で，気管チューブ内部を観察し，分泌物の固形化が認められれば，その加湿器の設定は低すぎる。次回から加湿条件を上げることを日常の業務に取り入れる。
6. 人工鼻は1日以上の人口呼吸管理症例には推奨できない。
7. チャンバの水分補給に自動給水装置の使用を推奨する．

(宮尾秀樹：人工呼吸器の加温加湿器―意義，構造，使用法，注意点―．野口　宏，安本和正編．役に立つ呼吸管理の実際．東京：真興交易医書出版部；2004 より改変引用)

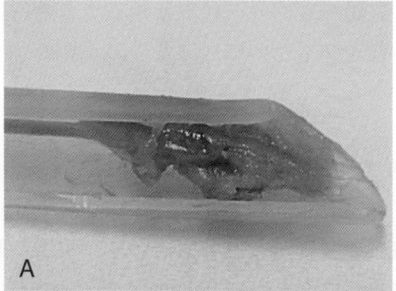

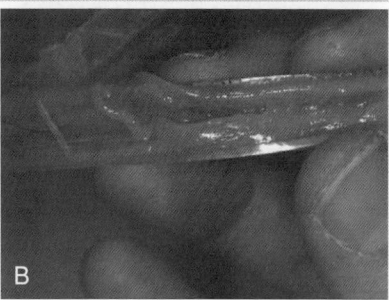

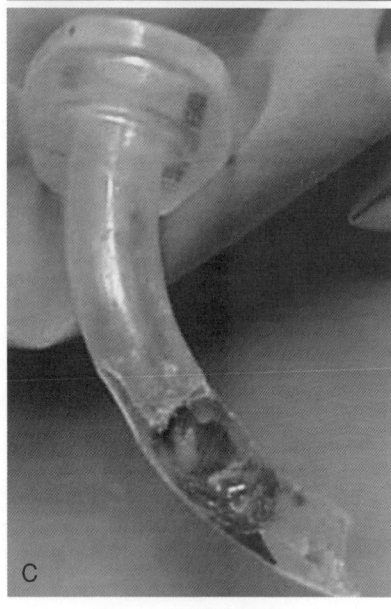

図12　分泌物の固形化
A，B：気管チューブ，C：気切チューブ
(宮尾秀樹：人工呼吸器の加温加湿器―意義，構造，使用法，注意点―．野口　宏，安本和正編．役に立つ呼吸管理の実際．東京：真興交易医書出版部；2004 より引用)

を推奨する。チャンバコントロールダイヤルは0以上にする。0以下では相対湿度が100％にならず，結露が吸気回路につかないために湿度は湿度計で測定しないかぎり分からない。結露するということは100％相対湿度の証明であり，温度を測定すれば絶対湿度は類推可能である。Yピース，コネクタを介して気管チューブ内に入った吸気ガスは2～6℃の温度低下が起こるので，熱による障害は起こらない。Fisher & Paykel 社の上位機種 MR850 の人工呼吸モードは40℃，-3の単一設定となっていて，分泌物の性状による現場での微調整がきかない。メーカに依頼すれば5種類の設定が可能である。温度表示はチャンバ温である（**図10C**）。**表**に共通の使用基準を示す[4]。特に吸気回路内の結露が重要である。**図12**に分泌物固形化の写真を示す。このような状況は非常に危険である。チューブ内でこのような固形化が起こってい

れば，気道でも同様の状況と類推できる。医原性の合併症を防ぐために加湿条件の大幅なアップが必要である。

4）人工鼻（図13）

人工鼻（heat and moisture exchanger：HME）は挿管患者や気管切開患者に用いる。患者の呼気の熱喪失を防ぐとともに，保水性の紙に塩を含ませ，水分をトラップして吸気に湿度を与える受動的な加湿装置である。積極的に加温しないために相対湿度は高いが，絶対湿度は高くない。バクテリアルフィルタが付いているので，回路から患者，患

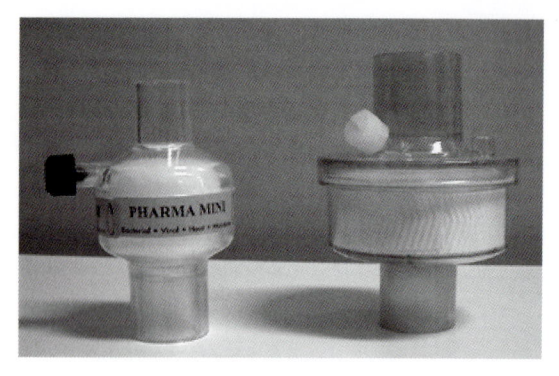

図13　人工鼻

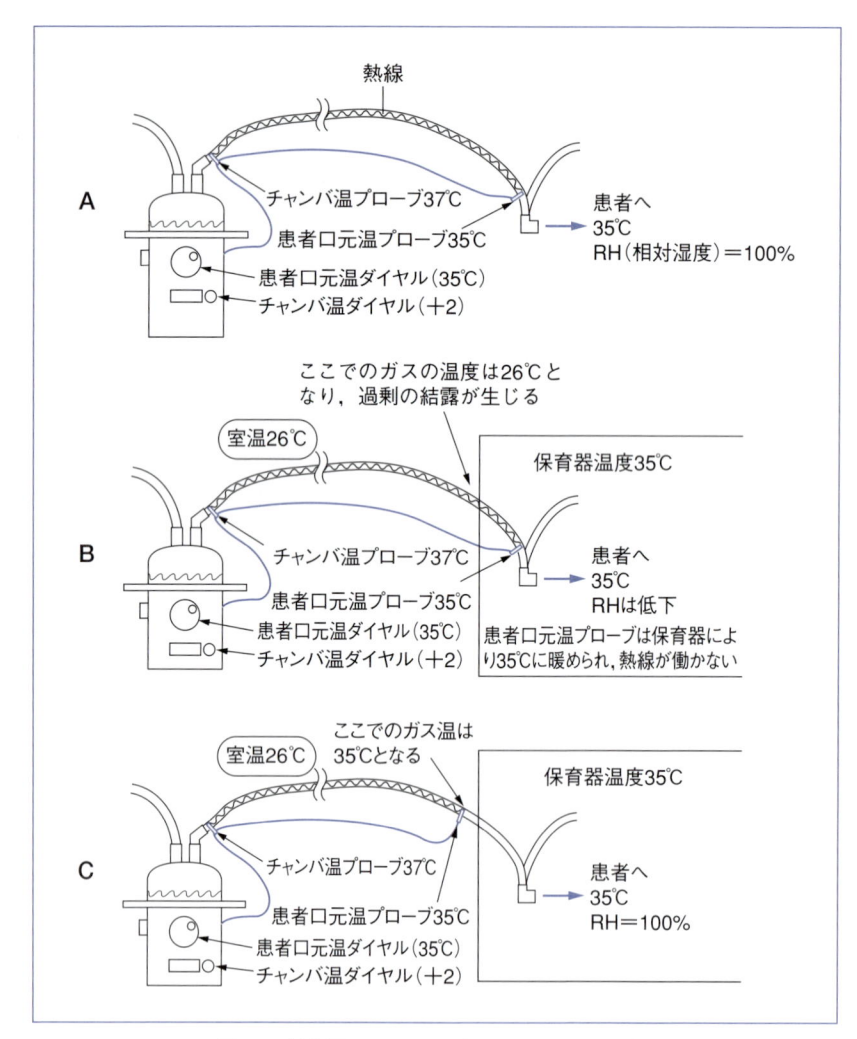

図14　保育器によるサーボコントロールの修飾
35℃，+2の設定ではいずれも患者へは設定どおりのガスが供給されるが，Bのように口元温プローブを保育器内に入れると，熱線が働かず，過剰の結露水分が発生する。
（宮尾秀樹：人工呼吸器の加温加湿―意義，構造，使用法，注意点―．野口　宏，安本和正編．役に立つ呼吸管理の実際．東京：真興交易医書出版部；2004 より引用）

者から回路への細菌の汚染がない．1日以内の人工呼吸管理には適しているが，喀痰の多い患者，粘稠な気管内分泌物の患者，換気量の多い患者，気道のリークのある患者（小児を含む）などには勧められない．気管分泌物の粘稠化がみられたら加温加湿器に交換すべきである．最近人工鼻に加温装置を付け水分を供給する機種もあり，性能が向上している．

【3】加温加湿器使用上の注意点

1）小児領域での特殊な問題点

小児・新生児領域では保育器やラジアントウォーマ使用下での人工呼吸管理が行われるが，環境熱がサーボコントロールに複雑に影響するおそれがあるので，器械の理屈を正確に理解しておく必要がある．

①保育器使用による問題点

図14に示すようにMR730で35℃，+2の設定で患者へは35℃，100%のガスが供給される．口元温プローブを保育器（35℃）の中に入れると，口元温プローブは働かないので熱線は一切加温されないため，熱線なしと同じ設定になる．そのために過剰の結露水分が回路内に発生する可能性がある．保育器の空気吹き出し口の付近は温度調節のために高い温度の空気が出ていることがあり，プローブが近くにあるとより複雑となる．口元温プローブは保育器の外に設置すべきである．

②ラジアントウォーマ使用による問題点

ラジアントウォーマが輻射熱によりチャンバ温プローブや口元温プローブを熱した場合，加湿器本体のホットプレートや熱線が働かずに，加湿が行われない場合がある（図15）．口元温プローブとチャンバ温プローブをアルミホイルで保護する必要がある．特にチャンバ内の結露や回路内の結露の確認が重要である．

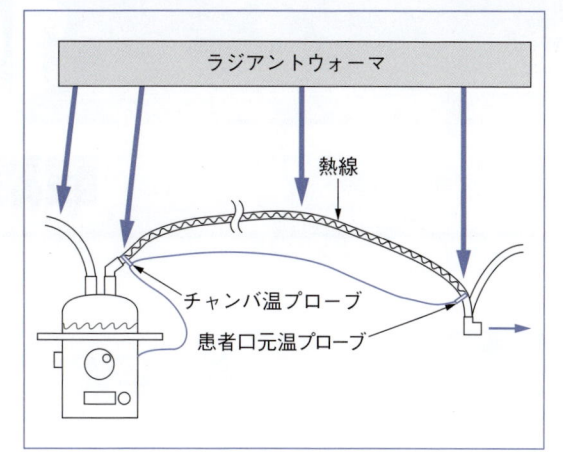

図15 ラジアントウォーマのサーボコントロールへの修飾
ラジアントウォーマでチャンバ温プローブが熱せられると，コントローラが誤認して温熱プレートが働かずに乾燥ガスが供給される可能性がある．
（宮尾秀樹：人工呼吸器の加温加湿器―意義，構造，使用法，注意点―．野口 宏，安本和正編．役に立つ呼吸管理の実際．東京：真興交易医書出版部；2004 より引用）

2）人工呼吸器本体の発生する熱や環境温による問題点

最近ますます複雑になる人工呼吸器は内部にいろいろな電子機器が組み込まれていて，本体の加熱や，環境温による加熱で加温加湿器の上流のガスが加熱されると，チャンバ温プローブが加湿器本体の加熱と誤認して，ホットプレートの制御に影響を与える．上記ラジアントウォーマと同様の問題が発生し，患者に低湿度のガスを供給する可能性がある．

〈参考文献〉

1) 宮尾秀樹，官川 響，高田稔和ほか．人工呼吸中の適切な加温加湿．人工呼吸 2002；19：3-11．
2) 宮尾秀樹．加温加湿器は乾燥器？．LiSA 1995；2：40-5．
3) 福山達也，小山 薫，宮尾秀樹．加温加湿器．呼吸器ケア 2003；1：611-6．
4) 宮尾秀樹．人工呼吸器の加温加湿器―意義，構造，使用法，注意点―．野口 宏，安本和正編．役に立つ呼吸管理の実際．東京：真興交易医書出版部；2004．

（埼玉医科大学総合医療センター麻酔科 **宮尾秀樹**）

10 酸素療法

10-1 酸素療法の基礎

到達目標

- □ 酸素の物理学的性質を説明できる
- □ 各種酸素の製造原理を説明できる
- □ 活性酸素の防御機能と傷害作用を説明できる
- □ 酸素の代謝過程を説明できる
- □ 酸素瀑布（オキシジェン・カスケード）を説明できる
- □ 動脈血酸素分圧の規定因子を説明できる
- □ 血液の酸素運搬を説明できる
- □ 混合静脈血の測定方法と測定意義を説明できる

目次項目

1. 酸素の物理学
   - 酸素の物性
   - 酸素の製造
   - 活性酸素
   - 酸素の燃焼とエネルギー代謝
2. 酸素の生理学
   - 大気環境と細胞周辺の酸素分圧
   - 動脈血酸素分圧の決定
   - 動脈血による酸素輸送
   - 組織の酸素分圧
   - 混合静脈血の酸素分圧
3. おわりに

　本項は，酸素療法の全般にわたって記述することになるが，序論にかえて，まず以下の3つの設問を掲げよう。

　①生体の正常な機能・生命の維持に，酸素は不可欠な物質であるとされるが，それはなぜだろうか。

　②酸素はその毒性のゆえに，生体にとって諸刃の剣とされるが，どのような機序で，どのような障害をまねくのだろうか。

　③治療としての酸素療法は，どのようなときに必要で，どのような方法があるだろうか。

　それらの設問への正しい解答は，酸素という物質の物性を知り，大気中の酸素が，最終利用の場であるミトコンドリア内まで，どのように輸送されるかを知ることにあり，以下に順を追って述べる。

【1】酸素の物理学

1）酸素の物性

　酸素（O_2）はPriestley（1774）とScheele（1771）とによって別々に，dephlogisticated air（phlogistonは燃焼素という意味）として発見され，Lavoisier（1775）によりoxygenとされている。当時から，ろうそくを明るく燃やす気体であり，吸入すれば肺に燃えるような感覚（中毒）を起こすガス

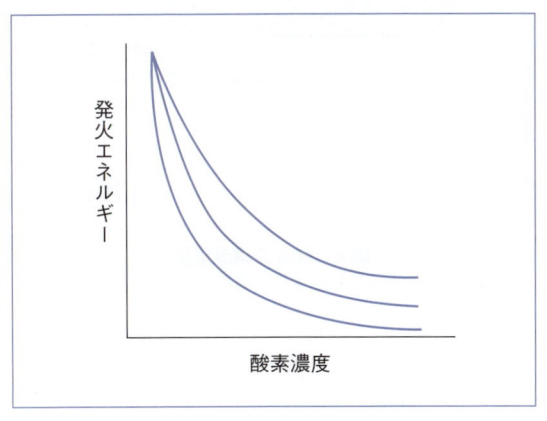

図1 酸素濃度と発火のエネルギー
高濃度酸素では，低いエネルギーでも発火する．
(日本胸部外科学会，日本呼吸器学会，日本麻酔学会合同呼吸療法認定士認定委員会編．呼吸療法テキスト．東京：克誠堂出版；1992．p.148 より引用)

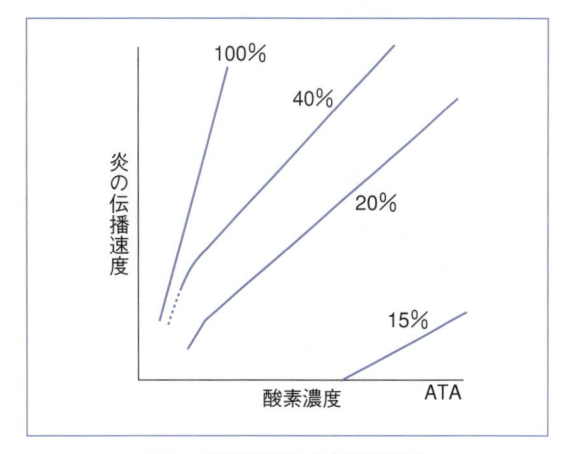

図2 酸素濃度と炎の伝播速度
高濃度酸素では炎の広がる速度が大きく，爆発に近い燃焼を示す．
(日本胸部外科学会，日本呼吸器学会，日本麻酔学会合同呼吸療法認定士認定委員会編．呼吸療法テキスト．東京：克誠堂出版；1992．p.148 より引用)

として知られていた．酸素の原子番号は8，分子量 15.999 であり，空気中に 20.93％含まれる．血液への溶解度（ヘモグロビンと結合して血液に存在する酸素ではなく，物理的に溶解して血液に存在する酸素を表す）〔Bunsen 係数；STPD 換算，つまり，溶存している酸素の量（気相）を 0℃，760 mmHg，乾燥状態で表現〕は 0.023 ml STPD・ml 血液$^{-1}$・760 mmHg^{-1} である．ちなみに，二酸化炭素（炭酸ガス）の溶解度は 0.48，窒素の溶解度は 0.012 である．もっとも溶解度の表示には，Ostwald の溶解係数ないし分配係数というものもあり，これはそのときの温度で示される．一般に溶媒の温度が低いほど溶解度は大きい．

酸素の自己拡散係数（同種の気体の中の拡散しやすさ）は 0.22 cm^2・sec^{-1} であり，二酸化炭素のそれは 0.12，窒素のそれは 0.22 である．組織中の拡散を考える場合には，溶解度と拡散係数の積である Krogh の拡散係数（permeation coefficient）が用いられることが多い．したがってその場合は，酸素と二酸化炭素の血液中の拡散係数の比は，0.22：0.12＝1：0.55 ではなく，0.22×0.023：0.12×0.48＝1：11.38 となる．

酸素は物質を燃焼させるが，爆発性ガスではない．物質を燃焼させる引き金のエネルギーと酸素濃度は**図1**のような関係にあり，ある濃度を超えると極めて引火しやすくなる．酸素濃度と炎の広がりの早さは**図2**のような関係にあり，酸素濃度が大きいと，あたかも爆発のような燃焼をすることが理解される．

表1 酸素の製造方法

方 法	酸素濃度	製造能力
深冷分離法	98％以上	高い
吸着分離法	90〜95％	中等度
膜分離法	25〜70％	やや低い
水電解法	高純度	低い
化学反応	高純度	低い

(日本胸部外科学会，日本呼吸器学会，日本麻酔学会合同呼吸療法認定士認定委員会編．呼吸療法テキスト．東京：克誠堂出版；1992．p.148 より引用)

2）酸素の製造

自然界では，植物が重要な役割を果たしていることは周知であるが，医療用の酸素を得る方法には，高濃度酸素では，低いエネルギーでも発火する．**表1**のような方法がある．高圧低温下で空気を液化し分離するのが深冷分離法で，産業的には最も効率のよい方法である．ゼオライトなどに空気を吸着させ，窒素と酸素の保持時間の差を利用して分離するのが吸着分離法（**図3**），各種の膜への透過性の差を利用して空気から酸素を得るのが膜分離法（**図4**）である．いずれも，市販の酸素濃縮装置の原理を示しているが，前者で 90％以上の濃度の酸素を得られるが，後者ではおよそ 40％

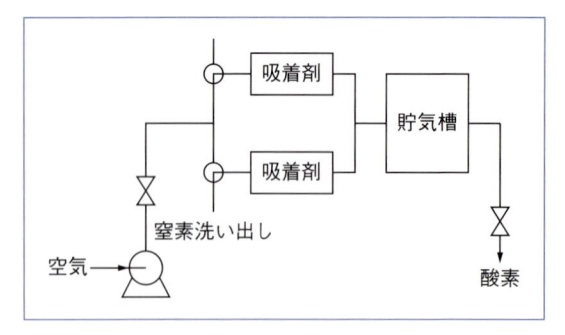

図3　酸素の吸着分離法
吸着剤の，酸素と窒素の保存時間の差を利用して分離する。
（日本胸部外科学会，日本呼吸器学会，日本麻酔学会合同呼吸療法認定士認定委員会編．呼吸療法テキスト．東京：克誠堂出版；1992. p.148 より引用）

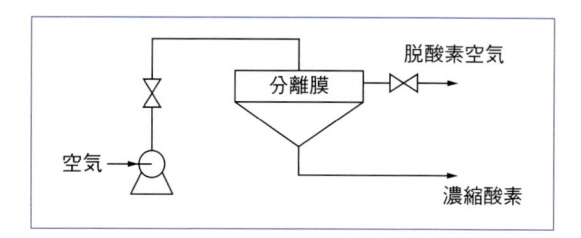

図4　酸素の膜分離法
特殊膜の，酸素と窒素に対する透過性と選択性の差を利用して分離する。
（日本胸部外科学会，日本呼吸器学会，日本麻酔学会合同呼吸療法認定士認定委員会編．呼吸療法テキスト．東京：克誠堂出版；1992. p.148 より引用）

表2　活性酸素の種類

	記号	名称	寿命（pH7.0）
ラジカル（不対電子をもつ）	O_2^-	スーパーオキシド	10^{-5} sec
	HOO・	ハイドロペルオキシルラジカル	
	HO・	ハイドロキシルラジカル	10^{-9} sec
	LO・	アルコキシルラジカル	10^{-6} sec
	LOO・	リピッドペルオキシラジカル	7 sec
非ラジカル（対電子をもつ）	H_2O_2	ハイドロジェンパーオキシド（過酸化水素）	
	$^1O_2$	シングレットオキシジェン（一重項酸素）	10^{-6} sec

（日本胸部外科学会，日本呼吸器学会，日本麻酔学会合同呼吸療法認定士認定委員会編．呼吸療法テキスト．東京：克誠堂出版；1992. p.149 より引用）

程度の濃度である。

　水の電気分解による方法は，濃度も高く，同時に水素も得られる利点はあるが，効率が悪く，あまり利用されない。$NaClO_3$ や発泡性過炭酸ソーダから酸素を得るような化学反応による方法は，特殊な携帯用酸素として使われることがある。

3）活性酸素

　通常われわれが扱う酸素は，極めて安定した状態にある。しかし酸素のなかには，表2のように化学的活性の大きな酸素とその化合物も存在し，不対電子をもつものはフリーラジカルと呼ばれ，反応性が高く不安定である。フリーラジカルの代表的なものが活性酸素である。活性酸素は通常防衛機能を受けもっている。活性酸素は生体内でも産生されるが，幸い量的に少ないことと，その寿命が極めて短いこと，さらにそれらの消去系（scavenger）が存在する。しかし活性酸素は化学反応性が高いために，生体組織・細胞を障害し，後述する酸素中毒を始めとし，動脈硬化などの病態を発生することが知られている。現在，老化あるいは発癌などのメカニズムにいかに活性酸素が関わっているか盛んに研究されている。一方，細菌あるいはウイルスに感染した場合，喫煙・飲酒・紫外線曝露の場合，酸素欠乏状態の場合などでは活性酸素が過剰に産生されることも知られており，この過剰産生された活性酸素がその病態〔急性呼吸促迫症候群（acute respiratory distress syndrome：ARDS）〕にどのように関与しているか研究が進められている。

4）酸素の燃焼とエネルギー代謝

　栄養素，例えばグルコース（ブドウ糖）が酸化されて，水と二酸化炭素とエネルギーになるとい

うように，呼吸現象を概括的に表現すると，

$C_6H_{12}O_6 + O_2 \rightarrow 6CO_2 + 6H_2O + エネルギー$

となる。しかし実際には，グルコースには TCA 回路（Krebs 回路またはクエン酸回路）を含む複雑な代謝経路（図5）があり，酸素が消費される部位と二酸化炭素が産生される部位とは同じではない。酸素は図6 のミトコンドリアの電子伝達系（呼吸鎖）で，基質（自由エネルギーを含む中間代謝産物）の酸化，つまり引き抜かれたプロトン（H^+）の受け皿として利用される。酸素はプロトンの受け皿として最も効率のよい物質として利用されるのであって，生物によっては酸素以外の物質がその受け皿であることもある。

酸素が欠乏した状況では，酸素がなくても作動する代謝経路，つまり嫌気性解糖（Embden-Meyerhof 経路，図7）がエネルギー産生をするが，好気性代謝に比較すれば極めて効率の悪い方法である。

【2】酸素の生理学

その酸素の欠乏した状態が低酸素症である。生体の反応としてみると，培養している組織あるいは細胞の環境の酸素を低下させると，図8のように，ある酸素分圧（P_{O_2}）までは酸素消費量（$\dot{V}_{O_2}$）に変化がないが，臨界点以下の P_{O_2} では急速に低下を始める。すなわち，細胞呼吸の低下，エネル

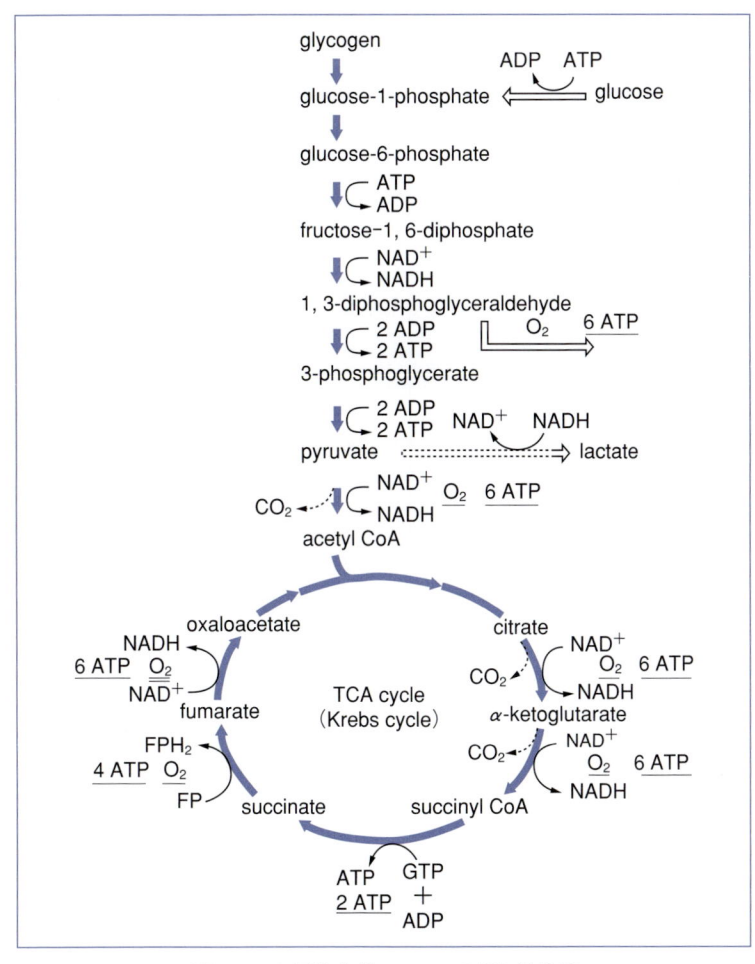

図5 TCA 回路とグルコースの好気性代謝
1 モルのグルコースから 36 モルの ATP が産生されているが，代謝のために 2 モルの ATP が消費される。
（日本胸部外科学会，日本呼吸器学会，日本麻酔学会合同呼吸療法認定士認定委員会編．呼吸療法テキスト．東京：克誠堂出版；1992. p.149 より引用）

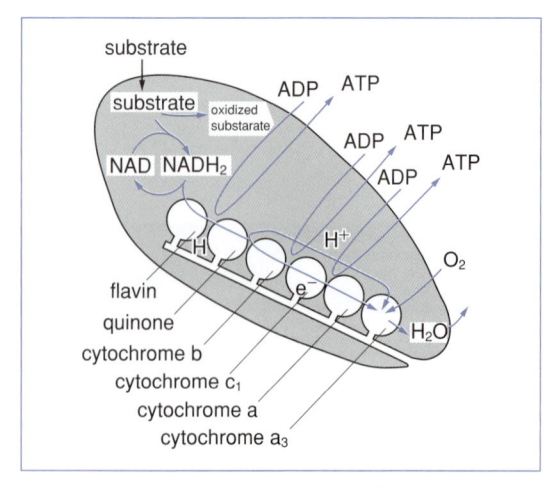

図6　ミトコンドリアと電子伝達系
(Nunn JF. Applied respiratory physiology with special reference to anesthesia. London：Butterworths；1969 より引用)

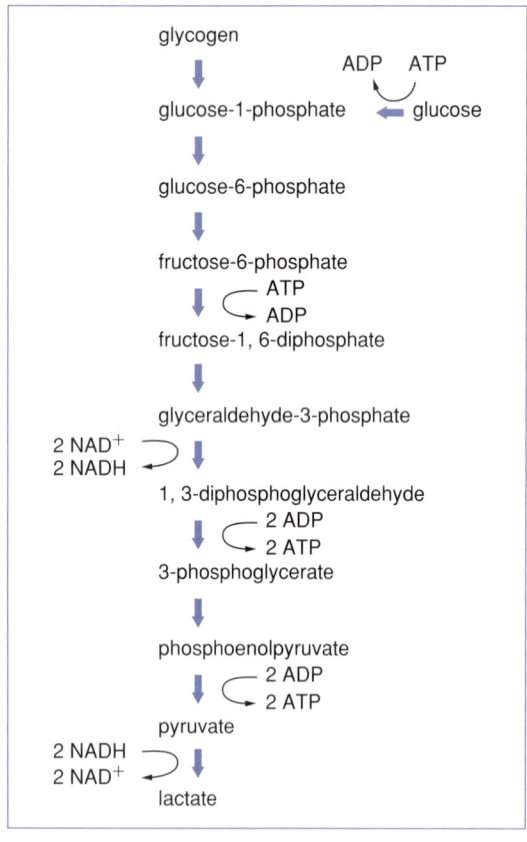

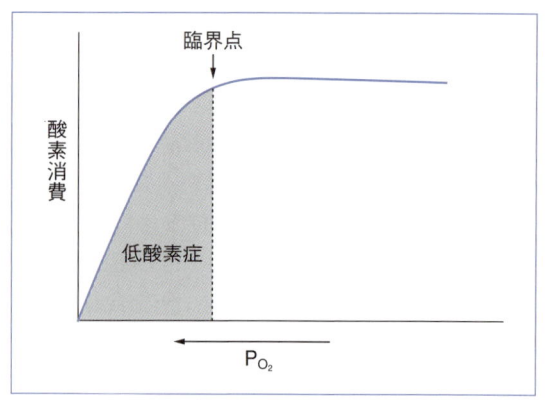

図8　低酸素症の概念
組織や細胞を培養すると，環境 P_{O_2} があるレベル以下になると急速に酸素消費が低下する。その時点から細胞機能が低下するためで，臨界点の P_{O_2} は細胞周辺で 1 mmHg ほどと考えられる。
(日本胸部外科学会，日本呼吸器学会，日本麻酔学会合同呼吸療法認定士認定委員会編．呼吸療法テキスト．東京：克誠堂出版；1992．p.151 より引用)

ギー代謝の障害が起こる。その状態を低酸素症と定義すると，その P_{O_2} の臨界点はいくつかという問題になる。

1）大気環境と細胞周辺の酸素分圧

既述したように，大気中の酸素濃度は 20.93％である。大気圧（1 気圧）は約 760 mmHg であるから，標準的には大気の P_{O_2} は，

$760 \times 0.2093 = 159$ mmHg

である。気道内（体温で水蒸気で飽和された吸気）の P_{O_2} は，水蒸気分圧 47 mmHg を差し引いて，

$(760 - 47) \times 0.2093 = 149$ mmHg

となる。その P_{O_2} が肺胞でのガス交換を経て動脈血として組織に運搬され，組織を拡散して細胞周辺に至ると，およそ 1 mmHg ほど，最終利用の場であるミトコンドリアでは 1 mmHg 以下に低下する。その様子を示すのが，図 9 の酸素瀑布 (oxgen cascade) と呼ばれるものである。酸素瀑布は，健常者でも，さまざまな生理学的機序によって吸気の P_{O_2} が大きく低下することを示している。低酸素症をまねく種々の疾患では，それらの機序のいずれか，あるいはいくつかが病的状態によって強調される。その結果として生体の機能を正常に維持しえないほどに P_{O_2} が低下する。

2）動脈血酸素分圧の決定

空気を平地（1 気圧）で呼吸するという条件下

図7　嫌気性解糖
1 モルのグリコーゲンから 4 モルの ATP が産生されるが，2 モルが消費されるので，実質はわずか 2 モルの産生しかない。
(日本胸部外科学会，日本呼吸器学会，日本麻酔学会合同呼吸療法認定士認定委員会編．呼吸療法テキスト．東京：克誠堂出版；1992．p.150 より引用)

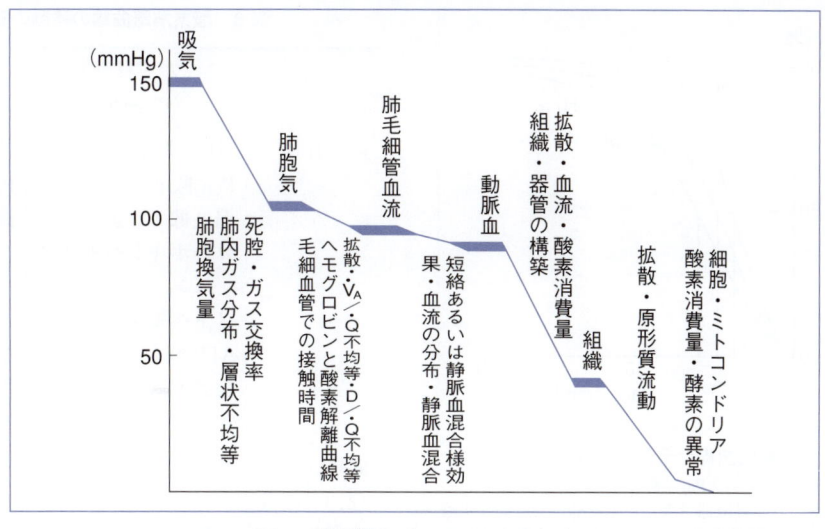

図9 酸素瀑布（oxygen cascade）
正常な生体でも，最終利用の場までの間に，P_{O_2}は150 mmHgから1 mmHg以下まで低下する。低酸素症をまねく疾患は，図中の機序を協調する。
（日本胸部外科学会，日本呼吸器学会，日本麻酔学会合同呼吸療法認定士認定委員会編．呼吸療法テキスト．東京：克誠堂出版；1992．p.151 より引用）

で，吸気酸素分圧（$P_{I_{O_2}}$；約150 mmHg）が動脈血酸素分圧（Pa_{O_2}；正常値の予測式には多くの報告があるが，100−0.3×年齢としてよい）まで低下する機序には，肺胞換気の大きさ，死腔換気率，吸気の肺内不均等分布，換気血流比（$\dot{V}_A/\dot{Q}c$）不均等分布，シャントなど，そして時には拡散が関与する。

臨床的に，低酸素血症を来す病態生理学的機序として挙げておくべき項目は，①肺胞低換気，②換気血流比不均等分布，③シャントであり，最も厳しい低酸素血症を呈するのは，ARDSにみられるようなシャントである。

肺胞低換気は，動脈血二酸化炭素分圧（Pa_{CO_2}）の上昇と同義であり，また，$A\text{-}aD_{O_2}$が開大しないという特徴がある。肺胞換気式は，

$$\dot{V}_A = 0.863 \cdot \dot{V}_{CO_2}/Pa_{CO_2}$$

であり，簡略化された肺胞気式は，

$$P_{A_{O_2}} = P_{I_{O_2}} - Pa_{CO_2} \times R \quad (R：ガス交換率)$$

であるから，両式から，

$$\dot{V}_A = 0.863 \cdot \dot{V}_{O_2}/(P_{I_{O_2}} - P_{A_{O_2}})$$
$$= 0.863 \cdot \dot{V}_{O_2}/(P_{I_{O_2}} - A\text{-}aD_{O_2} - Pa_{O_2})$$

を得る。直観的には理解されないかもしれないが，肺胞換気とPa_{CO_2}，$A\text{-}aD_{O_2}$，Pa_{O_2}の関係が示されている。

3）動脈血による酸素輸送

動脈血により組織への輸送される酸素量は，血流量（$\dot{Q}$）と単位動脈血中の酸素含量（Ca_{O_2}）の積である。これを酸素輸送（oxygen delivery）という。組織での需要までを考慮すれば，酸素伝達係数とでも呼ぶべき指標（coefficient of oxygen delivery：COD）があり，$COD = Ca_{O_2} \cdot \dot{Q}/\dot{V}_{O_2}$である。

酸素含量を決定するのは，P_{O_2}，活性ヘモグロビン量，そして**図10**の酸素解離曲線に示すように，その形ないし左右への移動である。動脈血中の酸素は，ヘモグロビンと結合したものと血漿に物理的に溶解したものの和であるが，後者はP_{O_2}が100 mmHgであったとしても，わずかに0.3 ml・dl^{-1}でしかない。活性ヘモグロビン1 gは，1.34 ml（ヘモグロビンの分子量から計算された値では1.39が正しいが，臨床的な計算では1.34とする方が実情によく合う）の酸素と結合するので，ヘモグロビン量15 g・dl^{-1}の血液が飽和されているとすれば，およそ20 ml・dl^{-1}の酸素が結合している。なお，ヘモグロビンの種類によっても酸素容量に差があり，上述の成人型のHbAと異なり，Hb-Rainierではおよそ24 ml・dl^{-1}，Hb-Seattleではおよそ12 ml・dl^{-1}である。つまり，単位量の血液が運びうる酸素量に差を生ずる。

胎児型のHbFでは，解離曲線が左に移動してお

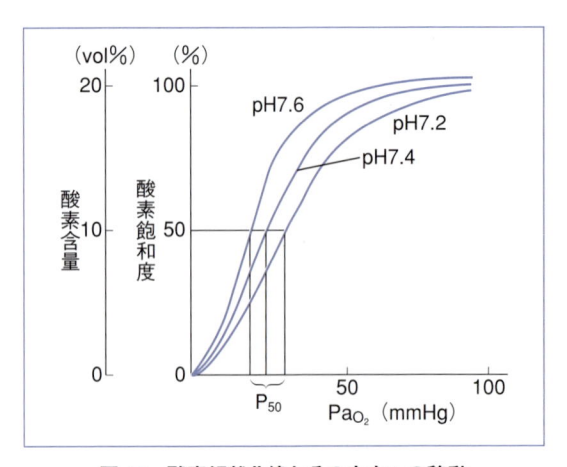

図10 酸素解離曲線とその左右への移動
P_{50}は酸素飽和度50％のときのP_{O_2}である。
(日本胸部外科学会，日本呼吸器学会，日本麻酔学会合同呼吸療法認定士認定委員会編．呼吸療法テキスト．東京：克誠堂出版；1992．p.152 より引用)

表3 酸素解離曲線の移動の要因

	左方移動 (P_{50}減少)	右方移動 (P_{50}増加)
直接作用	[H^+] 低下 P_{CO_2}低下 温度低下 カルボキシヘモグロビン メトヘモグロビン ATP 減少 塩濃度低下（？） 2,3-DPG 減少	[H^+] 上昇 P_{CO_2}上昇 温度上昇 ATP 増加 塩濃度上昇 2,3-DPG 増加
間接作用 （2,3-DPG を介して）	赤血球内[H^+] 上昇 高酸素血症 甲状腺ホルモン低下 副甲状腺機能低下 ヘキソキナーゼ欠如 保存血 異常ヘモグロビン（？）	赤血球内[H^+] 低下 低酸素血症 甲状腺ホルモン増加 ピルビン酸キナーゼ欠如 心不全 肝硬変 イノシン

2,3-DPG：2,3-ジホスホグリセリン酸。
(日本胸部外科学会，日本呼吸器学会，日本麻酔学会合同呼吸療法認定士認定委員会編．呼吸療法テキスト．東京：克誠堂出版；1992．p.153 より引用)

り，酸素とヘモグロビンの親和性が高いことを意味している．表3に示すように，発熱，アシドーシスなどの病態では，解離曲線は右方に移動しており，酸素を離しやすい（unloading）こと，表現を換えれば，同じ含量なら供給される分圧が大きいことを示している．

この解離曲線の左右への移動を数量的に示すのがP_{50}で，酸素飽和度50％のときのP_{O_2}で，正常値は26～27 mmHg ほどであるが，右方移動では大きくなる．

4）組織の酸素分圧

体組織の構築は決して均一ではなく，また毛細血管の配列や分布密度も組織により異なり，代謝（V_{O_2}）も臓器・組織により異なる．そのうえに方法論の問題も加わって，組織のP_{O_2}は決定しがたいものであるが，おおむね還流する静脈血のそれと組織の平均P_{O_2}は近似すると考えてよい．

内頸静脈のP_{O_2}が 20 mmHg を切ると意識障害や脳波異常が出現するとされ，それ以上のP_{O_2}を保つためには，Pa_{O_2}は 36 mmHg 以上なければならない．しかし実際には，例えばエベレスト山頂（PA_{O_2}は 28 mmHg ほど）に酸素吸入なしで登れるように，循環機能が上昇するなど，さまざまな代償機転あるいは馴化現象が作用して，さらに低P_{O_2}に耐えられることがある．それが，慢性呼吸不全の患者にみられる現象と共通したことである．

それでも臨床的には，Pa_{O_2}が 30 mmHg 以下ではさまざまな障害が顕著であり，50 mmHg 以下でも，酸化的リン酸化に障害を生じてくる（表4）．

5）混合静脈血の酸素分圧

近年 Swan-Ganz カテーテルが頻用されるようになり，肺動脈から比較的容易に混合静脈血を採取できるようになった．その混合静脈血が，組織の低酸素症を判断する有力な指標と考えられ，既述の COD や，O_2 extraction ratio（O_2 utilization coefficient）＝（$Ca_{O_2}-Cv_{O_2}$）／Ca_{O_2}などの指標が使われることがある．しかし，混合静脈血は，あらゆる組織から還流してくる静脈血の混合したものであり，次のような問題がある．

①混合静脈血酸素分圧の正常値は，一応 35～45 mmHg ほどの間にあり，35～27 mmHg の間は代償機転が働き，20 mmHg 以下では意識障害，脳波異常などが出現する．しかし，厳格な意味での基

表4 Pa_{O_2}と生体現象の変化

Pa_{O_2}（mmHg）	生体現象の変化
59以下	不整脈
55以下	記銘力
50以下	乳酸・L/P比↑
50〜45	細胞質 $NADH/NAD^+$ ↑
35以下	クレアチニンリン酸↓
30以下	意識障害
20以下	脳波徐波化

（日本胸部外科学会，日本呼吸器学会，日本麻酔学会合同呼吸療法認定士認定委員会編．呼吸療法テキスト．東京：克誠堂出版；1992．p.153より引用）

準値の設定は難しい。

②それが正常であったとしても，すべての臓器・組織が正常な酸素供給状態にあるとは限らない。

③Pa_{CO_2}の影響を受ける。そうしたことから，混合静脈血酸素分圧の評価には慎重でなければならない。

【3】おわりに

酸素療法を，基礎的な面からも考察した。さまざまな適応条件や副作用などを考えすぎてためらうよりは，必要な状況を早く把握して，まず酸素を与え，その後に修正する方が大切かもしれない。

遷延した重症の低酸素症は，非可逆的な変化をもたらし，しばしば生命の危機をまねくからである。

〈参考文献〉

1) 太田保世, 沓澤智子. 長期（在宅）酸素療法の適応基準. 呼吸 1988；7：974-81.
2) 太田保世. 酸素の毒性と酸素中毒および高気圧酸素治療. 最新医学 1986；41：230-6.
3) West JB. Pulmonary Pathophysiology；The essentials. Baltimore：Williams & Wilkins；1977.

（国立病院機構東埼玉病院 川城丈夫
太田綜合病院 太田保世）

10-2 酸素療法の実際

到達目標

- □酸素療法の目的を理解する
- □酸素療法の適応を理解する
- □酸素供給源の種類を理解する
- □低流量酸素投与と高流量酸素投与の違いを理解する
- □低流量・高流量酸素投与器具が理解できる
- □患者に適した酸素投与器具の選択法を理解する
- □酸素療法の進め方を理解する
- □酸素投与の副作用を理解する

目次項目

1. 酸素療法の目的
2. 酸素投与の適応
3. 酸素供給源の種類
    - 中央配管方式による酸素供給
    - 個別の酸素供給装置
4. 酸素供給装置の分類と器具
5. 酸素療法の選択と進め方
    - 吸入装置の選択
    - 治療の進め方
6. 酸素療法の副作用
    - 酸素中毒
    - 呼吸中枢の換気抑制
    - 未熟児網膜症
    - 吸収性無気肺
    - まとめ

酸素療法には主に結合酸素を対象とした大気圧下の酸素療法と，溶解酸素を対象とした高気圧酸素療法があるが，ここでは大気圧下の酸素療法について述べる。

【1】酸素療法の目的

酸素療法の第1の目的は，吸入酸素濃度（F_{IO_2}）を増加させて，動脈血酸素分圧（Pa_{O_2}）を正常に保ち，組織に十分な酸素を供給することである。また，肺胞酸素分圧（PA_{O_2}）が70 mmHg以下になると低酸素性肺血管攣縮を起こし，肺高血圧症の原因となる[1]。酸素療法の第2の目的はPA_{O_2}を正常に保ち，低酸素性肺血管攣縮を防止することである。

【2】酸素投与の適応

低酸素血症は，急性と慢性に分類される。また，低酸素血症のなかで，Pa_{O_2}が60 mmHg以下を呼吸不全と呼ぶ。呼吸不全とは「肺本来の作用であるガス交換障害のために血液ガス，特に酸素と二酸化炭素が異常な値を示し，それがために生体が正常な機能を営みえなくなった状態」と定義され[2]，さらに動脈血二酸化炭素分圧（Pa_{CO_2}）が45 mmHg以下のⅠ型呼吸不全と，Pa_{CO_2}が45 mmHg以上のⅡ型呼吸不全に分類される[3]。急性の低酸素血症は心原性肺水腫や急性肺損傷（acute lung injury：ALI）にみられ，Pa_{O_2}が60 mmHg以下は酸素投与の適応とされている[4]。Pa_{O_2} 60 mmHgは酸素解離曲線の変曲点（ターニングポイント）であり，また，生体の低酸素に対する代償機転が発現するP_{O_2}とされている[5]。一方，Pa_{O_2}が60 mmHg以下の慢性呼吸不全のなかで，長期酸素療法である在宅酸素療法の適応は$Pa_{O_2}<55$ mmHgとされている[6]。低酸素血症の診断には，換気の状態を示すPa_{CO_2}の値にも注意が必要である。特に，Pa_{CO_2}が低下している過換気状態でのPa_{O_2}は，過換気によるPA_{O_2}の増加分，過大評価される可能性がある。また，Pa_{O_2}が60 mmHg以上であっても，一酸化炭素中毒，ショック，急性心筋梗塞などでは酸素投与の適応となる。

【3】酸素供給源の種類

1）中央配管方式による酸素供給

中央配管方式とは，大量に酸素を使用する施設内に供給源を設けて，使用箇所に配管して酸素を供給する方式で，定置式超低温液体酸素方式とマニフォールド方式とがある。定置式超低温液体酸素方式は液体酸素を－183℃でタンクに貯蔵し，酸素を供給するもので，各配管部に減圧弁を必要とせず，低圧であり安全である。マニフォールド方式は2系統に複数の高圧ボンベを連結し，2系統の中央に切り替え装置が設置され，一系統が空になると他系統に切り替え，連続的に医療ガスを供給するシステムである。

2）個別の酸素供給装置

在宅用と携帯用酸素供給装置があり，高圧ガスボンベ（酸素），液体酸素，酸素濃縮器がある。後2者は主に在宅酸素療法の酸素供給源として使用されている。携帯用供給装置には小型の高圧ガスボンベと携帯用液体酸素があり，在宅酸素療法患者の外出時や院内での移動時に利用される。

【4】酸素供給装置の分類と器具

酸素供給装置は，患者の吸気流量と酸素供給流量の関連から低流量と高流量酸素供給装置に大別される。低流量酸素投与とは，患者の換気量が増加すると，吸気流量が酸素供給流量を凌駕し，大気の混入がみられ，F_{IO_2}が変動する酸素投与方法である。図11に示した破線Aは低流量酸素投与時の酸素流量を示し，実線は患者の吸気・呼気流量を示している。患者の換気量が大きくなると，斜線で示した容積の大気が混入する。逆に，換気量が低下すると，高濃度酸素吸入となる[7]。装置としては鼻カニューレ，鼻カテーテル，経鼻管カテーテル，フェイスマスク（ベンチュリ装置のないもの），リザーバ付きフェイスマスクなどがある（図12）。低流量酸素投与は，経済的，か

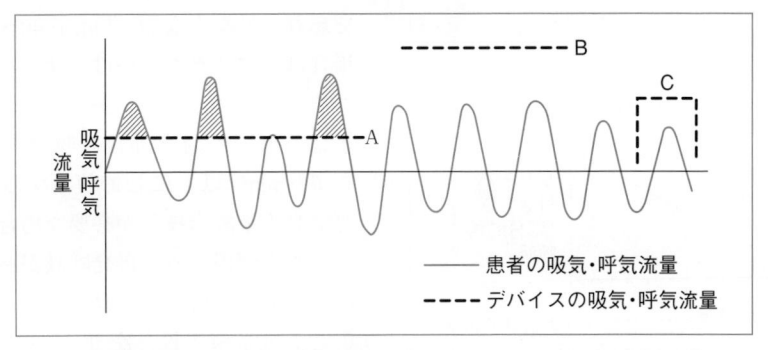

図 11 低流量酸素投与（A），高流量酸素投与（B）とリザーバ付きフェイスマスク（C）における 1 回換気量と大気混入（斜線）の関係
(Scanlan CL, Heuer A. Medical gas therapy. In：Egan's Fundamentals of respiratory care. 7th ed. Mosby；1999. p.744 より引用)

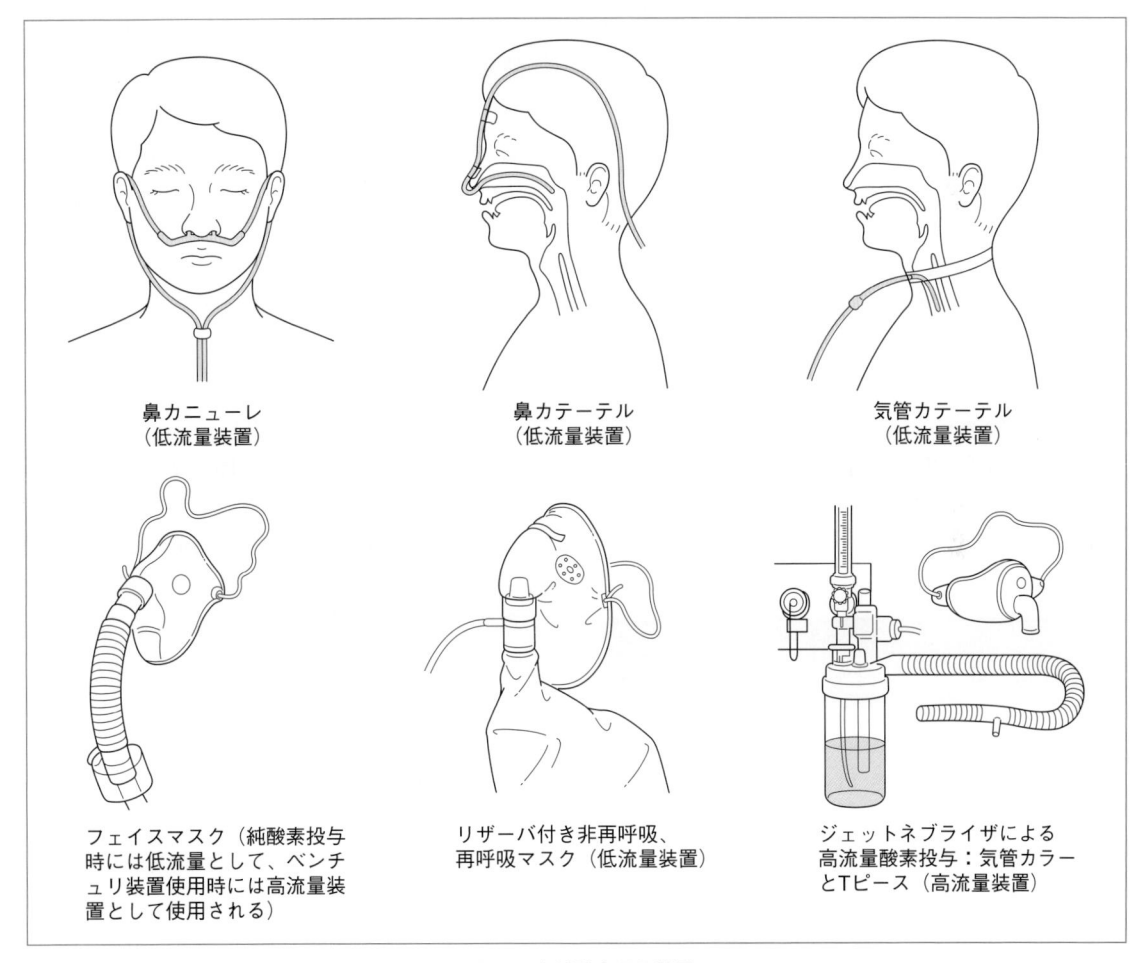

図 12 各種酸素吸入装置

つ侵襲度が低い一般的な酸素供給方法である。一方，高流量酸素供給は，酸素供給流量を患者吸気流量より高く設定するので，大気の混入がなく，患者の換気状態が変化しても，設定した F_{IO_2} を維持できる酸素吸入方法である（図 11，破線 B）。高流量酸素供給は，慢性閉塞性肺疾患（chronic obstructive pulmonary disease：COPD）急性増悪時の酸素療法，人工呼吸器からの離脱時の T

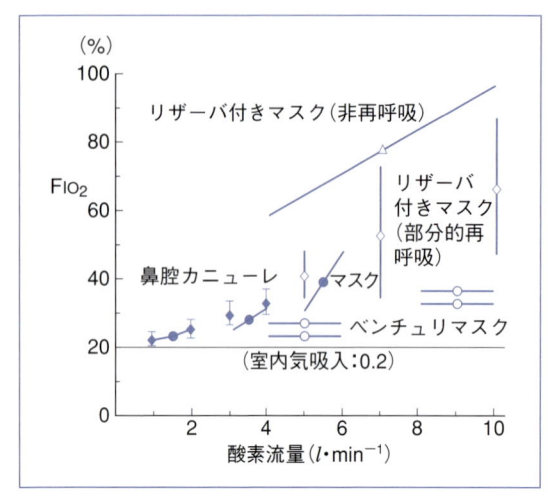

図13 酸素吸入の方法と酸素流量およびFIO2の関係
(富田友幸．呼吸不全と酸素療法．日内会誌 1990；96：738-42 より引用)

ピースや気管切開口からの加湿・酸素投与に適している．図11のCはリザーバー付きフェイスマスクによる吸入気の流量を示している．一方向弁を付けて非再呼吸マスクとして使用すると，リザーバに貯留した酸素を吸入するので，高濃度酸素吸入が可能となる（図12）．

また，酸素療法を高濃度と低濃度酸素療法に分類することがある．これは，口元でのF_{IO_2}の高・低を示すもので，むしろ高流量高濃度酸素療法，あるいは高流量低濃度酸素療法などの表現が分かりやすい．

【5】酸素療法の選択と進め方

1）吸入装置の選択

酸素療法は投与すべきF_{IO_2}を概算し，処方することに始まる．次いで，呼吸不全のⅠ型，Ⅱ型あるいは患者の呼吸状態によって，F_{IO_2}が常に一定である高流量酸素投与か，F_{IO_2}が変動する低流量酸素投与かを判断して吸入装置を選択する（図13）[8]．経口・経鼻投与では，F_{IO_2}が40％以下であれば鼻カニューレ，または鼻カテーテルがよい適応となる．F_{IO_2}は酸素流量を1 l 増すごとに4％増加し，投与酸素流量は5 $l\cdot min^{-1}$が限界とされている．簡便な酸素投与法であるが，換気量によってF_{IO_2}が変動する低流量酸素投与であることを忘れてはならない．F_{IO_2}が40～60％を期待する場合は，マスクあるいはリザーバ付き再呼吸マスクを利用するとよい．F_{IO_2}60％以上を期待するときはリザーバ付き非再呼吸マスクで，酸素流量を6 $l\cdot min^{-1}$以上にして使用する．COPD急性増悪で高流量酸素投与が必要な場合にはベンチュリマスクを利用する．自発呼吸があり，挿管あるいは気管切開施行患者では，ジェットネブライザによる高流量酸素投与をTピースあるいは気管カラーを介して行う．酸素濃度と流量は装置の指示に従う．

2）治療の進め方

①動脈血液ガス分析からみた治療の進め方

酸素投与の効果は低酸素血症の病態によって異なる．Ⅰ型呼吸不全では必要十分なF_{IO_2}の酸素投与が可能である．一方，Ⅱ型呼吸不全では，酸素投与が二酸化炭素ナルコーシスを起こす可能性があるので，酸素投与後は定期的な血液ガス分析を行う．P_{AO_2}とP_{ACO_2}を経時的に酸素－二酸化炭素ダイアグラム上にプロットすると，病態の変化を把握しやすい．P_{AO_2}とP_{ACO_2}の関係は，大気下で呼吸商（RQ）を0.8と仮定すると，

$P_{AO_2} = 150\ mmHg - P_{ACO_2}/0.8$

で示され，P_{ACO_2}上昇によるP_{AO_2}の低下度が計算できる．COPD急性増悪患者の酸素投与後の一般的にみられる血液ガス変化を図14に示す．酸素投与開始前がA点，酸素投与後の理想的な反応はB点であるが，一般的にはC点となる．これは，酸素分圧の上昇→低酸素性換気刺激の減弱→肺胞低換気による酸素の低下の機序（B′→C）で説明される．酸素投与後に二酸化炭素の上昇とpHの低下が大きければ（pH＜7.2）人工呼吸器の適応を考慮する．また，酸素投与にもかかわらずP_{aCO_2}上昇がみられなければ低酸素血症の原因としてシャント（短絡）を想定し，高濃度酸素投与に固執せず，無気肺の改善をめざした呼気終末陽圧（positive end-expiratory pressure：PEEP）などの併用も考慮する．

②酸素輸送からみた酸素療法の進め方

酸素療法の最終目的は，組織の酸素消費（$\dot{V}_{O_2}$）を十分まかなえる酸素を供給（$\dot{D}_{O_2}$）することである．P_{aO_2}が正常であっても，貧血，異常

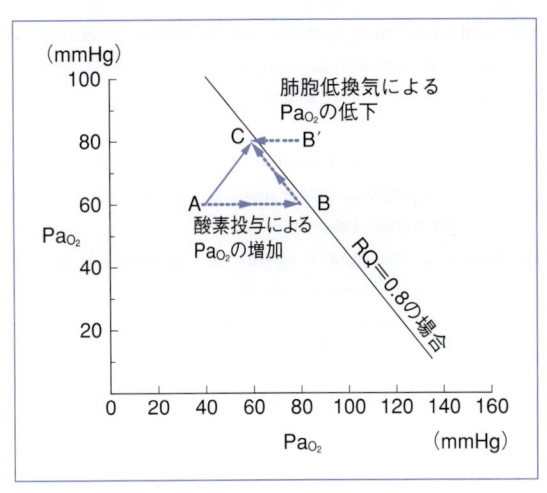

図14 COPD患者への酸素投与時の動脈血ガスの推移

ヘモグロビン，あるいは循環不全があれば$\dot{D}_{O_2}$は減少する。$\dot{D}_{O_2}$が一定値以下に減少すると$\dot{V}_{O_2}$は$\dot{D}_{O_2}$に依存するようになり，乳酸値の上昇がみられるようになる。組織の酸素化の指標として，混合静脈血酸素分圧（$P\bar{v}_{O_2}$）あるいは中心静脈酸素飽和度（S_{cvO_2}）が用いられる。S_{cvO_2}を70％以上に保つようにPa_{O_2}，ヘモグロビン量，循環血漿量，心拍出量，末梢循環の改善を目指した治療がショック時などには有効とされている[9]。

【6】酸素療法の副作用

酸素療法の副作用には，高気圧酸素療法による酸素中毒，高濃度酸素（50％以上）曝露による肺傷害，脱窒素現象に伴う吸収性無気肺，そして二酸化炭素ナルコーシスなどがある。

1）酸素中毒（oxygen toxicity）
①中枢神経に及ぼす作用（CNS effects）
振戦，痙攣などがある。ただし，2気圧以上の高気圧酸素療法時に起こる。
②肺傷害
高濃度酸素投与は肺組織でフリーラジカルを産生し，このフリーラジカルが肺血管内皮を傷害し，間質浮腫などを引き起こす。100％酸素では，12〜24時間で肺活量の減少，24〜30時間で肺コンプライアンスの低下と，$A\text{-}aD_{O_2}$の開大，30〜72時間でD_{LCO}の低下がみられる。一般に，100％酸素は24時間以内，50％以下であれば比較的長期使用できるとされているが，不必要な酸素投与を行わない。また他の補助療法を併用しF_{IO_2}を低く保つことを心がける。

2）呼吸中枢の換気抑制
酸素投与による高二酸化炭素血症は，Barachにより1920年に報告された。2名の脳炎患者に酸素テントで60〜80％の高濃度酸素を投与したところ，開始後数時間で昏睡状態となり，死亡した症例報告であった。その後1940〜50年にかけて，段階的な二酸化炭素の上昇は昏睡を惹起しないとする低濃度酸素療法が定着した[10]。すでに，酸素療法の進め方で述べたように，Ⅱ型呼吸不全患者の治療では二酸化炭素ナルコーシスが起こりうることを想定して，高流量低濃度酸素投与で治療を開始し，常に人工呼吸管理ができる体制を準備することが必要である。

3）未熟児網膜症
未熟児の高酸素血症は網膜血管の攣縮，血管の壊死を来し，新生血管の増殖と瘢痕による失明に至る。予防には$Pa_{O_2}<80$ mmHg以下が推奨されている。

4）吸収性無気肺
F_{IO_2}50％以上では，血液の脱窒素によるP_{AO_2}と$P\bar{v}_{O_2}$の較差が大きくなり，閉塞気道以下の酸素が急速に吸収され，無気肺化する。F_{IO_2}は可能なかぎり40％以下を使用し，喀痰吸引や体位変換ならびにPEEPを併用し気道の開存を心がける。

5）まとめ
酸素投与時には酸素解離曲線のS状関連を考慮し，Pa_{O_2}が55 mmHg以下ではわずかなPa_{O_2}の変動にも注意し，Pa_{O_2}が90 mmHg以上では不必要な酸素投与を避けることが肝要である。また，Pa_{O_2}以外に，組織での$\dot{V}_{O_2}$と$\dot{D}_{O_2}$を反映するS_{cvO_2}を指標とした酸素療法が望まれる。

〈参考文献〉

1) Barer GR, Howard P, Shaw JW. Stimulus-response curves for the pulmonary vascular bed to hypoxia and hypercapnia. J

Physiol (Lond) 1970 ; 211 : 139-55.
2) 笹本　浩, 横山哲朗. 肺不全と呼吸不全. 呼吸と循環 1969 ; 17 : 4.
3) 横山哲朗. 呼吸不全のクライテリアに関する1つの提案, 厚生省特定疾患呼吸不全調査研究班. 昭和54年度研究業績集. 1977. p.129-31.
4) Fulmer JD, Snider GL. ACCP-NHLBBI national conference on oxygen therapy. Chest 1984 ; 86 : 234-47.
5) Kawakami Y, Kishi F, Yamamoto H, et al. Relation of oxygen delivery, mixed venous oxygenation, and pulmonary hemodynamics to prognosis in chronic obstructive pulmonary disease. N Engl J Med 1983 ; 308 : 1045-9.
6) 日本胸部疾患学会肺生理専門委員会. 在宅（長期）酸素療法の適応基準. 日胸疾患会誌 1988 ; 26 : 巻末.
7) Scanlan CL, Heuer A. Medical gas therapy. In : Egan's Fundamentals of respiratory care. 7th ed. Mosby ; 1999. p.737-79
8) 冨田友幸 : 呼吸不全と酸素療法. 日内会誌 1990 ; 79 : 738-42.
9) Rivers E, Nguyen B, Havstad S, et al. Early goal-directed therapy in the patient of severe sepsis and septic shock. N Engl J Med 2001 ; 345 : 1368-77.
10) Barach A. The adaptive function of hypercapnia in chronic obstructive pulmonary disease. In : Petty T. editor. Lung biology in health and disese. 1978, p.151-62.

（獨協医科大学越谷病院呼吸器内科　**長尾光修**）

11 高気圧酸素療法

到達目標

- □ 高気圧酸素療法の概念を理解する
- □ 血液中の酸素の基礎事項を理解する
- □ 酸素療法における高気圧酸素療法の特殊性を理解する
- □ 高気圧酸素療法装置とその特徴を理解する
- □ 高気圧酸素療法の適応を判断できる
- □ 高気圧酸素療法の治療プログラム作成など，実施について理解する
- □ 高気圧酸素療法の効果と副作用の対応を理解する
- □ 高気圧酸素療法の安全基準を理解する

目次項目

1. 高気圧酸素療法
2. 血液中の酸素に関する基礎事項
3. 大気圧環境における空気呼吸時の血液酸素含有量
4. 大気圧環境における酸素吸入と血液酸素含有量
5. 高気圧環境における酸素吸入と血液酸素含有量
6. 酸素療法における高気圧酸素療法の特殊性
7. 高気圧酸素療法装置
8. 高気圧酸素療法の治療条件
9. 高気圧酸素療法の適応
10. 高気圧酸素療法の副作用と合併症および事故
11. 高気圧酸素療法の安全基準について

【1】高気圧酸素療法

　高気圧酸素療法（hyperbaric oxygen therapy：HBO または oxygeneration under hyperbaric pressure：OHP）は，その概念が 1960 年代初頭に確立されて臨床応用が始まった。この療法は大気圧よりも高い気圧環境を人工的に造り，そのなかで酸素を生体に負荷して，各種の原因で生じた全身的または局所的な低酸素性障害を改善する特殊療法である[1]。

【2】血液中の酸素に関する基礎事項

　血液中の酸素は，赤血球中のヘモグロビン（Hb）と，化学的な親和力で結合する酸素（結合型酸素）と血液の液体成分中に物理的に溶解する酸素（溶解型酸素）とに分けられる。結合型酸素は血液の Hb 量と Hb 酸素飽和度（S_{O_2}）の 2 つの因子によって規定される。1 g の Hb は生理学的には 1.39 ml の酸素と結合する（以前は 1.34 ml といわれていた）。また温度が一定であれば液体に溶解する気体の量は Henry の法則に従って気相における気体の分圧に比例し，その比例常数を溶解度または溶解係数と呼ぶ。37℃の血液に対する酸素の溶解度は 0.0031（ml・mmHg^{-1}・dl^{-1}）であり，血液中に溶解できる酸素量は肺胞酸素分圧（$P_{A_{O_2}}$）のみに比例する。

【3】大気圧環境における空気呼吸時の血液酸素含有量

健康成人が空気呼吸をしている場合 37℃の血液に対する酸素の溶解度は，P_{AO_2} 1 mmHg に対して 0.0031 ml であり，動脈血中の P_{AO_2} は正常で約 100 mmHg なので，100 ml の動脈血中には約 0.31 ml の酸素が溶解する。一方，1 g の Hb は 1.39 ml の酸素が結合できる。また Hb の酸素飽和度（S_{O_2}）は酸素 Hb 解離曲線によって規定され，血中酸素分圧（P_{O_2}）100 mmHg のとき Hb は約 98%飽和の状態である。したがって，血液 100 ml 中の酸素含有量

$= 1.39 Hb \cdot S_{O_2}$（飽和度）$+ 0.0031$（溶解度）$\cdot P_{O_2}$
$= 1.39 \times 15 \times 98/100 + 0.0031 \times 100 = 20.4 + 0.31$
$\fallingdotseq 20.7$（$ml \cdot dl^{-1} \fallingdotseq vol\%$）

となる。

【4】大気圧環境における酸素吸入と血液酸素含有量

大気圧下で 100%の酸素を吸入すると，Hb 飽和度は 98%から 100%へ上がり空気吸入時に比べて，100 ml の動脈血中の酸素含有量

$= 1.39 \times 15 \times 100/100 + 2.36$（37℃ P_{O_2} が 760 mmHg のとき血液 100 ml に溶解する O_2 量）$\times$〔$760 - 47$（肺胞の水蒸気分圧）$- 40$（肺胞の P_{CO_2}）〕$/760$

$= 20.9 + 2.10 \fallingdotseq 23.0$（$ml \cdot dl^{-1} \fallingdotseq vol\%$）

であり，血液 100 ml 中の酸素含有量は，
$23.0 - 20.7 = 2.3$（$ml \cdot dl^{-1} \fallingdotseq vol\%$）
増加となる。

【5】高気圧環境における酸素吸入と血液酸素含有量

血液中の Hb は，P_{AO_2} 100 mmHg 前後でほぼ 100%近く酸素に飽和されている。P_{AO_2} と血液酸素含有量（結合型酸素量と溶解型酸素量との和）の関係（図 1[2]）をみると P_{AO_2} 100 mmHg では，結合型酸素量は約 20 vol%前後に達し，これ以上 P_{AO_2} を上昇させても結合型酸素量は増加しない。しかし，溶解型酸素量は Henry の法則に従い P_{AO_2}

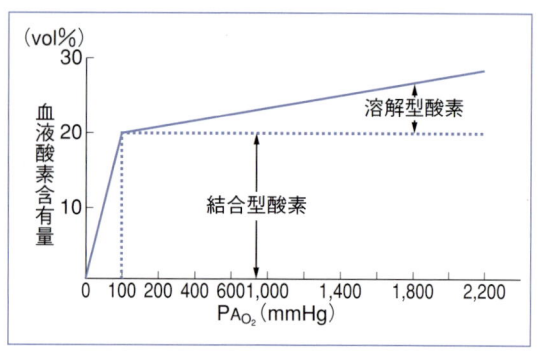

図 1　P_{AO_2} と血液酸素含有量
(Basett Be, Bennett PB. Introduction to the physical and physiological bases of hyperbaric therapy. In：Davis J C, Hunt TK. editors. Hyperbaric Oxygen Therapy. Kensington, MD：Undersea & Hyperbaric Medical Society；1977 より引用)

が 1 気圧（760 mmHg）上昇するごとに
0.0031（$ml \cdot mmHg^{-1} \cdot dl^{-1}$）$\times 760$（mmHg）$= 2.36$
（$ml \cdot dl^{-1} \fallingdotseq vol\%$）

増加する。したがって，大気圧の 3 倍（3 気圧下）で 100%の酸素吸入を行えば，

動脈血酸素分圧（P_{aO_2}）
$= 760 \times 3 - 〔47$（肺胞の水蒸気分圧）$+ 40$（P_{O_2}）〕
$= 2,200$（mmHg）

動脈血中の溶解型酸素量
$= 0.0031 \times 2,200 \fallingdotseq 6.81$（$ml \cdot dl^{-1} \fallingdotseq vol\%$）

この値は安静時の動・静脈血酸素含有量較差，すなわち安静時に生体が消費する酸素量とされる 5～7 vol%に匹敵する数値であり，3 気圧（高気圧酸素療法）のもとでは，溶解型酸素だけで消費される酸素量を補うことができる。

【6】酸素療法における高気圧酸素療法の特殊性

通常の酸素療法は，結合型酸素量の増加を主目的とするが，高気圧酸素療法は溶解型酸素量の増加により高い P_{O_2} の動脈血を造り，組織と血液との間に生じた大きな P_{O_2} 較差を起動力とする酸素の拡散により各種の低酸素障害を改善しようとする特殊な酸素療法である[3]。また酸素の毒性を利用した抗菌作用や気体の容積の減少（気泡縮小や血液改善）効果を期待する治療にも応用される。

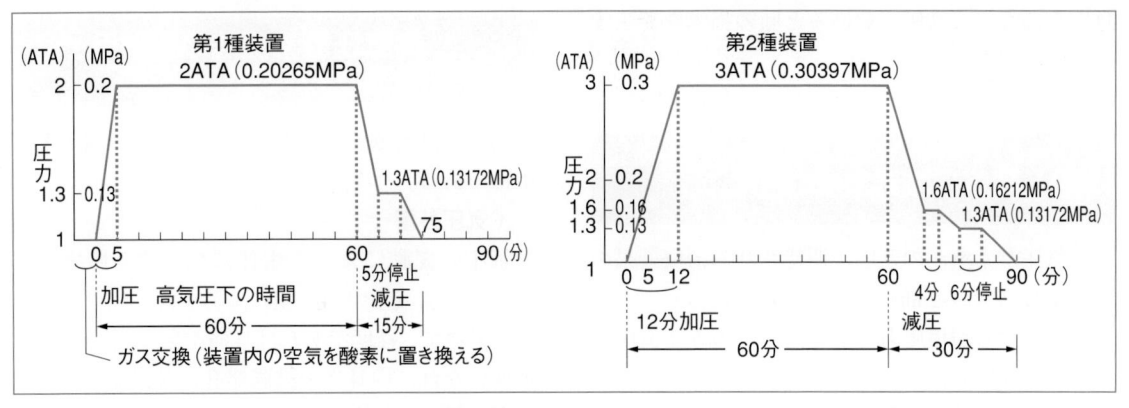

図2 名古屋大学における標準的な高気圧酸素治療の加圧・減圧プロフィル（第1種装置と第2種装置）

【7】高気圧酸素療法装置

高気圧酸素療法装置には，小型で患者1名だけを収容する第1種装置と，大型で複数の患者のほかに医師，看護師なども同時に収容できる多人数用の第2種装置とがある．わが国では第1種装置が大多数を占め，この装置は比較的単純な構造で付属機器も少なく，移動も容易である．患者を収容して酸素を直接内部に吹送して加圧する．加圧源は酸素ボンベまたは高気圧酸素配管設備からで，狭い内部での医療行為に制約がある．また高気圧の酸素を充満して加圧が行われることから火災防止に特別な注意が必要である．第2種装置は大規模で構造も複雑で，内室（治療室）と外室（エントリーロック）の2室構造である．複数の患者とともに医師，看護師を収容し内部は圧縮空気で加圧され，患者はフェイスマスク，ベンチレータなどにより酸素の投与を受ける．内部での医療行為に制約がない．高気圧酸素療法または，再圧治療のいずれにも使用できる．

【8】高気圧酸素療法の治療条件

①実際の治療条件は医師が患者の身体所見，検査所見をチェックしてそれぞれの適応に応じて決定する．
②高気圧酸素療法について十分に患者に説明して同意を得る．
③安全基準から治療圧は原則として3絶対気圧（atmosphere absolute：ATA, 1 ATA ≒ 1 atm 大気圧）までとする．最近，国際的な圧力単位の改変により ATA は治療のために保持する圧力で，ゲージ圧力として単位を MPa あるいは kPa（例えば 180 kPa は水深 18 m に相当する圧力で，90 kPa なら水深 9 m に相当する）に改められた．また装置に用いられる圧力計は計量法の定める国際単位表（略称 SI）に改められた．非 SI 単位目盛りの圧力計読み値の換算式は，

1 kgf/cm^2（キログラム毎平方センチメートル）
$= 0.0980665 \text{ MPa}$

であり，

1 ATA は $1.0332 \text{ kgf/cm}^2 = 0.10132 \text{ MPa}$
2 ATA は $2.0664 \text{ kgf/cm}^2 = 0.20265 \text{ MPa}$

となる．

④治療プログラムを作成する．治療プログラムは「日本高気圧環境医学会が制定した安全基準」の治療指針[4]に従って加圧，治療圧力の維持，減圧のパターンで作られる．図2は現在名古屋大学で行われている 2 ATA（0.20265 MPa）（第1種装置）と 3 ATA（0.30397 MPa）（第2種装置）の治療プログラムである．2 ATA のプログラムでは，加圧に 5 分，加圧速度を毎分 0.020 MPa，治療圧力として 2 ATA を 60 分維持し，減圧に 15 分，減圧速度は 0.010 MPa で行い途中 1.3 ATA（0.13172 MPa）で 5 分間停止を行う．全所要時間は 75 分となる．3 ATA の場合は，減圧に 30 分要するので全所要時間は 90 分となる．加圧にあたっては，耳の閉塞感，耳痛などがあれば，加圧を中断して"耳抜き"を行う．減圧中に"耳抜き"を行う場合は，長時間息を止めさせないことが大切である．

息を止めたまま減圧を続けると肺の損傷を発生する可能性がある。

【9】高気圧酸素療法の適応

高気圧酸素療法の適応は期待される治療効果の機序から，次の4群に分けられる[3]。

①上昇する環境圧力の物理的効果のみ：減圧症（空気再圧の場合）。

②増量した溶解型酸素による低酸素障害の改善効果：大部分の低酸素血症が該当。主に急性一酸化炭素中毒，急性または慢性末梢血行障害，各種低酸素性脳機能障害，網膜動脈閉塞症など。

③溶解型酸素の増量と上昇した環境圧力との相乗効果：空気栓塞症，腸閉塞など。

④増量した溶解型酸素の毒性を応用した抗菌効果：ガス壊疽，一部の感染症，悪性腫瘍に対する他の治療法との併用療法など。

一方，日本高気圧環境医学会制定による適応症は救急的適応疾患（発症後7日以内）と非救急的適応疾患および再圧治療に分けられる[4]。

①救急的適応疾患

急性一酸化炭素中毒（間欠型を含む），重症感染症（ガス壊疽など），重症空気塞栓症，重症外傷性挫滅創，コンパートメント症候群，重症外傷性循環障害，重症熱傷および重症凍傷，急性動脈・静脈血行障害，急性脳浮腫（重症頭部外傷，開頭術後もしくは急性脳血管障害を原因とし，他覚的に脳浮腫を認めたもの），重症低酸素性脳機能障害，腸閉塞（急性麻痺性および癒着性腸閉塞），急性心筋梗塞，網膜動脈閉塞症，急性骨髄障害（特に急性骨髄性麻痺）など。

②非救急的適応疾患

悪性腫瘍（放射線，抗癌薬治療と併用），難治性潰瘍および浮腫に伴う末梢循環障害，皮膚移植後の虚血皮弁，突発性難聴，脳血管障害，重症頭部外傷または開頭術後の運動麻痺および知覚麻痺，遅延性一酸化炭素中毒，難治性骨髄・神経疾患または慢性難治性骨髄炎，放射線潰瘍など。

なお，再圧治療の適応疾患は減圧障害としての減圧症と減圧に伴う空気塞栓症とする。

【10】高気圧酸素療法の副作用と合併症および事故

高気圧酸素療法の主な副作用は気圧外傷と酸素中毒である。

①気圧外傷

気圧の変動によって生体に発生する障害であり，主に加減圧中の圧差による中耳，内耳，副鼻腔の外傷で，軽度であれば耳痛や閉塞感，前額痛，重度になれば中耳炎，鼓膜穿孔，鼻出血などを起こす。通常は軽度のものには鼻をかむか，または"耳抜き"によって対応する。また，減圧時に肺嚢胞（ブラ）の破裂による気胸を生じる場合がある。予防として高気圧酸素療法前に耳管通気検査や胸部単純X線検査でのチェックが必要である。

②酸素中毒

低いP_{O_2}でも100％の高濃度の酸素を長時間吸入すると肺酸素中毒（Larraine Smith効果とも呼ばれ，主に肺炎様症状）を起こす。高いP_{O_2}では，短時間でも中枢神経系酸素中毒（Paul Bert効果とも呼ばれ，痙攣発作，意識障害）を起こす。高気圧酸素療法の治療中に咳，胸痛，呼吸困難，眩暈，悪心，視野異常，口唇周囲筋の攣縮などを認めたときは酸素投与の中止や減圧などの緊急処置をとる必要があり，臨床工学技士でも治療中は患者の監視が重要である。

③骨壊死

反復して高気圧酸素療法を受けると，減圧性あるいは無菌性骨壊死（慢性骨障害）を起こすことがある。

④その他

空気加圧時には窒素分圧が上昇して窒素酔いが起こることもある。

高気圧酸素療法に関わる事故について，わが国では1967年以降現在までに4件の第1種装置の治療中に火災事故の発生があった[5]。火災事故は患者の死に直結するので，すべての高気圧酸素療法従事者は点検と監視を怠ることなく，事故防止に努めなければならない。

表　装置内に持ち込んではならない物品

1. 点火源となる物品
   マッチ，ライター，各種カイロ，セルロイド製品，電気器具，合成繊維の衣類，引火性の品物　など
2. 圧力で壊れる物品
   時計，ポケットベル，補聴器，万年筆，湯たんぽ，ペースメーカ　など
3. 安全性に疑問のある物品
   アルコール綿，電動式輸液ポンプ　など

【11】高気圧酸素療法の安全基準について

高気圧酸素療法の安全基準は「日本高気圧環境医学会が制定した安全基準」の中に，装置の点検のみならず操作，管理する者の資格，教育，具体的な管理法など多岐にわたって規定されている[4]。装置の日常点検は以下の11項目，すなわち，

①通話および通信装置
②送気弁，排気弁，緊急減圧用排気弁および換気弁
③空気圧縮機および空気清浄装置
④酸素源および空気源の供給圧力ならびに残量
⑤圧力計，温度計および換気流量計
⑥窓および扉開閉装置
⑦物品授受設備
⑧電気系統
⑨接地
⑩発火物およびその他の危険物の有無
⑪消火設備

に独自の自施設の装置や設備に必要な点検項目を加えて行われている。

高気圧酸素療法にあっては，医師は，患者に治療について説明と同意を得る。所持品の点検では表に示す点火源となる物品や圧力で壊れる物品および安全性に疑問のある物品を治療前にすべて取り除かなければならない。実際に名古屋大学では図3に示す方法で二重点検を行って火災事故を防止するとともに患者に"耳抜き"などの指導を行って安全性に留意している。特に高気圧酸素療法に従事する臨床工学技士は，用いる装置の構造，特性などにも精通して，装置の操作のみならず使用前後の点検業務，治療中の患者の監視業務など重要な任務を遂行して，高気圧酸素治療を安全に行うことを忘れてはならない。

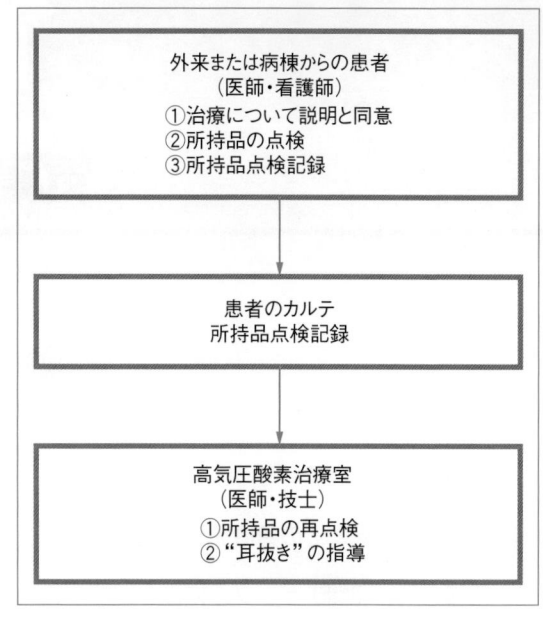

図3　名古屋大学における検討方法（二重点検法）

外来または病棟からの患者
（医師・看護師）
①治療について説明と同意
②所持品の点検
③所持品点検記録

↓

患者のカルテ
所持品点検記録

↓

高気圧酸素治療室
（医師・技士）
①所持品の再点検
②"耳抜き"の指導

〈参考文献〉

1) 西山博司．安全で快適な高気圧酸素治療を目指して．Clin Eng 2001；12：589-98．
2) Basett BE, Bennett PB. Introduction to the physical and physiological bases of hyperbaric therapy. In：Davis JC, Hunt TK. editors. Hyperbaric Oxygen Therapy. Kensington, MD：Undersea & Hyperbaric Medical Society；1977.
3) 高橋英世．高気圧治療．小野哲章，峰島三千男，堀川宗之ほか編．臨床工学技士標準テキスト．東京：金原出版；2002．p.336-45．
4) 日本高気圧環境医学会．高気圧酸素治療の安全基準（平成14年6月1日最終改定）．日高気圧環境医会誌 2002；37：81-105．
5) 日本高気圧環境医学会事故調査委員会．山梨厚生病院高気圧酸素治療装置爆発事故原因調査報告書．日高気圧環境医会誌 1999；34：149-60．

（名古屋大学医学部胸部外科：(現)医療法人
愛生館小林記念病院　**今泉宗久**
名古屋大学医学部高気圧治療部：(現)医療法人
珪山会鵜飼病院　**高橋英世**）

12 気道確保

意識の障害を来したり，または人工呼吸が必要な例では程度の差はあるものの気道を確保しなくてはならない。したがって，呼吸管理において気道確保術は基本的な手技であり，施行法および管理法について十分な知識が必要である。

到達目標

- □ 気道確保の意義を理解する
- □ 気道確保法の実際を理解する
- □ 気道確保器具とその特徴を理解する
- □ 気管・気管切開チューブの特性を理解する
- □ 人工気道の管理法を理解する
- □ 人工気道の副作用を理解する

目次項目

❶ 気道確保の方法
  - 下顎挙上，エアウェイの挿入
  - 気管挿管以外で人工呼吸可能な気道確保法
  - 気管挿管
  - 気管切開

❷ 気管・気管切開チューブ
  - カフ
  - 特殊なチューブ
  - 気管切開チューブ

❸ 気道内分泌物の除去
  - 痰の喀出
  - 気管内吸引
  - 気管内洗浄
  - 吸引操作時の合併症

❹ 気道確保の合併症
  - 気管挿管による合併症
  - 気管切開による合併症

【1】気道確保の方法

1）下顎挙上，エアウェイの挿入

意識レベルが低下した例で，自発呼吸は十分にあるが舌根が沈下するため気道が閉塞する場合には，用手的にオトガイ部や下顎の挙上（図1），またはエアウェイを挿入して対処する。

①用手的な方法

a）オトガイ部挙上法

片方の手のひらを患者の前額部に置き，軽く頭部を固定しつつもう一方の手の2指，3指を下顎先端のオトガイ部にあてて上方に持ち上げる。この手技により舌根部が持ち上げられて気道が開通する。ただし，本法は頭部後屈を伴うので頸髄損傷が存在または疑われる場合は禁忌である。

b）下顎挙上

患者の頭側に立ち，自発呼吸が十分ある場合は，両手の3指と4指をそれぞれの側の下顎にかけ，下顎を前方に突き出すようにする。自発呼吸が消失した例ではバッグとマスクを用いて人工呼吸を行うことができるが，その際には左手でマスクを保持しながら，右手でバッグを操作する。このとき左手の1指と2指でマスクを押さえ，5指で下顎を前方に突き出すようにする。

用手的下顎挙上法によって気道の開通を得ようとするときは，口腔内の分泌物，血液，異物などを完全に吸引除去しなければならない。また本処置は一時的なものであり，完全な気道確保にはな

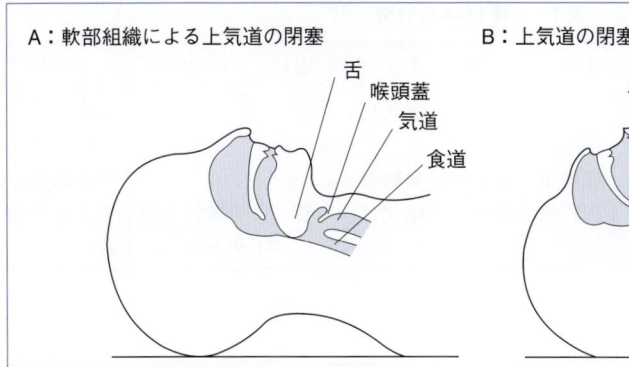

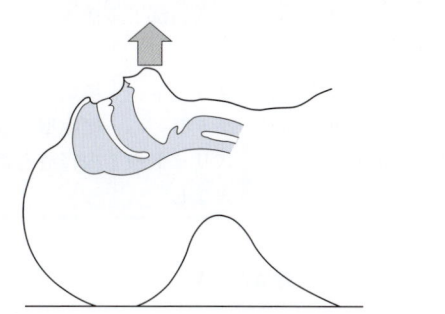

図1 気道閉塞と用手的対処法
A：軟部組織による上気道の閉塞
B：上気道の閉塞に対する下顎挙上および頸部後屈

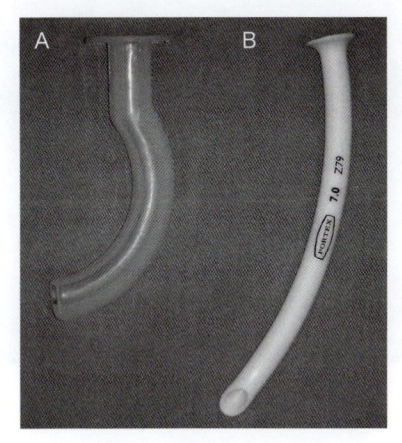

図2 各種エアウェイ
A：経口エアウェイ，B：経鼻エアウェイ．

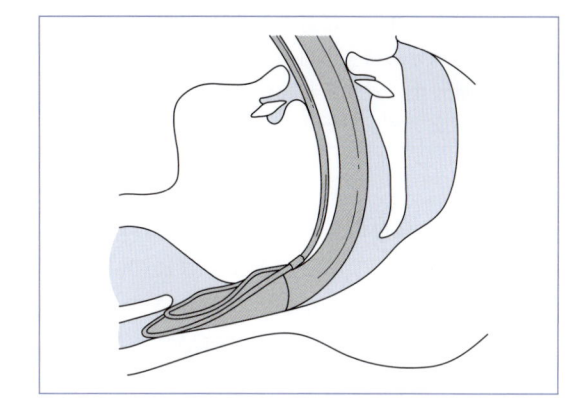

図3 LMAによる気道確保状況
（安本和正．ラリンジアルマスクエアウェイ．岩崎 寛編．麻酔科臨床プラクティス 気道確保の全て．東京：文光堂；2003. p.36-9 より引用）

らない．

②エアウェイ使用による方法

下顎を挙上すると十分な換気量が得られるが，これを止めると気道が閉塞する場合には，エアウェイを挿入して持続的に気道の開通を図る．

経口と経鼻エアウェイ（**図2**）があり，いずれも舌根の後咽頭壁への落ち込みを防止して気道を確保する．

経口エアウェイを挿入する際には，まずエアウェイを逆向きにし，硬口蓋にそって口腔内に挿入し，十分な深さに達してから180°回旋し，遠位端が下咽頭に位置するように置く．または，喉頭鏡を用いて十分に開口してからエアウェイを挿入する．経鼻エアウェイは鼻孔より挿入し，遠位端を下咽頭に置く．

正しい位置に挿入しないと，経口エアウェイにより舌が押し込まれて気道が閉塞することがある．またエアウェイが咽頭を刺激して嘔吐反射を起こすことがある（経鼻エアウェイではこの反射は少ない）．

経鼻エアウェイの挿入時に，エアウェイの先端が鼻粘膜を損傷して鼻出血を起こすことがある．この点を考慮し，内套の先端にカフを付け，このカフをふくらましてエアウェイの先端に丸みを作り，鼻粘膜の損傷を軽減する製品がある．

2）気管挿管以外で人工呼吸可能な気道確保法

気管挿管および気管切開以外に陽圧換気が可能な気道確保法には，ラリンジアルマスク（LMA），ラリンジアルチューブ，食道閉鎖式チューブなどがある．これらの器具のうちではLMAが一番種類とサイズがそろっている．LMAは喉頭鏡を用いなくても，簡単に挿入でき，かつ非侵襲的に気道を確保するという大きな利点がある（**図3**）．した

表1　各種 LMA の特徴

	マスクの形態	開口部	チューブの形態	チューブの素材	その他	用途
標準型		スリット		塩化ビニル製		
スパイラル	標準型と同じ	スリット	標準型より細い	スパイラル内蔵		顔面手術症例
挿管用	標準型と同じ	挙上弁	標準型より太い	金属製		挿管困難症例
人工呼吸用	両面にカフ	スリットや弁なし	内径最も細い	塩化ビニル製	胃管挿入用チューブ	人工呼吸施行症例

表2　気管挿管の適応

1．舌根沈下や咽頭浮腫による気道閉塞
2．昏睡状態で咽頭反射消失
3．呼吸停止または換気不全のため人工呼吸施行
4．重篤な心肺不全に対する呼吸管理施行
5．気道内分泌物・出血の吸引
6．心肺停止に対する救急蘇生
7．気管支ファイバースコープ検査時

がって，LMA は麻酔時だけでなく蘇生においても良好な気道確保法である．LMA には最初に開発された標準型のほかに，チューブ部分にワイヤが内蔵されたもの（スパイラル），気管挿管を行うためのもの，人工呼吸を容易にするために気道との気密性を高めたもの，など4種類の製品がある（表1）．したがって，LMA を用いて気道を確保する際にはまず用途に適したタイプと患者に合ったサイズを選択する．

3）気管挿管

本法では気管チューブを気管に挿入するため，持続的な気道確保が得られる．

①適応

表2に示した病態では気管挿管が適応となる．

②気管挿管に必要な用具

（1）喉頭鏡（図4）：患者の体格に合わせてブレードのサイズを選択するが，直型と曲型の2種類があり，小児には直型の方が用いやすい．

（2）気管チューブ：塩化ビニル製で高容量低圧カフ付きのものを用いる．サイズの選択は表3に従うが，経口挿管の場合，内径は一般的に成人では男性 8.0 mm（34Fr），女性 7.5 mm（32Fr）のものが用いられ，経鼻挿管には内径がそれぞれ 0.5 mm 細いものを用いる．なお内径 5.5 mm 以下のチューブにはカフのないものを使用することが多

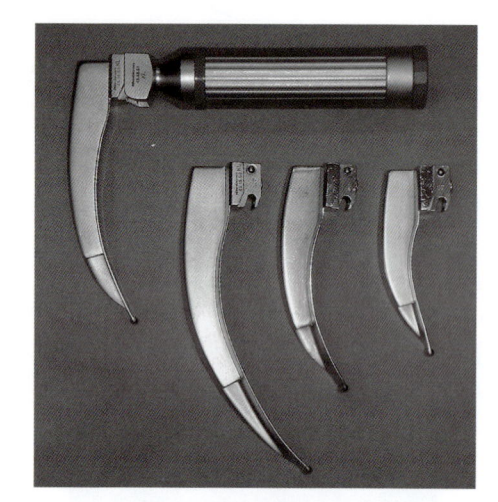

図4　喉頭鏡

表3　年齢ならびに体重と気管チューブの太さとの関係

年齢	体重(kg)	チューブの太さ(Fr)	チューブの長さ(cm)
新生児	～3.5	10～12	10～11
1～3 カ月	4～5	12～14	10～12
3～6	5～6	14～16	11～12
6～12	6～9	16～18	11～12
1～2 歳	9～12	18～20	12～13
2～3	12～14	18～22	13～14
3～6	14～20	20～24	14～16
6～10	20～26	22～26	15～17
10～12	26～40	24～28	16～19
12～16		26～30	18～20
16～		28～36	18～

い（図5）．

（3）スタイレット：直視下経口挿管の際チューブに適当な彎曲をつけるために用いるが，決してチューブ先端より突き出てはならない．

（4）バイトブロック：経口挿管時に歯列間に挟

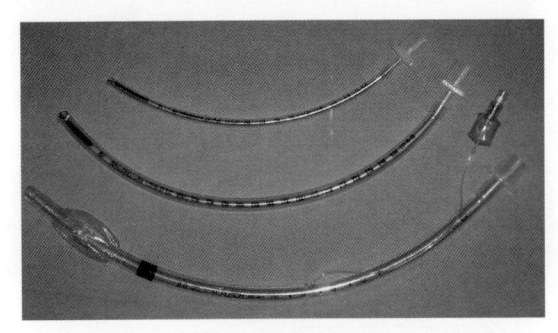

図5　気管チューブ

み，チューブがかまれて閉塞するのを防ぐ．
　(5) カフ用注射器
　(6) リドカイン2%ゼリー，4%液，8%スプレー：気管チューブの潤滑剤としてゼリーに塗布する．チューブのカフは高濃度リドカインにより損傷されるため，8%のスプレーは用いてはならない．8%スプレーは咽喉頭や鼻腔の表面麻酔に使用し，4%液は喉頭や気管の表面麻酔に使用する．
　(7) 布製絆創膏：チューブの固定に使用する．
　(8) マギール鉗子：直視下経鼻挿管の場合に用いる．

③気管挿管に必要な薬剤

必要な薬剤は，意識下挿管と急速導入挿管で異なる．

　a) 意識下挿管
　(1) 局所麻酔薬
　　・リドカインスプレー(8%)：咽喉頭部の表面麻酔に使用する．
　　・リドカイン液(4%)：気道内表面麻酔に用いる．
　　・リドカインゼリー(2%)：チューブやスタイレットに塗布する．
　(2) 鎮静薬
　　・ジアゼパム　5～10 mg 静注
　　・ドロペリドール　5～10 mg 静注
　　・ミダゾラム　3～6 mg 静注
　(3) 鎮痛薬
　　・塩酸ペンタゾシン　7.5～10 mg 静注
　　・クエン酸フェンタニル　0.05～0.1 mg 静注
　b) 急速導入挿管
　(1) 静脈麻酔薬
　　・プロポフォール　1.5～2 mg・kg^{-1} 静注
　　・チオペンタールナトリウム　3～5 mg・kg^{-1} 静注
　　・塩酸ケタミン　1～2 mg・kg^{-1} 静注
　(2) 筋弛緩薬
　　・塩酸スキサメトニウム（サクシニルコリン）1 mg・kg^{-1} 静注
　　・臭化ベクロニウム　0.1 mg・kg^{-1} 静注

④気管挿管の基本的手技

　a) 喉頭ならびに気管の表面麻酔

無処置で気管挿管を試みると，激しい咳嗽反射（筋弛緩薬使用時にはみられない）と交感神経反射を発生する．したがって4%リドカイン液2 mlを輪状甲状靱帯から気管内に注入する．

　b) 喉頭鏡の操作

口腔軸と気管軸が平行に近づき，喉頭展開が容易になるよう，後頭部の下に高さ5 cm くらいの枕を置き，頭部を後屈させて，いわゆる嗅ぐ姿勢をとる．十分に開口してブレードを右口角から挿入し，舌を左側に圧排しながら奥へ進め，ブレードを次第に口の中央に移動させて喉頭蓋を探す．喉頭蓋をみつけたら，曲型ブレード使用時にはブレードの先端を舌根部と喉頭蓋との間に位置し，ハンドルの長軸方向に喉頭鏡を持ち上げる（図6）．この際決して上歯を支点にして，ブレードをこじてはならない．

　c) 挿管法

通常気管挿管は喉頭鏡を用いて直視下に行われているが，喉頭展開の不能な例では挿管が困難となる．

　(1) 直視下経口挿管：気管チューブの末梢側1/4 あたりを右手でペンホールド型に持ち，視野を妨げないよう水平位にして右口角から挿入し，奥へ進むにつれてチューブを反時計方向に90°回し，垂直位にして声門を通過させる．チューブの先端が声門を越えたところでスタイレットを抜去し，カフが声門を完全に通過するまでチューブを挿入する．陽圧換気を行っても，リークを生じない最小量の空気をカフに注入する．陽圧換気を行いながら左右の肺野の呼吸音を聴診し，食道挿管または片側挿管でないことを確認する．

　(2) 直視下経鼻挿管：経口挿管に比べ，経鼻挿管では患者がかんでチューブが閉塞することはなく，口腔内処置が行いやすい．またチューブの固

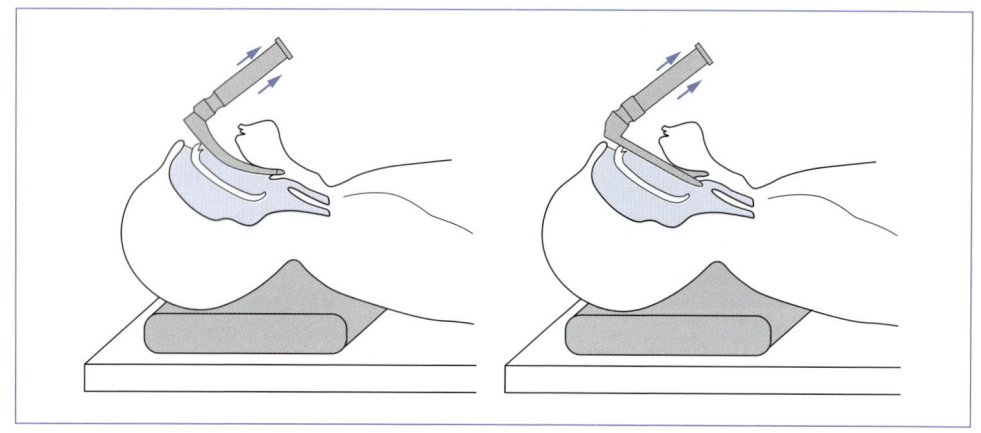

図6 曲または直型ブレードの喉頭鏡による喉頭展開
矢印はハンドルの操作方向を示す。

定性もよく，患者の違和感が少なく，そのうえ水分の経口摂取が可能という利点があるが，副鼻腔炎を併発する。挿管を試みる前に，鼻腔内の分泌物を十分に吸引した後，過酸化水素を浸した綿棒で消毒する。チューブにリドカインゼリーを塗布し，鼻孔にもゼリーを注入する。チューブを鼻孔に挿入し鼻腔底にそって先端が下咽頭に至るまで進め，次いで喉頭鏡で喉頭を展開し，右手にマギール鉗子を持ちチューブの先端を挟んで気管内に誘導する。

(3) 盲目的経鼻挿管：喉頭鏡を用いないで患者の呼吸音をガイドにチューブを経鼻挿管する方法であり，自発呼吸の存在が不可欠である。開口不能，頸部運動制限，下顎骨骨折などによる喉頭鏡の挿入が困難な例に対して適応となる。チューブを通じて最もよく呼吸音が聴取できる部位までチューブを進め，吸気時にチューブを挿入する。気管内に入ると咳嗽反射が起こるとともに声は消失する。

(4) ファイバースコープを用いた気管挿管：他の方法で挿管できない場合に適応となる。すなわち，上気道内に血液，分泌物，異物があり十分な視野が得られない例などに行うが，手技に時間を要するため無呼吸の患者には施行すべきではない。経鼻挿管を行うときは，チューブを後喉頭まで進め，次いで潤滑剤を塗ったファイバースコープをチューブ先端まで挿入し，声門を視野でとらえながら進める。ファイバースコープが気管内に入ったら，チューブをファイバースコープにそっ

て進め，気管内に挿入し，ファイバースコープを抜去する。解剖学的理由などにより経鼻法が不可能なときに経口挿管を行う。

(5) LMAを用いた経口挿管法：挿管困難症例に対しての比較的新しい方法であり，LMAを挿入しLMAのチューブに気管支ファイバースコープを挿入すると容易に気管入口部に見出されるためファイバースコープの先端を気管内へ進め，それにそって気管チューブを挿管する。通常LMAを用いる場合は，成人では6 mmの気管チューブを気管内へ挿入できる。気管挿管を目的とした挿管用LMAを用いると，LMAのチューブ内へ気管チューブを挿入するだけで気管挿管が可能となる。

4）気管切開
①適応と意義

気管切開は上部気道の閉塞をバイパスし，長期間の気道の管理を行う目的で実施される（表4）。気道分泌物を吸引したり気道を吐物の誤嚥から守るためには経口気管挿管で十分であり，緊急処置として気管切開を行う必要はない。したがって，気道確保の期間が数日程度と，比較的短期間の例には安易に気管切開を行うべきではない。気管切開の適応は，気管挿管の必要性が少なくとも2～3週間以上にわたって持続するか，またはその可能性がある場合である。なお呼吸死腔量の減少を目的とした気管切開の実施は推奨されていない。

一方，腫瘍が喉頭や咽頭に浸潤し，経口または

表4 経口・経鼻挿管と気管切開の特徴

	経口挿管	経鼻挿管	気管切開
特徴	挿管が迅速	やや時間必要	時間必要
チューブの太さ	経鼻挿管より太い	経口挿管より細い	一番太い
チューブの固定	難しい	容易	容易
気管内吸引	容易	やや困難	容易
口腔内洗浄	困難	容易	容易
患者の苦痛	大	やや少ない	少ない
適応	緊急気道確保 短期間の気道確保	開口障害 (長期人工呼吸)	挿管困難 長期気道確保 咽喉頭の損傷，腫瘍 顔面の外傷，声門狭窄 長期人工呼吸
禁忌	口腔内腫瘍，外傷 開口障害	鼻咽頭の閉塞，狭窄 出血傾向 副鼻腔炎，中耳炎 頭蓋底骨折	頸部の腫瘍，外傷および熱傷 出血傾向

経鼻挿管を行うと出血する場合，頸部の熱傷ならびに外傷などにより，短時間の間に気道の浮腫が進み，気道確保が困難になることが予想される場合，または何らかの理由により経口挿管および経鼻挿管が不可能，あるいは避けたい場合などが適応となる。

②気管挿管から気管切開への移行の決定

気管挿管により気道管理または機械的人工呼吸が施行されている患者において，気管切開施行の時期を単純に決定することはできない。最近では気管チューブの材質が改良され，長期間体内に留置しても障害を発生しにくい材質が開発され，そのうえ，患者管理技術も進歩してきたため，かなりの期間を気管挿管により管理することが可能となった。

したがって，気管切開施行時期の決定はいろいろ議論されているが，患者の病態だけでなく施設の状況をも考慮すべきである。最近は2～3週間以内の人工呼吸期間であれば，気管切開の必要はないと考えている。しかし，経鼻挿管ではチューブの圧迫により鼻翼が壊死に陥り，鼻翼の変形や欠損を合併することがあり，十分な観察が必要である。また経鼻挿管中に副鼻腔炎を併発することが報告されている。

③気管切開チューブ

気管切開孔に直接挿入する中腔の曲がったチューブで，一時的または長期にわたって下部気道と大気とを直接的に接続する。素材は気管チューブと同様のもの以外には組織反応がないため，銀製のチューブがある。またチューブにカフが付いているものと付いていないものとがある。カフのないチューブ使用時には誤嚥の危険性があるが，人工呼吸を必要としない例では長期にわたって気管切開孔を維持するために用いている。なおチューブのサイズは，通常成人には33～36 Frを用いる。

④気管切開の手技

患者を仰臥位にして頸部を十分に伸展させ，肩の下に平たい枕を入れ，さらに上頸を過伸展すると，気管が皮下に近づくため第2ならびに第3輪状軟骨を皮膚直下に触れる。

個々の症例に応じて麻酔法を決定するが，局所の浸潤麻酔下に施行することが多い。瘢痕形成を考慮して輪状軟骨と胸骨上縁との中点を中心に皮膚を約2～3cm横切開する。広頸筋は，皮膚と剥離することなく切離し，舌骨胸骨筋および胸骨甲状筋を正中で左右に分けて，気管を露出する。輪状軟骨を指で触れ，第2または第3輪状軟骨を切開する。このとき，気管の位置にかかわらず切開する輪状軟骨に2本針糸を縦方向にかけて切開すると，2本の糸が指示糸となり気管チューブの挿入が容易となる。切開孔はチューブが挿入できる最小限の大きさとし，気管の剥離は出血，感染，皮下・縦隔気腫の予防のためにも最小限にとどめる。

⑤緊急気道確保法

緊急時に気道確保と酸素吹送を目的として行われるものに経皮的輪状甲状膜穿刺法がある。本法には現在多彩な方式があり，セットにして市販されている。直接穿刺するかあるいは小切開を加えたのち，スタイレットを介して比較的固く，そして径が細かいチューブを押し込む。またはガイド

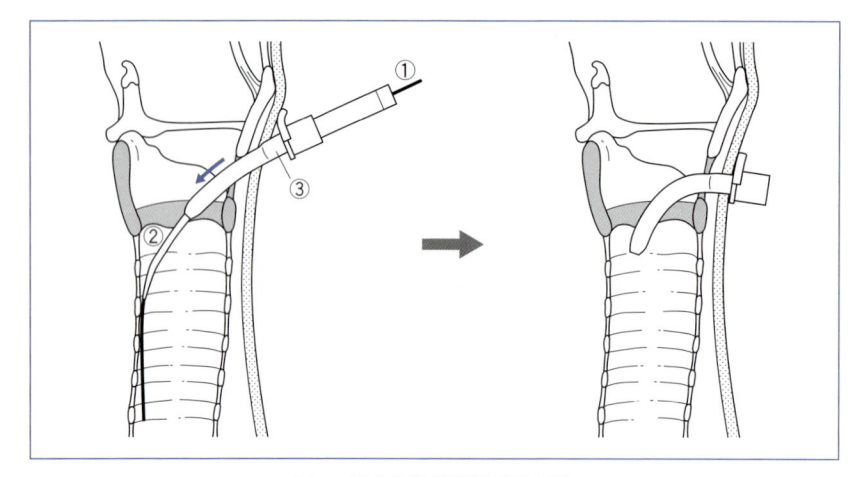

図7　経皮的輪状甲状膜穿刺法
①ガイドワイヤ，②ダイレータ，③気道カテーテル。

ワイヤを用いてダイレータにより刺入部を拡張させたのちに気管カニューレを留置する（図7）。

【2】気管・気管切開チューブ

用途に応じてそれぞれ特徴を有したチューブが市販されている。

1）カフ

チューブと気管壁との間にリークがあると誤嚥する可能性があり，陽圧換気も行いにくい。したがって，成人用の気管および気管切開チューブにはカフが付いており，カフに空気を注入して適当な大きさにふくらませて，気管壁とチューブとの間のリークをなくす。

①カフ内圧と気管壁への側圧

個人差があるが気管壁の粘膜下血流圧は，ほぼ25～35 mmHgといわれている。この血流圧をカフによる側圧が凌駕すると，粘膜下は虚血状態になり多彩な障害が発生する。たとえ，気管壁への側圧が20 mmHgと低値であっても，15分以内に気管壁に非進行性の粘膜障害が発生する。一方50 mmHg以上の高い側圧下では，短時間で基底膜が部分的に露出し，100 mmHg以上になると4時間以内に細菌感染を伴った障害が軟骨にまで広がることが報告されている。したがって，高いカフ圧で長時間シールすると，潰瘍形成，食道および動脈の穿孔などを発生する。

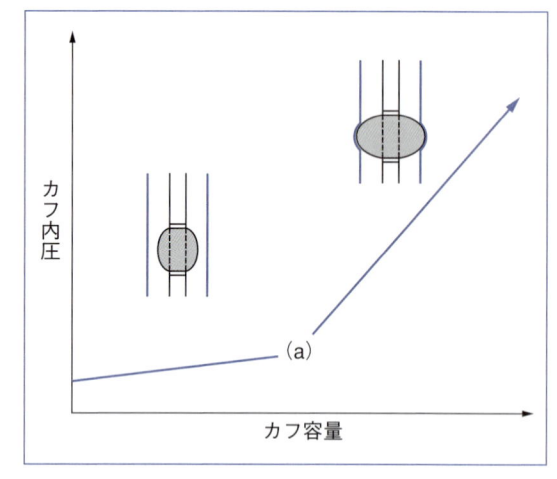

図8　カフ容量とカフ内圧との関係
カフが気管壁に触れる点（a）までは，カフ容量の増加に伴うカフ内圧の上昇率は低いが，（a）より以降は少しでもカフ内に空気が注入されると，著しくカフ内圧は上昇する。
(Weber D, Woodward C. The artibicial airway. In：Shapiro BA, et al. editors. Clinical application of respiratory care. 3rd ed. Chicago：Year Book Medical Publisher；198. p.213-29 より引用)

カフを徐々にふくらませると，図8に示したように，カフ内の容量が増大するに伴って，カフ内圧は徐々に上昇するが，気管壁に触れるまでカフがふくらむと，カフ容量の増加に伴うカフ内圧の上昇は著しく強くなる。カフ内圧が高くなれば，気管壁を圧迫する側圧も強くなると考えられている。したがって，カフに注入する空気の量はリークを生じない最少量とすべきである。

②カフ容量とVAPの発生

1975年以前はカフ容量の小さいチューブが多く用いられていたが，カフ容量が小さいと容量の

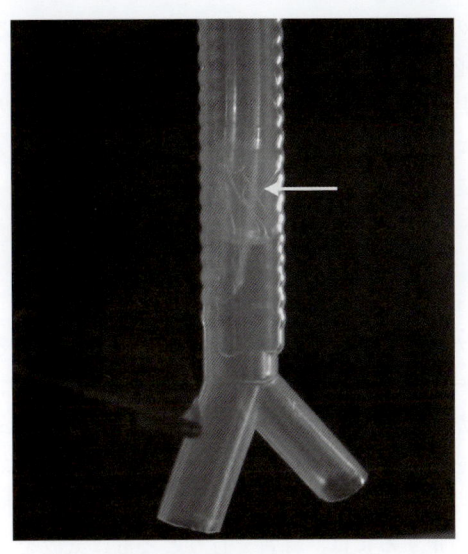

図9 高容量カフに生じる皺

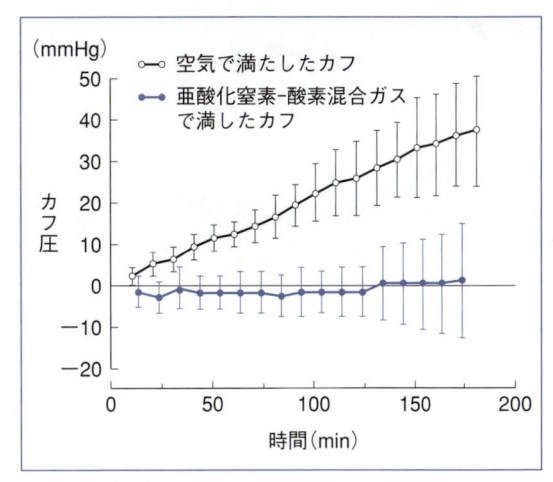

図10 亜酸化窒素麻酔下におけるカフ内圧の推移
亜酸化窒素-酸素の混合ガスでふくらませるとカフ圧は変動しないが，空気でふくらませたカフの内圧は経時的に上昇する。
(Latto IP, Rosen M. Difficulties in tracheal intubation. London：Balliere Tindall；1985 より引用)

変化に対する内圧の上昇率が強いため，現在ではカフ容量を大きくしたチューブが使用されている。カフ容量を大きくするとカフ内圧は低く抑えられ，気管壁への側圧が小さくなる（ただし，完全にカフをふくらませた後は，圧の上昇は低容量カフと同じ）。通常，高容量カフ使用時には気管壁に及ぼす圧は 15 mmHg ぐらいに保たれると考えられている。

前述のようにカフ容量を大きくするとシール時のカフ内圧が低いため気管壁への損傷を軽減できるが，図9に示したようにカフをふくらませたときにカフに皺が生じる。この皺を介して口腔，咽頭内に存在している細菌が気管内へ流入し，新たな感染を生じる。これが人工呼吸関連肺炎（ventilator associated pneumonia：VAP）の原因の一つといわれている。

③カフによる損傷への対策

気管壁に対する刺激性の少ないチューブが開発されるとともに，カフ内圧の上昇を少なくして，カフにより気管壁が損傷されないようにチューブには多彩な工夫がなされている。

(1) カフ内圧の持続的測定：カフの空気注入口と接続することにより持続的にカフ内圧をモニターできる。

(2) 二重カフチューブ：気管切開チューブにカフが二重に備わっており，2つのカフを一定の期間をおいて交互にふくらませると，カフに圧迫される気管壁の部位が交代され，持続的な気管壁への圧迫がなくなり気管壁の損傷が軽減する。しかし，カフを二重にするには必然的にカフの容量を小さくせざるをえないため，カフに接する気管壁の面積は小さくなる。したがって，気管壁への持続性の圧迫はなくなるが側圧は高くなり，かえって気道粘膜は損傷されやすい。

(3) 亜酸化窒素（N_2O）によるカフ内圧上昇：亜酸化窒素麻酔下では体内に閉鎖腔が存在すると，亜酸化窒素の血液に対する溶解度は窒素より32倍大きいため，閉鎖腔内へ亜酸化窒素が流入して容積が拡大し，その結果内圧が上昇する。同様の現象が気管チューブのカフについても認められ，亜酸化窒素麻酔中にはカフ容量が増加してカフ内圧が上昇する（図10）。このため，亜酸化窒素を用いた麻酔中はカフ内圧を測定したり，または適時カフ容量を減少させることが必要である。

2）特殊なチューブ

カフの上部に蓄積した分泌物を吸引できるように側孔が付いたチューブ（図11）がある。本チューブを用いて適時分泌物の除去を行うと，VAPの発生率が減少するという。一方，左右肺独立換気を行う際に用いる内腔が二重になった気管支チューブ（図12）がある。同チューブは二腔気管支チューブと称されており，チューブの先端は左右どちら

かの気管支に挿入される。本チューブを用いる際は必ず適切な位置に挿入しなければならない。また片肺換気を行うことを目的としてチューブ内にブロッカが付いており，それを進めて片側の気管支を閉塞するチューブもある。

3）気管切開チューブ
①会話用気管切開チューブ
カフの上部に開口部のあるルートがあり，そのルートへ空気または酸素を流すと，ガスは声帯に向かって流れるため発声が可能になる。本チューブを用いてもすぐに発声できることは少なく多少訓練が必要である。空気の飲み込みによる胃拡張を防止するには，練習を行うとともに気流を入念に調節（通常 $4〜6 l・min^{-1}$）しなくてはならない。

②トラケアボタン（tracheostomy button）
気管切開チューブを抜去すると，気管切開孔は48〜72時間で自然に塞がってしまう。気管チューブを必要としないほど病状が改善しても，慢性呼吸不全例では近い将来に再び気管切開を必要とする可能性が高い。またはチューブを抜去したが，そのまま経過を観察することが不安と思われる症例などに対しては，トラケアボタンが適応となる。トラケアボタンはテフロン製で，本体，本体の長さを調節するためのスペーサ，人工呼吸器の呼吸回路と本体を接続するためのアダプタ，および孔を完全に閉塞するためのプラグなどからなっており，気管切開孔の閉塞を防ぐ（図13）。本ボタン

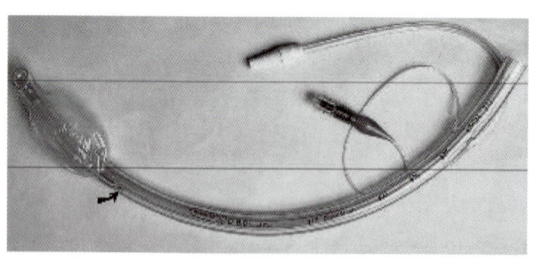

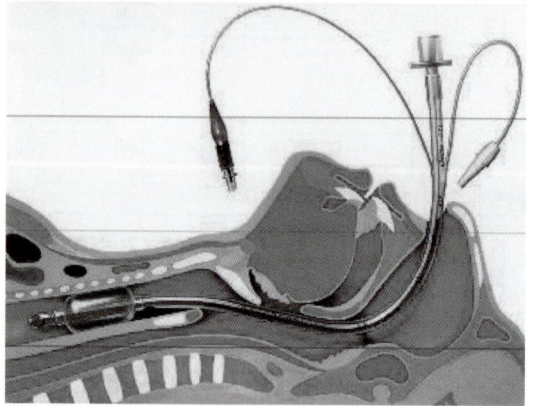

図11　側孔付き気管支チューブ

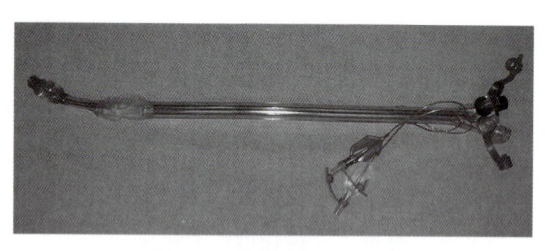

図12　二腔気管支チューブ

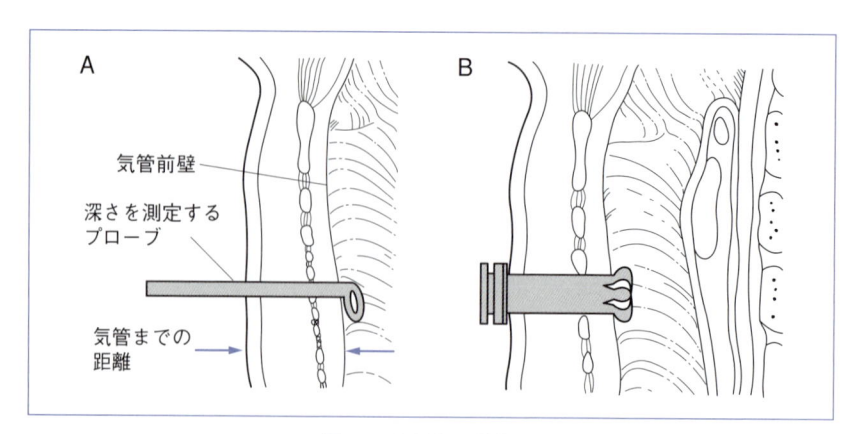

図13　トラケアボタン
Aでは切開孔の深さを計測しており，Bではトラケアボタンが挿入されている。
（Burton CG, Hodgkin JE. Respiratory Care. A guide to clinical practice. New York：Lippincott Co；1984. p.497 より引用）

を用いる場合には，気管切開孔と同じ外径のボタンを挿入する。また挿入前に必ずキュレットを気管切開孔の中に挿入して，気管の前壁から皮膚表面までの長さを正しく計測し，個々の症例に合わせ，スペーサにより本体の長さを調節する。

【3】気道内分泌物の除去

気管挿管や気管切開のように人工気道が挿入されている例では，留置されているチューブの刺激により気道内分泌物は増加する。また無気肺や肺炎などでは気道内分泌物はよりいっそう増加する。

しかし，これらの患者では喀痰の排泄に不可欠な咳嗽反射が低下しており，肺内に分泌物がたまりやすくなっている。したがって，分泌物の除去を怠ると気道を閉塞して，無気肺の発生，酸素化能の低下，新たに感染の併発などをきたし，最も重篤な場合には窒息状態に陥ることもある。このため，人工気道が用いられている患者には常に気道内分泌物を排除するように心がけ，気道内分泌物の除去操作に精通していなくてはならない。

1）痰の喀出

痰の喀出を補助するために，加温エアゾール療法，または超音波ネブライゼーションなどを行う。

実施時には患者をセミファウラの体位とし，生理食塩水を用いて20～30分間エアゾールを吸入せしめ，約10分後に積極的に咳を行わせる。なお，エアゾール療法の施行時間は30分までとし，エアゾール液には殺菌薬を用いてはならない。

2）気管内吸引

吸引ポンプに接続され内部が陰圧となったカテーテルを直接気管内に挿入し，気道内に存在する分泌物を除去する。本操作は最大の効果が得られるように注意しながら，清潔にすばやく実施しなければならない。

①吸引装置

吸引システムには，吸引ポンプのほかに圧調整装置，圧力計，吸引物の貯留容器，連結チューブ，さらに吸引カテーテルなどが必要である。気管内

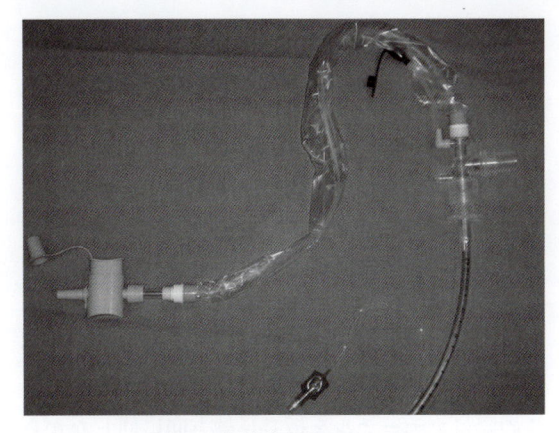

図14　閉鎖式吸引カテーテル

吸引施行時の安全な吸引圧は，新生児では60～80 mmHg，小児では80～120 mmHg，そして大人では120～150 mmHgといわれている。

連結チューブには，陰圧により内腔が閉塞しない程度の柔軟性があるプラスチック製品を用いている。

②吸引カテーテル

遠位端（気管に挿入する側）に1つまたは複数の開口部があり，直接分泌物を吸引する。近位端を吸引装置からの連結チューブに接続するが，近位端側には間欠的に陰圧をかけるための側孔がある（親指で操作）。素材は組織反応が少ない柔らかいプラスチック製で，サイズは新生児から大人用まで種々の太さがあり，挿入されている気管または気管切開チューブの径により選択する。

カテーテルの遠位端は気管壁を傷つけないように工夫されており，先端を丸くして気管壁の直接損傷を防ぐとともに，陰圧による気管壁の吸い込みを防止するために側孔が付けられている。

吸引により生じる低酸素血症を防止するため，人工呼吸を中断することなく気管内吸引が施行できるようにアダプタが付いた製品がある（**図14**）。また本装置は一方弁を介してカテーテルを気管内へ挿入し，使用後は一方弁の外にある袋の中にカテーテルを維持するため，手袋を使用しなくても清潔に吸引することが可能である。そのため各種感染症の発生を防止するともいわれている。

③気道内吸引時の注意

①カテーテルを操作する手にはディスポーザブルの手袋を装着し，必ず清潔に気道内吸引を実施

する．したがって，口腔，鼻腔，咽頭などの吸引に使用したカテーテルを下部気道の吸引に用いてはならない．

②吸引に使用するカテーテルは，挿入されている気管または気管切開チューブの内径の 1/2 程度の太さのものを用いる（内径が 1/2 以上の太さのカテーテルは絶対使ってはならない）．

③カテーテル挿入時には吸引せず，カテーテルを完全挿入してから初めて陰圧をかけて吸引しながら，徐々にカテーテルを引き戻し，抜去する．この際にカテーテルを指で長軸方向に回しながら吸引すると，吸引効果が増大するうえに気管粘膜の損傷を少なくするといわれている．

④吸引を実施する時間は 10～15 秒以内とし，カテーテル挿入から抜去までの全操作を 20 秒以内に終えるように注意する．

⑤吸引後は自動膨張型バッグなどを用いて大きな換気量により換気し，気道ならびに肺の虚脱を防止する．また心拍数，血圧，心拍リズムなどが吸引前に戻ることを確かめる．

④気管支ファイバースコープによる気道内吸引

気管支ファイバースコープを用いると，カテーテルによる盲目的吸引と異なり，喀痰の存在する部位を確認して効果的に分泌物を吸引できる．気管支洗浄（bronchial lavage）を行う場合にも気管支ファイバースコープを使用する．

なお，施行時には低酸素血症の発生に十分に注意する．

3）気管内洗浄

胃液を誤嚥した例ではその酸性度を低下させることを，また，分泌物の粘稠度が著しく高いため吸引が十分にできないときには，分泌物を軟らかくすることを，それぞれ目的として気管内に 10～20 ml の生理食塩水を注入し，その後に気管内を吸引する．この操作を気管内洗浄と称している．しかし，洗浄により誤嚥した胃液は末梢気道へ散布され，肺の損傷部位はかえって拡大するため，気管内洗浄の効果を否定する意見もある．いずれにせよ，施行後に動脈血酸素分圧（Pa_{O_2}）が低下することがあり，十分な観察が必要である．

4）吸引操作時の合併症

気管内吸引施行時には，分泌物だけではなく肺内のガスも吸引するため，低酸素血症を併発しやすい．そのうえ気管壁を直接刺激することによりファイティングを発生し，血圧は上昇する．したがって，吸引時には心拍数ならびに血圧の推移，さらに不整脈の発生などに注意する．上記の現象を軽減するために，施行開始前には吸入酸素濃度を高め，吸引操作時間は 20 秒以内とし，前述のように吸引後は必ず大きな換気量により肺を加圧する．重症例ではパルスオキシメータを装着して，低酸素血症の発生をモニターしながら気道内の吸引を行う．

【4】気道確保の合併症

気管挿管や気管切開によって気道を確保されている患者では，チューブの留置期間が長くなると，気管粘膜およびその周囲の組織に損傷を発生することが多いが，そのほかにもいくつかの合併症がある．

1）気管挿管による合併症

①気管チューブの閉塞

患者がチューブをかんだり，チューブが折れ曲がったり，または乾燥した気道分泌物が栓を作ったりすると，チューブは閉塞する．

②片側挿管

気管チューブを深く進めると成人では右気管支への片側挿管になり，放置すると低酸素血症を発生し，左肺は無気肺となる．門歯から気管分岐部までの距離は，平均すると成人では男性は 26 cm，女性は 23 cm であり，外鼻孔から気管分岐部までの距離はこれより 3 cm 長くなる．チューブの先端は気管分岐部より 2～3 cm 手前にする．したがって，適時胸部 X 線写真を撮って，チューブの位置を確認するとともにチューブの固定にも配慮する．

③歯牙・口唇の損傷

喉頭鏡使用時に発生するもので比較的頻度の高い合併症である．

④頸髄損傷
頸椎の不安定な患者で起こりうる．頸部を動かさないで挿管する．

⑤血圧上昇と不整脈
喉頭鏡の使用と気管挿管はいずれも強い交感神経反射を起こす．予防法としては，喉頭と気管への局所麻酔薬の散布，リドカイン $1.5\,\mathrm{mg\cdot kg^{-1}}$ の静注，鎮痛薬や交感神経遮断薬の投与などがある．

⑥鼻出血
経鼻挿管で最も頻度の高い合併症であり，抗凝固療法患者には経鼻挿管は行わない方がよい．

⑦嘔吐および誤嚥
充満胃（飲食直後で胃内容が満たされた状態）の患者の挿管時に発生する可能性があり，意識下挿管または迅速導入を行う．

⑧頭蓋内挿管
前頭蓋窩骨折患者では骨折部から頭蓋内に挿管する可能性があり，経鼻挿管時には注意する．

⑨喉頭痙攣
挿管操作に伴う刺激により喉頭筋が収縮し，声帯が閉じたままの状態になるものであり，特に小児で起こりやすい．

⑩鼻の変形・壊死
経鼻挿管のチューブによる圧迫が長時間加わると発生するが，特に小児に多い．

⑪気管壁の壊死
カフ圧の高いチューブを長期間使用すると起こりうる．

2）気管切開による合併症

図15に示したように，チューブトラブル以外にもいくつかの合併症が発生する．

①出血
気管切開後創部周囲からの出血を認めることがある．動脈性の出血でなければ，気管切開チューブのまわりにエピネフリンを湿したガーゼを詰めて圧迫し，止血する．

長期間気管切開チューブが留置された例では，まれに腕頭動脈から大出血を来すことがある．これは気管切開チューブ自体およびカフにより腕頭

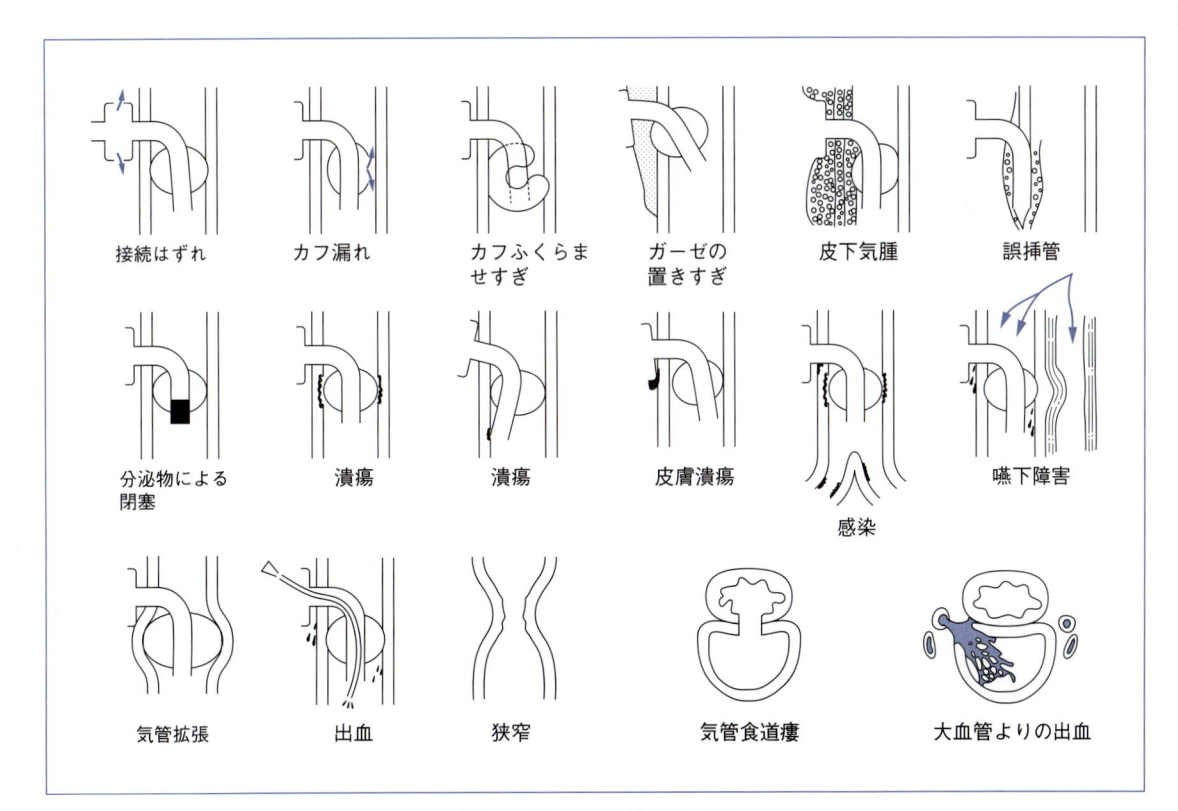

図15　各種気管切開の合併症
（Gilston A, Resnekov L. Cardio-respiratory resuscitation. London：William Heinemann；1971 より引用）

動脈壁が穿孔されることによる。

②気胸・皮下気腫
気管切開中に誤って肺尖部を傷つけた場合に気胸を発生する。または気管切開孔の周囲の皮膚を密に縫合すると皮下気腫を発生する。

③気管切開チューブの逸脱
気管切開後2〜3日間は気管から皮膚までの組織が気管切開チューブのルートを形成していないため，気管切開後数日間は気管切開チューブの固定を厳重にしなければならない。

④気管食道瘻
気管切開チューブのカフをふくらませすぎて，高い側圧が気管壁に加わると，気管支壁と食道前壁が壊死になり気管食道瘻が形成されることがある。

⑤気管切開チューブ抜管後の気管狭窄と気管軟化症
主に気管切開チューブ抜管後数週〜数カ月後に出現する合併症であり，呼吸困難または咳を発症する。原因としては気管切開孔の感染，気管壁とチューブの摩擦により軟骨融解および潰瘍形成，気管切開チューブ先端の気管壁への接触などが挙げられる。またカフによる側圧が強い部位では，虚血により潰瘍を形成し，軟骨炎，軟骨壊死へと次第に病態が悪化する。このような病変が治癒すると，瘢痕部位が気管狭窄となり気管輪の支持がなくなった部分では，吸気時に気管壁が内腔へ陥没する気管軟化症になる。

〈参考文献〉

1) Burton CG, Hodgkin JE. Respiratory Care. A guide to clinical practice. New York：Lippincott Co；1984.
2) 安本和正．ラリンジアルマスクエアウェイ．岩崎 寛編．麻酔科臨床プラクティス 気道確保の全て．東京：文光堂；2003．p.36-9.
3) Latto IP, Rosen M. Difficulties in tracheal intubation. London：Bailliere Tindall；1985.
4) Gilston A, Resnekov L. Cardio-respiratory resuscitation. London：William Heinemann；1971.

（昭和大学医学部麻酔科学講座　**安本和正**）

13 人工呼吸と人工呼吸療法

13-1 人工呼吸法

到達目標

- □ 人工呼吸法の概念と歴史を理解する
- □ 人工換気の呼吸サイクルを構成する4つの相を理解する
- □ 人工換気の換気様式を理解する
- □ 人工換気の生体に及ぼす影響を理解する

目次項目

1. 概念と歴史
   - 概念
   - 歴史
2. 呼吸サイクルの構成要素
   - 呼吸曲線(換気様式の図式化)
   - 吸気開始相
   - 吸気相
   - 呼気開始相
   - 呼気相
3. 人工換気の換気様式
   - 調節換気
   - 部分的補助換気
4. 人工換気の生体に及ぼす影響
   - 呼吸系への影響
   - 循環系への影響
   - 体液,腎機能への影響
   - 中枢神経系への影響

【1】概念と歴史

1) 概念

人工呼吸(artificial respiration)とは,人工的な機器を用いて呼吸機能を代用したり補助するものである。しかし実際に行っていることは肺でのガス交換過程(=呼吸)のうち主に換気部分であることから,最近では人工換気(artificial ventilation)と呼ばれることが多い。また用いる機器の名称も従来のレスピレータ(respirator)からベンチレータ(ventilator)に統一されている。

1994年の北米・欧州などの「機械的換気に関するコンセンサスカンファレンス」では,人工換気の目的は,①肺胞換気量増加によるガス交換改善(酸素化能改善),②肺容量の増加(虚脱肺の拡張),③呼吸仕事量の軽減,の3つとされた。

人工換気も最初は単に陽圧を加えて強制的に肺をふくらませる間欠的陽圧換気(intermittent positive pressure ventilation:IPPV)であった。しかしその後呼吸管理知識の発展とベンチレータの性能の向上とともに自発呼吸を尊重した部分的補助換気(patient trigger ventilation:PTV)が用いられるようになり,呼吸不全患者のガス交換の維持を図り,肺機能の改善に伴いスムーズにベンチレータからの離脱を図れるようになってきた。

しかし漫然と長期間陽圧換気を行っていると,肺胞が膨張と虚脱を繰り返すことにより,気胸,皮下気腫,縦隔気腫などいわゆる圧外傷(barotrauma)が生じたり,広範囲な肺損傷が生じて急性呼吸促迫症候群(acute respiratory distress syndrome：ARDS）と同様の症状を呈するようになることが明らかになってきた（人工呼吸器関連肺損傷 ventilator induced lung injury：VILI）。

人工呼吸管理は，ガス交換を維持することはできるが，ガス交換能悪化の原因となった肺疾患を治療するものではない。現在の人工呼吸管理法は，VILI を来さずにガス交換を維持し，肺機能の改善とともにベンチレータから離脱を図ることをめざしている。

2）歴史

人工呼吸は初めは溺水者の蘇生のため，次いで開胸術を始めとする手術患者の麻酔中の呼吸管理のため，さらに呼吸不全の治療のためと変遷を経て発展してきた。

1780 年代からマスクや気管カニューレによって肺をふくらませる方法や人工換気用のポンプなどが考案され，溺水者に対する人工呼吸が一時期普及したが，1829 年の過度の陽圧による圧外傷の報告を機に廃れた。

次いで 1890 年代には，開胸手術の発達とともに，カフ付きの気管チューブを挿管して人工呼吸を行う方法が発達したが，これも胸壁の外部を陰圧にする陰圧手術装置の発表に伴い，10 年足らずで廃れてしまった。

現在の麻酔管理で用いられているような気管挿管下に IPPV を行う人工換気法が確立したのは第 1 次世界大戦（1914～18）後であり，その後多くのベンチレータが最初は欧州で，次いで米国で作られた。しかしこの人工換気法は主に短時間の全身麻酔管理中に用いられてきた。

長期間人工換気を必要とする症例に対しては，気管挿管をせずに壁外に陰圧をかけて肺をふくらませる陰圧換気法が用いられ，1929 年にはいわゆる"鉄の肺"が作られた。タンク内に発生させた陰圧により胸郭を広げ，肺を拡張させることにより空気が肺胞内に吸い込まれる，より自発呼吸に近い方式である。しかし，換気の効率があまりよくなく，大きな装置内に患者を入れるなどの制約により現在では人工呼吸器として用いられていない。

呼吸不全患者に対して陽圧による人工呼吸管理法が普及するきっかけとなったのは，1952 年のスカンジナビア諸国でのポリオの大流行であった。コペンハーゲンでは，1952 年 7 月 24 日から 12 月 3 日までの間に 2,722 人の患者が発生し，そのうち 315 人に人工呼吸を施した。初期には陰圧式の鉄の肺を用いたが，31 人中 27 人が 3 日以内に死亡したという。32 例目の 12 歳女児に麻酔医 Björn Ibsen が気管切開したうえカフ付きチューブを挿管し，通常麻酔時に行っていたようにバッグによる陽圧換気を行って救命できたという。これを契機に用手的陽圧換気法が普及して最盛期には 75 人の患者が同時に人工呼吸を受けた。しかし治療は長期に及び，バッグを押す多数の"手"が必要になり，医師のほか，麻酔看護師，インターン，医学生など 500 人を超す人員が動員され，医学校が数カ月にわたって休講になったという。この結果ポリオによる死亡率は 80％から 25％までに低下し，陽圧換気の有効性が認められた。これが契機となって欧州各国では"人の手"に代わる人工呼吸器の開発が行われ，多くの呼吸管理用のベンチレータが作られた。

その後ポリオによる呼吸麻痺のほか，肺水腫や肺疾患，各種中毒による呼吸不全，薬物による呼吸抑制，ARDS，重篤な呼吸循環不全や大手術後，慢性呼吸不全など，多方面にわたって人工呼吸管理が応用されるようになった。特に 1960 年代後半のベトナム戦争では，大量出血などの重症外傷後に呼吸不全が発症し，人工呼吸を行っても救命困難な例が多くみられ，ARDS と名づけられた（A はその後 adult から acute に変更された）。ARDS の呼吸管理では，IPPV の呼気の終わりにも陽圧（positive end-expiratory pressure：PEEP）をかける持続的陽圧換気（continuous positive pressure ventilation：CPPV）が，病的肺の虚脱を防止し酸素化も改善するとして導入された（Ashbaug ら，1969）。

さらに本来小児の換気法として発達した間欠的強制換気（intermittent mandatory ventilation：IMV）が成人でもベンチレータからの離脱過程として用いられるようになり，単に間欠的に陽圧を加えて肺をふくらます調節換気（controlled mechanical ventilation：CMV）から自発呼吸に同調させて自発呼吸を部分的に補助する，補助換気，IMV，プレッシャーサポート換気（pressure support ventilation：PSV），持続気道陽圧（continuous positive airway pressure：CPAP）など種々の部分的補助換気様式（patient assist ventilation：PTV）が臨床応用されるようになった。

これにはベンチレータの性能の向上が大きく寄与している。初期のベンチレータでは，あらかじめ定めたパターンの流速あるいは圧で吸気を送ることにより，人工呼吸を行っていた。しかし最近の多くのベンチレータは，圧および流速を持続的にモニターしながらこれと設定換気条件を比較して吸気ガス流速を調節する microprocessor-controlled ventilation system を搭載するなど，制御機構が著しく進歩している。これにより，種々の新しい換気様式が提唱され，ベンチレータの作動様式は，従来の単純な従量式，従圧式といった分類だけでは整理できなくなっている。

【2】呼吸サイクルの構成要素

人工換気は，ベンチレータから送り出した吸気ガスで肺をふくらませて，ガス交換を終えたガスを肺胸郭の弾性を利用して呼出させるサイクルの繰り返しである。人工換気の一つのサイクルを，ベンチレータがいかにしてガスを送り始め（吸気開始相），どのようにガスを送り続け（吸気相），いかに吸気を終了して（呼気開始相），肺から呼出させるか（呼気相）という4つの相に分けて考えると，ベンチレータの作動様式が理解しやすい[1)2)]（表1）。すべての換気様式はこれらの要素を組み合わせることにより成立している。

1）呼吸曲線（換気様式の図式化）（図1[3)]）

換気様式を論ずるときには，1呼吸サイクル中に肺に出入りするガスの変化を流速変化（気道流速曲線）と，その結果発生する圧の変化（気道内圧曲線）として表すと理解しやすい。

2）吸気開始相

ベンチレータの呼気弁を閉じ吸気弁を開いて吸気ガスを送り始める相で，吸気を開始するには2つの方式がある。

①時間サイクル式（time cycled）

患者の自発呼吸の有無にかかわらず，ベンチレータ上に設定した一定の呼気時間が終了すると吸気へ移行する方式である。CMV，IMVで用いられる。

②患者サイクル（トリガー）式〔patient cycled (triggered)〕

患者の自発呼吸の開始に同調させて吸気を開始する方式である。患者の吸気開始の認識には，吸気運動に伴う気道内圧の低下（圧トリガー式 pressure trigger）や気道流速の発生（流量トリガー式 flow trigger）を利用している。あらかじめこれらを一定値に設定しておき，その閾値に達したときにベンチレータの呼吸弁を開閉して吸気ガスを送る。

患者の吸気開始を感知してから実際に吸気ガスが送り出されるまでの時間は，吸気弁や呼気弁の開閉の性能や制御方式に左右され，ベンチレータの性能によって大きな差がある。この間に発生する呼吸仕事量は少ないものの無視できず，呼吸状態の悪い患者では大きな負担となる。

表1　呼吸サイクルの4つの相

吸気開始相	吸気相	呼気開始相	呼気相
1．時間サイクル式 2．患者サイクル式 　1）圧トリガー式 　2）流量トリガー式	1．流速規定方式 2．圧規定方式	1．時間サイクル式 2．容量サイクル式 3．圧サイクル式 4．患者サイクル式 　1）吸気流速の減少 　2）気道内圧の上昇（ΔP） 　3）吸気時間延長	1．PEEP（−） 2．PEEP（＋）

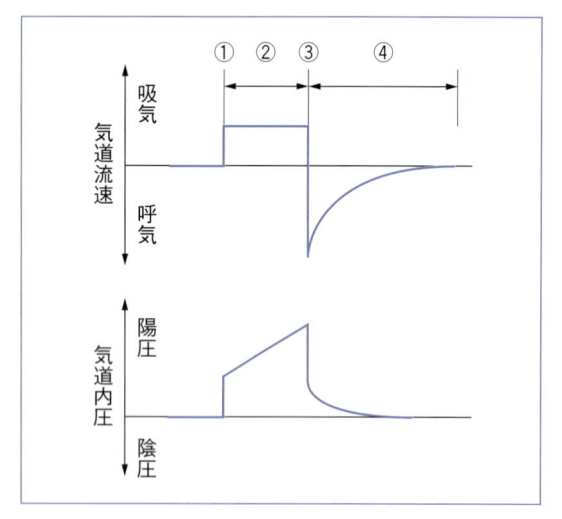

図1 量規定換気(VCV)の呼吸曲線と呼吸サイクルの4つの相

気道流速曲線は上向きが吸気，下向きが呼気の流速を表す．気道内圧曲線は上向きが陽圧を表す．①吸気開始相，②吸気相，③呼気開始相，④呼気相．
(左利厚生，鳥海　岳．調節呼吸．渡辺　敏，安本和正編．新版人工呼吸療法．東京：秀潤社；1996．p.26-30 より改変引用)

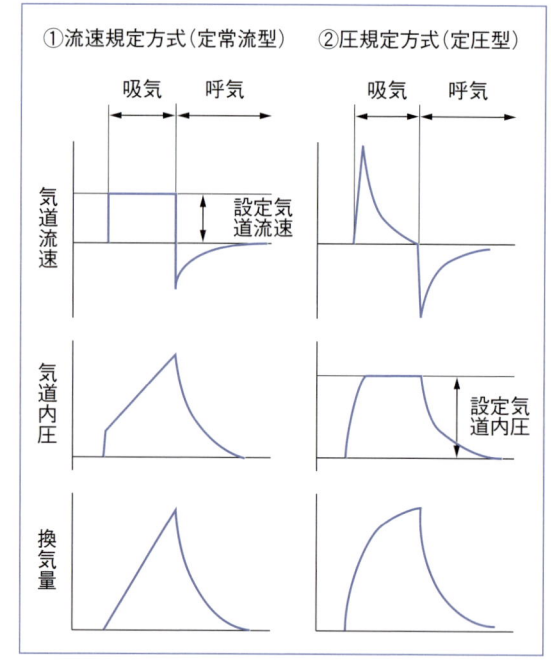

図2 吸気相

①：吸気中は一定の流速で吸気ガスを供給する．②：吸気中は気道内圧を一定にしての吸気ガスを供給する．
(氏家良人．人工呼吸と換気モード．氏家良人編．呼吸管理の知識と実際．大阪：メディカ出版；2000．p.70-88 より改変引用)

3）吸気相

呼吸回路の末端に位置した呼気弁を閉じるとともに，ベンチレータから吸気ガスを供給して肺を膨張させる相である．ベンチレータからの吸気ガス供給方式として，流速規定方式（flow regulated）と圧規定方式（pressure regulated）とがある．吸気相で規定する流速または圧変化には種々のパターンがあるが，一定に保った定常流型（constant flow regulator）および定圧型（constant pressure regulator）が一般的である（図2[1]）．

①流速規定方式

吸気中のガス流速を設定した値に調節してガスを駆動して肺をふくらませる方式である．1回換気量は設定した吸気流速の積分として得られるため，吸気時間が設定されると一定の換気量が得られる．定常流型換気では，ガスは一定の流速で流入するため，送気の開始とともに換気量が増加し始め気道内圧は漸増し，吸気終末に換気量と気道内圧が最大となる．

②圧規定方式

吸気相全般にわたって気道内圧を設定した値に保つよう，ガスを駆動して肺をふくらませる方式である．吸気開始から気道内圧が急速に上昇したのち一定に維持されるため，回路内と肺胞の間に生じた圧差により吸気の初期から大きな吸気流速が生じて肺胞は急速に膨張し始める．肺胞の膨張に伴い肺胞内圧が上昇して回路内圧との圧差は急速に減少する．これに伴い吸気流速が急速に減少し，流速波形は漸減波となる．

定常流型の流速規定方式に比して肺のふくらみが速く，膨張した肺胞がそれを取り巻く肺毛細血管とより長い時間接触しているため，ガス交換が促進される．しかし1回換気量は患者の肺胸郭系のコンプライアンスや気道抵抗に依存して変動する．

4）呼気開始相

ベンチレータの吸気弁を閉じ呼気弁を開いて肺胞気の呼出を開始する相である．時間サイクル式（time cycled）と，容量サイクル式（volume limited），圧サイクル式（pressure limited）および患者サイクル式（patient cycled）の方式がある（図3[1,4]）．

①時間サイクル式

患者の自発呼吸サイクルに関係なく，吸気時間

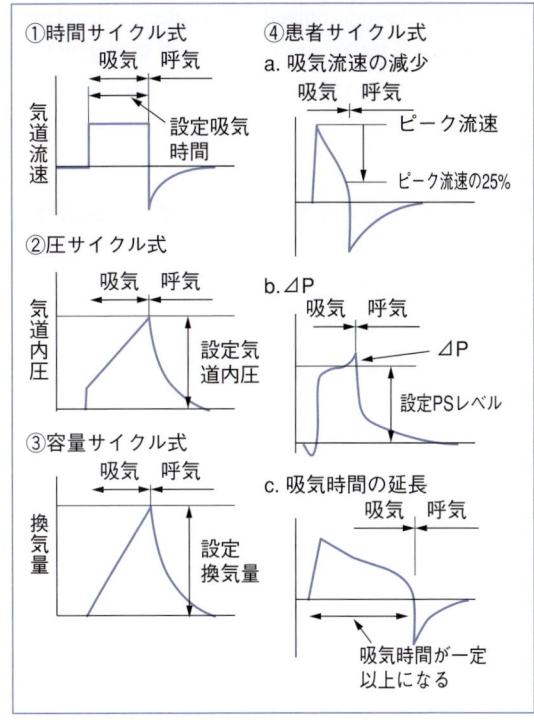

図3 呼気開始相

吸気から呼気に切り替えるきっかけには，①時間サイクル式，②圧サイクル式，③容量サイクル式および④患者サイクル式がある．患者サイクル式では a. 吸気流速の減少，b. 気道内圧の上昇（ΔP），c. 吸気時間の延長を利用したものがある．
（氏家良人．人工呼吸と換気モード．氏家良人編．呼吸管理の知識と実際．大阪：メディカ出版；2000．p.70-88，桑山直人．主な換気モードの特徴と注意点．磨田 裕編．基礎から学ぶ呼吸療法．東京：メヂカルフレンド社；2001．p.81-92 より改変引用）

があらかじめ設定しておいた値に到達した時点で呼気を開始する．流速規定方式や圧規定方式の換気ではほとんどがこの様式である．

②圧サイクル式
閾値となる気道内圧を設定しておき，吸気ガスの流入により気道内圧が上昇して設定圧に達すると呼気を開始する方式である．吸気時間は吸気流速や設定気道内圧，患者のコンプライアンスなどにより決定される．最近のベンチレータではあまり用いられない．

③容量サイクル式
一定の換気量が送り込まれたら呼気を開始する方式である．吸気時間は吸気流速や1回換気量により決定される．最近のベンチレータではあまり用いられない．

④患者サイクル式
患者とベンチレータとの相互作用により吸気の

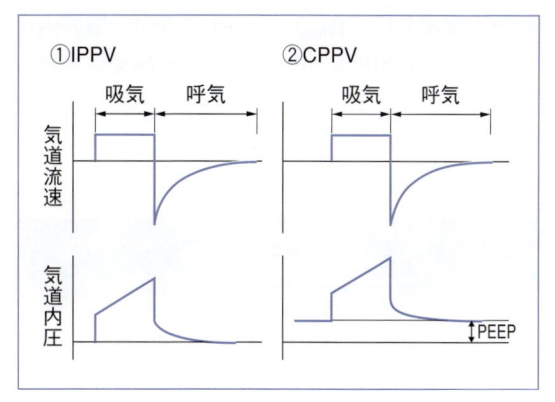

図4 間欠的陽圧換気（IPPV）と持続的陽圧換気（CPPV）の呼吸曲線

IPPV では気道内圧が呼気相にはゼロになるのに対して，CPPV では呼気終末にも陽圧となっている．
（左利厚生，鳥海 岳．調節呼吸．渡辺 敏，安本和正編．新版人工呼吸療法．東京：秀潤社；1996．p.26-30 より改変引用）

終了を決定しており，PSV で用いられている．吸気終了の認識法はベンチレータによって多少異なるが，吸気流速の減少（最大吸気流速の何%としたり，吸気流速の絶対値が一定値になったとき），気道内圧の設定サポート圧（PS レベル）よりの上昇（呼気が始まることにより気道内圧が設定 PS レベルより数 cmH_2O 上昇する），および吸気時間の延長（回路にリークがあるといつまでも吸気流速が続く）などである．吸気流速が最大吸気流速の 25% に減少した時点を，呼気開始相としている機種が多い．

5）呼気相（図4[3]）

呼気弁を開放し，ガス交換を終えた肺内ガスを呼出させる時間である．吸気相で肺・胸郭の膨張により発生した弾性エネルギーにより受動的に行われるため，吸気様式に無関係にほぼ同様な気道流速曲線となる．

通常は呼吸回路の呼気側を大気に開放して，肺胞内圧が平圧（大気圧レベル）になるまで呼出させるが，疾患によっては呼気弁の開閉とガス供給の調節により呼気相にも陽圧を付加することもある（PEEP）．

PEEP を付加すると，吸気相で膨張した肺胞が呼気相で再び虚脱するのを防ぎ，機能的残気量の増大によりシャントが低下して酸素化能を改善することができる．しかしあまりに高い PEEP だと

動脈血酸素分圧（Pa_{O_2}）は上昇するが，胸腔内圧が上昇して心拍出量が低下するため酸素供給量が減少することもあり，最適なPEEPの設定が必要である。

【3】人工換気の換気様式

人工呼吸の換気様式は4つの相を組み合わせることにより成立している。初期のベンチレータは単に"人の手"の代用であり，患者の状態とは無関係にガスの送り込みを繰り返していた。しかし機器の性能向上とともに，患者の自発呼吸を尊重した換気様式が用いられるようになり[5]，現在行われている換気様式を理解するには，強制換気と自発呼吸の割合で分類すると理解しやすい[4]。

自発呼吸がない場合には，あらかじめ設定した間隔でベンチレータからガスを送気するCMVを用い，自発呼吸がある場合には，患者の吸気努力をトリガーとして送気を開始するPTVとする。PTVには，患者の吸気に同期させてCMVを行う従来の補助呼吸（assist ventilation）に加えて，自発呼吸の合間に時々強制換気を行うIMV，自発呼吸の吸気に同調させてIMVを行う同期式間欠的強制換気（synchronized intermittent mandatory ventilation：SIMV），一つ一つの自発呼吸に圧サポートを行うPSV，ベンチレータ回路を接続したままPEEPを加えて自発呼吸させるCPAPなどがある。

以下に主な換気様式を述べる（表2，図5[6]）。

1）調節換気（CMV）（図5①）

自発呼吸とは無関係にベンチレータ上に設定した条件で行う強制換気方法である。吸気開始相は時間サイクル式で設定した時間がくると吸気を開始する。吸気相は流速規定方式または圧規定方式とする。前者を量規定換気（volume controlled ventilation：VCV），後者を圧規定換気（pressure controlled ventilation：PCV）という。呼気開始相は時間サイクル式で設定吸気時間が過ぎると呼気相に移行する。呼気相には呼吸回路の呼気側を大気に開放させるIPPVとPEEPを付加するCPPVがある。

①換気条件の設定

ベンチレータ上に設定する換気条件としては，吸入気酸素濃度のほかに，換気回数と吸気対呼気比（I/E比）（この2つから吸気時間と呼気時間が決まる），VCVでは1回換気量（1回換気量を設

表2 現在用いられている主な換気様式

	換気様式	吸気開始相	吸気ガス供給方式	呼気開始相	PEEP
調節換気（CMV）（自発呼吸なし）	量規定換気（VCV）	時間サイクル式	流速規定	時間サイクル式	+/−
	圧規定換気（PCV）	時間サイクル式	圧規定	時間サイクル式	+/−
	吸気対呼気比逆転換気（IRV）	時間サイクル式	流速規定/圧規定	時間サイクル式	+/−
	高頻度人工換気（HFV）　高頻度陽圧換気（HFPPV）	時間サイクル式	流速規定/圧規定	時間サイクル式	−
	高頻度ジェット換気（HFJV）	〃	流速規定	〃	−
	高頻度振動換気（HFO）	〃	〃	〃	−
部分的補助換気（PTV）（自発呼吸あり）	補助換気　量規定補助換気（VCV）	患者サイクル式	流速規定	時間サイクル式	+/−
	圧規定補助換気（PAV）	〃	圧規定	〃	+/−
	間欠的強制換気法（IMV）	時間サイクル式	流速規定/圧規定	時間サイクル式	+/−
	同期式間欠的強制換気（SIMV）	患者サイクル式	流速規定/圧規定	時間サイクル式	+/−
	プレッシャーサポート換気（PSV）	患者サイクル式	圧規定	患者サイクル式	+/−
	持続気道陽圧（CPAP）	患者サイクル式	圧規定	患者サイクル式	+

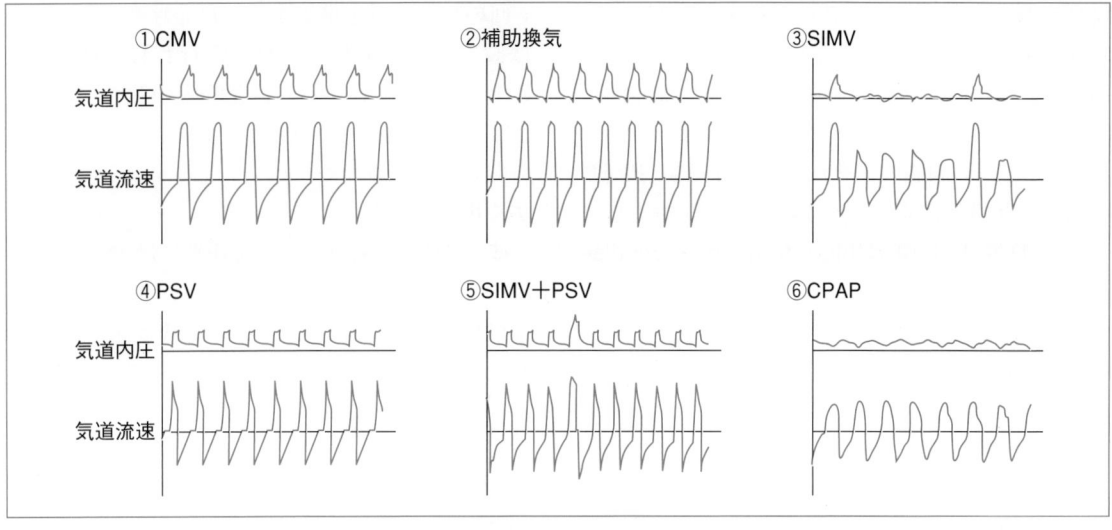

図5 主な換気様式
(豊岡秀訓. 換気様式の分類. 渡辺 敏, 安本和正編. 新版人工呼吸療法. 東京：秀潤社；1996. p.16-25 より改変引用)

定するもの，分時換気量を設定して換気回数で除して1回換気量を計算するもの，吸気流量を設定して吸気時間から1回換気量を計算するものなど，ベンチレータによって設定方法が異なる），PCVでは吸気気道内圧（絶対値を設定するものと，PEEP値に上乗せする値を設定するものがある），PEEP値などがある。

CMVは，患者の自発呼吸と無関係な換気であり，患者の呼吸仕事量は不要である。しかし換気条件の設定によりガス交換が決定されるので，パルスオキシメータや呼気ガスモニターを装着するとともに，動脈血ガス分析を行い適切なガス交換が維持されるように換気条件を変更していくこと。

②VCVとPCVの比較

VCVでは1回換気量が保証される半面，自発呼吸が出現して患者の呼吸リズムと同期しなくなったときや，分泌物が貯留し気管チューブが狭窄した場合などには気道内圧が過度に上昇し圧外傷を生じることがある。そのため，ベンチレータに装備された高圧アラームを必ず設定しておくこと。

PCVではコンプライアンスが変動する患者では1回換気量が保証されず，自発呼吸が出現して患者の呼吸リズムと同期しなくなったときや，分泌物が貯留し気管チューブが狭窄した場合にも容易に低換気となることがある。

ARDSなどの重症肺疾患では，気道抵抗の異なる末梢気道やコンプライアンスの異なる肺胞が混在して，換気の不均等が存在する。VCVでは，流速が一定に保たれるため，各肺胞への換気はコンプライアンスと気道抵抗に応じて配分される。そのためふくらみやすい領域ではガスが多く流入して過膨張になる。一方，時定数の高い部位では送気量が少なく，不均等換気を助長する。これに対してPCVでは，吸気相の初期から気道内圧が上昇するため，時定数の大きくふくらみにくい領域にも早くからガスが流入する。また，肺胞内圧が設定した気道内圧に達するとその肺胞への気流が停止するため，健常な領域においても設定圧以上に肺胞内圧が上昇せず，過膨張にならない。

以前は成人には主にVCVが用いられてきたが，PCVにはVCVにない利点があり，最近は成人の重症例にPCVが用いられている。

③吸気終末休止（ポーズ）時間（end-inspiratory pause：EIP）

流速規定方式の吸気相と呼気相の間に「息こらえ」の時間であるEIPを設けると，時定数の短い過膨脹になった肺胞から時定数の長いふくらみにくい肺胞へ換気の再分布が生じて，VCVにおける換気の不均等という欠点を多少は補うことができると考えられている。

④吸気対呼気比逆転換気（inversed ratio ventilation：IRV）

通常のCMVではI/E比を1：1.5～2.0と呼気

時間を長くとり十分なガスの呼出を図るが，I/E比を逆転させて吸気時間を長くとったモードをIRVという．吸気相は流速規定方式または圧規定方式が用いられる．IRVでは最高気道内圧を低く抑えつつ，高い肺胞内圧を長時間維持でき，PEEPと同様に肺酸素化能の改善に効果がある．

⑤高頻度人工換気(high frequency ventilation：HFV)

生理的換気数を著しく上回る換気回数で行うCMVである．高頻度陽圧換気（high frequency positive pressure ventilation：HFPPV），高頻度ジェット換気（high frequency jet ventilation：HFJV），高頻度振動換気（high frequency oscillation：HFO）などがある．

2）部分的補助換気(PTV)

自発呼吸に対し，ベンチレータが何らかの補助を行う方法である．自発呼吸が温存されるためCMVより利点が多い．

①補助換気(図5②)

CMVの換気条件を設定しておき，自発呼吸がある場合には，CMVの呼気相の途中でもトリガーによりCMVの吸気相を開始する換気様式である．トリガーは，圧トリガーと流量トリガーのどちらかを用いる．吸気相は設定したCMVの換気条件で行い，吸気時間は自発呼吸とは無関係に固定となる．このため，自発呼吸回数がゆっくりしているときにはうまく同調した換気補助が行われ，自発呼吸が設定した呼吸回数より少ないと，CMVとまったく同じ換気となる．自発呼吸数が多くなり吸気時間がCMVで設定した時間より短くなると，同調性がなくなり，患者は苦痛となる．

②間欠的強制換気(IMV)，同期式間欠的強制換気(SIMV)(図5③)

ベンチレータに接続されたまま自発呼吸を行っている患者に，ベンチレータで設定した吸気相の条件（吸気ガス供給方式，吸気時間）で設定回数だけ強制的に換気する補助換気法がある．自発呼吸とは無関係に時間サイクル式に強制換気を開始するものをIMVという．一方，自発呼吸をトリガーにしてIMVを開始するものをSIMVという．

CMVの補助呼吸が毎回の自発呼吸を補助するのに比べて，SIMVは複数個の自発呼吸に対して1回の補助呼吸を供給する．自発呼吸がない場合は設定された強制換気だけが行われ，見かけ上CMVそのものとなる．自発呼吸の強さに応じてIMV回数を段階的に減らしていき，ゼロにすると自発呼吸となるため，ベンチレータからの離脱によく用いられる．

またIMV換気中にも自発呼吸にはPSVを用いることもできる（SIMV＋PSV）．この場合，すべての自発呼吸に対してIMVかPSVの補助が行われ，自発呼吸が強くなるに従いSIMV回数とサポート圧を減少させていくとウィーニングが終了する．

IMVは自発呼吸が弱く，換気量の少ない小児症例でよく用いられてきた．しかし意識のある成人の患者では，強制換気が自発呼吸に同調しないと苦痛となりファイティングなどの原因となり，気道内圧が著しく上昇して圧外傷を発生することもある．これに対してSIMVでは，自発呼吸と強制換気の同調性がよくなり，圧外傷や循環動態への影響も軽減する．しかしIMV，SIMVとも，強制換気時の吸気時間，送気流速および送気量が規定されているため，ベンチレータからの送気と患者の欲する吸気流速および吸気量とが異なると，患者とベンチレータとが同調せず，呼吸仕事量も増加し，気道内圧の異常を来す．

③プレッシャーサポート換気(PSV)(図5④)

ベンチレータ回路を接続したまま自発呼吸を行っている患者で，1呼吸ごとに吸気中の気道内圧が設定値に保たれるように気道流速を調節してガスを供給する換気様式である．

患者の吸気開始は圧トリガーまたは流速トリガーにより認識し，呼気開始も患者サイクル式となっており，吸気時間は患者自ら決定でき，吸気中は吸気量が補助される．得られる1回換気量は，自発呼吸による分と圧サポートによる分とを合わせたものである．肺胞換気量が少ない症例で換気量を増加したい場合には，より高いサポート圧を設定する．自発呼吸が強くなるとともにサポート圧を減少していき，サポート圧をゼロにすると自然呼吸となる．またPSVはSIMVやCPAPとも併用できる（図5⑤）．

しかし呼吸回路を接続したままでの自発呼吸時には，気管チューブや呼吸回路が呼吸抵抗となり，

余分な吸気仕事を必要とする。これを軽減するために自発呼吸時も低いサポート圧（3～5 cmH$_2$O以内）でのPSVとするのがよい。

④持続気道陽圧（CPAP）（図5⑥）

ベンチレータ回路を接続したままの自発呼吸で，吸気相，呼気相とも気道内圧を一定の陽圧に保つ換気様式である。

CPAPでは1回換気量は患者の自発呼吸によるもののみで，ベンチレータからの補助はない。自発呼吸があり換気量は十分であるが，肺内シャントの増加により十分な酸素化が得られない症例が適応となる。

CPAPを行うための機構として，定常流方式（continuous flow system）と，デマンドフロー方式（demand flow system）の2つがある。

a）定常流方式

途中にリザーババッグを組み込んだ呼吸回路に定常流を流し，呼気側にPEEPバルブを接続するか呼気の排出回路を水中に留置する。

1回換気量が比較的小さい小児ではCPAPおよびIMVモードで標準的に用いられている。しかし成人では吸気流速および換気量が大きく，回路内の定常流およびリザーババッグからのガス供給が追いつかないと，吸気時に気道内圧が減少することがある。これは患者の呼吸仕事量を増大させ，吸気時に肺胞虚脱をまねき機能的残気量は増加しないため酸素化能が改善されず動脈血二酸化炭素分圧（Pa$_{CO_2}$）は上昇する。良好なCPAPの効果を得るには，吸気と呼気との圧較差を2 cmH$_2$O以内にとどめるようガス流量およびリザーババッグの容量などに配慮する。

b）デマンドフロー方式

圧トリガーまたは流速トリガーにより患者の吸気開始を認識し，吸気流速に見合った流速で，気道内圧が設定したPEEP値に保たれるようにガスを供給する。呼気開始相は患者トリガー式を用い，吸気時間は患者の自発呼吸に合わせる。呼気相では気道内圧がPEEP値を保つように弁の開閉を調節している。

古い世代のベンチレータではデマンドバルブの性能が悪く，患者の吸気開始から呼吸回路弁の開閉，吸気ガス供給開始までの時間遅れが長く，逆に呼吸仕事量を増やすものも多かった。しかし，現在ではデマンドバルブの性能は大きく改善され，患者の自発呼吸に同調させた換気補助を行えるようになった。

【4】人工換気の生体に及ぼす影響

現在行われている人工呼吸は，気道確保して人工的に調合したガスを陽圧で肺に送り込む非生理的な換気法であり，生体に種々の影響を及ぼす。

1）呼吸系への影響（換気血流比の不均等）

肺におけるガス交換のためには，適切な換気とそれに見合った血流がマッチングしている必要がある（換気血流比 $\dot{V}_A/\dot{Q}$）。換気血流比の正常値は0.8であるが，これが大きくても小さくてもガス交換は障害される。

①ミクロでみた換気血流比の不均等

陽圧換気では，自発呼吸と比べて換気と血流の分布が大きく変化する。自発呼吸では，肺胞は胸腔内陰圧により外側から引っ張られて膨張するが，肺胞を取り巻く毛細血管も拡張して血管抵抗が低下する。このため，換気の良好な肺胞では血流も増加してガス交換が効率的に行われる。これに対して陽圧換気では，肺胞は内側から押し広げられ，同時に毛細血管も圧を受けて血管抵抗が増加する。このため，換気の良好な肺胞では血流が低下してガス交換が障害される。

②マクロでみた換気血流比の不均等

肺循環は低圧系であり肺内血流分布は重力の影響を受け下側で多くなる。一方，仰臥位での換気の分布は横隔膜の動きに大きく影響される。

自発呼吸下では横隔膜の下側（背側）が上側（腹側）よりも大きく動き，吸気時には横隔膜の収縮により腹側肺よりも背側肺の方の換気が多くなる。その結果，肺血流分布の多い背側肺の換気が多くなり，換気と血流の分布変化が一致しており，酸素化の効率が高い。

一方，筋弛緩薬投与下の陽圧換気では，自発呼吸時とは異なり，横隔膜が弛緩して腹部臓器の圧迫を受け，背側の方が腹側より強く圧迫され頭側に偏位している。しかも陽圧をかけても腹側の横隔膜に比べて可動性が少ないため，流入したガス

は背側肺より腹側肺へ多く分布する。一方，肺血流はやはり重力により背側に多く分布する。このため背側肺の換気血流比が低下し，腹側肺の換気血流比は逆に小さくなる。すなわち，換気血流比の不均等分布をきたし，肺ガス交換を悪化させる。

2）循環系への影響

自発呼吸下では吸気時には胸腔内陰圧の増強により，胸腔外から胸腔内への静脈還流量が増加する。一方，陽圧換気では胸腔内圧の上昇により，静脈還流が抑制され結果的に心拍出量が減少する。PEEPの付加による胸腔内圧上昇は循環抑制を助長する。また陽圧換気による肺胞内圧の上昇は肺毛細血管の圧迫により肺血管抵抗の上昇をまねき，その結果，右心房からの拍出量が減少する。

胸腔内圧が陽圧になることによる循環系への影響は，吸気時間が長いほど，また最大吸気圧が高いほど大きくなる。

3）体液，腎機能への影響

陽圧換気は，心拍出量を減少させ，抗利尿ホルモン（ADH）分泌を促進するとともに腎血流の減少から尿量が低下する。また腎血流は皮質から傍髄質ネフロンに再分配され，レニン-アンギオテンシン系が活性化されて，糸球体濾過率は減少し，アルドステロンの遊離が促進され，尿細管でのナトリウム再吸収が増加し，体内に水分とナトリウムを貯留させる。

4）中枢神経系への影響

自発呼吸下では換気の自動調節によりPa_{CO_2}は40 mmHg前後に保たれている。しかし人工呼吸管理下ではPa_{CO_2}は換気条件によって異なる値をとる。一方，脳血流量（cerebral blood flow：CBF）はPa_{CO_2}に比例して増加し，Pa_{CO_2}が20〜80 mmHgの間は，1 mmHg増加すると脳血流量は4％増加する。

このため不適切な換気条件設定の人工呼吸ではPa_{CO_2}が上昇して脳血流量が増加して頭蓋内圧亢進を来すことがある。また$Pa_{CO_2}<20$ mmHgの過換気では脳虚血を来すことがある。

また陽圧換気による胸腔内圧上昇は，脳静脈還流を阻害し頭蓋内圧亢進を来すことがある。さらにPEEPは平均気道内圧を上昇させ胸腔内圧上昇により頭蓋内圧亢進を助長するため，頭蓋内コンプライアンスが低い患者では注意が必要である。

〈参考文献〉

1) 氏家良人．人工呼吸と換気モード．氏家良人編．呼吸管理の知識と実際．大阪：メディカ出版；2000．p.70-88．
2) 長野 修，太田良夫，時岡宏明．人工呼吸器の進歩—人工呼吸器の機能（モニターを除く）．集中治療 1995；7：1-8．
3) 左利厚生，鳥海 岳．調節呼吸．渡辺 敏，安本和正編．新版人工呼吸療法．東京：秀潤社；1996．p.26-30．
4) 桑山直人．主な換気モードの特徴と注意点．磨田 裕編．基礎から学ぶ呼吸療法．東京：メヂカルフレンド社；2001．p.81-92．
5) 安本和正．一般的な換気モード．渡辺 敏，安本和正編．人工呼吸療法．改訂第3版．東京：秀潤社；2001．p.81-92．
6) 豊岡秀訓．換気様式の分類．渡辺 敏，安本和正編．新版人工呼吸療法．東京：秀潤社；1996．p.16-25．

（岩手県立大船渡病院救命救急センター　盛　直久）

13-2 人工呼吸療法

到達目標

- □ IV の導入基準を説明できる
- □ IV の初期設定と設定の変更調節ができる
- □ IV の患者管理ができる
- □ IV のファイティングに対処することができる
- □ IV の離脱ができる
- □ NPPV と IV の違いを説明できる
- □ 急性呼吸不全への NPPV の導入基準を説明できる
- □ NPPV の初期設定と設定の変更調節ができる
- □ NPPV の離脱あるいは IV 管理への移行基準を説明できる
- □ 慢性呼吸不全への NPPV の導入基準を説明できる

目次項目

1. 侵襲的人工換気
   - 導入基準
   - 初期設定
   - 設定の変更・調節
   - 患者管理
   - ファイティング
   - 離脱
2. 非侵襲的陽圧人工換気
   - NPPV とは
   - 急性呼吸不全への NPPV
   - 急性期の NPPV 導入の実際
   - 慢性呼吸不全への NPPV
   - 慢性期の NPPV 導入の実際

人工呼吸療法といえば，従来は気管挿管などによる人工気道を用いる侵襲的人工換気（invasive ventilation：IV）のみを意味していたが，最近では，マスクを用いた非侵襲的陽圧人工換気（noninvasive positive pressure ventilation：NPPV）もその対象となった．この NPPV の普及により呼吸管理は大きく変化した．

現在，急性呼吸不全症例に対しては，
① 呼吸不全の重症度の見極め，
② NPPV 適応の見極め，
③ 気管挿管および IV 適応の見極め，
④ 呼吸不全の原因検索とその検索方法の構築，
といった手順で陽圧人工換気の適応を考慮するようになってきている．今後は，NPPV から除外され気管挿管が必要な患者，あるいは NPPV で回復しえなかった患者で IV を適応する流れが標準的になっていくと考えられる．

本項では，IV と NPPV について概説する．

【1】侵襲的人工換気（IV）

1）導入基準

古典的な IV の導入基準を**表3**に示す．これは従来教科書に示されてきたものであるが，3 つの理由から現在見直されてきている．第一にこれらの基準は IV の導入基準というよりも，初めはむしろ離脱のための条件として考えられたものであり，換気量や吸気圧，機能的残気量（functional residual capacity：FRC），死腔換気など急性呼吸不全の自発呼吸下では測定しにくい項目が含まれている．第二に気管挿管が前提の基準であるが，酸素供給装置の進歩や NPPV などの登場により，近年では気管挿管せずに管理可能な呼吸不全患者が増加してきている．第三にはこれらの古典的な条件は経験的な指標に基づくものであり，必ずしも EBM（evidence-based medicine）に基づき作成された基準になっていないことが挙げられている．以上より，IV の適応は，NPPV 使用可能な施設に

表3 教科書などに用いられているIVの導入基準

項目	正常値	人工呼吸開始基準
1回換気量 (ml·kg^{-1})	5〜8	<5
肺活量 (ml·kg^{-1})	65〜75	<10〜15
1秒量 (ml·kg^{-1})	50〜60	<10
呼吸数 (回·min^{-1})	12〜20	>35
最大吸気圧 (cmH$_2$O)	80〜120	<20〜30
分時換気量 (l·min^{-1})	5〜8	>10
死腔換気率	0.25〜0.40	>0.60
Pa$_{CO_2}$ (mmHg)	36〜44	>50
Pa$_{O_2}$ (mmHg)	75〜100 (空気呼吸)	<50 (空気呼吸) <70 (酸素マスク)
A-aD$_{O_2}$ (mmHg) (純酸素吸入)	25〜65	>350〜450
Pa$_{O_2}$/PA$_{O_2}$	0.75	<0.15
Pa$_{O_2}$/F$_{I_{O_2}}$ (mmHg)	350〜450	<200
肺内シャント率	<0.05	>0.2〜0.3

(Pierson DJ. Indication for mechanical ventilation in adults with acute respiratory failure. Respir Care 2002;47:249-62 より改変引用)

においては，NPPVの適応から除外され気管挿管が必要な患者，あるいはNPPVで回復しえなかった患者とし，NPPVを使用していない施設においては，**表4**の基準が現実的であると思われる。

2）初期設定

挿管直後のIVでの初期設定を**表5**に示す。導入時吸入酸素濃度（F$_{I_{O_2}}$）を1.0にする理由は，とりあえず十分量の酸素を供給し，Pa$_{O_2}$/F$_{I_{O_2}}$より呼吸不全の重症度が評価できるからである。ただし，初期評価後，酸素中毒を避けるようF$_{I_{O_2}}$の設定を下げる必要がある。なお，1回換気量の設定の仕方は呼吸器の機種により異なり，

①1回換気量＝直接設定
②1回換気量＝吸気流速×吸気時間から計算
③1回換気量＝分時換気量÷換気回数から計算

に大別される。

3）設定の変更・調節

上記初期設定で血液ガス分析を行い，F$_{I_{O_2}}$＜0.6かつ動脈血酸素分圧（Pa$_{O_2}$）＞60 mmHg〔末梢動脈血酸素飽和度（Sp$_{O_2}$）＞90％〕を目標に設定を変更する。

表4 呼吸不全に対するIVの導入基準

1．呼吸停止または切迫呼吸停止
   ・急性循環不全
   ・意識障害・せん妄
   ・気道確保困難
2．呼吸困難・多呼吸・急性呼吸性アシドーシスを伴うCOPD急性増悪，気管支喘息発作
   （下記のいずれかを満たす）
   ・急性循環不全
   ・意識障害・せん妄
   ・気道確保困難
   ・気道分泌多量・粘稠
   ・治療（NPPVを含む）にかかわらず増悪
3．神経筋疾患における急性呼吸不全
   ・急性呼吸性アシドーシス
   ・肺活量の進行性低下（<10〜15 ml·kg^{-1}）
   ・最大吸気圧の進行性低下（<20〜30 cmH$_2$O）
4．呼吸促迫を伴う急性低酸素性呼吸不全および高流量酸素吸入で改善しない持続性低酸素血症
   （次のいずれかを満たす）
   ・急性循環不全
   ・意識障害・せん妄
   ・気道確保困難
5．気道確保の必要性
   ・気道開存
   ・誤嚥のリスク軽減
   ・分泌物のコントロール
6．他の治療の失敗（NPPVを含む）
   ・急性呼吸促迫症候群
   ・COPD急性増悪
   ・気管支喘息重積発作
   ・免疫不全患者の急性低酸素性呼吸不全
   ・急性外傷性脳損傷
   ・フレイルチェスト
   ・原因不明の低酸素血症

(Sigillito RJ, DeBlieux PM. Evaluation and initial management of the patient in respiratory distress. Emerg Med Clin North Am 2003;21:239-58 より改変引用)

表5 IVの初期設定

1. F_{IO_2}　　　　　　　1.0
2. PEEP　　　　　　　2 cmH$_2$O
3. 換気モード：SIMV（＋PSも併用可）
　　1回換気量　　　　10（8〜12）ml・kg^{-1}
　　I/E比　　　　　　1：2〜1：3
　　吸気流速　　　　　30（〜70）l・min^{-1}
　　流速波形　　　　　矩形波，減衰波
　　呼吸数　　　　　　12（10〜20）回・min^{-1}
4. サポート圧　　　　　10 cmH$_2$O
5. トリガー　　　　　　－1〜－2 cmH$_2$O
6. アラーム設定
　　最高気道内圧（PIP）　50 cmH$_2$O
　　最大分時換気量　　　設定分時換気量の1.5倍
　　最小分時換気量　　　設定分時換気量の0.5倍

SIMV：同期式間欠的強制換気．
（近藤康博．人工呼吸器の初期設定．宮城征四郎監，石原享介，谷口博之編．呼吸器病レジデントマニュアル．第3版．東京：医学書院；2000．p.175-91 より改変引用）

F_{IO_2} 0.6未満を目標にするのは，酸素中毒回避のためである．F_{IO_2}の設定変更の際にはF_{IO_2}＞0.5では，一般にPa_{O_2}/F_{IO_2}は一定と考えてよい．

動脈血二酸化炭素分圧（Pa_{CO_2}）が高い場合は，Pa_{CO_2}は有効肺胞換気量に反比例するので，有効肺胞換気量を増やすように設定する．具体的には，①実測呼吸回数＝設定呼吸回数の場合は，1回換気量を増やすか呼吸回数を増やし，②実測呼吸回数＞設定呼吸回数で圧補助（pressure support：PS）時の1回換気量が少ない場合は，10 ml・kg^{-1}を目標にPSを上げるよう設定する．ただし，急性呼吸促迫症候群（acute respiratory distress syndrome：ARDS），喘息発作などの病態では，二酸化炭素分圧（P_{CO_2}）を正常範囲に維持しようとすると気道内圧が高くなり，圧損傷を生じる危険が高まるため高二酸化炭素血症をある程度許容して管理してもよい（permissive hypercapnia）．

慢性呼吸不全の急性増悪では，慢性的に二酸化炭素の蓄積を認める場合がある．このような症例においてP_{CO_2}を急速に正常化させると代謝性アルカローシスと低カリウム血症をまねき不整脈のリスクが高くなるため注意を要する．

4）患者管理

①カフケア

カフ圧計を用いて，最大カフ圧25 cmH$_2$O以下で管理する．カフ圧計がない場合，シリンジを用いて最大吸気圧（peak inspiratory pressure：PIP）時にリークがなくなるまでカフをふくらませたのち，PIP時にリークが始まる前後までゆっくり空気を抜く．

②気管内吸引

少なくとも2〜3時間ごとに行う．吸引前に30秒以上100％酸素で換気し，1吸引の時間は10〜15秒とする．吸引後も1分間以上100％酸素で換気した後，もとの酸素濃度に戻す．なお，呼気終末陽圧（positive end-expiratory pressure：PEEP）が10 cmH$_2$O以上で管理されている場合は，閉鎖式の吸引装置の使用が望ましい．

③精神面の管理

患者に病状の説明をし，気管挿管により発声ができないことなどを理解させ不安に陥らないようにする．患者の睡眠状態を把握し，睡眠可能な環境を整備する．不穏状態の前兆をとらえる．

④鎮静薬および筋弛緩薬の使用法

鎮静薬を使用する場合の鎮静深度については，Ramsayの鎮静スケールを用いて鎮静レベル2〜4に調節することが推奨されている（**表6**）．なお，鎮静薬は一時的に使用しても常に早期に離脱するよう意識しなくてはならない．

a）プロポフォール（ディプリバン®）；0.2 g・20 ml^{-1}・V^{-1}，0.5 g・50 ml^{-1}・A^{-1}

投与方法・投与量：0.5〜3 mg・kg^{-1}・hr^{-1}で持続静注．

呼吸抑制が強い場合は，適宜減量する．血圧低下に注意が必要である．脂肪乳剤なので長期投与では，脂質の投与過剰に注意する．またラインは24時間で交換する．

b）ミダゾラム（ドルミカム®）；10 mg・2 ml^{-1}・A^{-1}

投与方法・投与量：静注（0.1〜0.3 mg・kg^{-1}），持続静注（0.01〜0.3 mg・kg^{-1}・hr^{-1}）．

適度の鎮静はフルマゼニル（アネキセート®）により拮抗できるので使用しやすい．ジアゼパムに比し半減期が1〜3時間と短いため，中止後比較的短時間で覚醒するという利点がある．

表6 Ramsay の鎮静スケール

1．不安と不穏，落ち着きがない
2．協力的，見当識あり，平静
3．命令のみに反応
4．寝ているが，眉間を軽く刺激するとすばやく反応
5．寝ており，眉間を軽く刺激すると反応するが鈍い
6．寝ており，眉間を軽く刺激しても反応なし

（Ramsay MAE, Savage TM, Simpson BRJ, et al. Controlled sadation with alphaxolone-alphadalone. Br Med J 1974；2：656-9 より引用）

c）ケタミン（ケタラール®）；200 mg·20 ml^{-1}·V^{-1}，500 mg·10 ml^{-1}·V^{-1}

投与方法・投与量：静注（1〜2 mg·kg^{-1}），持続静注（0.2〜2 mg·kg^{-1}·hr^{-1}）。

ミダゾラム単独よりも強い鎮静が必要な場合は併用で使用する。体性痛の鎮痛が強く，血圧上昇，心拍数増加，分泌増加がみられる。半減期は2〜3時間である。

d）塩酸デクスメデトミジン（プレセデックス®）；200 μg·2 ml^{-1}·A^{-1}

投与方法・投与量：6 μg·kg^{-1}·hr^{-1} で10分間静脈内へ持続注入。続いて至適鎮静レベルが得られるように 0.2〜0.7 μg·kg^{-1}·hr^{-1} の範囲で持続注入。投与時間は24時間以内。

新しい鎮静・鎮痛薬で，呼吸抑制がほとんどなく，気管チューブ抜管後も使用可能である。時に血圧低下，徐脈などがみられる。

e）塩酸モルヒネ；10 mg·1 ml^{-1}·A^{-1}

投与方法・投与量：静注（2 mg ボーラス），または持続静注（10〜20 mg·day^{-1}）。

オピオイドで，鎮痛，鎮静，呼吸抑制目的に上記の鎮静薬と併用で用いる。血管拡張作用があり血圧低下に注意する。便秘にもなりやすい。

f）クエン酸フェンタニル（フェンタネスト®）；0.1 mg·2 ml^{-1}·A^{-1}

投与方法・投与量：静注（1〜2 μg·kg^{-1}），または持続静注（0.5〜2 μg·kg^{-1}·hr^{-1}）。

オピオイドで，鎮痛，鎮静，呼吸抑制作用があり，呼吸努力が著しい場合に適する。血圧にはほとんど影響しない。半減期は4時間と短く調節性良好である。モルヒネより副作用は少ない。

g）臭化ベクロニウム（マスキュラックス®）；10 mg·V^{-1}

投与方法・投与量：静注（0.08〜0.1 mg·kg^{-1}），または 0.05〜0.1 mg·kg^{-1}·hr^{-1} で持続静注。

非脱分極性筋弛緩薬である。使用によりミオパチーを生じること，特にステロイドと併用時はその危険性が高くなることが知られており，仮に使用しても短期間の間欠的使用にとどめるべきである。

⑤その他の管理

ギャッチアップは，人工呼吸器関連肺炎（ventilator associated pneumonia：VAP）の防止に有効である。VAP の発生頻度の検討から，人工呼吸器の回路交換の間隔は1週間程度でよい。体位変換は左右側臥位を1〜2時間ごとに繰り返す。

5）ファイティング

患者の呼吸リズムと人工呼吸の換気パターンが同調しない状態である。人工呼吸器および気管チューブの問題と，患者側の問題（表7）に分けて原因を究明する。従量式で換気している場合，気道内圧の上昇は気道抵抗の増加，コンプライアンスの低下に大別され回路，気管チューブの狭窄から閉塞，片肺挿管，気管支攣縮，病態の悪化を考慮する。

急速なチアノーゼの出現，Sp$_{O_2}$ 低下や不穏状態への対処としては，まず F$_{IO_2}$ を上げる。呼吸器に原因がある可能性が考えられる場合は，呼吸器をはずし Jackson Rees 回路やアンビューバッグを用いて用手的に呼吸管理し，原因を究明する。鎮静薬の使用は，十分に原因を評価し取り除いても続く場合に考える。評価もせず安易に使用してはならない。

6）離脱

挿管人工呼吸管理を開始した時点から，呼吸器からの離脱を意識する必要がある。漫然と鎮静薬を使用し人工呼吸管理の長期化をまねいてはならない。最近，米国呼吸器関連3学会の特別委員会より，EBMに基づくウィーニングのガイドラインが発表されたので，これに準じて概説する。

①24時間以上の人工呼吸管理を必要としている患者において，人工呼吸器依存に関与している

表7 ファイティングの原因

1．人工呼吸器および気管チューブの問題
　①呼吸器の回路の異常：閉塞，はずれ，リーク
　②気管チューブの閉塞，位置異常
　③不適切な設定（特に SIMV，F_{IO_2}）
　④呼吸器の故障
2．患者側の問題
　①気道分泌物
　②気胸（血胸，水胸）
　③呼吸不全の悪化
　④気管支喘息
　⑤肺塞栓
　⑥不安

（近藤康博．人工呼吸器の初期設定．宮城征四郎監，石原享介，谷口博之編．呼吸器病レジデントマニュアル．第3版．東京：医学書院；2000．p.175-91 より改変引用）

表8 ウィーニング成功のための条件

1．客観的指標
・十分な酸素化（例，$Pa_{O_2} \geq 60$ mmHg，$F_{IO_2} \leq 0.4$，PEEP$\leq 5 \sim 10$ cmH$_2$O，$Pa_{O_2}/F_{IO_2} > 150 \sim 200$）
・循環動態安定性（例，心拍数≤ 140，血圧安定，昇圧薬を必要としない）
・発熱なし（体温<38℃）
・呼吸性アシドーシスを認めない
・貧血を認めない（例，ヘモグロビン$\geq 8 \sim 10$ g・dl^{-1}）
・意識状態良好（例，覚醒している，Glasgow コーマスケール≥ 13，持続的鎮静薬なし）
・代謝状態安定（例，電解質異常なし）
2．主観的指標
・急性期病状の改善
・医師が離脱可能と判断
・十分な喀痰の喀出

（MacIntyre NR, et al. Evidence-based guidelines for weaning and discontinuing ventilatory support：A collective task force facilitated by the American College of Chest Physicians；the American Association for Respiratory Care；and the American College of Critical Care Medicine. Chest 2001；120：375S-96S より改変引用）

すべての原因の検索を行う必要がある．これは，人工呼吸器離脱に失敗した患者で特に重要である．すべての換気およびその他の問題を改善させることは，人工呼吸器離脱過程に必要不可欠である．

　②呼吸不全により人工呼吸管理を受けている患者で，表8 の基準が満たされる場合，離脱の可否について評価を行う．

　③人工呼吸管理患者で離脱の可否の評価は，呼吸器からの換気補助がなく，自発呼吸だけの状態で行う〔自発呼吸トライアル（spontaneous respiration trial：SBT）〕．SBT は，以前はベンチレータをはずす T ピース法が用いられていたが，現在では持続気道陽圧（continuous positive airway pressure：CPAP）のみやプレッシャーサポート換気（pressure support ventilation：PSV）3 cmH$_2$O＋PEEP 3 cmH$_2$O 程度で評価する方が，呼吸状態のモニターが容易であり有用である．もし自発呼吸だけの状態に 30～120 分間耐えられた場合，人工呼吸器からの離脱を考慮する．

　④SBT が可能であった患者における人工気道（気管チューブ）の抜去は，気道の開存性，および気道を保護する能力を評価してから行う．

　⑤SBT が失敗した患者においては，失敗の原因が改善し，表8 の基準を満たすならば 24 時間ごとに SBT を施行する．なお，状況により，後述する NPPV に移行してもよい．

　⑥SBT が失敗した患者においては，安定した，呼吸筋疲労をまねかない，快適な換気補助を行う．

　⑦術後の患者においては，早期に抜管できるような麻酔・鎮静および換気補助の方針を立てる．

　⑧医師以外の医療従事者が使用可能な離脱プロトコルが作成され，ICU において運用されるべきである．また，適切な鎮静が得られるプロトコルが作成され運用されるべきである．

　⑨初期の安定化後に，長期的な人工呼吸管理が明らかに必要となった場合には，気管切開を考慮すべきである．患者が気管切開により一つ以上の利点が得られると推定されれば，気管切開を行うべきである．早期の気管切開が有益と思われる患者は，以下である．

・気管チューブを受け入れるのに，深い鎮静レベルが必要な症例
・気管切開チューブにより呼吸筋過負荷の危険度を減らすかもしれない呼吸筋力の症例（しばしば頻呼吸を示す）
・気管切開により，経口摂取，会話によるコミュニケーション，体動が容易になり，心理的に有益と思われる症例

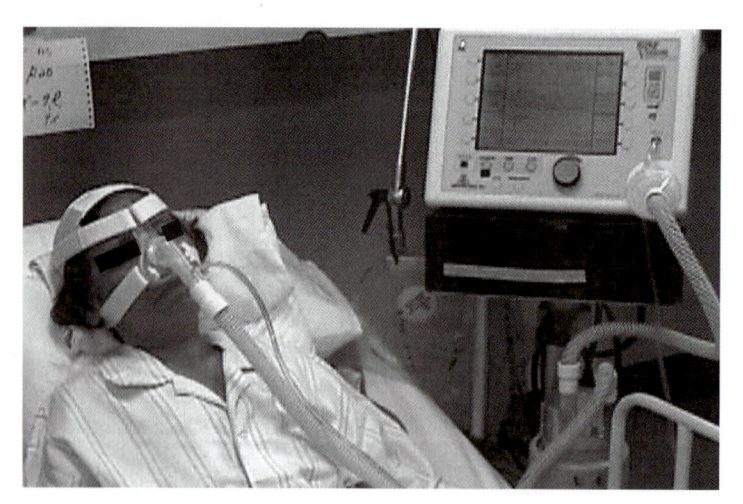

図6　急性呼吸不全時のNPPV管理

・そして，体動が容易になることにより効率的に理学療法が行われる症例

⑩人工呼吸管理が長期化した場合にも，明らかな不可逆性疾患（例えば，高度の脊髄損傷または進行した筋萎縮性側索硬化症）でないかぎり，離脱の試みが3カ月を超えるまでは，恒久的人工呼吸器依存状態とみなしてはならない。

【2】非侵襲的陽圧人工換気（NPPV）

1）NPPVとは

NPPVとは，気管チューブ，ラリンジアルマスク，気管切開など，侵襲的な手技を用いず，鼻あるいは顔を覆うマスクによる陽圧人工呼吸のことである（図6）。現在，NPPVは，慢性呼吸不全や急性呼吸不全にも対象を広げ急速に普及してきている。本項では，NPPVの適応と実際について概説する。なお，本項においてはCPAPもNPPVに含めることとした。

①人工呼吸器

NPPVは，従来型の呼吸器を用いても可能であるが，NPPV専用機種でPSによる換気補助を行うのが主流である。NPPV専用機種では，吸気時の圧であるIPAP（inspiratory positive airway pressure）と，呼気時の圧であるEPAP（expiratory positive airway pressure）を設定する。PSはIPAP－EPAPの圧に相当し，EPAPはPEEPと同意である。NPPV専用機種においては，以下に述べる3つの換気モードがある。S（spontaneous）モードは，自発呼吸のみを補助し，T（timed）モードは，あらかじめ設定した分時呼吸数とIPAP時間に従って調節換気を行い自発呼吸に同調しない。S/Tモードは最も使用されているモードで，自発呼吸に応じてSモード運転を行うが，一定時間内に自発呼吸が検出されない場合にバックアップとしてIPAP時間が供給される（図7）。NPPV専用機種は，ある程度リークがあっても補正可能であるためタイトなマスクフィッティングを必要とせず，長時間の管理も可能である。なお，急性管理に使用する場合は，F_{IO_2}の設定が可能でモニター機能の充実した機種（例 BiPAP Vision®）を用いるのが望ましい。

②NPPVによる呼吸不全改善のメカニズム

NPPVによる呼吸不全の改善機序は基本的にはIVとほぼ同様と考えてよい。同一の換気モード，設定で管理可能であれば，ガス交換的にはNPPVはIVとほぼ同様の効果が得られることが報告されている。従圧式でのNPPVは，PS（IPAP－EPAPの圧に相当）とPEEP（EPAPと同意）により呼吸不全を改善する。

肺胞低換気（呼吸性アシドーシス）を伴う急性呼吸不全においては，PSにより1回換気量を増やし呼吸仕事量を軽減することが可能となる。慢性閉塞性肺疾患（chronic obstructive pulmonary disease：COPD）のように閉塞性障害を伴う場合は，内因性PEEPが発生し吸気努力を行ってもすぐにトリガーしない場合がある。このような場合に

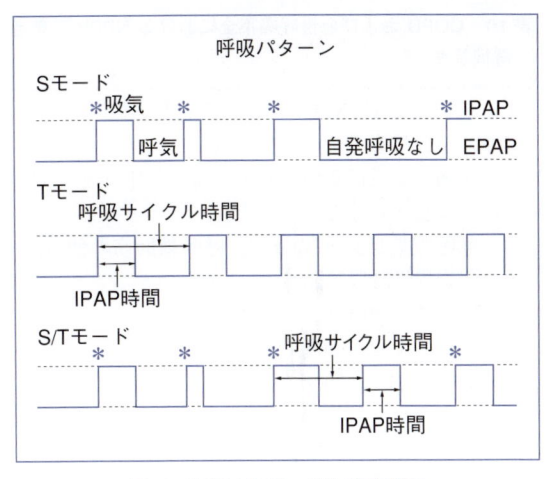

図7 NPPVのモードと設定項目
＊印は患者による吸気努力（トリガー）を示す。

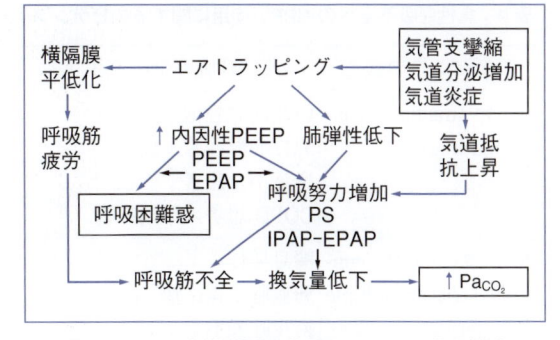

図8 COPD急性増悪の病態とNPPVの作用機序
(American Thoracic Society. International consensus conferences in intensive care medicine ; Noninvasive positive presure ventilation in acute respiratory failure. Am J Respir Crit Care Med 2001 ; 163 : 283 より改変引用)

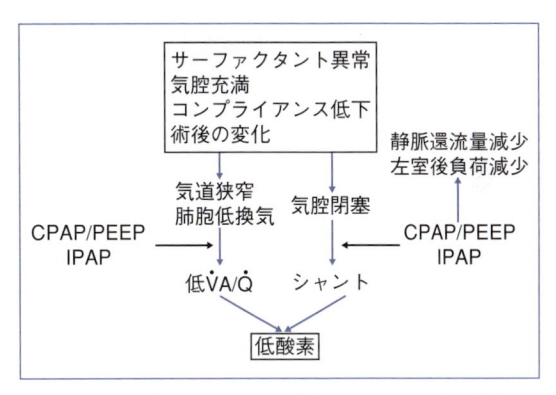

図9 低酸素性呼吸不全の病態とNPPVの作用機序
(American Thoracic Society. International consensus conferences in intensive care medicine ; Noninvasive positive presure ventilation in acute respiratory failure. Am J Respir Crit Care Med 2001 ; 163 : 283 より改変引用)

PEEPをカウンターバランスで使用すると，吸気トリガーがスムーズとなり呼吸仕事量や呼吸困難感の軽減につながる。COPDの急性増悪を例とした呼吸不全改善のメカニズムを図8に示す。低酸素血症を伴う急性呼吸不全では，PEEP/CPAPにより虚脱した肺胞を拡張（肺胞の動員）することにより酸素化能を改善することが重要である（図9）。

2) 急性呼吸不全へのNPPV

急性期NPPVは，①NPPVを理解する責任医師，②NPPVに積極的に関わる意欲のある呼吸器病棟・重症管理病棟・ICUの看護師，③NPPVで改善しない場合には速やかに挿管人工呼吸管理に移行できる体制，④NPPVベンチレータと多種類のマスク，⑤適切なモニター，といった条件下で施行すべきである。

急性呼吸不全に対するNPPVの利点としては，①気管挿管を回避し，それに伴う肺炎などの合併症を防ぐ可能性がある，②ICUに限らず一般病棟での適応も可能である，③気管挿管よりも早いタイミングで導入できる，などのほかに，④間欠的な換気補助ができ，段階的な呼吸器からの離脱が可能，⑤通常の食事，飲水，会話が可能，⑥ネブライザ吸入や排痰時にいったん休止することも可能，を挙げることができる。特に①の，気管挿管に伴う肺炎（人工呼吸器関連肺炎）などの合併症を防ぐという効果は重要で，これにより対象によっては挿管管理よりも予後がよいという結果が報告されている。ただし，これらの有効性は，呼吸不全の原因，重症度により異なり，不適切に行われるとむしろ挿管のタイミングが遅れ合併症のリスクを高めるとの警鐘も示されているので，個々の症例で有効性と限界を意識しつつNPPVの適応を決定する必要がある。NPPVは気管挿管がよりふさわしいと判断されるときには用いられるべきではない。急性呼吸不全におけるNPPVの有効性のまとめを表9に，患者選択ガイドラインの一例を表10に，NPPV成功の予測因子を表11に示す。

COPD急性増悪，急性心原性肺水腫，免疫不全患者の急性呼吸不全におけるNPPVは，挿管の回避，挿管人工呼吸管理に伴う肺炎を中心とする院内感染の減少，死亡率の減少に有効な"根拠のあ

表9 急性呼吸不全へのNPPV使用に関するエビデンス

エビデンスの強さ	急性呼吸不全のタイプ
強い（multiple controlled trial）	COPD急性増悪 急性心原性肺水腫 免疫不全患者 COPD患者の早期抜管
やや強い（single controlled trial or multiple case series）	喘息発作 肺嚢胞性線維症 術後呼吸不全 再挿管回避 挿管拒否症例
弱い（few case series or case reports）	上気道狭窄 ARDS 外傷 閉塞性睡眠時無呼吸症 肥満低換気症

(Liesching T, Kwok H, Hill NS. Acute application of noninvasive positive pressure ventilation. Chest 2003；124：699-713 より改変引用)

表10 COPDおよび急性呼吸不全におけるNPPVの患者選択基準

1．ステップ1：NPPVを要する患者選択
　1）急性呼吸不全の症状と徴候
　　①通常を上回る中等度から高度な呼吸困難，かつ
　　②呼吸数>24回・min^{-1}，呼吸補助筋の使用，奇異性呼吸運動
　2）ガス交換障害
　　①Pa_{CO_2}>45 mmHg，pH<7.35，あるいは
　　②Pa_{O_2}/F_{IO_2}<200
2．ステップ2：NPPVの除外条件
　1）呼吸停止
　2）循環動態不安定（低血圧性ショック，制御できない心筋虚血や不整脈）
　3）誤嚥のリスク（咳反射や嚥下機能低下）
　4）過剰な気道分泌
　5）興奮状態，治療に非協力的
　6）マスク装着に支障のある，顔面の外傷，火傷，あるいは解剖学的異常

(Mehta S, Hill NS. State of the art；Noninvasive ventilation. Am J Respir Crit Care Med 2001；163：540-77 より改変引用)

表11 急性呼吸不全におけるNPPVの成功の予測因子

①若年
②重症度が低い（APACHEスコアなど）
③精神的に落ち着いており協力可能
④人工呼吸器に同調している．
⑤エアリークが少ない，歯がそろっている．
⑥中等度の高二酸化炭素血症（45 mmHg<P_{CO_2}<92 mmHg）
⑦中等度の酸血症（7.10<pH<7.35）
⑧導入2時間以内にガス交換，心拍数，呼吸回数の改善

(Mehta S, Hill NS. State of the art；Noninvasive ventilation. Am J Respir Crit Care Med 2001；163：540-77 より改変引用)

る治療"と結論することができる．一方，ARDSにおいては，その有効性・適応については議論のある領域であり，一定の見解が得られていないのが現状である．ARDSにおけるNPPVの意義を評価するには，①低酸素性急性呼吸不全には種々の疾患・原因があり，重症度も症例によりさまざまである，②肺以外の他臓器の障害を伴うことが多くNPPVの導入除外基準を認める症例が多い，③本対象における挿管率が比較的高い，などを考慮する必要がある．ARDSにNPPVを用いた場合でも，30～50％程度は最終的にIVが必要となる．最近では，ARDSにおけるNPPVの有効性を示す報告が散見され，循環動態不安定や，著明な換気努力，意識障害，多臓器不全を認めない症例において，NPPVによる管理維持が困難な場合に速やかに挿管管理に移行しうる体制で試みてもよいと思われる．

3）急性期のNPPV導入の実際

①適応条件・除外条件の確認をする．NPPVがうまくいかない場合にIVを行うことを前提とするのか，挿管を希望しない患者の治療上限として行うかを必ず決めておく．

②呼吸不全の病態の評価を行う．特に気胸，心筋梗塞，肺塞栓の除外は重要である．気胸があってもNPPVは施行可能であるが，その際にはNPPVを始める前に胸腔ドレーンの挿入を原則とする．

③患者に楽な姿勢，体位をとる（臥位，ギャッチアップ坐位，前かがみ坐位など）

④インフォームドコンセントの実施：患者に病状，NPPVの必要性を説明し，コミュニケーションをしっかりとる．

表12 NPPV管理中のモニターチェック項目

①バイタルサイン,Sp_{O_2},呼吸困難度(Borgスケールなど,客観的な尺度を用いるのが望ましい)意識状態,呼吸音
  ・人工呼吸管理であることを考慮し,心電図モニター装着は必須である
  ・酸素化能(Sp_{O_2})の急速な低下・変動は,エアリークの増加,気胸,病態の悪化,誤嚥,去痰不全,流量計・酸素チューブの接続不良を考慮する。
②血液ガス分析:少なくとも改善あるいは安定と判断されるまで繰り返し測定
  →測定のタイミングとしては,設定変更後30分ごとに行う。
③NPPVのモニター項目:モード,設定呼吸回数,酸素濃度(流量),IPAP,EPAP,換気量(1回換気量,分時換気量),リーク,トリガー状態,重症例に対しては可能な場合経皮的二酸化炭素モニター
④マスク装着に関する観察:マスク不快感,鼻の腫脹,鼻の乾燥,皮膚の発赤・びらん,眼の刺激感,腹部膨満感,食物誤嚥
⑤その他必要とされる項目:浮腫,水分出納,喀痰喀出状況,排ガス,睡眠状況,栄養状態

(近藤康博. 人工呼吸器の初期設定. 宮城征四郎監, 石原享介, 谷口博之編. 呼吸器病レジデントマニュアル. 第3版. 東京:医学書院;2000. p.175-91 より改変引用)

表13 急性期NPPVの初期設定と設定変更

1. IPAPの設定
   導入は8〜10 cmH_2Oで開始し,患者の快適さ(呼吸困難や呼吸補助筋の使用の程度),次いでPa_{CO_2},1回換気量,呼吸数を参考に設定を変更する。
   ・Pa_{CO_2}は,まず5〜10 mmHg程度低下することを目標
   ・Pa_{CO_2}の最終的な目標は,呼吸不全前の安定期の値
   ・1回換気量は場合は6〜10 $ml \cdot kg^{-1}$を目標
2. EPAPの設定
   基本的には4 cmH_2Oに設定
   ・酸素化が不十分→PEEP効果を期待して上げる。
   ・トリガーがうまくかからない場合,試しに4→6→8 cmH_2Oと変化させトリガーが改善すればその値に変更
3. Pa_{O_2}を上げたい:EPAPを高める,$F_{I_{O_2}}$を上げる。
4. Pa_{CO_2}を下げたい:IPAPあるいはPS(IPAP−EPAP)を高める。
5. 同期がとれない:マスクフィッティングの確認,チンストラップ,フェイスマスクを使用,EPAPを高める(←内因性PEEP),気管支拡張薬の使用
6. 1回換気量が少ない:IPAPあるいはPS(IPAP−EPAP)を高める。
7. 風が強い:IPAPあるいはPS(IPAP−EPAP)を下げる,ライズタイム設定を遅くする。

(近藤康博. 人工呼吸器の初期設定. 宮城征四郎監, 石原享介, 谷口博之編. 呼吸器病レジデントマニュアル. 第3版. 東京:医学書院;2000. p.175-91 より改変引用)

⑤初期設定:S/Tモード,EPAP 4 cmH_2O,IPAP 8〜10 cmH_2Oで開始する。$F_{I_{O_2}}$,酸素流量は,$Sp_{O_2} > 90\%$を維持するように設定する。ただし,ARDSは換気補助が必要でない場合が多いのでCPAPモード主体で管理する。

⑥マスクの選択と装着:患者に一番フィットするものを選ぶが,まずは鼻マスクを選択する。適合するマスクのなかでは最少のものがよい。鼻マスクで口漏れが多い場合はチンストラップを用い,それでも管理困難であればフルフェイスマスクに変更する。急性呼吸不全時には口呼吸の場合が多くフルフェイスマスクが必要なことが多い。最近では顔全体を覆うトータルフェイスマスクも使用されている。

導入初期には鼻マスクを手で保持し,サイズが合いNPPVがうまくできることを確認後ヘッドキャップで固定する。空気の漏れはある程度(60 $l \cdot min^{-1}$くらい)呼吸器により補正されるので強く締めすぎないようにする。多少のリークよりも長時間快適に継続できることが優先される。

⑦モニター項目とチェック表を表12に示す。動脈血ガス分析は導入してから30分後に採血し,あまり改善を認めなかった場合には設定を変更し30分後に採血する。

⑧設定の変更を表13に示す。

⑨NPPV施行中の問題点と対処法について表14に示す。

⑩侵襲的人工換気(IV)への移行基準の一例を表15に示す。

4)慢性呼吸不全へのNPPV

急性呼吸不全におけるNPPVは,前述のよう

表14　急性期NPPVの問題点と対処法

1．マスク関連
　・不快感　　　　　（30～50％）：装着状態の確認，ヒモの調整，別のマスクに交換
　・顔面の発赤　　　（20～34％）：人工皮膚の適応，留めヒモを緩める。
　・閉所恐怖症　　　（5～10％）：小さいサイズのマスク，鎮静
　・鼻柱の潰瘍　　　（5～10％）：人工皮膚の適応，留めヒモを緩める，別のマスクに交換
　・アクネ様皮疹　　（5～10％）：ステロイド薬，抗菌薬の塗布
2．圧またはフロー関連
　・鼻づまり　　　　（20～50％）：ステロイド薬，抗ヒスタミン薬などの点鼻
　・鼻痛，耳痛　　　（10～30％）：受容不可能な場合は減圧
　・鼻・口腔の乾燥　（10～20％）：緩和薬，加湿器使用，リーク量を減らす。
　・眼への刺激　　　（10～20％）：マスク装着状態の確認，留めヒモの調整
　・腹部膨満感　　　（5～10％）：励まし（不安の軽減），ジメチコン，受容不可能な場合は減圧
3．エアリーク　　　（80～100％）：口を閉じるよう指導，チンストラップ，フェイスマスクを使用。少し圧を下げる。
4．重大な合併症
　・誤嚥性肺炎　　　（＜5％）：慎重な患者選択
　・血圧低下　　　　（＜5％）：圧を下げる。
　・気胸　　　　　　（＜5％）：可能なら人工呼吸の中止，困難なら気道内圧を下げる，適応があれば胸腔ドレナージ

(Mehta S, Hill NS. State of the art；Noninvasive ventilation. Am J Respir Crit Care Med 2001；163：540-77 より改変引用)

に，挿管を回避し挿管に伴う合併症を減らすことを目的とした救命救急的処置であるが，慢性呼吸不全においては目的が異なることを理解する必要がある。これまでの高二酸化炭素血症を伴う慢性呼吸不全に対する長期人工呼吸療法といえば，気管切開下の陽圧人工呼吸が主であった。NPPVは，気管切開下の人工呼吸管理に比べ非侵襲的で操作が簡便であり，ケアを行う家族の技術的負担が少なく，患者の不快感や気管切開に関連した合併症の減少，また医療コストの軽減などといった有利な点が多い。

　在宅での長期人工呼吸療法の主な目的としては，睡眠や健康関連QOLの改善，頻回の急性増悪の回避，予後の改善などが挙げられる。慢性呼吸不全においては，睡眠中の低換気時に高二酸化炭素血症を生じ重炭酸イオンの蓄積などを介して呼吸中枢の化学感受性が低下し，呼吸不全が悪化すると考えられている。夜間のNPPVが睡眠時のみならず覚醒時にも血液ガス所見が改善する機序としては，①睡眠中の低換気を改善することで呼吸中枢の化学感受性が回復し，睡眠時のみならず覚醒時の血液ガスが改善する，②夜間の換気補助により疲労した呼吸筋の負担が軽減し，呼吸筋の

表15　IVへの移行基準

1．呼吸性アシドーシスの進行性悪化
2．意識レベルの悪化，不隠
3．循環動態不安定
4．コントロールできない去痰不全
5．酸素化の不良

(近藤康博．人工呼吸器の初期設定．宮城征四郎監，石原享介，谷口博之編．呼吸器病レジデントマニュアル．第3版．東京：医学書院；2000．p.175-91 より改変引用)

休息効果が得られる，③微小無気肺の改善により呼吸仕事量が減少する，などが報告されている。また，低換気の改善に，日中の換気補助も夜間と同じくらい有効との報告がある。

　在宅NPPVは夜間の使用が基本であるが，睡眠時にNPPVが耐えられない場合には日中の換気補助でも効果があることが示唆される。夜間のNPPVによる在宅人工呼吸療法に関する長期追跡調査からは，①結核後遺症や後側彎症などの胸郭性拘束性換気障害およびポリオ後遺症で特に有効，②神経筋疾患でもある程度有効，③著しい高二酸化炭素血症を伴うCOPDではある程度期待できるが気管支拡張症ではあまり有効でない，と

表16 拘束性障害および中枢性低換気患者における在宅NPPVの患者選択基準

下記の1あるいは2，かつ3つを満たす．
1．倦怠感，起床時の頭痛，傾眠，夜驚症，夜尿症，呼吸困難などの自覚症状の存在
2．右心不全の徴候
3．ガス交換障害の存在
  ・日中Pa_{CO_2}＞45 mmHg，あるいは夜間の酸素飽和度の低下（Sp_{O_2}＜90％が5分以上か，全モニター時間の10％以上）
4．その他の適応
  ・急性呼吸不全からの回復後も高二酸化炭素血症が遷延
  ・急性増悪で入退院を繰り返す．
  ・CPAPのみでは無効な睡眠時無呼吸の存在

（Mehta S, Hill NS. State of the art；Noninvasive ventilation. Am J Respir Crit Care Med 2001；163：540-77 より改変引用）

表17 COPD患者における在宅NPPVの患者選択基準

下記の1かつ2かつ3つを満たす．
①倦怠感，傾眠，呼吸困難などの自覚症状の存在
②ガス交換障害の存在
  Pa_{CO_2}＞55 mmHg，あるいはPa_{CO_2}が50〜55 mmHgで酸素投与下 Sp_{O_2}＜88％が全モニター時間の10％以上
③適切な内科治療（最大限の気管支拡張薬使用，かつ，またはステロイド薬の投与，酸素投与）
④CPAPのみでは無効な中等度以上の睡眠時無呼吸が存在する場合も適応を考慮
⑤治療2カ月後に再評価し，1日4時間以上施行しコンプライアンスがよく，NPPVが有効と判定された場合継続する．

（Mehta S, Hill NS. State of the art；Noninvasive ventilation. Am J Respir Crit Care Med 2001；163：540-77 より改変引用）

されている．一般に，血液ガスや睡眠，健康関連QOLの改善などに対しては有効性が認められているものの，予後や急性増悪の回避に関しての効果は明確でなく今後の検討課題である．

5）慢性期のNPPV導入の実際

適応基準は対象とする疾患により若干異なる．拘束性胸郭障害疾患と閉塞性肺疾患における長期NPPVの導入基準を表16，17に示す．

①機器装着の手順

①本療法の目的を説明する．本療法は患者の協力なしには導入できない．
②機器を組み立てベッドサイドに運ぶ．
③マスクは，鼻マスクを第一選択とする．
④NPPVのスイッチを入れ，まずマスクを患者の手にあて，次に鼻にあて「鼻から吸って鼻から吐くように」指導し，2〜3呼吸だけ吸わせる．人工呼吸器の駆出音と胸郭・呼吸補助筋の動きを観察し，人工呼吸器が患者の吸気および呼気をうまくトリガーできているかを確認する．
⑤NPPVの初期設定は，S/Tモード，IPAP 8〜12 cmH_2O，EPAP 4〜6 cmH_2O，換気回数 20回・min^{-1}，吸気時間率（I％）30％，吸入酸素流量はマスクのポートよりSp_{O_2}＞90％を維持できるように設定する．

うまくトリガーができていれば，ヘッドキャップを装着し5分程度吸わせる．マスクは漏れない程度にできるだけ緩く固定する．奥歯を軽くかみしめるようにして口を閉じるように指導する．

少しずつ時間を延ばし，日中に2〜3時間続けられるようになれば夜間就寝時に使用する．IPAPは自覚症状や血液ガスの所見を参考にして決定する．IPAPは本人に強すぎないかを確認しながら，ゆっくり12〜18 cmH_2O くらいに上げる．

トリガーがうまくかからない場合，ガス交換障害がうまく改善しない場合は，S/TあるいはTモード，IPAP 12〜25 cmH_2O，EPAP 4〜6 cmH_2O，換気回数 25回・min^{-1}，吸気時間率（I％）30〜40％とし，調節呼吸的にNPPVを使用することを試みる．

⑥医療スタッフは，夜間に繰り返しNPPVの施行状況を観察し，開口の有無，マスクの装着状態，Sp_{O_2}，トリガー状態などをチェックする．開口が著しければチンストラップの使用を試みる．症例によってはフェイスマスクが有効な場合がある．

⑦数日夜間就寝時に使用後，在宅での継続が可能かについて患者に確認をする．NPPV施行下でぐっすり眠れるかどうかが在宅でのNPPVの継続を左右する．

⑧補足：可能な施設ではNPPVの導入前と導入後にスリープスタディを行うのが望ましい．

②退院指導

①環境調査：家族構成，キーパーソン，家屋の

表18　在宅NPPV導入チェック項目

1．マスクの取り付けができる。
　・酸素チューブをつなぎかえる。
　・マスクの帽子をかぶりマスクを鼻に固定する。
　・電源を入れる。
2．マスクの取りはずしができる。
　・電源を切る。
　・マスクを脱ぐ。
　・酸素チューブをつなぎかえる。
3．蛇管を組み立てることができる。
4．器械の日常の手入れができる。
　・蛇管を中性洗剤にて洗浄し，日陰干しすることができる。
　・フィルタを交換または洗浄することができる。
5．異常時，緊急時の取扱いができる。
　・停電時に酸素のチューブをつなぎかえることができる。
　・取扱い説明書の欄を参照することができる。
　・緊急時の連絡先を理解している。

（杉藤寿美，三浦奈美江，糀谷奈美子ほか．慢性呼吸不全患者におけるNPPV導入時の患者教育．看護技術 2003；49：34-7 より引用）

状況などを確認する。

②器械の取扱い方：**表18**に示す項目をチェックする。

③在宅医療事業会社，訪問看護ステーションとの連携：業者に連絡をとり，器械の手配と，業者からの説明が受けられるようセッティングする。退院後に約1/3の症例がマスクや条件の再設定を要したとの報告があるので，導入後も在宅での様子を確認する必要がある。在宅移行時に訪問看護ステーションと連絡をとり訪問看護を行うのが望ましい。

〈参考文献〉

1) Pierson DJ. Indication for mechanical ventilation in adults with acute respiratory failure. Respir Care 2002；47：249-62.
2) Sigillito RJ, DeBlieux PM. Evaluation and initial management of the patient in respiratory distress. Emerg Med Clin North Am 2003；21：239-58.
3) MacIntyre NR, et al. Evidence-based guidelines for weaning and discontinuing ventilatory support：A collective task force facilitated by the American College of Chest Physicians；the American Association for Respiratory Care；and the American College of Critical Care Medicine. Chest 2001；120：375S-96S.
4) American Thoracic Society. International consensus conferences in intensive care medicine. Noninvasive positive pressure ventilation in acute respiratory failure. Am J Respir Crit Care Med 2001；163：283-91.
5) Mehta S, Hill NS. State of the art；Noninvasive ventilation. Am J Respir Crit Care Med 2001；163：540-77.
6) Pauwels RA, Buist AS, Calverley PM, et al. Global strategy for the diagnosis, management, and prevention of chronic obstructive pulmonary disease. NHLBI/WHO Global Initiative for Chronic Obstructive Lung Disease（GOLD）Workshop Summary. Am J Respir Crit Care Med 2001；163：1256-76.
7) British Thoracic Society Standards of Care Committee. Non-invasive ventilation in acute respiratory failure. Thorax 2002；57：192-211.
8) Liesching T, Kwok H, Hill NS. Acute application of noninvasive positive pressure ventilation. Chest 2003；124：699-713.
9) 近藤康博，谷口博之．NPPVの適応の拡大．呼吸 2002；21：463-9.

（公立陶生病院　呼吸器・アレルギー内科
　　　　　　　　　谷口博之，近藤康博
　同　救急部　　長谷川隆一）

14 人工肺とECMO

到達目標
- □ 人工肺の基本原理を理解する
- □ 人工肺の種類を理解する
- □ ECMOの歴史を知る
- □ ECMOの適応を判断できる
- □ ECMOの方法と管理の原則を理解する

目次項目
1. 人工肺
   - 人工肺の種類
   - 膜型人工肺の基本原理
2. ECMO
   - 概念と歴史
   - 適応
   - 方法
   - 維持管理

【1】人工肺

1）人工肺の種類

　人工肺とは，生体肺のもつガス交換機能の代わりをする人工臓器のことであり，開心術における体外循環，重症呼吸不全に対して行われる，模型人工肺による肺機能補助（extracorporeal membrane oxygenation：ECMO）においてガス交換機能を受けもっている。人工肺は基本的構造の違いから2つに大別される。すなわち，血液とガスが直接接触してガス交換するものと，生体肺のように血液とガスが膜を介してガス交換を行うものとである。

　血液とガスが直接接触する人工肺は，気泡型人工肺に代表され，血液貯留槽の血液中に酸素ガスを泡として直接送ることでガス交換を行う。血液とガスが膜を介してガス交換するものは，膜型人工肺と呼ばれ，生体肺における肺胞上皮の代わりに人工の高分子膜を用いたものである。膜型人工肺には，平膜シート状の透過膜を，支持板を置いて積み重ね，膜と膜との間を血液が，支持板のつくる空間にガスを通すタイプの積層型人工肺，平膜を扁平な袋状とした透過膜の外側に支持板を置き，コイル状に巻いたもので，平膜内部をガスが，外側を血液が流れるようにしたコイル型，膜を極細い筒状にした中空糸を束ねた中空糸型人工肺があり，現在用いられている人工肺のほとんどは中空糸型人工肺である。中空糸の素材にはシリコン，ポリプロピレン，ポリメチルペンテンなどが用いられている。中空糸素材の膜は，耐久性にすぐれた均質膜，ガス交換性能を高めるため膜自体に無数の微小孔を開けた多孔質膜，多孔質膜の欠点である血漿漏出を防ぐため微小孔の外表面を均質膜で覆った複合膜などがある。ECMOで使用される膜型人工肺は，通常耐久性のよいシリコン均質膜か複合膜が用いられる。また人工肺内部での血栓形成予防や生体適合性を高めるために，中空糸表面にヘパリンコーティングを施しているものもある。中空糸型人工肺にはストロー状の中空糸の内腔を血液が，外側をガスが流れる方式の内部灌流型と，外側を血液が，内腔をガスが通る方式の外部灌流中空糸型人工肺がある。主流である外部灌流型人工肺の長所は，人工肺の灌流抵抗が低いこと，長期耐久性にすぐれ，プライミングが容易であり，ファイバの編み方やデザインの工夫により，ガス交換機能も良好なことである。外部灌流中空糸型人工肺本体の基本構造は，血液と酸素ガスの

出入り口が付けられた円筒形あるいは直方体のハウジングと呼ばれる容器の中に，多数の中空糸が納められている．生体肺では無数の微小な肺胞が存在することでガス交換のための面積が大きくなっているように，人工肺でも多数の中空糸を整然と束ねることで，ガス交換のための面積を大きくし，できるだけ多くの血液が中空糸表面と接触するよう工夫されている．

2）膜型人工肺の基本原理

膜型人工肺の酸素添加能は，まず，膜を介しての酸素分圧（P_{O_2}）較差，膜の酸素透過性能，人工肺の構造，血液相中における酸素の拡散能に依存する．血液が人工肺に入ってくると，膜表面に最も近い場所では赤血球は飽和状態に達し，血漿のP_{O_2}は上昇する．酸素分子は次第に血液層の深部に拡散して，より多くの赤血球を飽和させていき，飽和された先端部は時間とともに人工肺出口へ進んでいく．血液が人工肺内のガス交換領域に長く滞在すればするほど，ヘモグロビン（Hb）は完全に飽和状態に到達できる．外部灌流中空糸型人工肺の構造は，血液が乱流となるように設計されており，赤血球が中空糸に接触しやすいように移動するので，酸素添加効率が良好である．膜面積が大きいほど酸素と接する赤血球の量が多くなり，酸素添加能は大きくなる．

膜型人工肺への吹送ガスは，流量計とブレンダで分時換気量（$\dot{V}_E$）と吸入酸素濃度（$F_{I_{O_2}}$）を調節する．二酸化炭素の膜を介する移動において重要な因子は，二酸化炭素の圧勾配である．シリコン高分子膜における二酸化炭素の移動効率は酸素の6倍であり，この二酸化炭素の膜を介しての分圧勾配は静脈内二酸化炭素分圧（P_{vCO_2}；通常45～50 mmHg）とガス層の二酸化炭素分圧（P_{CO_2}；0 mmHg）の差となる．二酸化炭素の除去能は膜面積に大きく依存し，膜面積を減少させるいかなる機能不全状態も，二酸化炭素の除去能を低下させる．したがって，人工肺流出路P_{CO_2}のモニタリングが有効膜面積損失の鋭敏な指標となる．二酸化炭素の気体相での分圧が血液相のそれと平衡に達すると，血液相からの二酸化炭素の移動は止まる．二酸化炭素除去能に影響を与える3番目の因子は，人工肺内の気体の流速である．つまり気体相のP_{CO_2}ができるだけ低くなる方が，膜を介する圧較差が大きくなり，移動効率も高まる．

【2】ECMO

1）概念と歴史

救急・集中治療領域おいて，人工肺は大きな役割を果たすようになってきた．ECMOという言葉に対応する日本語訳はないが，その意味は，体外（extracorporeal）循環装置に膜型（membrane）人工肺を組み込んで，（長期に）酸素化（oxygenation）を行うことである．ポンプも組み込まれているので，循環補助も可能である．その間に病態に対する治療を十分に行うことによって，従来の方法では救命できない病態を治癒させるチャンスを拡大するのが目的である．歴史的には，1972年Hillらが，ECMOによる最初の救命例を報告した[1]．患者は24歳の男性で，交通事故で多発骨折と大動脈破裂を受傷し，術後4日目に急性呼吸促迫症候群（acute respiratory distress syndrome：ARDS）に陥ったため，大腿動静脈カニュレーションで75時間の静脈-動脈（veno-arterial：V-A）ECMOを行い離脱，生存した．Hillらの成功で成人へのECMOに関心が集まり，1970年半ばに米国で大規模なECMOの臨床試験が行われた．急性呼吸不全（定義：$F_{I_{O_2}}$ 50%以上で陽圧換気）すべての患者が登録された．ECMO適応の重症呼吸不全患者〔fast entry：$F_{I_{O_2}}$ 100%およびPEEP（positive end-expiratory pressure：呼気終末陽圧）>5 cmH$_2$OにてPa_{O_2}<50 mmHg，slow entry：$F_{I_{O_2}}$>60%，PEEP>5 cmH$_2$Oにて，Pa_{O_2}<50 mmHgが12時間以上，shunt fraction>30%〕は無作為にECMOか従来の方法かに分けられたが，この臨床試験は両グループとも死亡率が高すぎ中止になった[2]．Bartlettらは1976年，新生児ECMOの最初の救命例を報告した[3]．その後GattinoniらはGattinoniらは二酸化炭素除去を主目的とした低流量の静脈-静脈（V-V）バイパスを考案して成人ARDS症例に応用し，48.8%の高い生存率を報告した[4]．このシステムにより，人工呼吸器の設定を低圧低頻度に落とすことができ，人工呼吸器による肺の圧損傷を最小限にできたことが生存率向上の原因であったと考えられた．そ

の後米国における 2 つのデザインの臨床試験および英国での完全な無作為比較試験の成功[5]で，現在 ECMO は，新生児呼吸不全における標準治療法として認められている．先進的な欧米のグループは，新生児で学んだノウハウを応用して，小児や成人の層まで治療の対象を拡大していった．

2）適応

ECMO の適応の原則は，重症な呼吸あるいは呼吸循環不全で，可逆性の病態であり，最大限の治療に反応せず，かつ絶対的禁忌事項のない，というものである．

①新生児呼吸不全 ECMO の適応[6]

新生児（生後 1 カ月以下）呼吸不全に共通する問題は，低酸素症→低酸素性肺血管攣縮→卵円孔と動脈管の再開→右左シャント〔新生児遷延性肺高血圧症（persistent pulmonary hypertension of the new-born：PPHN）〕→低酸素状態の亢進と肺血管抵抗の増大を招くことである．この悪循環を断つことができる最も強力な手段は ECMO である．ECMO の適応となる頻度の高い新生児呼吸不全の疾患は，胎便吸引症候群，新生児呼吸促迫症候群（infantile respiratory distress syndrome：IRDS），先天性横隔膜ヘルニアなどである．

新生児 ECMO 導入の基準（50％以上の施設が次のうちの複数の基準を利用している）

- $A\text{-}aD_{O_2} = 〔大気圧 - 47 - (Pa_{CO_2} + Pa_{O_2})〕/F_{I_{O_2}} = 605 \sim 620$（海面レベル）が 4〜12 時間継続する．
- oxygenation index（OI）は，気道内圧の因子が入っていることから新生児呼吸不全 ECMO の指標として特に有用である．次の式で算出される．

  OI ＝（平均気道内圧）×$F_{I_{O_2}}$（％）／（動脈管より末梢の）Pa_{O_2}（mmHg）

  OI≧35〜60 が，30 分〜6 時間持続
- Pa_{O_2} 40 mmHg 未満が 2 時間以上持続
- acute deterioration（急速に状態が悪化すること）
- アシドーシスとショック：pH＜7.25 が 2 時間持続または改善しない低血圧

②小児呼吸不全 ECMO の適応

頻度の高い疾患は，細菌性肺炎，非定型性あるいはウイルス性（特に respiratory syncitial virus：RSV）肺炎，敗血症や大量輸血や気道熱傷や外傷などに伴う ARDS である．敗血症と多臓器不全が存在し，カテコラミンの投与にもかかわらず組織酸素運搬能が低下しているケースには，V-A ECMO が有用である．V-A ECMO は敗血症性ショック状態の循環のサポートを行い，カテコラミンや昇圧薬を離脱させ，末梢循環を改善することができる．

≪ミシガン大学の適応基準≫

①人工呼吸の日数

2 歳未満：＜10 日，2〜8 歳：＜8 日，8 歳以上：＜6 日

②呼吸不全の程度

- PEEP＞8 cmH_2O が 12 時間持続
- $F_{I_{O_2}}$＞80％が 12 時間持続
- $Pa_{O_2}/F_{I_{O_2}}$＜150
- $P_{(A\text{-}a)O_2}$＞450 mmHg

③呼吸性アシドーシス（pH＜7.28）

最高気道内圧 40 cmH_2O を要するかまたはエアリークがある．

③成人呼吸不全 ECMO の適応

成人の呼吸不全については，重症ウイルス性・細菌性肺炎，誤嚥性肺炎，ARDS（術後，外傷，敗血症），肺移植後の再灌流障害，喘息重積発作などが主な適応疾患である．

≪ミシガン大学の選択基準≫

①Ⅰ型呼吸不全（低酸素血症性）

- 適切な人工換気で十分な呼吸管理ができない（低酸素，コンプライアンス↓）
- 胸部単純 X 線写真にてびまん性の異常陰影
- 全静肺コンプライアンス＜0.5 ml・cmH_2O^{-1}・kg^{-1}
- $F_{I_{O_2}}$ 60％以上で，シャント率＞30％
- PEEP を例えば 5 から 15 cmH_2O に上げても酸素化能に変化ない

②Ⅱ型呼吸不全（高二酸化炭素血症性）

- 高二酸化炭素血症で，pH＜7，最高気道内圧＞45 cmH_2O
- 分時換気量（$\dot{V}_E$）＞200 ml・kg^{-1}・min^{-1}にて，Pa_{CO_2}＞45 mmHg

3）方法

ポンプには，ローラポンプと遠心ポンプとがある。脱血された静脈血液は，膜型人工肺で動脈血化され，患者の動脈あるいは静脈に戻される。循環補助であれば動脈（V-A）に，呼吸補助であれば静脈（V-V）に返される。呼吸不全の場合には通常3～14日間装着する必要がある。血管へのアクセスは，新生児～幼児は，内頸動静脈よりカニュレーションする。内頸静脈より1本の二重管カニューレを挿入してV-Vバイパスを行うことが可能となり，頸動脈が温存できるようになった。

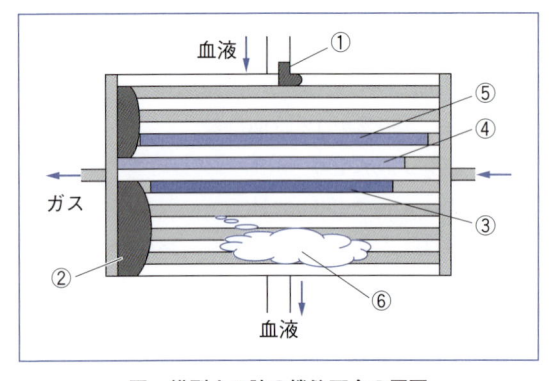

図　模型人工肺の機能不全の原因
①：血液流入・出口部血栓，②：人工肺内血栓，③：血液の気相への漏出，④：血漿漏出，⑤：結露，⑥：血液相へのガス漏出．

成人の脳循環には副側路が少ないので，動脈へのアクセスには通常大腿動脈が使われる。新生児はV-Vならポンプ血流量 $120\ ml\cdot kg^{-1}\cdot min^{-1}$，V-Aなら $100\ ml\cdot kg^{-1}\cdot min^{-1}$ で，成人の場合は約 $3.0\ l\cdot min^{-1}$ から開始し，人工肺への酸素は100％で換気血流比（$\dot{V}_A/\dot{Q}$）1.0より開始して必要に応じて調節する。血流量は回転数で調節されるが，流量が落ちる原因として，体血圧，脱血不良，送血側回路やカニューレの閉塞，ポンプ，モータ自体の機能障害，流量計の故障などが考えられ，原因を迅速に解明しそれぞれの問題を解決する。

生体肺と同様に，膜型人工肺も肺水腫，$\dot{V}_A/\dot{Q}$ 不均等，肺血栓症などのさまざまな機能異常があり，これらについては図表にまとめてある。人工肺の管理は，酸素添加能や二酸化炭素除去能の変動，人工肺の抵抗の測定により行う。特に，外部灌流中空糸型人工肺では，ファイバ内腔に結露が生じやすい。この場合，酸素添加能はある程度保たれているが，二酸化炭素除去能が低下する。結露水は，人工肺への吹送酸素により酸素化されるが，血液と結露水の二酸化炭素は容易に飽和されてしまうためである。

抗凝固療法はECMO回路の安定化に必要不可欠である。カニュレーション直前にヘパリン50～

表　膜型人工肺における機能不全

	酸素添加能	灌流抵抗	二酸化炭素除去能	備考
①血液流入・流出口血栓	↓↓	↑↑	↓↓	黒い凝血塊が透見できる。程度によっては人工肺の緊急交換要
②人工肺ガス交換チャンバ内の血栓形成	↓	↑↑	↓	黒い凝血塊が透見できる。徐々に膜面積が減少する。
③血液の気相への漏出	↓	―	↓↓	膜の破損が原因，人工肺緊急交換要。ガス流出口より血液が出てくる。
④血漿漏出	↓	―	↓↓	ガス流出ポートより，泡沫状の血漿が出てくる。多孔質膜で生じる。人工肺交換が近い。
⑤結露	↓	―	↓↓	ガス流出口より水滴が出てくる。ホロファイバ型人工肺では，定期的なブローが必要
⑥ガスの血液相への漏出	―	―	―	ハウジング内に泡がみられる。膜の破損が原因，人工肺緊急交換要

↓：減少，↑：増加，―：一定しない or 変化なし．

100 U·kg^{-1}を投与，維持はヘパリン 30〜50 U·kg·hr^{-1}で持続投与して，活性凝固時間（ACT）が 180〜220 秒となるようにコントロールする。活動性出血に対しては，迅速な外科的止血処置が基本である。

4）維持管理

ECMO 中の酸素運搬量（oxygen delivery：D_{O_2}）は，膜型人工肺における酸素化能とポンプ流量，生体肺における酸素取り込みと心拍出量（cardiac output：CO），およびバイパスモードにより決定される。酸素の運搬量を左右する因子は，血流量（CO）と血液中の酸素含量（oxygen content）である。生体での酸素消費量（oxygen consumption：$\dot{V}_{O_2}$）により必要運搬量が決定される。

酸素運搬量＝酸素含量（ml·dl^{-1}）×血流量（l·min^{-1}）

酸素消費量＝動脈血酸素運搬量－混合静脈血酸素運搬量

$\dot{V}_{O_2}$は組織の代謝により制御される。例えば，健常新生児の$\dot{V}_{O_2}$は 4〜6 ml·kg^{-1}·min^{-1}である。病気の新生児，例えば敗血症，低酸素血症や，ストレスによる刺激などにより 10〜12 ml·kg^{-1}·min^{-1}あるいはそれ以上に増加している。$\dot{V}_{O_2}$は人為的な操作ができないが，体温コントロール，鎮静，栄養，敗血症や基礎疾患の治療などにより$\dot{V}_{O_2}$を最小限に抑えることは可能である。

D_{O_2}と$\dot{V}_{O_2}$の収支関係は，混合静脈血酸素含量に反映されてくる。これは酸素が末梢の組織で放たれた後に残存した酸素の量であり，混合静脈血酸素含量が重症患者管理のうえで最も重要な指標である。正常の混合静脈血酸素飽和度（$S\bar{v}_{O_2}$）は 65〜80％であり，この数値を指標に ECMO 患者の管理を行う。V-A バイパスでは，脱血側の$S\bar{v}_{O_2}$が 65〜80％に，V-V バイパスでは，再灌流現象のため混合静脈血の$S\bar{v}_{O_2}$が 80〜85％以上に保たれるように流量や十分なヘモグロビン量を保つための輸血を行う。

呼吸不全に対する ECMO の目的は，障害肺を休ませることであり，人工換気は最小限の設定にする。具体例としては，pressure controlled ventilation で，最大吸気圧 20 cmH$_2$O，PEEP 10 cmH$_2$O，呼吸回数 10 回·min^{-1}，F$_{I_{O_2}}$ 40％を目標にする。安全性の確保と$\dot{V}_{O_2}$を減らすため鎮静，必要なら筋弛緩を行う。肺に対しては積極的な理学療法を行う。利尿薬や持続的血液濾過透析（CHDF）などを積極的に使用し，厳密な水分出納の管理を行わなければならない。患者の肺機能が改善されれば，ポンプ流量を減らしても目標値を維持できるようになる。V-A の場合，流量を最低限に保ち，オン・オフテストを行う。V-V の場合には，流量を最低限に保ちながら，人工肺への酸素吹送を止めて生体の肺機能を評価する。

人工肺の利用は，呼吸補助の強力な手段の一つである。しかし，その使用については専門的な知識とトレーニングが必要である。今後さらにすぐれた人工肺が開発されれば，ECMO は容易にかつ安全に施行されるであろう。また，携帯型の人工肺も研究中であり，実用化される日もくるであろう。

〈参考文献〉

1) Hill JD, O'Brien TG, Murray JJ, et al. Extracorporeal oxygenation for acute post-traumatic respiratory failure (shock-lung syndrome). Use of the Bramson membrane lung. N Engl J Med 1972；286：629-34.
2) Zapol WM, Snider MT, Hill JD, et al. ECMO in severe respiratory failure. JAMA 1979；242：2193-6.
3) Bartlett RH, Gazzaniga AB, Jefferies MR, et al. Extracorporeal membrane oxygenation (ECMO) cardiopulmonary support in infancy. Trans ASAIO 1976；22：80-93.
4) Gattinoni L, Pesenti A, Macheroni D, et al. Low frequency positive pressure ventilation with extracorporeal CO$_2$ removal in severe acute respiratory failure. JAMA 1986；256：881-5.
5) UK collaborative ECMO trial group. UK collaborative randomized trial of neonatal ECMO. Lancet 1996；348：75-82.
6) Zwischenberger JB, Steinhorn RH, Bartlett RH. ECMO；extracorporeal cardiopulmonary support in critical care. 2nd ed. Extracorporeal Life Support Organization；2000.

（岡山大学大学院医歯学総合研究科・救急医学　**市場晋吾**）

15 胸部理学療法

到達目標

- □ 呼吸練習，排痰法，運動療法の目的，方法，適応，EBMを理解できる
- □ 胸部理学療法に必要な評価項目を列挙し，選択することができる
- □ 評価項目の意義が理解できる

目次項目

1. 呼吸練習
   - 目的と定義
   - 分類と方法
   - 適応
   - EBM
2. 排痰法
   - 目的
   - 分類と方法
   - 適応
   - EBM
3. 運動療法
   - 目的
   - 運動処方の考え方
   - 運動の種類
   - 運動強度，持続時間，頻度
   - 適応
   - EBM
4. 胸部理学療法の評価
   - 目的
   - 評価項目

【1】呼吸練習

1）目的と定義

呼吸練習（breathing exercise）を初めて呼吸器疾患の医療に応用し，その効果を科学的に検討したのは1950年代前半の米国の医師グループ，Barach，William，Millerらであった。その手法はわが国にも紹介され1950年代中ごろに古賀良平らが肺外科の周術期医療に，60年代に津田 稔らがじん肺，肺気腫のリハビリテーションに応用した。以来，呼吸練習は呼吸リハビリテーションの重要な構成要素として広く実践され，その有用性は支持されてきた。

しかし臨床上効果を認める半面，横隔膜呼吸の習得が困難な患者を経験することも事実である。近年，呼吸練習の効果に否定的な研究報告もあり，その適応やリハビリテーションプログラムにおける必要性の有無について再検討すべき段階にきている。

また，呼吸練習の明確な定義が存在しなかったこと，アウトカム評価も換気機能や動脈血液ガスなどの生理学的機能に限局され，運動能力や健康関連QOL（health related quality of life：Hr-QOL）の改善効果については十分に検討されてこなかったこと，などの問題点も存在する。

わが国では一般に呼吸練習は横隔膜呼吸や下部胸式呼吸練習などの総称として用いられる場合が多い。しかし，Webberら[1)]は「呼吸練習」を「胸郭拡張練習などの吸気の強調，強制呼出法（ハフ）などの呼気の強調」と定義している。いわゆる横隔膜呼吸法は，呼吸練習とは概念的に区別された「呼吸コントロール（breathing control：BC）」と呼ばれている。呼吸コントロールとは通常の換気量で下部胸郭を用いた最小努力の呼吸法とされてい

る。このように呼吸練習の概念は必ずしも統一されていない。

そこで本項では呼吸練習をとりあえず次のように定義し，その適応や効果について概説する。

「呼吸練習とは呼吸困難の軽減，リラクセーション，パニック制御，換気効率・酸素化能などの呼吸生理学的諸機能の改善，およびこれらを通じた運動能力の向上に寄与することを目的とした呼吸コントロール諸法の総称である。呼吸コントロール法には，主に呼気時の口すぼめによる気道抵抗の軽減法，腹部，胸部など換気運動の強調部位の随意的な制御法，インセンティブ・スパイロメトリ（incentive spirometry）などの器具による最大吸気持続法などが含まれる。」

2）分類と方法

呼吸練習には代表的なものに口すぼめ呼吸（pursed lip breathing：PLB），横隔膜呼吸（diaphragmatic breathing：DB）がある。換気運動の強調部位から分類すると上部胸式呼吸（upper-chest breathing），下部胸式呼吸（lower-chest breathing），部分呼吸（segmental breathing）などがある。また，呼気時に腹部周囲筋を収縮させて腹圧を高め，呼気を完全に行い横隔膜の運動性を強調する腹圧呼吸（abdominal breathing）などもある。

器具を用いて深吸気を促す方法にインセンティブ・スパイロメトリがある。

①口すぼめ呼吸
呼気時に口唇をすぼめながらゆっくりと呼出する方法である。呼気の初期流速の減速と呼気終末陽圧（positive end-expiratory pressure：PEEP）効果により気道の虚脱を予防し，呼吸数の減少と1回換気量の増加を図る。

②横隔膜呼吸
吸気時に主として横隔膜運動を増大させ，その結果生ずる腹部の拡張運動を強調させ換気を行う方法である。慢性閉塞性肺疾患（chronic obstructive pulmonary disease：COPD）患者は頸部の呼吸補助筋が緊張していることが多く（図1），頸部，肩甲帯の緊張を解くことが大切である。横隔膜呼吸の評価法に筆者らのグレイド評価法がある。口すぼめ呼吸と横隔膜呼吸の具体的方法は表1，図2に示した。

③インセンティブ・スパイロメトリ
主に外科術後の患者に深呼吸を促し，無気肺などの術後肺合併症を予防する目的で用いられている。インセンティブ・スパイロメトリには吸気容量を増大させるタイプ（容量型）と吸気流速を増大させるタイプ（流速型）とがある。前者にDHD Coach®，Voldyne®，VOLUEREX®などが，後者にはTRIFLO II®，INSPIREX®，HADSON model®などがある。術後はゆっくりとした深呼吸で肺容量

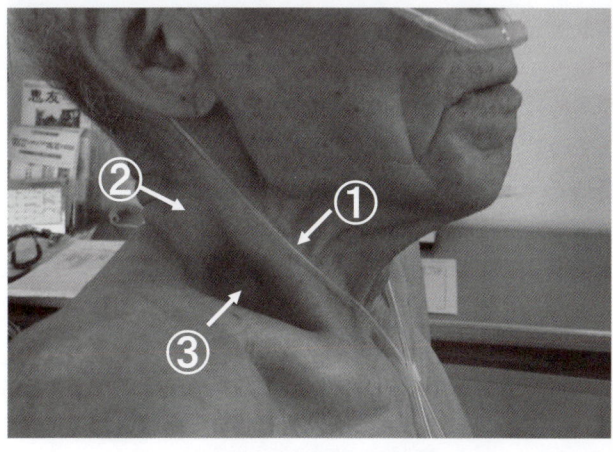

A．頸部の呼吸補助筋の緊張　　　　B．吸気時の肋間腔の陥凹

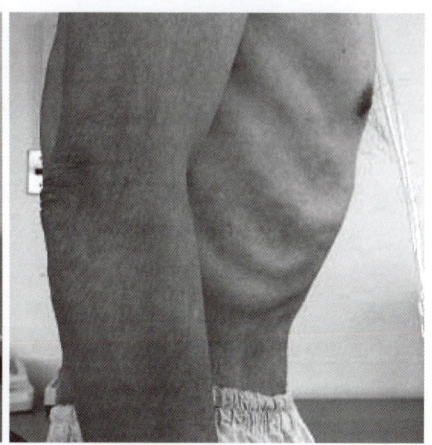

図1　COPDにおける頸部の呼吸補助筋の緊張と肋間腔の陥凹

重症COPD患者で横隔膜が平低化し，換気効率が低下すると頸部の呼吸補助筋を用いて代償しようとする。Aのように胸鎖乳突筋（矢印①），僧帽筋（矢印②）の強い収縮と鎖骨上窩の陥凹（矢印③）を認める。また，Bのように吸気時に肋間腔が陥凹する。

表1 口すぼめ呼吸，横隔膜呼吸法の指導法

1．口すぼめ呼吸の指導法
　1）手順
　・口唇を［f］または［s］に軽く閉じてゆっくりと呼気を行う。
　・吸気は鼻で行う。
　・吸気と呼気の比率は1：2以上で行い，徐々に呼気を延長する。
　2）注意
　・聴診でwheezeの軽減，または増悪の有無を確認する。
　・腹部周囲筋を過度に緊張させない。
　・最初から極端にゆっくりと呼吸させたり，極端に長い呼気をさせない。
　・呼吸数は20回・min^{-1}以下で行う。
2．横隔膜呼吸の指導法
　1）手順
　・患者に股・膝関節を軽度屈曲した安楽肢位をとらせる。
　・患者の利き手を腹部に，その上に指導者の手を同様に重ねる。
　・吸気時に腹部を軽く持ち上げるように指示する。
　・必要に応じて呼気相で腹部を軽く圧迫し，呼気を援助する。また，呼気の終末にクイックストレッチや呼気相で腹部に軽い断続的圧迫を加え，吸気を誘導する。
　・効果が認められれば坐位，立位，日常生活指導へ発展させていく。
　2）注意点
　・患者の呼吸リズムを乱さない。
　・最初から深呼吸をさせない。
　・横隔膜の動きを理解させる。
　・パルスオキシメータによる視覚的フィードバックを行うと有効なことがある。

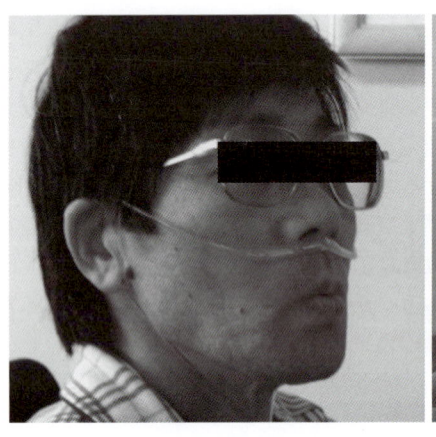

A．口すぼめ呼吸練習　　　　B．横隔膜呼吸練習

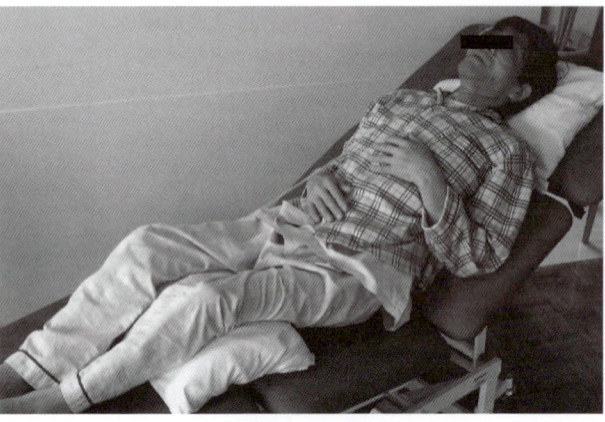

図2　呼吸練習の実際（指導法は表1参照）

を増加させることが重要であり，容量型が適している。

3）適応

①口すぼめ呼吸
主にCOPD，気管支喘息などである。

②横隔膜呼吸
横隔膜呼吸練習の適応として，①COPD，②気管支喘息，③呼吸数の増大を伴う拘束性肺疾患，④神経筋疾患による呼吸機能障害，⑤胸部・腹部外科の周術期患者などが考えられている。しかしこれらは，病態から推定された仮説であり明確な生理学的根拠は希薄である。実際の適応にあたっては効果判定の注意深いモニタリングが必要である。

≪横隔膜呼吸の除外基準≫
横隔膜呼吸練習の除外基準についても十分なコンセンサスは得られていない。そこで試案として以下の基準を提案する。
①機能的改善が期待できない横隔神経麻痺
②横隔膜の機能不全が高度な高位脊髄損傷
③横隔膜の機能不全が進行した筋萎縮性側索硬

化症などの神経筋疾患
　④高度の横隔膜平低化を伴う COPD
　⑤呼吸困難が増悪する場合
　⑥酸素飽和度，換気効率など呼吸生理学的指標が悪化する場合
　⑦知能低下，聴覚障害，失認などにより指導の理解，実行が困難な場合
　⑧患者が中止を求めた場合
など．

4）EBM（evidence-based medicine 実証医学）

　口すぼめ呼吸の効果として，①1回換気量が増大し，呼吸数，分時換気量が減少する，②呼気流速，非弾性抵抗が減少し呼吸仕事量が減少する，③呼気の初期流速を減少させエアトラッピングを減少させる，などの報告がある．

　また，横隔膜呼吸練習の効果として，①1回換気量が増大し，呼吸数，分時換気量が減少する，②呼吸補助筋の筋活動が減少する，③動脈血酸素分圧（Pa_{O_2}）が上昇し，動脈血二酸化炭素分圧（Pa_{CO_2}）が低下する，④呼吸困難が減少する，などの報告がある．

　しかし一方，呼吸練習の効果に否定的な報告も存在する．Gosselink ら[2]は COPD の運動時横隔膜呼吸は自然な呼吸と比べ，1回換気量が減少し呼吸数が増大すること，胸腹部の非同期的な動きが増大し，呼吸効率が低下することを報告している．

　インセンティブ・スパイロメトリの効果として術後合併症の減少や入院日数の短縮を認めたとする報告もある．しかし Overend らのレビュー（2001）ではインセンティブ・スパイロメトリの効果を検討した 11 論文中，術後肺合併症の減少を報告した研究は 1 論文しかなくその効果には否定的である．

　呼吸リハビリテーションの EBM を提示した「呼吸リハビリテーションのガイドライン　第2版」[3]（米国胸部医会/米国心血管・呼吸リハビリテーション協会，ACCP/AACVPR）でも呼吸練習に関する EBM は提示されていない．ガイドライン（1998）以降の Giliotti らのレビュー（2003）でも，呼吸練習の効果については肯定，否定の研究が混在し評価は確定していない．

今後，欧米とわが国との疾患構成，年齢層の相違などを考慮に入れたうえで研究方法論を再検討し多施設間共同研究によってわが国独自のデータベースを構築し，EBM を検討していく必要がある．

【2】排痰法

1）目的

　急性の呼吸器感染症や人工呼吸器装着患者，慢性気管支炎，気管支拡張症などの一部の慢性肺疾患では，粘液産生量の増加や線毛輸送機構の障害などにより多量の気道内分泌物を認める場合がある．分泌物の存在は，気道抵抗を増大させ呼吸困難，疲労などの臨床症状の悪化，換気効率の低下，ガス交換障害の悪化などをもたらす．

　排痰法の目的は気道分泌物貯留に伴う呼吸困難を軽減すること，気道閉塞による換気不全，ガス交換障害を改善することにある．同時にこれらを通じて無気肺や感染症などの呼吸器合併症を予防すること，中・長期的には分泌物増加による日常生活の活動性低下を予防し，健康関連 QOL の向

表2　排痰法の手技一覧

- 体位ドレナージ（postural drainage：PD）
- 軽打法（percussion），振動法（vibration），揺すり法（shaking）
- 呼吸介助法（breathing assist technique）
- スクイージング（squeezing）
- 用手的肺過膨張手技（manual hyperinflation）
- 周期的呼吸法（active cycle of breathing techniques：ACBT）
- 自原性排痰法（autogenic drainage：AD）
- 振動 PEP（positive expiratory pressure）療法
- 強制呼出法（forced expiratory technique：FET），ハフィング（huffing）
- 咳嗽（cough）
- 肺内軽打換気法（intrapulmonary percussive ventilator：IPV）
- 高頻度胸壁振動法（high frequency chest wall compression：HFCC）
- カフマシーン（mechanical in-exsufflation）
- 運動（exercise）
- 吸引（suctioning）　　など

上に寄与することにある。

2）分類と方法

表2に排痰法の手技一覧を示した。排痰法の手技は多様であり，その効果や適応についてもさまざまな報告がある。しかし多数の研究報告にもかかわらず，結論としてEBMは確立していない（後述）。したがって現状では各手技の特徴，期待できる生理学的効果，適応すべき病態の特徴などをよく理解したうえで使い分けることが必要である。以下，主な排痰法について概説する。

①体位ドレナージ療法

米国呼吸療法協会（American Association for Respiratory Care：AARC）の「体位ドレナージ療法ガイドライン」(表3)[4]では，体位ドレナージ療法は「重力と胸郭の外部操作によって気道分泌物の

表3 体位ドレナージ療法ガイドライン（AARC）

1．定義 体位ドレナージ療法は重力と胸郭の外部操作によって気道分泌物の移動，換気血流比の改善と機能的残気量の正常化を図ることを目的としている。体位ドレナージ療法には，ターニング，体位ドレナージ，軽打法，振動法，咳が含まれる。 2．ガイドラインの対象 体位ドレナージ療法は幼児，小児，成人に用いられるが，このガイドラインは主に年長の子供，成人を対象としている 3．適応 　1）ターニング ・体位変換不能または拒否（機械換気，神経筋疾患，薬剤誘発性麻痺など） ・体位に関連した酸素化能の低下（片側肺疾患） ・無気肺あるいはその可能性 ・人工気道 　2）体位ドレナージ ①分泌物のクリアランスが困難な場合またはその可能性がある場合 　　喀痰産生量が 25～30 ml・day^{-1}（成人）でクリアランス困難な場合 　　人工気道患者で分泌物貯留が認められる場合 ②粘液塞栓による無気肺またはその疑い ③嚢胞性肺線維症，気管支拡張症，空洞性肺疾患 ④気道内異物 　3）胸郭の外部操作 体位ドレナージ療法実施中に喀痰量，粘性などからみて，さらに軽打法，振動法などの補助的な胸郭外部操作が必要な場合 4．禁忌 　1）ポジショニングの禁忌 ①絶対的禁忌 ・固定前の頭部，頸部損傷 ・血行動態不安定な活動性出血 ②相対的禁忌	・頭蓋内圧（ICP）＞20 mmHg ・脊椎手術直後，急性脊椎損傷 ・活動性喀血 ・膿胸 ・気管支瘻 ・うっ血性心不全による肺水腫 ・肺塞栓 ・体位変換に耐えられない患者（高齢者，精神的混乱，不安が強いもの） ・肋骨骨折（フレイルチェストの有無に無関係） ・術創，治癒過程の組織 　2）トレンデレンブルク体位の相対的禁忌 ・頭蓋内圧（ICP）＞20 mmHg ・頭蓋内圧上昇を回避すべき患者（神経外科，動脈瘤，眼球手術） ・コントロール不良の高血圧 ・鼓腸 ・食道手術 ・肺癌術後または放射線治療後に最近，大量喀血があった場合 ・嚥下に伴う気道のリスクがコントロールできないもの（経管栄養または最近の食事で） 　3）胸郭の外部操作の相対的禁忌 上記に加え以下の事項を追加 ・皮下気腫 ・最近の硬膜外脊髄麻酔 ・最近の胸部の皮膚移植 ・胸部の火傷，開放創，皮膚感染症 ・ペースメーカ ・肺結核の疑い ・肺挫傷 ・気管支攣縮 ・肋骨骨髄炎 ・骨粗鬆症 ・凝固異常 ・胸壁痛

（AARC Clinical Practice Guideline Postural Drainage Therapy. Respir Care 1991；36：1418-1426 より引用）

移動，換気血流比の改善と機能的残気量の正常化を図ることを目的としている。体位ドレナージ療法にはターニング，体位ドレナージ，軽打法，振動法，咳が含まれる」とされている。

蓄痰部位を上側にした排痰体位をとり，軽打法，振動法，咳などを併用し分泌物の移動，除去を促す。同ガイドラインにおける本法の禁忌などについては，**表3**を参照されたい。危険性，合併症には低酸素血症，頭蓋内圧亢進，実施中の急性低血圧，肺出血，筋，肋骨，脊椎の疼痛，損傷，嘔吐と誤嚥，気管支攣縮，不整脈がある。

また，モニタリングが必要な項目として疼痛，不快感，呼吸困難，その他の治療に対する患者の反応，脈拍数，不整脈，可能であれば心電図所見，呼吸数，胸郭拡張の対称性，胸郭運動の協調性，フレイルチェスト，喀痰産生（量，色調，粘稠度，におい）と咳の有効性，精神機能，皮膚の色，呼吸音，血圧，パルスオキシメトリによる酸素飽和度（SpO_2）（低酸素が疑われる場合），頭蓋内圧などが挙げられている。

②体位ドレナージ

同ガイドラインでは体位ドレナージを次のように定義している。

「体位ドレナージとは重力を利用して分泌物を1つもしくはそれ以上の肺区域から中枢気道へ排出することをいう（中枢気道の分泌物は咳などで排除する）。各体位は目標肺区域を気管分岐部より高位におく。体位は通常3〜5分間維持される（特別な場合はそれより長い）。標準的な体位は患者の状態や耐性で修正される。」

③軽打法

軽打法（**図3**）は，カッピング，クラッピング，タポートメントとも呼ばれる。カップ状にした手で分泌物貯留部位に相当する胸壁をリズミカルに軽打する。軽打による軽い衝撃波を肺内に伝え，物理的刺激を介して気道内分泌物の遊離・移動を促通すると考えられているが，そのメカニズムは明確ではない。

すばやい軽打法がよいとする報告もあるが，Webberらは迅速な軽打法は息こらえと気管支攣縮を誘発する危険性があるとし，心地よいリズミカルな方法を推奨している。本法の相対的禁忌に皮下気腫，最近の硬膜外脊髄麻酔，最近の胸部の

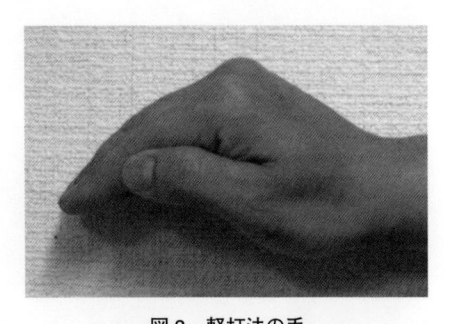

図3 軽打法の手
手掌を丸いカップ状にする。指間にすきまを作らないこと，過度に力を入れすぎないことがポイントである。

皮膚移植などがある（**表3**）。その他の注意点として，疼痛，不整脈，心電図の乱れなどがある。

国際的に汎用されている手技であるが，Hessのレビュー[5]ではその効果を検討した1962〜91年までの10論文中，有効性を支持する論文は1つしかなく効果は確証されていない。

④呼吸介助法

呼吸介助法（**図4**）は，呼気時に胸郭の生理的運動方向に合わせて用手的圧迫を加え，吸気で圧迫を解除する方法である。呼気流速の増大，吸気量の増加，呼吸仕事量の軽減などの生理学的効果があり，排痰法としても有効な手技である。呼吸介助手技，徒手的/用手的呼吸介助法（手技）は同義語である。スクイージングは当法を排痰手技に特殊化した手法である。

当手技の実施において患者に呼吸の阻害感，不快感，胸部痛を与えないことが重要である。そのためには視診，触診により患者の呼吸リズム，胸郭の運動方向を把握しておくことが重要である。また手技の実施において，手掌全体を患者の胸壁表面に密着させること（全面用手接触），圧迫の際，手掌全体に均等な圧がかかること（圧の均等分散）に留意する必要がある。

圧迫の頻度は患者の呼吸状態に応じて，自発呼吸1回につき1回もしくは2〜3回に1回など複数のパターンを考慮する。

⑤周期的呼吸法

周期的呼吸法（active cycle of breathing techniques：ACBT）は1990年代初頭に英国のWebber, Pryorらが開発した排痰法である。呼吸コントロール，胸郭拡張練習，強制呼出法を周期的に繰り返し分泌物を除去する。わが国では一部で

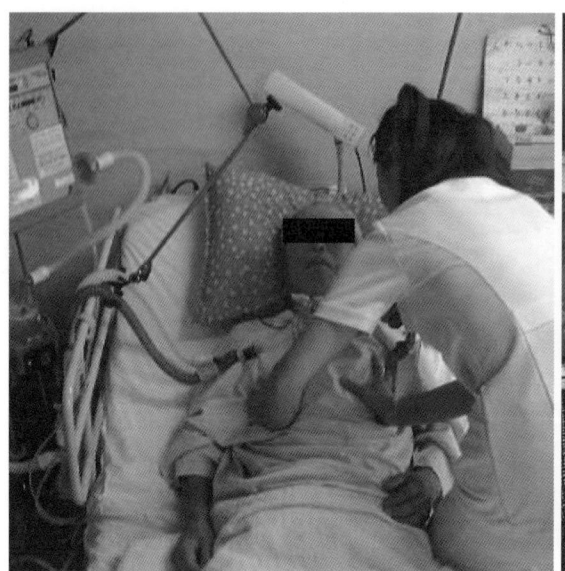

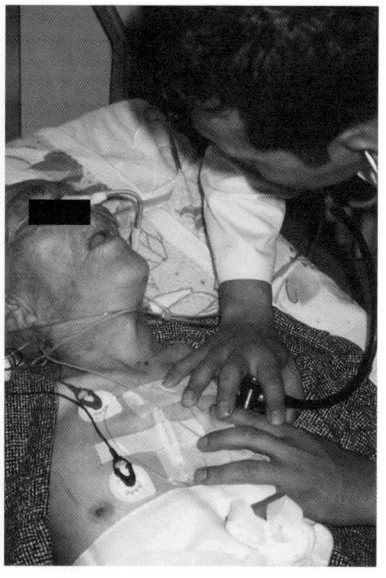

A．人工呼吸器装着患者の下部胸郭への呼吸介助法

B．術後患者の聴診下での1側胸郭への呼吸介助法。聴診を併用するのは手技による呼吸音の変化を確認するためである。

図4　呼吸介助法

「自動周期呼吸法」と訳されているが,「active」は元来「活動的,積極的」の意味であり,「自動」の意味はなく訳語の再検討が必要である(「自動」に相当するのは「automatic」である)。本項では周期的呼吸法とした。

静かなリラックスした安静呼吸(呼吸コントロール)の後,3～4回の深呼吸を行い(胸郭拡張練習),数回の強制呼出を行う。低酸素血症,気道閉塞などのリスクが少ないこと,特別の器具を必要としないことなどの利点がある。意識障害のある患者,理解力に問題のある患者,咳嗽力が低下した患者は適応とならない。

⑦振動PEP療法

振動PEP(positive expiratory pressure)療法とは,呼気時に陽圧と振動刺激を加え,気道の開存と分泌物の遊離・移動を促す排痰法である。当法を応用した排痰器具にFlutterバルブ®,Acapella®がある。

Acapella®は,呼気抵抗・振動周波数調整ダイヤル,1方向吸気弁,マウスピースとその接続部から構成され,回旋する円錐体が内蔵されている。呼気による円錐体の回旋によって振動波形を生じ気道に陽圧と振動刺激をもたらす。

使用法は肘をテーブルに載せた安楽肢位で,マウスピースを口にくわえ通常よりもやや大きい吸気を2～3秒間保持し,口唇を閉鎖したまま呼出する。呼気は吸気の3～4倍の長さが必要である。この呼吸法を10～20回繰り返し,後述するハフィングや咳で気道分泌物を除去する。喀痰量,性状,患者の体力に応じて上記のサイクルを数回繰り返す。利点は,当法を習得すれば医療者の特別の援助が不要となる点にある。

⑧強制呼出法

Webberらは強制呼出法を「1～2回のハフと呼吸調整によって構成される」と定義している。ハフはハフィング(図5)とも呼ばれる。口と声門を開放し「ハー」と強く呼出することで呼気の流速を早め,分泌物の移動を促通する方法である。通常,中等度の肺気量位から最大呼気位まで呼出することを基本とし,1～2回繰り返す。最大吸気位を2秒間保持し,3～4回に分けて呼出する方法もある。呼吸調整は気道閉塞の悪化を避けるために,強制呼出法の不可欠の要素とされている。

低肺気量位でのハフィングは呼気流速に関連した等圧点を末梢側に移動させるため末梢気道からの分泌物の移動に有効である。高肺気量位での短

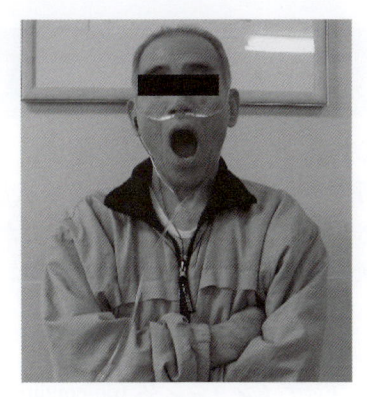

図5 ハフィング
口，声門を開放し中等度の吸気位から「ハー」っとやや強めに呼出する。

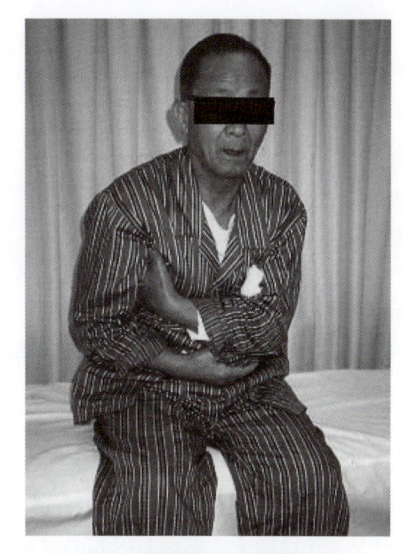

図6 咳嗽時の創部の固定法
術後は疼痛のため強い咳嗽ができない場合が多い。術前から咳嗽時の創部の固定法を指導しておく。咳嗽時に左手で腋窩直下を固定し，右上腕で強く圧迫する。

いハフィングまたは咳は上気道の分泌物の除去に有効であると考えられている。

咳と比較したハフィングの利点は，声門を開放しているため胸腔内圧の上昇，気道閉塞のリスクが少ないこと，エネルギー消費量が小さく疲労が少ないことなどにある。

⑨咳嗽

咳（cough）は気管第5分岐部より中枢側の分泌物の除去に有効である。体位ドレナージや呼吸介助法によって中枢気道に移動・集積された分泌物は最終的に患者自身の咳の力によって喀出される。

効果的な咳の方法は，ゆっくりした深吸気後，声門閉鎖と呼気筋の収縮により胸郭，腹腔を圧縮し，その後爆発的に声門を開放しすばやい呼気へ移行する。呼気筋の収縮力を高めるためには，坐位または膝を屈曲した仰臥位が適している。咳嗽力が弱い場合には，咳嗽時に患者の両側の下部胸郭を急速に圧迫する方法や腹部を圧迫する手法が用いられる。図6に開胸術後の咳嗽時の創部の固定法を示した。

3）適応

排痰法の適応には諸家の報告があるがEBMの観点から確立された指標は存在しない。Alexanderら[6]は排痰法に関する文献的レビューから，①喀痰量が1日30 ml以上で分泌物のクリアランスに援助を必要とする場合，②区域性以上の無気肺，③肺膿瘍，④気管支拡張症，⑤囊胞性肺線維症を適応として挙げている。推奨されない場合として，①単純な肺炎，②胸水，③合併症のないCOPDを挙げている。

AARCの「体位ドレナージ療法のガイドライン」では，体位ドレナージの適応は次の4項目とされている。

①分泌物のクリアランスが困難な場合，またはその可能性がある場合〔喀痰産生量が25～30 ml・day^{-1}（成人）でクリアランス困難な場合，人工気道患者で分泌物貯留が認められる場合〕

②粘液塞栓による無気肺またはその疑い

③囊胞性肺線維症，気管支拡張症，空洞性肺疾患

④気道内異物

排痰法の手技選択において，一般に急性期や人工呼吸器装着患者には患者負担が少ない呼吸介助法などが望ましく，在宅患者に排痰法の自立を援助する場合には周期的呼吸法やAcapella®などが適している。

4）EBM

排痰法に関する研究は多数存在し，その効果を支持する報告と否定的な報告が混在している。排痰法の効果として，主に喀痰量の増加，Pa$_{O_2}$の改善，1秒量の改善などが報告されている。しかし一方，喀痰量の増加，Pa$_{O_2}$，1秒量の改善はあっ

たとしても小さく統計学的に有意ではない，Pa_{O_2}は即時効果としてむしろ低下する場合がある，などの報告もある。

メタアナリシスを用いて排痰法の効果を論じたThomasら[7]の研究では，胸部理学療法実施群で無治療群と比較し有意に喀痰量が増加したとされている。しかし，Jonesらのレビュー（2000）やSchansらのCochraneレビュー（2001）では胸部理学療法の有効性を支持する明確な証拠は得られていない。

排痰法に関する184論文を総括したHessのレビュー（2001）では「分泌物クリアランスと呼吸機能の改善に関するエピソードは存在するが，各クリアランス法に関する高いレベルの証拠は不足している」と結論されている。

このように排痰法のEBMは確定していない。しかし，そのことは臨床的有用性を否定するものではない。臨床上，排痰法によって症状や酸素化能が改善する患者群が存在することは経験上の事実である。問題は当法の適応・効果・限界をわが国の患者層の特性を考慮したうえでどのように明らかにしていくかにある。また，これまでの研究方法論上の限界を明確にし，それを超える臨床研究が必要である。

先行研究の方法論上の主な問題点は，第1に多くの研究が対象者数20例以下の小規模研究にとどまっていること，第2に排痰法の手技が統一されていないことである。そして第3にはクロスオーバ研究が多く，無作為比較対照試験が少ないこと，第4に効果判定の指標として喀痰量，肺機能などの呼吸生理学的な即時効果を用いたものが多く，感染症発生率，患者満足度，QOL，生存率などの中長期的な指標を用いた研究が少ないことなどである。

また欧米における研究対象は，囊胞性肺線維症が多くわが国と実情が異なることも考慮しておく必要がある。これらのことを考慮したうえで今後わが国独自のデータベースを構築していく必要がある。

【3】運動療法

1）目的

慢性呼吸不全患者や人工呼吸器装着患者は，呼吸困難や身体的不活動のため運動能力が低下する。運動療法は運動能力を改善し，ADL，健康関連QOLを向上させる効果的な治療法の一つである。運動療法の目的は次の点にある。

①デ・コンディショニング（de-conditioning）の予防，またそれからの回復
②運動負荷に対する心肺機能の適応能力の向上
③骨格筋の筋力・持久力・代謝機能の改善
④呼吸困難，疲労などの身体症状の緩和
⑤これらの身体機能，症状の改善を通じた日常生活機能，健康関連QOLの向上

2）運動処方の考え方

運動療法には疾患の有無，疾患の種類を問わず，①過負荷の原則，②可逆性の原則，③特異性の原理が成り立つ。運動処方ではこれらの原理に基づき，運動の頻度（frequency），強度（intensity），持続時間（time），種類（type）：FITTを明らかにすることが大切である。

3）運動の種類

運動の種類には，ストレッチ，全身持久力トレーニング，骨格筋トレーニング，胸郭可動域練習などがある。補助的手段として，リラクセーション，呼吸練習，呼吸介助法，非侵襲的陽圧換気（non-invasive positive pressure ventilation：NPPV）を位置づけることもある。

全身持久力トレーニングは，主に運動負荷に対する心肺機能の適応能力の向上を目的としたトレーニングである。歩行や自転車エルゴメータ，階段昇降などがこれにあたる。骨格筋トレーニングは，骨格筋単独に適度な負荷刺激を与え筋力，筋持久力，代謝機能の改善を目的としたトレーニングである。筋力トレーニングは，高強度・低頻度を原則とし，筋持久力トレーニングは低強度・高頻度を原則とする。

4）運動強度，持続時間，頻度

運動強度の指標には，％最高酸素摂取量（％peak oxygen uptake：％peak $\dot{V}_{O_2}$）や心拍数を用いる方法，％最大仕事量，呼吸困難（Borg スケール）などがある。効果が期待できる運動強度は peak $\dot{V}_{O_2}$ の 40〜80％であり，重症度などによる個人差を考慮する。

％peak $\dot{V}_{O_2}$ は，peak $\dot{V}_{O_2}$ に対するパーセンテージで運動強度を決定する方法である。運動生理学的には最も適切な方法である。しかし，peak $\dot{V}_{O_2}$ の実測には技術を要し，測定機器も高価であることから一部の医療・研究機関での利用に限られる。間接的に peak $\dot{V}_{O_2}$ を求める方法にシャトルウォーキングテスト（shuttle walking test：SWT）がある。

心拍数を指標とする方法には，％最大心拍数法（目標心拍数／最大心拍数）と Karvonen 法とがある。心拍数を利用する方法は簡便であるが，運動時換気量の限界点が反映されないこと，β_2 刺激薬を用いている場合，安静時心拍数が高めであることなどの制約がある。

全身持久力トレーニングの場合，持続時間は 20 分以上が望ましいが，個人差がある。20 分の継続が困難な場合には，休息を交じえながら断続的に実施するインターバル・トレーニング法がある。頻度は週 3〜5 回，効果判定に必要な継続期間は 6〜12 週である。

運動能力を改善するその他の方法として，①テストステロンなどのホルモン剤の投与，②低酸素血症のない COPD 患者への運動時の酸素投与，③ヘリウムガスの吸入，④骨格筋への電気刺激療法，⑤短時間の高強度トレーニングと休息を繰り返すインターバル・トレーニング法，などが最近注目されている。

5）適応

①症状のある慢性呼吸器疾患
②標準的治療により病状が安定している。
③呼吸器疾患により機能制限がある。
④呼吸リハビリテーションの施行を妨げる因子や不安定な合併症がない。

運動療法の禁忌は表 4 に示した。

表 4　運動療法の禁忌

1. 不安定狭心症，不安定な発症から短日の心筋梗塞，非代償性うっ血性心不全，急性肺性心，コントロール不良の不整脈，重篤な大動脈弁狭窄症，活動性の心筋炎，心膜炎などの心疾患の合併
2. コントロール不良の高血圧症
3. 急性全身性疾患または発熱
4. 最近の肺塞栓症，重度の肺高血圧症の合併
5. 重篤な肝・腎機能障害の合併
6. 運動を妨げる重篤な整形外科的疾患の合併
7. 高度の認知障害，重度の精神疾患の合併
8. 他の代謝異常（急性甲状腺炎など）

（日本呼吸管理学会呼吸リハビリテーションガイドライン作成委員会ほか編．II 運動療法の実際．呼吸リハビリテーションマニュアル―運動療法―．東京：照林社；2003．p.17 より引用）

6）EBM

「呼吸リハビリテーションのガイドライン　第 2 版」では，下肢筋トレーニングをエビデンス A，上肢筋トレーニングをエビデンス B と位置づけている。さらに，2001 年の米国国立心肺血液研究所（NHLBI）と世界保健機関（WHO）の「慢性閉塞性肺疾患の診断，管理，予防のグローバルストラテジー」[8]では，運動療法による「運動耐容能と呼吸困難，疲労」の改善効果はエビデンス A とされている。呼吸リハビリテーションの中でも運動療法の EBM は高く，最も効果が期待できる方法である。

【4】胸部理学療法の評価

1）目的

評価の目的は，①治療上の問題点を明確にすること，②治療計画の立案，③効果判定と治療計画の修正，④予後の予測，⑤スタッフ内での情報の共有化，他の医療機関への情報提供などにある。

2）評価項目

胸部理学療法を含む呼吸リハビリテーションの評価項目を表 5 に示した。評価項目には問診（インタビュー），身体所見（視診，触診，聴診，打診），呼吸困難，動脈血液ガス，酸素飽和度，スパイロメトリ，画像所見，心機能評価，栄養，四肢

表5 呼吸リハビリテーションの評価項目

問診（インタビュー）	基礎代謝エネルギー消費量（basal energy expenditure：BEE）
身体所見 　視診，触診，聴診，打診	四肢筋力 　握力 　1回反復最大筋力 　等速性収縮筋力測定器（トルクマシーン）による最大筋力 　等尺性収縮筋力測定器（ハンドヘルドダイナモメータ）による最大筋力
呼吸困難 　間接的評価法 　・Fletcher-Hugh-Jones 分類 　・medical research council（MRC）息切れスケール 　・ベースライン呼吸困難指数/呼吸困難指数（BDI/TDI：baseline dyspnea index and transitional dyspnea index） 　・oxygen cost diagram（OCD） 　直接的評価法 　・修正 Borg スケール 　・VAS（visual analogue scale） 　その他 　・呼吸困難指数（dyspnea index：$\dot{V}_E/MVV$）	
	呼吸筋力 　経横隔膜圧，最大吸気圧（PI_{max}），最大呼気圧（PE_{max}）
	運動負荷試験 　フィールドウォーキングテスト 　・6分間歩行試験 　・シャトルウォーキングテスト 　症候限界性運動負荷試験（トレッドミル，自転車エルゴメータ） 　定常運動負荷試験
動脈血液ガス 　pH，Pa_{O_2}，Pa_{CO_2}，HCO_3^-	
酸素飽和度 　パルスオキシメータによる Sp_{O_2}	ADL 　barthel index（BI） 　千住ら[9]の評価表 　P-ADL 評価表（後藤ら[9]） 　pulmonary functional status and dyspnea questionnaire（PFSDQ） 　London chest activity of daily living scale（LCADL）
スパイロメトリ 　肺気量分画，フローボリューム曲線など	
画像所見 　胸部単純 X 線，胸部 CT など	
心機能 　心電図，心臓超音波検査など	健康関連 QOL 　一般的評価法 　・SF-36 　・SIP　など 　疾患特異的評価法 　・CRDQ 　・SGRQ　など
栄養 　体重，%IBW，BMI 　体成分分析：生体インピーダンス法，2重X線吸収法（dual energy X-ray absorptiometry：DXA） 　生化学的指標：血清アルブミン，プレアルブミン，レチノール結合蛋白	

筋力，呼吸筋力，運動負荷試験，ADL，健康関連QOL評価などがある．問診，身体所見（視診，触診，聴診，打診）や動脈血液ガス，肺機能検査などの生理機能検査については本書別項を参照されたい．これら以外の主な評価項目について以下，要点を概説する．

①栄養

栄養は生命予後，免疫能，運動能力と関連し重要な評価項目の一つである．最も簡便な指標に体重，%理想体重（%ideal body weight：%IBW），BMI（body mass index）がある．除脂肪体重量は筋蛋白量の指標とされ，生体インピーダンス法（bioelectrical impedance analysis：BIA）などによる体成分分析が望ましい．生化学的指標には血清アルブミンがあるが特異度に乏しく，生物学的半減期がより短いトランスフェリン，レチノール結合蛋白などの指標が鋭敏である．

②四肢筋力

COPD 患者には骨格筋の機能異常が合併し，運動能力の低下と密接に関連している．骨格筋の機

能異常には筋力・筋持久力の低下，筋容量の減少，筋線維組成の変化，酸化酵素活性の低下，筋毛細血管密度の低下などがある．評価には1回反復最大筋力（1 repetition maximum：1 RM），等速性収縮筋力測定器（トルクマシーン）や等尺性収縮筋力測定器（ハンドヘルドダイナモメータ）による最大筋力値などを用いる．

③運動負荷試験

運動処方，運動療法の効果判定には運動負荷試験は必須の項目である．運動負荷試験にはフィールドでのウォーキングテストと研究室，検査室での心肺運動負荷試験がある．前者には時間内歩行試験として6分間歩行試験（six-minute walk test：6 MWT）が，漸増負荷試験としてシャトルウォーキングテストがある．

6分間歩行試験は「6分間できるだけ長く歩ける距離を測定すること」とされ，日常生活における機能障害の評価に適している．2001年に米国胸部学会（American Thoracic Society：ATS）によってその方法が標準化された．日本語版マニュアルは「呼吸リハビリテーションマニュアル─運動療法─」[9]（日本呼吸管理学会呼吸リハビリテーションガイドライン作成委員会等，3学会合同編集）に掲載されており，今後わが国での6分間歩行試験は当法に準じることが望まれる．シャトルウォーキングテストは9mの直線路をCD，テープからの発信音に合わせて往復歩行する漸増負荷試験である．当法は6分間歩行試験より peak $\dot{V}_{O_2}$ との相関が高いことが報告さている．また，peak $\dot{V}_{O_2}$ の予測式から運動強度の処方に役立てられる利点がある．

④健康関連QOL

健康関連QOLは，患者立脚型のアウトカム評価の一つとして近年ますます重要視されている．健康関連QOLの評価には一般的評価法と疾患特異的評価法がある．一般的評価法は，疾患の有無・種類を選ばない利点がある反面，特定疾患に応用すると得点が偏る場合があることなどの制約がある．一方，疾患特異的評価法は，治療に対する反応性にすぐれている反面，一般国民や他疾患との比較に適さないなどの限界がある．評価にあたってはそれぞれの長所・限界を考慮することが必要である．

代表的な一般的評価にはSF-36（36-item short form health survey），SIP（sickness impact profile）が，疾患特異的評価法にCRDQ（chronic respiratory disease questionnaire），SGRQ（St. George's respiratory questionnaire）などがある．

〈参考文献〉

1) Webber BA, Pryor JA, Bethune DD, et al. Physiotherapy techniques. In：Pryor JA, Webber BA, editors. Physiotherapy for Respiratory and Cardiac Problems. 2nd ed. Edinburgh UK：Churchill Livingstone；1998. p.137-40.
2) Gosselink RA, Wagenaar RC, Rijswijk H, et al. Diaphragmatic breathing reduces efficiency of breathing in chronic obstructive Pulmonary disease. Am J Respir Crit Care Med 1995；151：1136-42.
3) ACCP/AACVPR Pulmonary Rehabilitation Guideline Panel：Pulmonary Rehabilitation. Joint ACCP/AACVPR Evidence-Based guidelines. Chest 1997；112：1363-96.
4) AARC Clinical Practice Guideline Postural Drainage Therapy. Respir Care 1991；36：1418-26.
5) Hess DR. The Evidence for Secretion Clearance Techniques. Respir Care 2001；46：1276-92.
6) Alexander E, Weingarten S, Mohsenifar Z. Clinical strategies to reduce utilization of chest physical therapy. Chest 1996；110：430-2.
7) Thomas J, Cook DJ, Brooks D. Chest physical therapy management of patients with cystic fibrosis；A meta-analysis. Am J Respir Crit Care Med 1995；151：846-50.
8) NHLBI/WHO. Global Strategy for the Diagnosis, Management, and Prevention of Chronic Obstructive Pulmonary Disease, NHLBI/WHO Global Initiative Chronic Obstructive Pulmonary Disease（GOLD）Work Shop Summary. Am J Respir Crit Care Med 2001；163：1256-76.
9) 日本呼吸管理学会呼吸リハビリテーションガイドライン作成委員会，日本呼吸器学会ガイドライン施行管理委員会，日本理学療法士協会呼吸リハビリテーションガイドライ作成委員会編．Ⅰ．6分間歩行試験（6 MWT）．呼吸リハビリテーションマニュアル─運動療法─．東京：照林社；2003. p.76-9.

（長崎大学医学部保健学科理学療法学専攻　**千住秀明**
星城大学リハビリテーション学部リハビリテーション学科　**川俣幹雄**）

16 呼吸不全患者の栄養管理と接し方

到達目標

- □ 栄養投与のルート別の長所，短所を述べることができる
- □ 輸液ラインを交換できる
- □ カテーテル敗血症の定義・対処法を理解する
- □ 栄養アセスメントができる

目次項目

1. 基礎的な栄養学的知識
2. 栄養状態の評価と投与エネルギーの算出
    - 栄養状態の評価
    - 投与エネルギーの算出
3. 静脈栄養と経腸栄養
4. 輸液剤と経腸栄養剤
    - 輸液剤
    - 経腸栄養剤
5. 最近の栄養管理の動向
    - 腸管免疫
    - PEG，PEJ
    - 病態別栄養管理
    - 免疫増強食
    - 共生効果
6. 呼吸不全症例に対する栄養管理
7. 術後肺炎症例の栄養管理
8. 急性期と慢性期の呼吸不全患者およびその家族との接し方

　患者を適当な栄養状態に保つことは，すべての疾患の管理に欠かすことができないものである。呼吸不全患者の管理においても，その重要性は治癒機転や免疫学の観点からも重要である。1930年代に経口的に空腸まで挿入した栄養管理が報告され，1960年代に静脈栄養法が導入された。1970年代に，長期間の絶食，静脈栄養管理における欠乏症が報告され，微量栄養素使用の必要性が認識された。最近では，長期の静脈栄養法はカテーテル感染症や腸管の廃用萎縮などの問題点から適応を厳しく見直す必要性があることが指摘されている。現状では，補液や経腸栄養の適応・選択などプランニングは主に医師が対応し，日々の栄養状態の評価，必要栄養素量の算出，実際の投与は主にコメディカルが対応している。栄養治療の知識はコメディカルにとっても不可欠である。チーム医療としての栄養サポートチーム（nutritional support team）体制の確立，それによるアセスメントの実施が重要である。

【1】基礎的な栄養学的知識

　健康成人では体の55〜60％は水分であり，そのうち55％は細胞内に，35％は間質に，10％弱が血漿にある。エネルギー貯蓄からみると60 kgの健康成人では，脂肪が12 kgで10,700 kcal，蛋白（筋，その他）が10.3 kgで48,000 kcal，グリコーゲンの貯蓄量としては筋肉，肝臓，血液内を合わせても0.21 kgで840 kcalほどである。

　脳のため200 g/day程度のブドウ糖が必要であり，それ以下の量では，違う方法＝体の蛋白質が分解されアミノ酸からの糖の新生が起こり，結果として体蛋白質が減少する。脂肪は心臓，肝臓，骨格筋の重要なエネルギー源である。適量の十分なカロリーは必要であるが，過剰なカロリー，特に糖でのそれは，脂肪産生を起こし，肝障害を引

き起こす。基礎代謝量（basal metabolic rate：BMR）は60 kgの成人で1,450 kcal/day程度であり，敗血症などでは体温が上がり，その1.5倍程度になる。健常者では安静時エネルギー消費量（resting enegy expenditure：REE）のうち，心臓と呼吸で消費されるのは5%以下であるが，閉塞性肺疾患では呼吸筋を使うため15～20%になるといわれる。

【2】栄養状態の評価と投与エネルギーの算出

1）栄養状態の評価

栄養評価の方法には以下のことを考慮し，経過中に再評価することも重要である。

①病歴と身体所見

過去6カ月の体重の変化，栄養不良リスク（消化器症状，疾患名，侵襲度）などが重要である。蛋白質やエネルギー，ビタミン，鉄や亜鉛などの不足時に特有な症状があり，これらは身体的計測や血液検査などでは評価できないので身体所見も重要である。

②身体計測

- %通常体重（usual body weight：%UBW）：%IBWよりも重要である。
- %標準体重（ideal body weight：%IBW）：身長 $(m)^2 \times 22$
- 皮下脂肪量：上腕三頭筋部皮下脂肪厚（triceps skin fold thicness：TSF）
- 筋肉量：上腕筋囲〔arm muscle circumference：AMC (cm) ＝ AC (cm) － 3.14 × TSF (mm)〕
    AC：上腕の中点の周囲
- 筋力（握力など）

③生化学的検査

a）血液検査

- アルブミン：生物学的半減期は17～23日と長いため代謝変動が激しい場合には鋭敏さに欠ける。
- トランスフェリン：RTP（rapid turnover protein）で代謝変動が激しい場合，窒素平衡とともに重要な指標である。
- 総リンパ球数：感染などがある場合には栄養状態以外の因子を考慮する必要があるが，800～1,200/mm^{3}は中等度栄養不良，800/mm^{3}以下は高度の栄養不良である。

b）尿検査

重症患者の栄養管理には毎日窒素平衡を算出することによって，ある程度栄養治療の把握が可能である。

c）その他

水分出納バランス，血糖，肝機能，腎機能，酸塩基平衡などが重要である。

2）投与エネルギーの算出

Harris-Benedictの理論式（REE量を求める）

- 男性
    $66.47 + 13.75 \times W + 5.0 \times H - 6.75 \times A$
- 女性
    $655.1 + 9.56 \times W + 1.85 \times H - 4.68 \times A$

〔W：体重（kg），H：身長（cm），A：年齢〕

ストレス因子をかける

- 術後の補正：1.2～1.8
- 臓器障害：1.2 + 0.2 × 障害臓器数
- 体温の補正：1 + 0.2（体温 － 36.0）

【3】静脈栄養と経腸栄養

静脈栄養（parenteral nutrition：PN）には，末梢静脈栄養（peripheral PN：PPN）と中心静脈栄養（total PN：TPN）がある。栄養管理の容易さでは経静脈栄養が投与量の正確さ，投与成分の調節も容易でインスリンを併用することで比較的早期に目標投与量に到達することが利点である。反面，常に清潔操作が必要であり，静脈留置の合併症や腸管免疫の問題などがある。

経腸栄養（enteral nutrition：EN）は経口摂取と経管栄養に大別され，後者は，①経鼻経管栄養，②手術的チューブ留置（食道，胃，空腸），③内視鏡的チューブ留置（胃；PEG，空腸；PEJ），④経皮経食道胃管があり，栄養チューブで用いられる栄養剤は，成分栄養剤（elemental diet：ED），消化態栄養剤，半消化態栄養剤，天然濃厚流動食などに分類される。消化管を経由するため，腸管粘膜の萎縮などが起こらず粘膜バリア機構を保つため腸内細菌やその毒素の全身への侵入（bacterial translocation）を起こしにくい。消化管ホルモンを保ち胆汁うっ滞を起こしにくいなどの利点がある。反面，下痢，腹痛などの症状が副作用として上げられる。

実際はどちらがよいという性格のものではなく，PN，EN の特徴をいかしながら，それぞれに欠けている部分を，成分，栄養素を補うように PN から EN に移行したり，PN と EN（PN＞EN や PN＜EN）を併用するのが普通である。また，どちらか単独で可能な場合は併用しない。

【4】輸液剤と経腸栄養剤

1）輸液剤

①複合電解質剤

a）細胞外補充液

代表的なものは生理食塩水（生食水），これをさらに細胞外液組成に近づけた（乳酸加または酢酸加）リンゲル液がある。

b）1 号液（開始液）

5％ブドウ糖液と乳酸加リンゲル液を配合したもの（カリウムが 0）。

c）2 号液（細胞内補充液）

1 号液にカリウムを加えたもの。

d）3 号液（維持液）

約 2,000 ml の投与で成人のナトリウム，カリウムの 1 日必要量を満たすようになっている。糖の量も 5〜10％のものがある。

e）4 号液

3 号液からカリウムを除いたもの。

f）電解質補正液

ナトリウム，カリウム，カルシウム，マグネシウム，リンなど補正のための製剤がある。

②栄養輸液剤

a）ブドウ糖液

5〜70％までが市販されている。PPN では 10％未満をそのまま使用，50％糖液などは他の製剤と混合して使用する。

b）アミノ酸液

TPN 用の高濃度（10〜12％）と PPN 用の 2.75％（等張）がある。

c）糖加アミノ酸

ブドウ糖とアミノ酸を長期間混合すると褐色化するために，キシリトールやソルビトールを使用したものや，ダブルバッグにしたものがある。現在多用されているワンバッグ製品では分岐鎖アミノ酸（BCAA）が約 30％と多く含まれ，必須アミノ酸/非必須アミノ酸が 1.4 のものが多い。

d）高カロリー輸液キット製品

現在多用されているワンバッグ製品では BCAA が約 30％と多く含まれ，必須アミノ酸/非必須アミノ酸が 1.4 のものが多い。

③脂肪乳剤

米国や日本では糖がエネルギー投与の基本であり，必須脂肪酸の補給に重点がおかれている。2 週以上 TPN を続けると必須脂肪酸欠乏が発症する。組成は炭素数 14 個以上の長鎖脂肪酸（long chain trigricerid：LCT）で，50％は ω-6 系必須脂肪酸のリノール酸，7〜8％が ω-3 系リノレン酸である。

④総合ビタミン剤，微量元素

高濃度の糖液が投与されると，特にビタミン B_1 の需要が増す。

2）経腸栄養剤

a）半消化態栄養剤

浸透圧が低く，下痢を起こしにくい。消化管の機能があまり低下していない症例に用いる。味がよく経口摂取も容易。クリニミール®，エンシュア・リキッド®などがある。

b）消化態栄養剤

高度の消化・吸収障害が存在しても使用可能，脂肪含有量が多い。浸透圧が高いため下痢を起こしやすい。エンテルード®，ツインライン®などがある。

c）成分栄養剤

脂肪消化吸収障害が存在しても使用可能，脂肪の含有量が少ない。浸透圧が高いため下痢を起こしやすい。エレンタール®は浸透圧が高いため下痢を起こしやすい。

【5】最近の栄養管理の動向

1）腸管免疫
経腸栄養は侵襲ホルモンの分泌抑制，蛋白代謝の改善，免疫能増強，サイトカイン産生修飾，腸管構造の維持，腸内細菌やその毒素の全身への侵入（bacterial translocation）の防止にすぐれる。

2）PEG，PEJ
PEG（percutaneous endoscopic gastrostomy），PEJ（percutaneous endoscopic jejunostomy）は，内視鏡を用いて非開腹的に胃，空腸の内壁と腹壁の皮膚の間に瘻孔を形成する手術である。経鼻栄養と比較し栄養管理が長期に及ぶ場合は PEG の方がすぐれる。

3）病態別栄養管理
腎不全患者（ネオアミュー®，キドミン®），肝不全患者（アミノレバン®，モリヘパミン®）に対して特殊組成のアミノ酸製剤が開発され予後改善の報告がある。慢性呼吸不全患者では，前述したように REE が亢進，呼吸器悪液質と呼ばれる状態になっており，BCAA が多く，また，二酸化炭素発生が少ない脂質主体の経腸栄養剤（プルモケア®）が開発されている。また，人工呼吸管理症例などに肺領域の炎症性サイトカインや好中球の遊走の抑制を目的とした経腸栄養剤も報告されている（Oxepa®：日本未発売）。

4）免疫増強食(immuno-enhancing diet：IED)
グルタミン，アルギニン，ω-3 脂肪酸（EPA：エイコサペンタエン酸，DHA：ドコサヘキサエン酸），核酸，ビタミン A，C，E，亜鉛などを特殊栄養性分として含有した免疫強化栄養食品（インパクト®，イムンエイド®，サンエット GP®）がある。待機的な侵襲の大きい手術の 5～7 日前から投与すると，侵襲後に発生する感染症を予防できる可能性がある。しかし，薬理的作用は副作用をもたらす危険や，費用と便益の問題などが指摘されている。

a）グルタミン（非必須アミノ酸）
ストレス時に，肝臓，腎臓，消化管での需要が大きい。
マクロファージ，好中球，リンパ球のエネルギー源，貪食能，接着分子発現，活性酸素産生などグルタミン濃度依存性の部分がある。

b）アルギニン（非必須アミノ酸）
成長ホルモン，インスリンなどの分泌作用，核酸などの合成，尿素サイクルで利用，侵襲時の蛋白崩壊を抑制，窒素平衡を改善などが知られている。

c）ω-3 脂肪酸
細胞内シグナル伝達活性化の抑制（炎症反応の減弱作用），抗血栓作用などがある。

5）共生効果（probiotics）
食物繊維や腸内細菌叢の有害菌を排除し，共生効果を高める生菌などの投与が，消化液分泌の促進とともに腸内細菌叢の維持に重要である。

【6】呼吸不全症例に対する栄養管理

呼吸悪液体質：肺気腫では%IBW が 90％未満が 74％，80％未満が 45％であるといわれる。体成分分析では，体脂肪量（fat mass：FM），除脂肪体重（lean body mass：LBM）が減少し，特に%IBW が 80％以下の患者群で後者が減少しているとされ，さらに，BMC（bone mineral content）も減少している。予測 1 秒量 35％以下では下肢の FFM 低下が顕著で，QOL の低下による廃用萎縮が認められたという。予測 REE と比較実測 REE は増大しており，呼吸筋の非効率使用による増大と炎症性サイトカイン（TNF-α，CRP，IL-8）の栄養障害への関与，消化管機能低下，心拍出量の減少などさまざまな原因がいわれる（pulmonary cachexia）。

対策としては，腹部膨満感，呼吸困難に対して 1 回食事量，ガスを発生しやすい食物，炭酸系飲料を避ける。十分な水分を摂取することが喀痰の排出や便秘防止に有効とされる。

%IBW が 80％以下の患者群ではさらに，上記のような REE の増加も一因であるので，BCAA の強化された栄養剤（エレンタール®）を補給することで ADL，QOL の改善を認めたことが報告され

ている。

プルモケア®（脂質主体の経腸栄養剤　脂肪55.2％，炭水化物28.1％，蛋白質16.7％）は酸素消費量に対する二酸化炭素発生量の比率〔呼吸商（respiratory quotient：RQ）〕を低下させ動脈血二酸化炭素分圧（Pa_{CO_2}）を減少させる，あるいは呼吸に用いられるエネルギー消費を低下させる可能性がある。また，MCT（medium chain triglyceride）が脂質中に20％配合され，消化吸収，速やかなエネルギー代謝を，また，活性酸素障害の軽減が期待されるビタミンC，E，βカロテンが配合されてる。急性呼吸促迫症候群（acute respiratory distress syndrome：ARDS）症例に対し，アラキドン酸代謝産物である，炎症性メディエータの産生を抑制するEPAやγリノレン酸（GLA），さらに，ビタミンC，E，βカロテンを配合したOxepa®（日本未発売）が臨床応用されている。

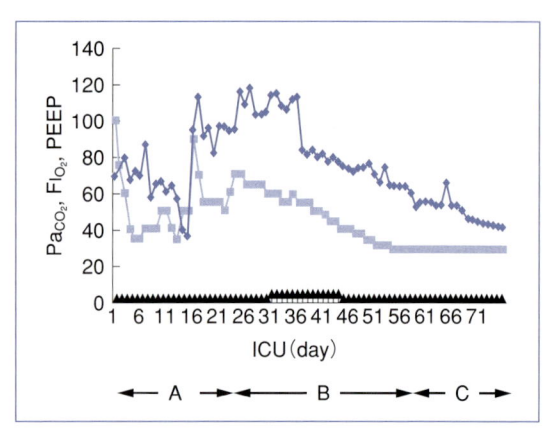

図　65歳男性。肺癌手術後呼吸不全。ICUでの経過と栄養管理

◆：Pa_{CO_2}，■：F_{IO_2}*100，▲：PEEP（cm H_2O），A：経静脈の栄養管理開始時期，B：経静脈の栄養管理維持の時期，C：経腸管栄養開始時期（本文参照）。

【7】術後肺炎症例の栄養管理

〔症例〕　65歳男性。術前から糖尿病（diabetes mellitus：DM）指摘され12単位/dayのインスリンを投与され，HbA_{1c}は6.8％であった。肺癌で右肺下葉切除＋縦隔リンパ節郭清＋肋間筋気管支断端被覆術が施行された。術後1週間目に肺炎様陰影が出現したため，抗菌薬，ステロイドなどを投与したが，10日目には100％酸素投与したにもかかわらず，末梢動脈血酸素飽和度（Sp_{O_2}）90％を保てないため，ICU入室，人工呼吸器管理となった。われわれは吸収酸素濃度（F_{IO_2}）が50％以上のときは，高二酸化炭素血症容認の方針であり，筋弛緩薬をその間は使用，酸素もSp_{O_2}も92〜96％程度になるようにF_{IO_2}を決めている。経過を図で示す。

図中Aの人工呼吸開始期時期では，アミノトリパ1号®から開始，ICU入室4日目に，アミノトリパ2号®900 ml×2本/dayとなり，13日目から50％ブドウ糖液を80 ml/dayから次第に増加させ，70％ブドウ糖液200 ml/dayまで23日目に到達した。この間，ヒューマリン®は26単位/dayから7日目に120単位/dayまで増加，23日目には80単位/dayで安定した。血糖値を4時間おきにチェック，血糖値が180〜250 mg/dlのときは4単位，251〜300 mg/dlのときは6単位，301 mg/dl以上のときは8単位ヒューマリン®を皮下注し（スライディング），その日の全体のヒューマリン®の量から，次の日の点滴内に混注する量を決めた。この間は栄養管理よりも肺炎の治療，呼吸循環管理に重点がおかれており，シベレスタットナトリウム（エラスポール®）250 ml 5％ブドウ糖液，塩酸ベラパミル（ワソラン®）100 ml 生食水，臭化ベクロニウム（マスキュラックス®）100 ml 生食水，プロポフォール（ディプリバン®）100 ml 原液，ドパミン（DOA）100 ml 生食水，塩酸モルヒネ100 ml 生食水，硫酸アルベカシン（ハベカシン®）100 ml 生食水，イミペネム・シラスタチンナトリウム（チエナム®）100 ml 生食水，コハク酸プレドニゾロンナトリウム（水溶性プレドニン®）50 ml 5％ブドウ糖液，オメプラゾール（オメプラール®）50 ml 5％ブドウ糖液などが栄養管理以外にも使われており，1日の補液量として1,050 mlになった。図中Bの時期の栄養管理としては，アミノトリパ2号®900 ml＋50％ブドウ糖液500を基礎として，1週間に2回，エネルギー補給よりも必須脂肪酸欠乏を予防する目的で，イントラリポス20％®100 mlを末梢静脈から投与している。また，毎日，M.V.I.注®を投与，エレメンミック®を経過中に2回投与した。

図中Cの時期は経鼻胃チューブから，最初はカ

マ 0.5 g＋耐性乳酸菌（アンチビオフィルス®）1 g＋微温湯 20 ml，3 回/day から始め，ICU 退室のころには，3〜2 倍に薄めたエンシュア・リキッド® を 65 ml，1 回/day を始めた。

呼吸不全急性期では，経静脈の栄養管理の容易さ（過不足ないエネルギー投与が重要かつ，投与量の正確さ投与成分の調節も容易），上気道の管理を含む誤嚥性肺炎の防止から，経静脈の栄養管理が一般的である。重症症例の栄養管理の変遷を考えると，過度な経静脈栄養の使用の反省から一転，経腸管栄養が全盛となり，最近では再度，その耐用性などから経静脈の栄養が再評価されている。

【8】急性期と慢性期の呼吸不全患者およびその家族との接し方

さまざまな原因により，重症化した症例では呼吸不全を併発し，人工呼吸器の装着が余儀なくなることも多い。現在の状況では，通常，人工呼吸器が非常に重症なイメージをもち，患者，家族は一方では不安や医療側への不信感，一方では終末期というものについての不完全な知識から非常に混乱することも多い。このため，まず，現在の患者の様態を正確に，誤解なく知ってもらい，通常の治療の一つであることを理解してもらうことが重要である。家族は患者とコミュニケーションがとれない，あるいはとりにくい場合が多く，コメディカルとの接触も必然的に多くなる。医師の説明と矛盾がない範囲で家族に現在の状態をていねいに説明することが重要であると思われる。

癌や重症うっ血性心不全と同様に，慢性閉塞性肺疾患（chronic obstructive pulmonary disease：COPD）や間質性肺炎（interstitial pneumonia）においては，発症から終末期に至るまで非常に経過が長い場合が多く，進行性であり，ADL は次第に低下，さらに，しばしば繰り返す急性増悪は，患者，家族を経済的，精神的に疲弊させる。診断と経過，治療法，予後，死の起こり方，終末期のケアなどについて，患者とその家族と話合いを頻回に行い DNR（do not resuscitate）オーダーなどについても，よく踏み込んだ話合いを心がける必要がある。

（東京女子医科大学第 1 外科　大貫恭正）

17 呼吸障害をもつ患者の看護

到達目標
- ケアチームにおける看護の役割が理解できる
- 呼吸障害をもつ患者における看護アセスメントのポイントが理解できる
- 呼吸障害をもつ患者の療養生活支援におけるポイントが理解できる

目次項目
1. 呼吸障害をもつ患者のケアニーズ
   - 生命維持と苦痛緩和
   - ニーズの多様化・長期化・複雑化
   - 安全の確保
2. 患者ケアの目標
3. ケア提供体制と看護の役割
4. 看護のプロセス
   - 情報収集とアセスメント
   - 療養生活支援のための看護の提供

【1】 呼吸障害をもつ患者のケアニーズ

1) 生命維持と苦痛緩和

呼吸は生命維持に不可欠な機能であり，その障害は生命の存続を脅かすものとなることもある。また，呼吸障害に関連するさまざまな症状や徴候は，患者に苦痛や不快をもたらす。生命維持ならびに苦痛や不快の緩和・除去は，患者ニーズのなかでも特に重視すべきものである。

2) ニーズの多様化・長期化・複雑化

呼吸障害を引き起こす疾患や病態は多種多様であり，そのなかには慢性・進行性のものも少なくない。また，呼吸機能は，循環機能や身体運動機能，栄養代謝機能，認知・情動機能などと密接に関連していることから，患者はこれらの機能障害を合併していることも多い。このことが患者の行動や生活活動を妨げ，心理・社会・経済的側面にも影響を及ぼす。その影響は患者だけではなく患者家族を始めとする周囲の人々にも及ぶことがある。さらに，呼吸障害はあらゆる年齢層・性別において発生することから，患者の成長発達課題や社会的役割に関連するニーズにも目を向ける必要もある。このように，呼吸障害をもつ患者（呼吸障害患者）のケアにおいては，多様で複雑なニーズに長期的に対応するためのケア提供体制を築くことが求められる。

3) 安全の確保

呼吸障害による行動・動作の制限，呼吸療法器具の使用，複数種類の薬剤投与などが長期に及ぶことから，日常生活および医療管理の両面において安全確保が重要である。

【2】 患者ケアの目標

呼吸障害患者のケアにおいては，生命予後ならびに生命・生活の質（QOL）の改善をめざして，次のような目標が挙げられる[1〜3]。

① 症状および苦痛のコントロールと緩和
② 症状悪化および合併症の予防
③ 心身の機能（生活機能）の維持・改善
④ 患者の自己管理能力と自立性の向上
⑤ 病状進行に対する患者の対処力の向上と適応

の援助

【3】ケア提供体制と看護の役割

　上述のような目標を達成するためには，多職種によるチームアプローチが不可欠である。また，保健医療福祉のさまざまなサービスを適切に組み合わせて活用することにより，医療機関（入院部門・外来部門），居宅（自宅や施設），地域・職場・学校など，医療提供の場や患者の生活の場を通じて，ケアの継続性と一貫性を保証することが重要である。

　そのなかで看護職は，ケアの対象となる個人・家族・集団・コミュニティが，「健康の保持増進」「疾病の予防」「健康の回復」「苦痛の緩和」という健康ニーズを主体的に充足し，可能なかぎり自立を達成できるよう援助するとともに，対象者（集団）の尊厳や権利を擁護するという役割を果たす[4)5)]。さらに，チーム機能の調整やサービス提供体制の調整（ケアマネジメント）も，看護職に求められる大きな役割である。

【4】看護のプロセス

　以下では主として，慢性・進行性の呼吸障害をもつ患者の長期療養生活支援という観点から，必要とされる看護について述べる。

1）情報収集とアセスメント

　患者の状態について系統的・総合的に情報を収集し，健康および生活に関するニーズを明確にする。情報収集の方法としては，患者インタビュー，観察・測定，検査データの活用，患者家族や他の医療従事者などとの情報交換などが挙げられる。この過程では特に，患者に情報収集の目的と必要性を説明し理解と協力を求めること，および，アセスメントの結果を患者と共有し，ケアプランの作成・実施につなげることが重要である。また，患者情報の管理に際しては，個人情報保護の観点から慎重な対応を図る[6)]。

　呼吸障害患者に関する一般的なアセスメント項目は，次のとおりである[7)]。

①症状と関連要因（表1）

　患者の症状・状態について，その特徴・性状，初発時期および症状発生の契機，症状の出現頻度，持続時間，症状の具体的特徴，誘発要因，増悪要因，緩和要因，季節変動，日内変動などを把握する。

②フィジカルアセスメント（表2～6）

　呼吸に関連する身体諸器官の形態や機能を観察・評価する。評価のポイントは，

　①患者は特別な努力を要することなく楽に呼吸をしているか，

　②呼吸運動の結果としてガス交換が適切に行われているか，

　③観察・測定のタイミングや条件（安静時，運動時，睡眠時，など）との関連性，

などである。

③関連する検査データ（表7）

　関連する検査の意義および，個々の患者における検査値の意味を理解し，患者の状態評価に反映する。検査結果を正しく理解するには，

　①基礎疾患や病態との関連性を考慮する，

　②他の身体所見や検査結果との関連性・整合性を考慮する，

　③測定条件や検体採取条件を考慮する，

などが重要である

④療養生活の自己管理能力（表8）

　疾患や障害をもちながら生活していくうえで，患者が必要とする援助の内容・程度を明らかにする。

2）療養生活支援のための看護の提供

①疾患と治療に関する情報提供・情報交換と指導

　①患者が，疾患や病態，治療法について医師から十分に説明を受け，これを正しく理解したうえで，治療選択や療養生活に関して適切な意思決定ができるよう援助する。また，治療継続の必要性を説明し，定期的受診および治療の自己管理への動機づけを行う。

　②治療過程への患者の主体的参加の重要性を強調し，ケアチームが果たす役割・機能および患者に期待される役割・行動を説明する。併せて，患

表1　呼吸障害患者のアセスメント：症状・徴候・関連要因

1．呼吸症状・徴候
　①呼吸困難：
　　・患者自身の言葉で記述する。
　　・定量的にとらえるには，Fletcher-Hugh-Jonesの分類や，運動負荷時の呼吸困難を評価するBorgスケール（p.51），ビジュアルアナログスケール（VAS）などを用いる。
　②咳嗽：乾性・湿性（次項③喀痰参照）
　③喀痰：量，性状（色，粘稠度，臭気など），自己喀出力
　④血痰・喀血：量，頻度
　⑤喘鳴
　⑥胸痛：呼吸性変動の有無，圧痛の有無
2．関連する症状・徴候
　①意識障害
　②発汗や寝汗
　③起床時の頭痛
　④体重の変化，浮腫
　⑤睡眠の状態：睡眠障害，熟睡感欠如，日中の眠気，夜尿，夜間頻尿，頻回の寝返り，など
　⑥睡眠中の呼吸状態：いびき，無呼吸，など
　⑦疲労感，倦怠感，注意力や集中力の低下
　⑧鼻閉，鼻汁
　⑨誤嚥
　⑩胃内容物の逆流
3．既往歴
　①既往歴と治療内容
　②予防接種歴：インフルエンザワクチンや肺炎球菌ワクチンなど
4．呼吸障害のリスク要因
　①喫煙歴：タバコの種類（紙巻タバコ，葉巻，刻みタバコ，など）および1日の喫煙量，喫煙期間，受動喫煙の状況（患者自身に喫煙歴がない場合）
　②幼少時の既往：呼吸器感染症，アレルギー性鼻炎，アトピー性疾患など
　③呼吸障害に関連する疾患の家族歴
　④アルコールや薬物などの乱用歴
　⑤環境汚染の状況：汚染物質（アスベスト，珪石粉，ガスや煤煙，エアゾール，化学物質，多量のじん埃など），曝露環境（居住地区，居宅内，職場など），曝露期間
　⑥免疫機能不全（IgG欠損，HIV感染，など）
　⑦極度の肥満または栄養不良

表2　呼吸障害患者のアセスメント：フィジカルアセスメント

1．全身状態
　①バイタルサインズ
　②身長，体重，BMI〔肥満指数：体重(kg)／身長(m)^{2}で算出〕
　③歩き方，動作
　④精神状態：意識レベル，見当識，外部刺激に対する反応性，など
　⑤表情や態度：苦痛表情の有無，活気の有無，不安・恐怖の表情，など
　⑥皮膚・粘膜の状態：色，乾燥，浮腫，チアノーゼ（顔色，口唇色，爪甲色）の有無，など
2．呼吸状態
　①呼吸数，呼吸の深さ，吸気／呼気比（呼気延長）（表3）
　②呼吸リズム（表4）
　③呼吸補助筋の使用：胸鎖乳突筋，斜角筋，など
　④異常呼吸や努力呼吸の有無：口すぼめ呼吸，シーソー様呼吸，舟こぎ呼吸（筋ジストロフィなど），鼻翼呼吸，胸腹部の動きの非同調（奇異呼吸），など
　⑤体位と姿勢（呼吸が楽にできる体位・姿勢）：起坐呼吸，一側の側臥位など
　⑥会話や発声の状況：会話の速度，声の大きさ，会話中の息つぎや息切れの程度，など
3．胸郭・脊柱などの状態
　①胸郭の左右対称性，肩の高さの左右同等性
　②胸郭変形（樽状胸，漏斗胸，鳩胸，手術による変形，など）や脊柱後側彎の有無
　③主気管支の偏移
　④呼吸に伴う胸郭の動き：左右対称性，陥没，動揺，運動制限
　⑤横隔膜の動き
4．呼吸音（表5，6）
　①聴診により，肺の各部位において正常な換気が行われているかどうかを評価する。
　②聴診部位を図1に示す。前胸部だけではなく，側胸部と背側の聴診も行う。患者が起坐位をとれない場合は，側臥位または，ベッドと背部の間に聴診器を差し込むなどの方法により聴診を行う。
5．その他
　①右心不全徴候：努力呼吸，頸静脈怒張，食欲不振，吐気，腹部膨満，肝腫大，浮腫，尿量減少，急激な体重増加（水分貯留）
　②握雪感（皮下気腫の有無）
　③ばち状指

表3 呼吸回数と呼吸の深さの変調パターン

（成人標準値）	呼吸回数 $12～16$ 回・min^{-1}	1回換気量 $500\,ml$・回$^{-1}$	関連要因
多呼吸	増加	増加	運動時，過換気症候群，低酸素血症，高二酸化炭素血症，肺塞栓症，など
頻呼吸	増加	不変	発熱，間質性肺炎，気管支喘息，肺塞栓症，急性呼吸促迫症候群（ARDS），肺水腫，など
浅促呼吸	増加	低下	肺水腫，肺気腫，胸郭可動性の障害時
過呼吸	不変	増加	運動後，神経症，過換気症候群，感情激昂時，高地，など
低呼吸	不変	減少	睡眠時，胸水・腹水貯留時，神経筋疾患，肺切除術後，など
クスマウル大呼吸	減少	増加	（表4参照）
徐呼吸	減少	不変	脳圧亢進，薬物・アルコール過剰摂取時，など
少呼吸	減少	減少	肺胞低換気症候群，呼吸筋麻痺，臨死期，など

表4 呼吸リズムの変調パターン

呼吸リズム	特徴	関連要因
無呼吸	一時的に呼吸が停止	睡眠時無呼吸症候群，呼吸中枢の障害，など
失調性呼吸	1回換気量が不安定で，規則性も消失	呼吸中枢の障害，臨死期，など
チェーン・ストークス呼吸	無呼吸をはさんで，1回換気量の漸減・漸増のサイクルが周期的に現れる。	心不全，脳損傷，薬物による呼吸抑制，など
クスマウル大呼吸	緩徐な深い呼吸が発作性に現れる。	代謝性アシドーシス，など
ビオー呼吸	無呼吸を伴う不規則呼吸。1回換気量の変化は少ない。	呼吸中枢の障害（脳外傷，脳腫瘍，脳膜炎，など）

表5 呼吸音の分類

分類	呼称	性状		
		ピッチ	聴取タイミング	聴取部位
正常呼吸音	気管・気管支音	高音	吸気≦呼気	気管部
	気管支肺胞音	中程度	吸気≦呼気	胸骨上部の両側
	肺胞音（正常音）	低音	吸気＞呼気	末梢肺野
異常呼吸音	呼吸音の減弱・消失 　例：一側性→当該側の気管支閉塞や胸水貯留，気胸 　　　両側性→肺気腫や重症喘息における肺過膨張，エアトラッピング			
	呼気延長			
	本来的な部位以外での聴取 　例：末梢肺野で気管・気管支音や気管支肺胞音を聴取→組織硬化や無気肺による音の伝達			
副雑音	表6			

表6　副雑音の分類

分類		呼称	聴取タイミング	関連要因
連続性	高音性	笛様音 (wheezing)	呼気相に顕著	・末梢気道の閉塞・狭窄（気管支攣縮，気道粘膜の浮腫，異物など） ・喘息，うっ血性心不全，気管支炎，腫瘍，など
	低音性	いびき様音 (rhonchi)	吸気・呼気相のいずれでも聴取	・中枢気道への分泌物貯留 ・咳嗽で解消することが多い
断続性	高音性	捻髪音 (fine crackle)	吸気相後半	・呼気時に閉塞した末梢気道が，吸気時に急激に再開通 ・無気肺，肺炎，肺水腫，肺線維症，など
	低音性	水泡音 (coarse crackle)	吸気＞呼気	・気道分泌物による狭窄部の気流通過 ・咳嗽で解消することが多い ・気管支拡張症，肺炎，慢性気管支炎，など
その他		胸膜摩擦音	吸気・呼気相のいずれでも聴取	・胸膜の炎症 ・咳嗽で解消しない

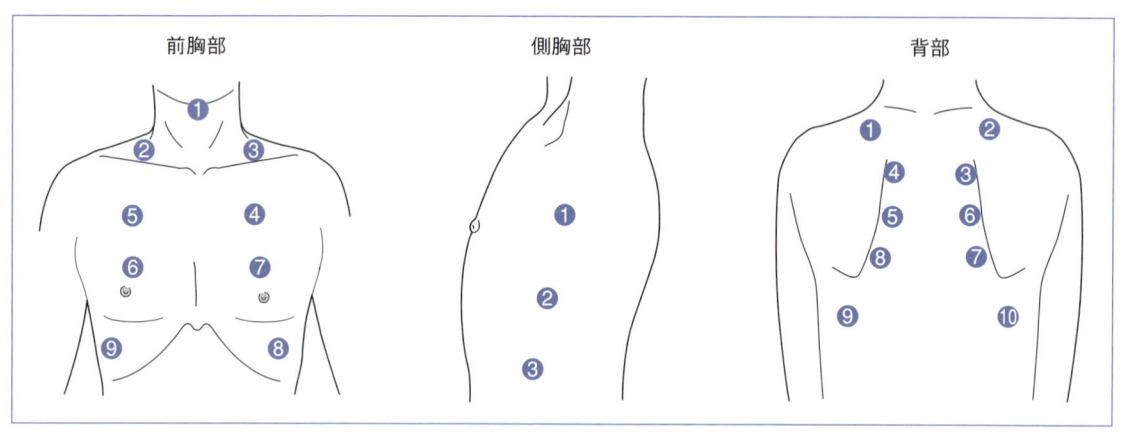

図1　呼吸音の聴診部位

者が医療・看護に何を期待しているかを把握し，相互の役割期待と実際の役割の調整を図る。

②治療の自己管理に関する支援

a）病状の自己把握の援助

①患者が自己の体調や症状を的確に把握し判断できるよう，観察や測定のポイントを指導するとともに，医師や看護師に相談・報告すべき事項やタイミングを説明する。

②測定器具の活用：疾患や病態に応じて，ピークフローメータやパルスオキシメータなど，患者自身が操作できる測定器具の導入を図り，客観的な評価の手がかりとする。

③療養日誌の活用：体調や症状の変化や治療実施状況などを記録することにより，患者自身が療養生活の経過を把握するとともに，医療提供者との情報交換のツールとする。

b）薬剤や呼吸療法器具を用いる患者への指導と援助

薬剤や呼吸療法器具（酸素療法器具，人工呼吸療法器具，吸入療法器具，喀痰吸引器など）を用いた治療を行う患者に対しては，**表9**のような項目を指導する。指導に際しては，次のような点に留意する。

①患者が実際に薬剤・器具を服用・使用する場面を観察し，手技・方法が適切かどうかを確認する。

②器具・器材に関しては，患者が操作しやすく，サイズなどの点で身体に適したものを選べるよう

表7 呼吸障害患者のアセスメント：呼吸障害に関連して行われる検査

検査	検査目的
動脈血ガス分析	呼吸機能の最終的な評価指標として，低酸素血症，高二酸化炭素血症，酸塩基平衡の異常などを検出する。
パルスオキシメトリ，カプノメトリ，経皮動脈血二酸化炭素分圧モニター	血液ガスの状態を非侵襲的・連続的に把握する。
呼吸機能検査	呼吸障害のタイプや病態，重症度を把握する。
気道過敏性検査	気管支喘息の診断および重症度の判定を行う。
画像診断（胸部単純X線・CT・MRI・PET・RI検査，血管造影，など）	呼吸に関連する器官（肺，心臓，肺血管系など）の形態や器質的変化を把握する。
内視鏡検査（気管支鏡，縦隔鏡，胸腔鏡，など）	呼吸に関連する器官・組織の状態や病変を肉眼的に観察する。当該組織より検体を採取する。
運動負荷試験	労作時呼吸困難の程度や運動耐用能を客観的に評価する。
心電図，心エコー，右心カテーテルなど	循環機能の評価を行う。
血液一般	感染やアレルギー，貧血，多血症の有無などを評価する。
血液生化学検査	栄養状態，肝機能，腎機能，電解質異常などを評価する。
免疫血清学的検査	炎症所見，血清免疫グロブリン，各種抗体，腫瘍マーカーなどを検出し，疾患の診断および重症度の判定を行う。
薬物血中濃度検査（テオフィリン，抗菌薬など）	当該薬物が治療濃度にあるかどうかを評価する。
ツベルクリン反応	結核菌感染の既往の有無を判定する。
喀痰検査	気道感染の起因菌同定，肺癌のスクリーニングなどを行う。
経皮睡眠ポリグラフ検査（PSG）	睡眠状態および睡眠中の呼吸状態を評価する。

援助する。

③治療の実施状況，治療の効果と副作用，指導事項に関する患者の理解度や疑問，治療への満足度，治療の実施を妨げる要因などについて，定期的にアセスメントを行う。

④長期の経過中には，薬剤種類や用量，呼吸療法器具の設定などが変更される場合や，患者の知識・理解や手技が歪曲される場合などがある。患者が，常に適切な治療を実施できるよう，情報提供や指導・確認を継続する。

⑤トラブル対応の方法を模擬的に演習する。

c）その他

患者が運動療法や呼吸リハビリテーションの処方を受けている場合，それらを日常生活において継続できるよう援助する。外来・通所・訪問リハビリテーションなどのサービス利用も検討する。

③悪化の予防

a）禁煙

タバコの煙の有害作用としては，

①線毛運動の障害による分泌物クリアランス低下や，杯細胞の機能低下，気道分泌物に含まれる免疫グロブリンA（IgA）機能の低下などを誘発し，肺の防御機構を損なう，

②薬物の作用（テオフィリンなど）を阻害する，

③含有一酸化炭素（CO）が血中のヘモグロビンと結合して酸素結合を妨げる，

などが挙げられている[8]。また，喫煙者は非喫煙者に比べて肺癌罹患リスクが5〜10倍増，慢性閉塞性肺疾患（chronic obstructive pulmonary disease：COPD）罹患リスクは45%増といわれており[9]，呼吸障害の予防および悪化防止にとって禁煙は必須である。そのほかにも，喫煙は，さまざ

表8 呼吸障害患者のアセスメント：療養生活の自己管理能力

1．生活自立度
　①ADLの遂行能力：歩行・階段昇降，排便・排尿，入浴（シャワー浴），洗面，食事，更衣など，身のまわり動作の自立度または要介助度
　②感覚・知覚機能：聴力や視力など，外部の状況を把握する能力
　③日常生活パターン：1日の過ごし方や定期的に行っている活動，など
　④患者自身が困難や不便を感じている点
2．認知・精神機能
　①認知能力：一般的な理解力，記憶力（記銘力，想起力），推論・判断力，など
　②健康に関する知識および学習意欲：自己の健康状態や，疾病の診断・治療・自己管理などに関する知識と理解の程度および，それらを学習する意欲と能力，など
　③意思決定能力と意思決定パターン：意思決定に必要な知識・情報を入手し理解する力，意思決定を独力で行うか，周囲の人々に相談するか，周囲の人々に委ねるか，患者の意思決定に影響を与える人々や状況，など
3．心理社会・文化的要因
　①疾病や障害の意味づけと自己概念：疾病や障害をもちながら生きることをどのように受け止めているか，ボディ・イメージ，自尊感情，など
　②社会的関係性の維持と社会参加：家庭や社会（職場，学校，コミュニティなど）における対人関係や役割遂行，コミュニケーションのパターン，セクシャリティ維持，社会的活動（就労，就業を含む）への参加状況，および，家族員や周囲の人々，所属集団による患者の受け入れ状況，など
　③心理状態・情緒的反応：不安，うつ，恐怖，怒り，など
　④価値信念体系：生きがい，価値観，健康観，人生観，信仰，など
　⑤コーピング機制（心理的脅威をもたらす状況や出来事への対処）
　⑥ソーシャルサポート：家族や友人，知人，近隣の人々などから，情緒的支援，物質的支援，知識・情報の提供，介助・介護などを受けられるか
　⑦経済状態：療養生活を支える経済力があるか，公的経済支援の受給資格の有無・受給状況，など
4．療養環境の整備状況
　①生活環境：住居や地域，職場，学校などにおける空気汚染・煤煙・塵埃などの有無，バリアフリーの程度，生活用具・設備の整備状況，など
　②保健医療福祉サービスへのアクセス：サービスの入手可能性，サービスの利用状況，サービスの利用を妨げる要因，など

まな器官（喉頭，口腔・咽頭，食道，胃，大腸，膀胱，腎盂・尿管，膵，乳房など）に発生する癌や，虚血性心疾患，脳血管疾患，歯周疾患，妊娠に関連した異常（低体重出生児や流・早産など）の危険因子とされており，全般的な健康維持という点でも禁煙の重要性は高い。また，患者自身の禁煙に加えて，受動喫煙の回避も重要である。

在宅酸素療法を行っている患者においては，「酸素付近では火気厳禁」という安全上の配慮からも禁煙が必須である。加えて，在宅用人工呼吸器や持続陽圧呼吸療法（continuous positive airway pressure：CPAP）装置などの医療機器に関しては，その保守管理上，タバコの煙やタールへの曝露を避ける必要がある。

日常的な禁煙促進の方法としては**表10**に挙げるような項目があるが，禁煙は患者自身の意思や努力のみでは困難な場合も多い。喫煙欲求を「ニコチン依存症」という病態ととらえ，禁煙外来などにおいて行動療法や薬物療法の導入を図ることが適切な場合もある。

b）環境因子の改善

環境中のじん埃や煤煙，アレルゲンなどを除去し，患者が清浄な空気を吸えるようにする。また，着衣や寝具の清潔にも配慮する。さらに，エアコンやヒーター，加湿器などの使用により，居室内の温度・湿度の管理を図る。

c）感染予防

呼吸障害を有する患者は呼吸予備力が低下しており，気道・肺感染を起こしやすい。また，疾患や薬剤使用による免疫機能低下や易感染状態を伴う場合もある。

COPDの急性増悪や神経筋疾患における呼吸状態悪化の主因は呼吸器感染であることから，この予防は非常に重要である（**表11**）。同時に，皮膚・粘膜感染，尿路感染，消化器感染などの予防にも注意をはらう必要がある。

表9 薬剤や呼吸療法器具を用いる患者への指導項目*

1．薬剤を用いる場合
　①薬剤名
　②薬剤の効能と使用目的
　③用量と服用方法：1回量，1日の服用回数，服用経路，など
　④服用時刻，タイミング（食事やADLとの関係）
　⑤標準的な効果発現時間（服用後，どのくらいで効いてくるか）
　⑥起こりうる副作用やトラブル
　⑦副作用やトラブルが発生したときの対応方法
　⑧服用方法が不適切な場合に起こりうること：過量摂取，飲み忘れ，など
　⑨服用を忘れた場合の対応方法
　⑩期待される効果が得られない場合の対応方法（追加服用の可否・方法，など）
　⑪患者が自己調整できる範囲および調整の目安（用量，回数，など）
　⑫併用を避けるべき薬剤や食品
　⑬薬剤の保管方法
　⑭服用継続の重要性および薬剤補充（再処方）の方法
　⑮医師や看護師への報告・相談を要する状態や事柄
2．呼吸療法器具を用いる場合
　①当該呼吸療法の効果と目的
　②当該呼吸療法の1日実施回数，実施時間帯など
　③器具および部品，付属品の名称と機能
　④器具の組立て方
　⑤設置場所の選定
　⑥電源確保と電気容量の確認（電動器具の場合）
　⑦器具の作動条件の設定，患者が自己調整できる範囲および調整の目安
　⑧器具の装着方法（どのように身体にあてるか）
　⑨作動方法と使用手順
　⑩使用後の器具の手入れおよび保管方法
　⑪部品や付属品の洗浄・消毒方法
　⑫器具の日常点検方法
　⑬器具の交換および備品・付属品の補充方法
　⑭不具合やトラブル発生時の対応方法（含・警報音発生時の対応）
　⑮バックアップ装置や代替用具の準備について
　⑯医師や看護師への報告・相談を要する状態や事柄

*：American Thoracic Society：Standard of nursing care for adult patients with pulmonary dysfunction. http://www.thoracic.org/adobe/statements/dysfunction1-6.pdf（accessed on Jan. 10, 2004）

表10 日常生活における禁煙促進の方法

1．灰皿やタバコを処分・撤去し，身のまわりに置かない。
2．喫煙を誘発するような環境を避ける。
　・喫煙室，酒席，パチンコ店，喫煙者との同席，など
3．喫煙を誘発するような刺激物の飲食を避ける。
　・アルコール，辛味，甘味，など
4．日常生活のストレスを緩和・回避する。
　・緊張の高い生活パターンを改める。
　・感情のコントロールを図る（うつ，不安，怒り，など）。
　・喫煙以外のリラックス方法をみつける（運動，散歩，など）。
5．タバコに代わるものを口にする（ガム，水やお茶，歯磨き，など）。

併せて，患者の介護にあたる家族などの健康管理についても，適切な指導を行う必要がある。また，医療従事者は，患者に接する前後の手洗いを始め，感染予防のためのスタンダード・プレコーションを遵守し，自己の体調不良時は患者との接触を避けるべきである。

④日常生活動作（ADL）の工夫

日常生活のさまざまな活動・行為に際して，呼吸機能への負担を最小限にする方法を工夫し，安楽と安全を確保する。

a）運動・動作・姿勢（表12）

身体負荷が少なく，合理的な動作法や姿勢を身につけ，日常生活の各場面に応用する[10]。同時に，過度の安静や運動不足を避け，廃用性の障害を防ぎ，身体機能の維持を図る。

b）食事（栄養，水分の摂取）

呼吸筋の機能を始め，全般的な体力・免疫力の維持という点で，適切な栄養と水分の摂取が不可欠である。一方で，食事動作や食物の消化・代謝に伴い酸素消費量が増加するため，食事摂取自体が患者にとって負荷になりやすい。その点を補う工夫が必要である（表13）。酸素使用者の場合，必要に応じて，食事中の流量増加について医師より指示を得ておく。

表11 呼吸器感染の予防のポイント

1．個人衛生
　①うがいと手洗いの励行：特に，外出後や作業後，調理の前後，食事前，など
　②口腔内の清潔保持：歯磨き，義歯の手入れ，など
　③耳鼻・口腔疾患の治療：鼻炎，副鼻腔炎，口内炎，う歯，など
　④上気道の保護：乾燥やじん埃を避ける。必要に応じてマスクなどを使用する。
　⑤身体の保温：寒冷期や入浴後，発汗後など。クーラーの適正使用を図る（夏季）。
　⑥体力と免疫力の維持：適切な栄養・休眠を摂取する。心身の過度のストレスを避ける。
2．環境整備
　①室内環境の整備：掃除（じん埃除去），換気，温度・湿度の調整を図る。
3．呼吸ケア
　①気道浄化の促進
　②誤嚥予防
　③呼吸療法器具や衛生材料の管理：洗浄・消毒・保管を確実に行う。必要に応じて，滅菌器材・材料が入手できるよう手配する。
　④気管内吸引時の無菌操作の徹底
　⑤気管切開ケア：カニューレ交換および気管切開口のケアを確実に行う。
4．その他
　①感染源との接触回避：感冒やインフルエンザの罹患者に近づかない，感冒流行期には人混みを避ける，など
　②予防接種の実施（インフルエンザ，肺炎球菌）：適応については医師に相談する。

表12 動作と姿勢のポイント

ポイント	具体的方法
動作は，呼気とともに行う。「いきみ」や息こらえを避ける。	・呼気と動作開始を同調させ，動作は息を吐きながら行う。 ・動作時に息を詰めない。 ・排便時などの「いきみ」を避ける。 ・洗面・洗髪方法の工夫（顔に水がかかる際の息こらえを防ぐ）
運動・動作の連続を避ける。	・動作の合間に休止を入れる。 ・一つの動作が終了したら，呼吸を整えてから次の動作を行う。
動作の合理化・簡略化を図る。	・動線を短くする工夫をする。 ・補助具や介助者を活用する。
楽な姿勢で動作を行う。	・立位での動作を避ける（作業や動作を椅坐で行うよう調整する）。 ・上肢を浮かせた姿勢を避ける（作業時，肘や前腕を支える）。
胸・腹部の圧迫を避ける。	・前屈位やしゃがみ姿勢，背中を丸めた姿勢を避ける。 ・着衣や寝具による圧迫を避ける。 ・入浴時：浴槽に肩まで浸からない，半身浴とする。
環境の整備を図る。	・段差や障害物を取り除く。 ・日常的に使用する物品を手近に置く。

　また，病態や合併症によっては，塩分・水分などの摂取制限や，特殊な栄養処方が加わる場合もあるので，その範囲内で適切な栄養摂取が図れるよう援助する。

　c）排泄
　特に，便通の調整に注意をはらう。排便時の「いきみ」を避けるために便秘を予防する。また，排便時にはゆっくりと息を吐きながら排便する。排便時の安楽な姿勢保持のためには，洋式トイレの使用が望ましい。

　d）睡眠
　日々の生活において，睡眠を規則正しくとることにより，疲労の回復と体力維持を図る。
　①睡眠環境（寝室や寝具など）の整備を図るとともに，適切な睡眠習慣を確立し，良質な睡眠の確保を図る[11]。

表13 食事摂取のポイント

ポイント	具体的方法
食事労作を軽減する。	・ゆっくり食べる。 ・咀嚼・嚥下のしやすい食品・調理方法を選ぶ（柔らかくする，刻む，すりつぶす，ゼリー状にする，とろみをつける，など） ・一皿盛にするなどの方法で上肢運動の軽減を図る。 ・必要に応じて介助を得る。
胃部膨満や腸管ガスの発生を防ぐ。 （横隔膜の挙上を防ぐ）	・過食を防ぐ。 ・1回の摂取量を減らし1日4〜5回の分食とする（間食を活用する）。 ・炭酸飲料を避ける。 ・腸内発酵性の食品（イモ，ゴボウ，など）を避ける。 ・空気嚥下を避ける。
誤嚥を防ぐ。	・適切な姿勢を保持する。 ・嚥下時は，その動作に集中する。

②睡眠薬には呼吸抑制作用をもつものが少なくないので，その使用については医師に相談し，適切な処方・監督のもとに服用する。

③一般に，睡眠中は，覚醒時に比較して呼吸が抑制される。また，呼吸障害の進行時に，最初にその徴候が現れるのは睡眠中であることが多い。呼吸状態の悪化が，睡眠障害として現れることもある。睡眠中の呼吸状態および起床時の症状などに十分注意をはらう。

⑤**心理社会面への支援**

呼吸障害による行動の不自由や療養生活上のさまざまな制約は，患者の対人交流や社会参加を妨げ，心理面にも大きな影響を及ぼす。また，疾病や障害により生命・生活が脅かされることへの不安や恐怖，あるいは，疾病や治療（薬物）に関連する精神状態の不安定などが患者を苦しめることもある。それらを緩和・軽減するための具体的方法が求められる。

a）**気分転換やストレス解消の促進**

患者の好みや指向に合った趣味の活動やリラクセーション方法をみつける。また，心配事や悩みを相談できる人や機関を，フォーマル，インフォーマルを問わず確保することや，必要に応じて，メンタルヘルスの専門家（精神科医師，精神看護専門看護師，リエゾン看護師など）を活用することも有効である。

⑥**緊急時の対応**[12]

緊急事態の背景としては，①病状の変化・合併症の発生，②療養生活支援状況の変化（家族介護者の健康障害，ケア提供体制の変化，など），③器材・機器のトラブル，④広域事故・自然災害，などが挙げられる。緊急事態に至らないよう，日ごろから，予防的なケアおよび異常の早期発見・早期対応が重要であるが，一方，起こりうる事態を想定して，ケアチーム内で対応体制を整備しておくことも重要である。ここでは主として，患者の病状変化による緊急時対応のポイントを示す。

①病状・病態に応じた観察ポイントを患者に指導し，患者が状態悪化の徴候を早目にとらえて対応できるよう援助する。また看護師は，専門的な見地から患者の微細な変化や徴候を的確に把握し，適切な対応につなげる。

②夜間・祝休日を含めて，緊急時の連絡・相談体制ならびに緊急受診先・搬送先を決めておく。緊急受診・搬送の場合は，必ず受診先・搬送先に連絡をとり，受診・搬送の了解を得るとともに，当座の対応について指示を得る。

③高度の障害をもつ患者や医療機器を用いている患者の場合，あらかじめ所轄消防署に患者の存在を知らせておく。

④緊急時に確実に外部に通報できるような連絡手段（短縮ダイヤル，緊急通報システム，など）を確保しておく。

〈引用文献〉

1) American Thoracic Society. Skills of the health team involved in out-of-hospital care for patients with COPD. Am Rev Respir Dis 1985；133：948-9.
2) O'Donohue WJ Jr, Giovannoni RM, Goldberg AI, et al. Long-term mechanical ventilation. Guidelines for management in the home and at alternate community sites. Report of the Ad Hoc Committee, Respiratory Care Section, ACCP. Chest 1986；90（suppl 1）：1S-37S.
3) Global Initiative for Chronic Obstructive Lung Disease. Global Strategy for the Diagnosis, Management, and Prevention of Chronic Obstructive Pulmonary Disease Update 2003. p.46. http://www.goldcopd.com（accessed on Jan. 10, 2004）
4) 日本看護協会. 看護師の倫理綱領, 2003. 日本看護協会編.

4) 日本看護協会看護業務基準集 2004 年. 東京：日本看護協会出版会；2004. p. 320-4.
5) 国際看護師協会. ICN 看護の定義（簡約版），2002. 日本看護協会訳. http：//www.nurse.or.jp/kokusai/icn/dfnsshort.html（accessed on Jan. 10, 2004）
6) 日本看護協会. 看護記録および診療情報の取り扱いに関する指針. 東京：日本看護協会出版会；2005.
7) American Thoracic Society. Standard of nursing care for adult patients with pulmonary dysfunction. http：//www.thoracic.org/adobe/statements/dysfunction1-6.pdf（accessed on Jan. 10, 2004）
8) Ludwig B. Cardiopulmonary Pathology, In：Wyka K, Mathews PJ, William FC, editors. Foundation of Respiratory Care. New York：Delmar；2002. p.159-218.
9) WHO. Tobacco Free Initiative（TFI）. http：//www.who.int/tobacco/areas/research/en（accessed on May 12, 2004）
10) 千住秀明. 呼吸理学療法. 沼田克雄編. 入門呼吸療法. 第 2 版. 東京：克誠堂出版；2004. p.136.
11) 尾崎章子, 内山　真編. すこやかな眠りを導くための看護実践ハンドブック. 東京：社会保険研究所；2004, p.43-62.
12) 小倉朗子：在宅療養継続の危機と克服. 川村佐和子監. 在宅ケア高度実践術. 東京：医学書院；2002. p.155-65.

〈参考文献〉

1) 奥宮暁子. 呼吸器疾患をもつ人への看護. 東京：中央法規出版；2003.
2) 鹿渡登史子, 宮崎歌代子. 在宅酸素療法. 鹿渡登史子, 宮崎歌代子編. 在宅療養指導とナーシングケア―在宅酸素療法・在宅肺高血圧症患者―. 東京：医歯薬出版；2001. p.1-86.
3) 笠井秀子. 在宅人工呼吸療法. 鹿渡登史子, 宮崎歌代子編. 在宅療養指導とナーシングケア―在宅人工呼吸・在宅持続陽圧呼吸療法―. 東京：医歯薬出版；2001. p.1-86.
4) 藤崎　郁. フィジカルアセスメント完全ガイド. 東京：学研；2001.
5) 泉　孝英編. 標準呼吸器病学. 東京：医学書院；2000.
6) 厚生省特定疾患「呼吸不全」調査研究班編. 呼吸不全　診断と治療のためのガイドライン. 東京：メディカルレビュー社；1996.
7) 日本呼吸管理学会呼吸リハビリテーションガイドライン作成委員会, 日本呼吸器学会ガイドライン施行管理委員会, 日本理学療法士協会呼吸リハビリテーションガイドライン作成委員会編. 呼吸リハビリテーションマニュアル―運動療法―. 東京：日本呼吸管理学会・日本呼吸器学会・日本理学療法士学会；2003.
8) 氏家幸子監, 小松浩子, 土居洋子編. 成人看護 F. 終末期にある患者の看護. 第 2 版. 東京：廣川書店；2004.
9) 川村佐和子監. 在宅ケア高度実践術. 東京：医学書院；2002.
10) 久保恵嗣監. COPD（慢性閉塞性肺疾患）の治療とケア―最新のガイドラインに基づく診断・治療から在宅での管理までのすべて. 東京：医学芸術社；2004.
11) 日本呼吸器学会 COPD ガイドライン第 2 版作成委員会編. COPD（慢性閉塞性肺疾患）診断と治療のためのガイドライン. 第 2 版. 東京：メディカルレビュー社；2004.
12) 木村謙太郎, 松尾ミヨ子監. Nursing Selection①呼吸器疾患. 東京：学研；2003.
13) Wilkins RL, Krider SJ, Sheldon RL, editors. Clinical Assessment in Respiratory Care. 4th ed. St. Louis：Mosby；2000.
14) Wyka KA, Mathews PJ, Clark WF, editors. Foundation of Respiratory Care. New York：Delmar；2002.

（社団法人日本看護協会看護教育研究センター
教育研究部　**輪湖史子**）

18 新生児・乳児の呼吸管理

18-1 小児用人工呼吸器

到達目標

- □ 小児，特に新生児，乳児の人工呼吸管理の特徴を理解する
- □ 新生児や乳児で用いられる換気モードを理解する
- □ 代表的な小児用人工呼吸器の特徴や使用方法を理解する

目次項目

1. 新生児や乳児の人工呼吸管理の特徴
2. 小児用人工呼吸器の基本構造と換気モード
3. 各種小児用人工呼吸器とその特徴
   - セクリストⅣ-100B
   - インファントスター 950
   - ベアーカブ 750
   - VIP バード
   - Baby-Log 8000 プラス
   - SLE 2000
   - ハミングⅡ，ハミングⅤ
4. 最後に

小児，特に新生児や乳児では，従来，小さな換気量，少ない吸気流量，多い呼吸数などから，吸気弁や呼気弁の制御が困難で，成人用人工呼吸器は使用できず小児専用の人工呼吸器が用いられてきた。この呼吸器は吸気努力に同調して吸気が始まる同期式間欠的強制換気（synchronized intermittent mandatory ventilation：SIMV），プレッシャーサポート換気（pressure support ventilation：PSV）などの換気モードが困難で，また，モニターの種類も成人用人工呼吸器に比べて少ない。しかし，現在，高性能の成人用人工呼吸器では，弁の制御機能がすぐれ，また，小児使用に切り替えることにより供給流量や最高気道内圧も制限されるようになり，成人/小児両者に使用できる人工呼吸器が増えてきている〔サーボ 300®やサーボ i®（フクダ電子社），マリンクロット 840®（マリンクロット）など〕。

本項では，従来から用いられている新生児や乳児の人工呼吸器に加え，新生児や乳児に用いられる特殊な換気モードを有する呼吸器，また，小児専用でありながら成人用と同じ機能を有している小児専用人工呼吸器などについて解説する。

【1】新生児や乳児の人工呼吸管理の特徴

新生児や乳児の人工呼吸管理では以下のような特徴がある。

①新生児や乳児は鼻呼吸である。酸素療法や持続気道陽圧（continuous postive airway pressure：CPAP）などでは鼻カニューレや鼻 CPAP（nCPAP）が用いられる。

②呼吸により熱や水分の喪失または獲得が多い。加温加湿器の調節が重要である。

③呼吸回数が多い。新生児では 30～60 回・

min^{-1}の自発呼吸をしている．その結果，安静時でも吸気時間は0.5秒程度と短い．それゆえ，人工呼吸器としては，吸気弁が開いてガス供給が起こるまでの時間遅れ（time delay）が成人以上に短いことが望ましい．

④1回換気量が小さい．1回換気量は体重あたり5～8 ml程度で，3 kgの新生児では15～24 mlになる．それゆえ，圧トリガーや流量トリガーで吸気開始を施行するSIMVやPSVには，高度な精度が要求される．また，死腔は小さいことが望ましく，人工鼻は使用が困難である．人工呼吸器は吸気時間を考慮しても大きな吸気流量を供給する必要はないが，回路内での吸気ガスの圧縮量やエアリーク量は無視できない．

⑤気管チューブは細く，カフなし気管チューブを使用する．気管チューブが細いため喀痰や屈曲により容易に閉塞を来しやすい．また，カフがないためある程度のエアリーク量があり，吸気換気量が必ずしも呼気換気量と一致しない．エアリーク量が大きいと吸気フローの低下を呼気開始時期と判断するPSVのような換気モードでは吸気ガスが流れ続ける危険性がある．

⑥肺胞が虚弱である．そのため，過大な肺胞内圧上昇では圧損傷の危険性があり，従圧式換気が安全と考えられている．しかし，現在では圧損傷（barotrauma）よりも量損傷（volutrauma）が危険であり，従量式換気の方がよいという考えもある．

⑦泣くことが多い．この期間，従圧式換気や時間サイクルの換気では換気量が得られない時期がある．

⑧未熟児では無呼吸発作がみられることがある．バックアップ換気機能があることが望ましい．

【2】小児用人工呼吸器の基本構造と換気モード

新生児や乳児では，前述のような特徴があるが，機械の制御能の問題もあり，従来，新生児や乳児では，小児用人工呼吸器と呼ばれ，供給ガスは定常流（連続流）で供給され，吸気の開始や終了は時間サイクルにより行われ，過大な気道内圧は開放弁を開くことにより制御する人工呼吸器が用いられてきた．

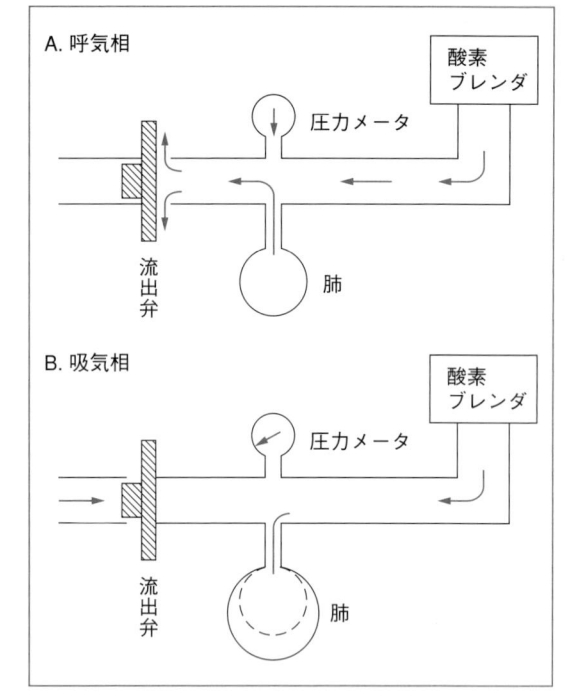

図1 小児用人工呼吸器の基本構造
酸素ブレンダで酸素濃度が規定されたガスが定常流として回路内に流れており，呼気弁により回路内圧（PEEPレベル）が調節されている．吸気には，呼気弁が閉じて患者側にガスは流入していく．

小児用人工呼吸器の基本構造の模式図とその使用方法を示す（図1）．吸気弁がなく，酸素濃度を規定した吸気ガスをある一定流量回路内に流すことにより（定常流），患児は自発呼吸によりいつでもそれを吸うことができる．呼気終末陽圧（positive end-expiratory pressure：PEEP）レベルの設定により，呼気弁はその開き加減を調節し一定の回路内圧を保つためCPAPが可能となる．例えば，患者が8 kgの乳児で1回換気量を60 mlとし，これを0.5秒の吸気時間で吸い込むとすると，120 ml・sec^{-1}つまり7.2 l・min^{-1}の流量が最低でも必要になる．自発呼吸では吸気の初期にはより多くの流量が必要で，通常は，これの倍くらいにして気道内圧が吸気時に陰圧に強く触れないような値に設定する．

強制換気は呼気弁を閉じることにより必然的に患児にガスフローが向かうことにより行われる．吸気時間と呼気時間を設定することにより，呼気弁の開閉時間を制御し，呼気弁は吸気の間は閉じそれ以外は開いている．これにより間欠的強制換

気（intermittent mandatory ventilation：IMV）が可能になる。また，IMV は通常，気道内圧が設定した圧を超えると圧開放弁が開き気道内圧が制御される従圧式換気で用いられる。しかし，従量式換気も可能で，この場合は圧開放弁の圧レベルを上げて弁が開放しないようにする。定常流（ml・sec^{-1}）×吸気時間（sec）で1回換気量が得られる。しかし，小児では $20\,cmH_2O$ 以上になると気管チューブのまわりからエアリークがあることが望ましく，泣いたときなどはこれを超える高い気道内圧となり，その場合，必然的に従圧式換気になり実際の換気量は分からない。

以上のように，小児用人工呼吸器の基本的換気モードは，圧を制御した従圧式換気で，換気モードは CPAP や IMV が用いられた。

しかし，近年，小型フローセンサーやマイクロプロセッサの開発により，小児用人工呼吸器の弁や流量の制御機能の精度が高まり，また，リーク補正が行われ，患者の自発呼吸に同期し PTV（patient triggered ventilation）と呼ばれる換気モード，すなわち，SIMV，PSV なども可能な機種が出てきた。さらに，従圧式ながら換気量を補償する換気モード（volume support ventilation, automode）やバックアップ換気機能を搭載した人工呼吸器も出てきた。

また，モニターも従来は気道内圧程度しか装備されていなかったが，現在の高機能機種では気道内圧以外に患児の呼吸数，1回換気量，吸気時間，呼気時間，リーク率などが表示され，グラフィックモニターも装着されコンプライアンスや気道抵抗なども監視できるようになり，成人の呼吸器と変わらなくなってきている。

新生児，乳児における人工呼吸管理の特徴として，成人ではほとんど使用されない高頻度陽圧換気（HFPPV）特に高頻度振動換気（high frequency oscillation：HFO）モードが使用されることがある。HFO は小さな換気量/低い換気圧で数百回の陽圧換気をする換気モードであり，新生児の重症呼吸不全で用いられる。一方，新生児，乳児ではマスクの適合や患児の理解の問題もあり，nCPAP を除くと，成人で広く行われているマスク下に行う非侵襲的人工換気（noninvasive positive pressure ventilation：NPPV）が行われることは少ない。

【3】 各種小児用人工呼吸器とその特徴

1）セクリスト IV-100B®（エア・ウォーター株式会社）

セクリスト® は近年における小児用人工呼吸器の代表であり，30年近くの歴史をもちながら，今なお使用されている。

　a）適応
　未熟児，新生児，乳児，幼児，低学年の学童
　b）可能な換気モード
　CPAP，IMV，時間サイクルコントロール換気（従圧式）
　c）装備されているモニター
　気道内圧，PEEP 圧
　d）内蔵バッテリー
　なし
　e）特徴

セクリスト® は前述した小児用人工呼吸器の基本構造そのままの極めて単純な呼吸器である。図2 にパネルを示す[1]。吸入酸素濃度調節ダイヤル（⑱）により酸素濃度を設定し，モード切換スイッチ（①）で換気モードを選択し，IMV では，最大吸気圧調節ダイヤル（③）と終末呼気圧調節ダイヤル（④）でそれぞれ PIP と PEEP を設定する。一方，吸気時間調節ダイヤル（⑫），呼気時間調節ダイヤル（⑬）で呼吸回数と I/E 比（吸気/呼気比）を決定し，流量調節ダイヤル（⑲）で定常流を設定する。定常流のガス流量は $3\sim30\,l\cdot min^{-1}$ の範囲で設定が可能である。$3\,l\cdot min^{-1}$ ということは $50\,ml\cdot sec^{-1}$ であり，$30\,l\cdot min^{-1}$ は $500\,ml\cdot sec^{-1}$ である。このガス供給能力からが考えると，調節呼吸では未熟児から体重 50 kg くらいまでの小児まで使用できるが，自発呼吸下にはせいぜい 20 kg くらいまでの小児が適応になる。基本的使用換気モードは IMV と CPAP であるが，最高 $400\,回\cdot min^{-1}$ までの高頻度陽圧換気も可能である。

セクリスト® は吸気時に気道内圧が陰圧にならないように，定常流を必要十分な量に設定すると，患者吸気仕事量は少なくてすむ。しかし，呼気時にもその量が回路内に流れているため，呼気抵抗

じように定常流，時間サイクル，従圧式の人工呼吸器であった。インファントスター500®は小児用としては初めてマイクロプロセッサによってコントロールされた人工呼吸器である。スターシンクという腹式呼吸を感知する装置により，それまで小児用にはなかったデマンドモード（吸気をトリガーして吸気ガスが供給されるモード）を可能とした機種で，従来の定常流とデマンドフローを流す2つのガス供給方法を選択できるようになっていた。また，HFO機能も搭載可能で，未熟児から新生児，乳児の重症呼吸不全に広く使用されていた。現在の最新機種はインファントスター950®であり，HFOが標準装備となっている。

a）適応

未熟児，新生児，乳児，幼児，低学年の学童

b）可能な換気モード

・CPAP, IMV, 時間サイクルコントロール換気（従圧式）
・SIMV（スターシンク装着による）
・HFO, HFO＋IMV

c）装備されているモニター

・気道内圧，PEEP圧，最大/平均気道内圧
・選択表示で陽圧時間，呼気時間，I/E比，HFO振幅

d）内蔵バッテリー

あり。30分間可能。

e）特徴

基本的にはセクリスト®と同様に定常流で，時間サイクルの従圧式換気の人工呼吸器である。スターシンクという腹式呼吸を感知する腹部センサーをインファントスター®に連動することによって，吸気トリガーのデマンドモードによるCPAPやSIMVが可能となる。デマンドモードであってもバックグラウンドフローという定常流を呼気時に流すことができ，デマンドバルブが開くまでの吸気ガスの供給を可能としている。吸気ガスの定常流は4～40 $l \cdot min^{-1}$の供給が可能である。スターシンクによるトリガーは，流量トリガーや圧トリガーよりも反応時間が短いといわれているが，腹部の適切な位置に装着しなければ不適当な動作をするため注意が必要である。

インファントスター®の大きな特徴は，ボタン設定だけでHFOができることである。このHFO

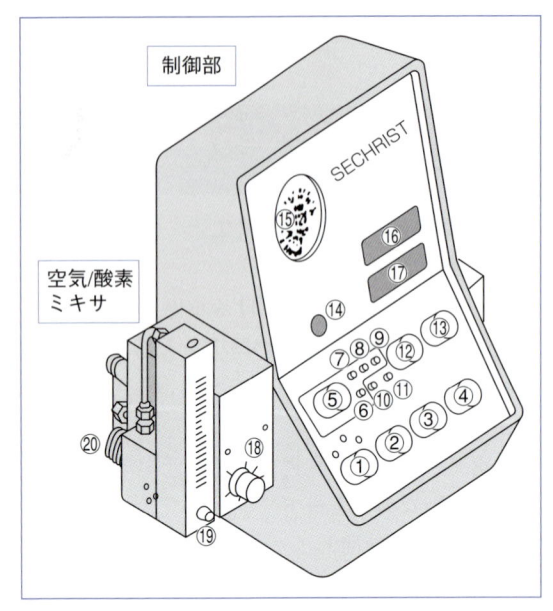

図2　セクリストⅣ-B100® のパネル

制御部：①モード切換スイッチ：OFF, CPAP, VENT の切換え，②手動スイッチ：手動呼吸，③最大吸気圧調節ダイヤル：吸気圧調節，④終末呼気圧調節ダイヤル：呼気圧調節，⑤警報遅延時間調節ダイヤル：気道内圧警報システムの作動遅延，⑥警報音停止スイッチ：気道内圧警報システムの警報音停止，⑦セレクトスイッチ：気道内圧計のデジタル表示内容切換え，⑧アップスイッチ：気道内圧警報出力の上・下限値変更，⑨ダウンスイッチ：気道内圧警報出力の上・下限値変更，⑩テストスイッチ：警報システム，表示機能，電子制御システムの自己診断，⑪時間プリセット：CPAP時の吸気・呼気時間表示，⑫吸気時間ダイヤル：吸気時間調節，⑬呼気時間調節ダイヤル：呼気時間調節，⑭警報ランプ：警報発生時点滅，⑮液晶マノメータ：気道内圧の表示，警報出力の上・下限値表示，⑯デジタル表示部（上側）：I：E RATIO, INV. I：E RATIO, RATE, ⑰デジタル表示部（下側）：INSP. TIME, INSP. PHASE, EXP. TIME

空気/酸素ミキサ，⑱吸入酸素濃度調節ダイヤル：供給圧縮空気と酸素の混合比を調節，⑲流量調節ダイヤル：空気/酸素の混合ガス流量を調節，⑳安全弁：気道内圧が設定値以上にならないための安全弁。

が大きくなる欠点を有する。また，換気量をモニターできない，SIMVやPSVなどができないことも欠点であった。近年，セクリスト®の後継機種として"ミレニアム®"という人工呼吸器が発表され，差圧式フローセンサーが搭載され，正確な流量，換気量のトリガリングが可能となった。

2）インファントスター 950®（タイコヘルスケアジャパン株式会社）

インファントスター®もセクリスト®同様，古くから知られた小児用人工呼吸器である。インファントスター200®，500®，950®と進化してきている。インファントスター200®はセクリスト®と同

は電磁弁の頻回の開閉で行う flow interruption 方式で行われ，HFO 単独でも IMV と併用しても可能である．HFO は気道内圧と振動回数を設定する．振動回数は 2～22 Hz の範囲で調節できる．

インファントスター® の欠点として，機械自体に換気量を監視するフローセンサーがなく，換気量をモニターできないことである．これに関しては，スターカルクと呼ばれる肺機能検査装置を接続することにより可能となるが，スターシンクの動作不良もしばしば問題となる．

3）ベアーカブ 750®（IMI 株式会社）

ベアーカブ® は従量式ベンチレータであったボーンズ LS104® にその起源を発し，ボーンズ BP200®，ベアーカブ BP2001® そして 750 シリーズへと進化してきている．BP200® や BP2001® は，セクリスト® と同じ定常流，時間サイクル，圧制御式の人工呼吸器で，CPAP と IMV が基本換気モードであった．しかし，BP2001® では換気量計（NVM-1®）とバックアップコントローラ（CEM®）をオプションとして装着することで PTV（SIMV）を可能にしたという歴史をもつ．

a）適応
未熟児，新生児，乳児，幼児，低学年の学童

b）可能な換気モード
ベアーカブ 750vs®：CPAP，IMV，時間サイクル A/C 換気（従圧/従量），SIMV

ベアーカブ 750PSV®：CPAP，IMV，時間サイクル A/C 換気（従圧/従量），流量サイクル A/C 換気，時間サイクル SIMV，流量サイクル SIMV，PSV

c）装備されているモニター
呼吸数，呼吸タイプ（自発呼吸），分時換気量（呼気），1 回換気量（吸気/呼気），リーク率，吸気時間，呼気時間，I/E 比，ピーク圧，平均気道内圧，PEEP 圧，エア供給圧，酸素供給圧，気道内圧，ほかに，オプションのグラフィックモニター装着により，コンプライアンスや気道抵抗なども監視できる．

d）内蔵バッテリー
あり．30 分間可能．

e）特徴
現在の最新機種であるベアーカブ 750® シリーズは，750vs® と 750PSV® があり，ともに，フローセンサーを装備している．このフローセンサーは $0.2～40\,l\cdot min^{-1}$ のフローの感知が可能で，新生児でも十分トリガーが可能である．また，リーク量も換気 1 回ごとに，「フローセンサーを通過した吸気量」と「フローセンサーを通過した呼気量」の差を監視することにより計算されている．このフローセンサーにより，750vs® では Assist/Control モードと SIMV が，750PSV® ではさらに流量サイクルで弁の調整を行うことができるようになり，PSV や流量サイクルでの SIMV などが可能となっている．

基本的には定常流で圧を制御する従圧式換気であるが，定常流は主に PEEP をつくり出すベースフローと主に換気圧をつくるインスピラトリーフローに分かれている．ベースフローが多いと呼気抵抗が大きくなるので，気道内圧の吸気時の陰圧発生をみながら低めに設定し，インスピラトリーフローは高めに設定する．この機械は 1 回換気量の目標値を設定でき，換気量がその値に達したら自動的に呼気に転換し，不必要な気道内圧の上昇や肺の過膨張を避け，圧損傷や量損傷を防ぐことが可能である．

4）VIP バード®（IMI 株式会社）

VIP バード® はベビーバード® に起源を発している．ベビーバード® は従来の典型的な小児用人工呼吸器の特徴である定常流，時間サイクル，従圧式換気の人工呼吸器であった．VIP バード® は従来の定常流の時間サイクル，従圧式換気モード以外に，パートナーIIi® というボリュームモニターとフローセンサーを連動することによって，デマンドモードで流量サイクル（ダイヤル名はボリュームサイクルとなっている）の従量式換気，さらに SIMV，PSV，VAPS（volume assured pressure support）が可能であり，ターミネーションも変更可能で成人用呼吸器と変わらない感覚で使用できる．

a）適応
未熟児，新生児，乳児，幼児

b）可能な換気モード
時間サイクル：CPAP，IMV，SIMV，A/C 換気（従圧式）

流量サイクル：CPAP，SIMV，A/C 換気，PSV，

VAPS

　c）装備されているモニター（パートナーIIiも含めて）

　呼吸数，呼吸タイプ（自発呼吸），分時換気量（呼気），1回換気量（吸気/呼気），リーク率，吸気時間，I/E比，ピーク圧，トリガー，平均気道内圧，PEEP圧，無呼吸，気道内圧

　d）内蔵バッテリー

　なし．

　e）特徴

　VIPバード®は，時間サイクルと流量サイクルの切換えを行うことによって多くの換気モードが可能となる．フローセンサーには新生児用と小児用があり，通常，10 kg以上の体重の小児で自発呼吸がある患児では流量サイクルを用いる．

　換気モードの設定は，点滅するランプの箇所の設定を行っていくが，サイクル方式が異なると一つのボタンで異なる機能や特殊な機能を有しており，機械に熟知することが必要である．例えば，時間サイクルでは従来の小児用人工呼吸器と同様に，定常流，従圧式換気のCPAPやIMVが基本モードなのであるが，アシスト感度を設定することによりSIMVが可能になる．また，ターミネーション感度を設定すると時間サイクルだけでなく，流量サイクルで呼気の開始を設定できる．ただし流量が設定基準まで落ちてくる前に設定した吸気時間に達した場合は呼気に切り換わる．

　流量サイクルでは，従量式換気が行われることになり1回換気量と換気回数の設定が必要になる．それぞれ20〜995 ml，0〜150回・min^{-1}の範囲で設定できる．次いで，吸気ガス流量を設定する．その結果，吸気時間が自動的に設定される．例えば，1回換気量を50 mlで吸気流量を6 l・min^{-1}（100 ml・sec^{-1}）に設定すると吸気時間は0.5秒になる．この場合，吸気時間ダイヤルが設定可能になっているが，これは吸気時間を決めるものではなく，PSVを併用するときの吸気時間制限を決めるものである．よく間違えるので注意が必要である．アシスト感度は0.2〜5.0 l・min^{-1}またはOFFに設定でき，IMVを選択する場合はOFFに，SIMVを選択する場合は適正なアシスト感度を設定する．

5）Baby-Log8000プラス®（ドレーゲル株式会社）

　Baby-Log8000プラス®は小型フローセンサーと内蔵マイクロプロセッサにより各種呼吸機能測定が可能である．また，リーク補正機能を有しており，未熟児や新生児においてもSIMVやPSVが可能で，VIPバード®に劣らない機能を発揮する．また，Baby-Log8000®は小さいながら本体にグラフィックモニターを有しており，すぐれた新生児用人工呼吸器の代表である．

　a）適応

　未熟児，新生児，乳児

　b）可能な換気モード

　CPAP, IMV, SIMV, A/C換気（従圧式/従量式），PSV

　追加機能として，VG（volume guarantee），HFO

　c）装備されているモニター

　呼吸数，分時換気量（呼気），1回換気量（吸気/呼気），リーク率，吸気時間，I/E比，ピーク圧，トリガー，平均気道内圧，PEEP圧，酸素濃度，無呼吸，気道内圧

　d）内蔵バッテリー

　なし．

　e）特徴

　Baby-Log®も基本的な小児用人工呼吸器の特長を備えているが，それに加えて，Yピースに装着した小型フローセンサーにより吸気と呼気を認識し，設定したトリガー感度に達することによりSIMVやPSVを可能にしている．SIMVは従圧式または従量式強制換気を行うことができる．Baby-Log8000プラス®に用いられているフローセンサーは感度が高く，応答時間も短く，未熟児に使用可能であることが他機種にすぐれている点である．小さな子供ではエアリークが避けられずオートトリガリングの危険性が高いが，リークフローにトリガー感度レベル，ターミネーション感度を自動的に適応させ，オートトリガリングを防止する機能を有している．Baby-Log®では無呼吸に対するバックアップ換気も可能である．

　追加機能のVGは，設定された1回換気量を超えた場合に自動的に設定換気圧を低下して，肺の過膨張を防ぐ機能である．Baby-Log®のHFOはダイアフラム型のHFOであり，体重2 kgまでの

未熟児で使用可能で，IMVやCPAPと併用できる。

6）SLE2000® (東機貿株式会社)

SLE2000®は吸気弁も呼気弁もない非常にユニークな人工呼吸器である。PTVが可能で，吸気努力が小さい未熟児や新生児に用いられる。

　a）適応

未熟児，新生児

　b）可能な換気モード

CPAP, IMV, SIMV, A/C換気（従圧式）

　c）装備されているモニター

設定換気回数，トリガー換気回数，分時換気量（呼気），1回換気量（吸気/呼気），リーク率，吸気時間，I/E比，ピーク圧，平均気道内圧，PEEP圧，酸素濃度

　d）内蔵バッテリー

なし。

　e）特徴

SLE2000®の構造を図3に示す[2]。Jackson Rees回路が基本構造となっており，酸素ブレンダからのガス流量は吸気回路と呼気回路に分かれて流れていく。吸気側ガス流量は$5l·min^{-1}$に固定されており，呼気側ガス流量はさらに分かれて連続流はPEEPを，後方からの吹き付ける流量は吸気時のPIPを制御する。

従来の定常流，時間サイクル，従圧式換気の調節呼吸のほか，気道内圧のモニターによるマイクロプロセッサ制御によりPTVが可能である。

SLEでは，呼気側のノズルからのジェット流が回転しながら回路内定常流とぶつかることによりHFOも可能となり，この機種をSLE200HFO®と呼んでいる。

7）ハミングⅡ®，ハミングⅤ®（スカイネット株式会社，メトラン）

ハミングⅡ®もⅤ®もHFOのための人工呼吸器として知られている。未熟児や新生児では陽圧換気により肺損傷の危険性が高く，それを防ぐ意味で小さな換気量で気道内圧の変化が小さいHFOが使用されることがしばしばある。また，ハミング®は切換えスイッチで小児人工呼吸器に特有の定常流，時間サイクル，従圧式のIMVやCPAPも可能である。

両人工呼吸器は同じ構造で同じ機能であるがハミングⅤ®はⅡ®に比べてガス供給量が大きい。

　a）適応

未熟児，新生児

　b）可能な換気モード

CPAP, IMV, A/C換気（従圧式）

　c）装備されているモニター

振動数，最大気道内圧，アンプリチュード，平均気道内圧，PEEP圧

　d）内蔵バッテリー

なし。

　e）特徴

図4に構造を示すが，HFOモードでは，加温加湿された吸気ガスが$8l·min^{-1}$の流量で吸気側に流される[3]。このガスは通常ローパスフィルタ回路から排泄される。一方，呼気側のもう一方のピ

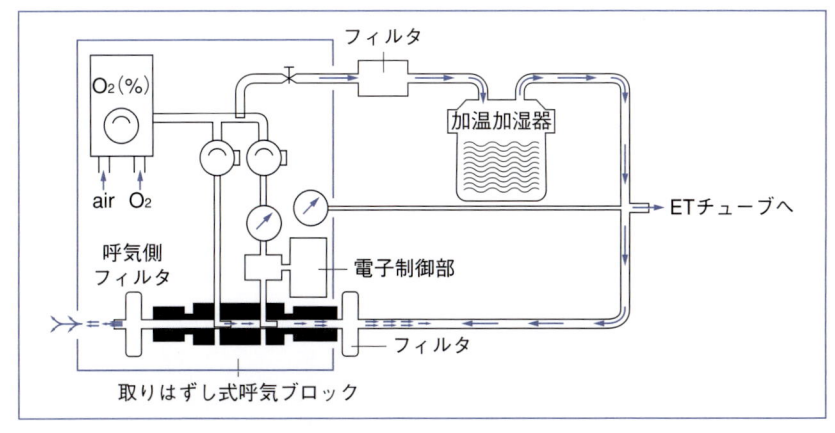

図3　SLE2000®の基本構造

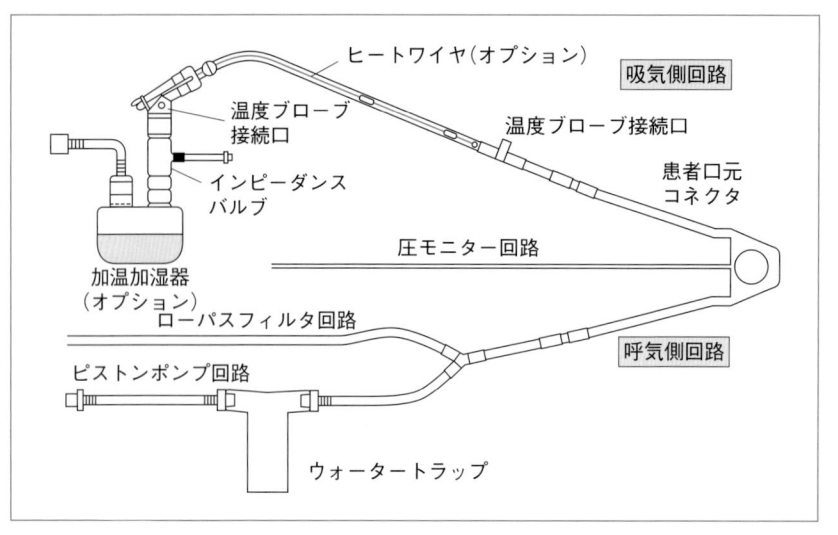

図4 ハミングⅡ®，ハミングⅤ®の基本構造

ストン回路ではリニアモータを駆動源としてピストンの往復により振動を発生し，上下に対称な正弦波がつくられる。この高振幅のガスはローパスフィルタを通ることができず，設定されたストロークボリューム，振動数が与えられ，ある程度の気道内圧を維持できることになる。

【4】最後に

小児用人工呼吸器は，従来の，定常流，時間サイクル，従圧式換気を基本的に残しながらも，多くの機種でPTVと呼ばれるSIMVやPSVが可能となってきている。そのなかには，ターミネーション感度を変えることができるものも現れ，成人用呼吸器との機能的違いはなくなってきている。しかし，小児用人工呼吸器にはHFO機能を備えているもの，また，吸気弁や呼気弁がなく気道抵抗を徹底的に減少させた特殊なものもあり，現在なお，成人用人工呼吸器とは一線を画した存在である。

〈参考文献〉

1) 中川正弘，廣瀬　稔．セクリスト・モデル IV-100B．新・人工呼吸器ケアマニュアル．渡辺　敏，中村恵子監．月刊ナーシング 1995（増刊）：142-51．
2) 野渡正彦：SLE2000．沼田克雄監．人工呼吸療法．改訂第3版．東京：秀潤社；2001．pp.221-8．
3) 与田仁志：HummingⅡ，HummingⅤ．沼田克雄監．人工呼吸療法．改訂第3版．東京：秀潤社；2001．pp.185-93．

（岡山大学大学院医歯薬学総合研究科救急医学
氏家良人）

18-2 新生児・乳幼児の呼吸管理のポイント

到達目標

- □ 新生児の呼吸生理・循環動態を理解する
- □ 新生児・小児の呼吸障害の徴候を判断できる
- □ 新生児・小児の呼吸不全を来す疾患の分類と診断法を理解する
- □ 新生児・小児の目標とする血液ガス所見を理解する
- □ 新生児・乳児の呼吸管理のポイントを理解する
- □ 新生児・幼児での人工呼吸管理の実際を理解する
- □ 未熟児網膜症や慢性肺障害防止などの人工呼吸療法の副作用が理解でき，防止の観点からの呼吸器の条件設定ができる

目次項目

❶ 新生児・乳幼児の呼吸管理
- 胎児循環
- 胎児肺の発達
- 出生後の肺胞換気の確立と循環動態の変化
- 新生児の肺循環の特徴
- 新生児・小児の解剖学的・呼吸生理学的特徴
- 乳幼児の呼吸障害の徴候
- 新生児期に呼吸不全を来す疾患の分類と診断
- 新生児・乳児の呼吸管理のポイント
- 新生児・幼児での人工呼吸管理の実際

❷ 特殊な呼吸管理法

【1】新生児・乳幼児の呼吸管理

1）胎児循環（図5）

胎児のガス交換は，胎盤に依存している。胎盤で酸素化された臍静脈の血液は，一部は門脈血と合流して肝臓を循環するが，残りは静脈管を介して下大静脈に流入する[1]。

胎児では，下大静脈は卵円孔に向かい合うような角度で右心房に開口しており，分界稜によって，酸素含有量の多い下大静脈血はその約2/3が卵円孔を介して左心房へ流入し，左心室より駆出されて，主として心臓・脳・上肢などの上半身を灌流する[2]。それに対して酸素含有量の少ない上大静脈血は下大静脈血の一部と合流して，右心房より三尖弁を介して右心室に流入し主肺動脈幹に駆出される[3]。胎児の肺血管抵抗は非常に高いので，右心室から駆出された大部分の血液は動脈管を介して下行大動脈に流入する。満期近いヒト胎児の動脈管は，外径9 mm，長さは7～11 mmで外見上は主肺動脈とほとんど変わらない。しかし組織学的には，大動脈や肺動脈が弾性血管であるのに対し，動脈管は弾性線維に乏しく筋層に富んだ筋性血管である。さらに満期が近づくにつれ動脈管の内膜には intimal cushion という突出構造がで

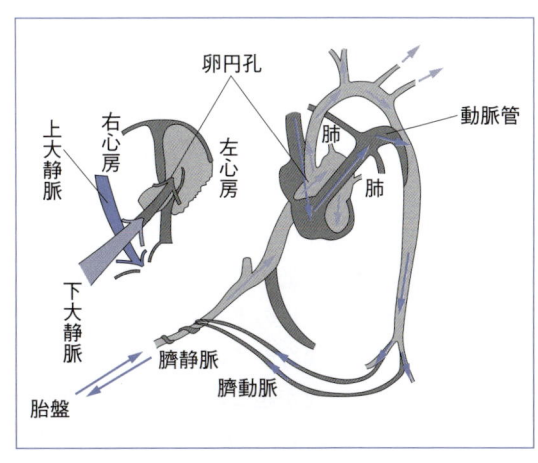

図5 胎児循環

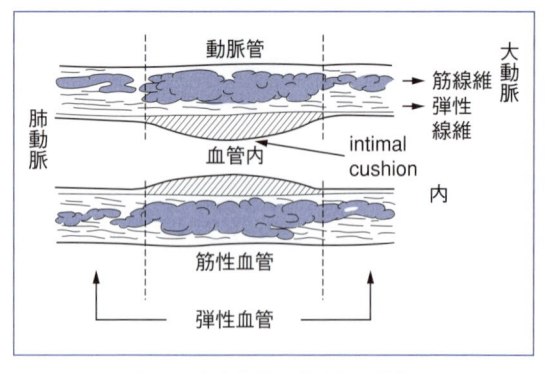

図6 胎生末期の動脈管の構造

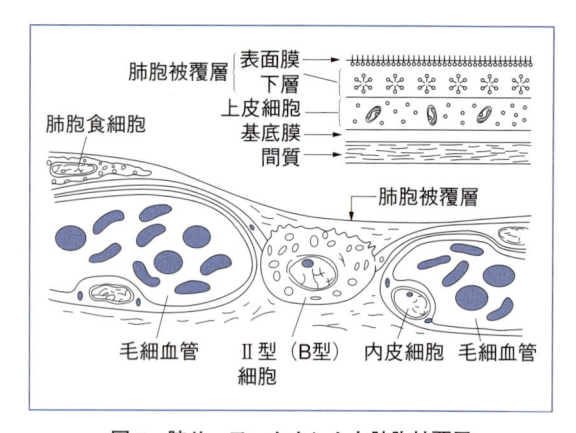

図7 肺サーファクタントと肺胞被覆層
(岡田慶夫ほか. 呼吸器疾患とその微細構造. 東京：医学書院；1975. p.76 より改変引用)

き，器質的閉鎖の準備が整っている[4]（図6）。中膜の筋層が発達した胎生末期の動脈管は，血中酸素分圧（P_{O_2}）が上昇すると強く収縮する性質をもっているが，胎児では動脈管を流れる血液の P_{O_2} は低いので，動脈管は開存している。さらに胎児では，動脈管筋層の拡張作用を有するプロスタグランジンE（PGE）の血中レベルは高い。その機序としては，胎児では，肺血流量が少ないので，PGEが肺で代謝されにくいことと，胎盤におけるPGEの産出が考えられている。この高いレベルのPGEと，低い血中 P_{O_2} とにより胎児の動脈管は積極的に開存している。

これに対して肺血管系は，動脈管とは逆に，接触する P_{O_2} が低いと収縮する性質をもっている（低酸素性肺血管収縮）ので，肺胞換気の行われていない胎児では，肺血管抵抗は高く，肺循環に流入するのは全心拍出量の8～10％ぐらいにすぎず[5)6)]，肺の代謝機能に関与していると考えられる[7]。

2）胎児肺の発達

胎児肺の気管支は在胎16週ごろに第16分岐まで完了する。それまでに成長が抑制されると気管支分岐が少ない肺，したがって肺胞数も少ない肺低形成となる。在胎16週以降も横隔膜ヘルニアや，羊水過少で肺が圧迫されると成長が抑制されて肺容量の小さい肺低形成となる。羊水過少は胎児の腎機能がなく無尿の場合や，破膜して長期羊水流出が起こった場合が多い。胎児肺は成長とともに発達し機能分化が起こる。例えば，肺胞の上皮はⅠ型とⅡ型とに分化し，Ⅱ型上皮では肺サーファクタントが産出され，出生に備えている

（図7）。肺サーファクタントは脂質・蛋白質複合体で，脂質の中心はリン脂質，特に飽和脂肪酸から構成されるレシチン（ホスファチジルコリン）である。蛋白はSP-A，SP-B，SP-C，SP-Dの4種が知られており，SP-BとSP-Cは脂溶性で表面活性発現に関与しているが，SP-AとSP-Dは水溶性で主として肺局所で感染防御作用に関与していることが最近明らかにされている。

肺サーファクタントの脂質や蛋白を指標として羊水中や出生直後の気道吸引液，あるいは胃内容吸引液を用いて肺サーファクタントを定量することも可能である。新生児医療の臨床の場では少量の羊水や気道吸引液をパスツールピペットで泡立て，15μm未満の安定した小泡沫の数を100倍顕微鏡下で数える，マイクロバブルテスト（stable microbubble rating）が行われている。しかし肺サーファクタントが十分に産出されない未熟な状態で出生すると，肺サーファクタント欠如のために肺胞は強い表面張力に抗しきれず，機能的残気量を正常に保てないで広範な虚脱に至る。これが新生児の呼吸促迫症候群（respiratory distress syndrome：RDS）である（図8）。RDSは，前述のように，羊水を用いて出生前診断がある程度可能であるし，出生直後には気道吸引液や胃内容吸引液でのマイクロバブルテストが早期診断に役立つ。母体へのグルココルチコイド投与により，胎児肺での肺サーファクタント産出を促進せしめることにより，RDSをある程度予防することもできる。

胎内で胎児は呼吸様の胸郭運動を行い，出生後

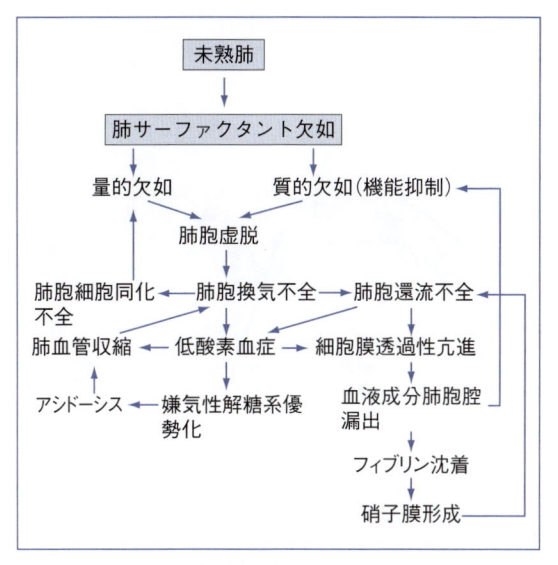

図8 呼吸促迫症候群の病態生理

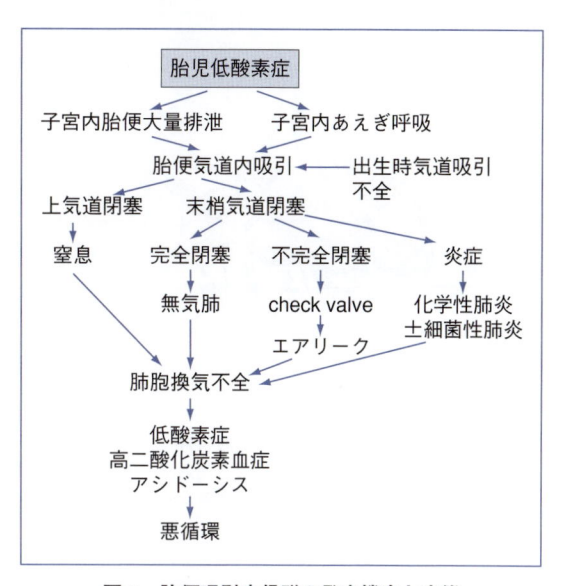

図9 胎便吸引症候群の発症機序と病態
(小川雄之亮. 急性呼吸不全. 新小児医学大系, 8C 新生児医学Ⅲ. 東京：中山書店；1984 p. 113-50 より引用)

の肺呼吸に備えている。この場合，呼吸様運動によって羊水を肺内に吸引しているのではない。胎児肺は自分の肺で産出する肺水（lung fluid）で満たされているので，この肺水を断続的に気道を経て羊水腔および胎児消化管に排出している。胎児が強い低酸素状態に陥ると大きな吸息運動である「あえぎ呼吸（gasping）」が出現する。同時に低酸素は胎児の胎便排泄を促進するので，胎便を混じた羊水を「あえぎ呼吸」で肺内へ吸引することとなる。この状態で出生すると図9に示すように，胎便吸引症候群（meconium aspiration syndrome：MAS）を発症することとなる。したがって，胎児窮迫（fetal distress）が明らかな分娩時には，児の頭が娩出された時点で口腔と鼻腔の吸引を行い，胎便の除去に努める。また，胎便による羊水混濁があり，出生後活気の低下や呼吸促迫症状を呈する場合には喉頭鏡直視下で気管内吸引を行って胎便の除去に努め，MASの発症予防もしくは軽減化を図る。

3）出生後の肺胞換気の確立と循環動態の変化

出生後，臍-胎盤循環が途絶し，種々の呼吸抑制因子が解除されると，児の呼吸運動が活発となる。胎児では，肺胞を含めた気道は肺水で満たされており，肺胞でガス交換するためには肺水が速やかに空気と置換される必要がある。この肺水の吸収と肺循環の間には密接な関係がある。まず産道通過時の胸郭の物理的圧迫により肺水の約1/3が排泄される。下部気道に残った2/3の肺水の肺胞から肺間質への移行には，出生直後からの啼泣が重要な役割を果たす。啼泣時には，声帯を閉じたまま呼気運動が行われるので，肺胞内圧が上昇し，肺胞内肺水が間質に移行しやすくなる。さらに満期が近づくにつれ，肺胞上皮の膜のイオン輸送作用がCl^-分泌からNa^+吸収パターンへと変化し，この変化は，陣痛やカテコラミン，バソプレシンなどにより促進される[8]。こうして肺胞から間質に移行した肺水は，リンパ系と血管系を介して肺外に搬送される。まずリンパ系では，リンパ管内の弁が一方向弁として機能し，呼吸運動による胸腔内圧の変化を駆動源として，間質内の水分は，ポンプのようにリンパ管を介して肺外にくみ出される。一方，後述のような機序で肺血管抵抗が急激に低下し肺血流が増大するが，血液中の膠質浸透圧は組織間液よりも高いので，肺間質中の水分は肺血管内に吸収され肺外に搬送されることになる（図10）。このような肺水の吸収を反映して，気道内肺水の吸収とともに，まず気道抵抗が急速に低下し，次いで間質内水分の肺外への移送と並行して肺コンプライアンスが緩やかに増大し，安定した肺呼吸が確立する。

後述するように，主として肺の拡張と肺胞内P_{O_2}・肺血管内P_{O_2}の上昇の直接的および間接的効

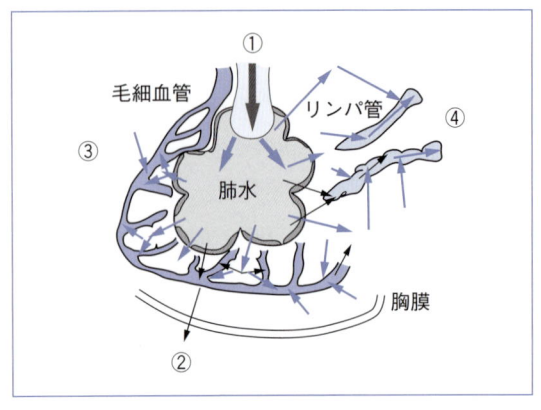

図 10 肺水の吸収機序
①肺胞上皮膜のイオン輸送の変換，産道通過時の圧排，啼泣時の呼気陽圧。②吸気時の胸腔内陰圧。③膠質浸透圧の高い肺内血液の増加。④呼吸運動によるポンプ作用作用。

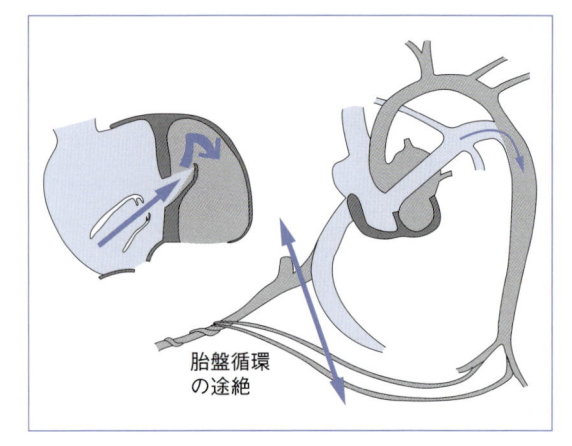

図 11 新生児遷延性肺高血圧症
卵円孔や動脈管からの右→左短絡。

果として，肺血管抵抗は急速に低下し，肺血流量は急激に増大する[7]。その結果，肺静脈より左心房に還流する血液が増大して，左心房圧が右心房圧よりも高くなり，卵円孔は生後数分で機能的に閉鎖する。動脈管を介する血流も，肺動脈→大動脈方向の短絡が減少し，大動脈→肺動脈短絡が優位となってくる。肺胞換気の確立による動脈血酸素分圧（Pa_{O_2}）上昇の直接作用として，成熟児の動脈管は収縮・閉鎖し始める。さらに，PGE の重要な供給源であった胎盤循環を失ったうえに，肺血流の増大により肺における PGE の代謝が促進され血中 PGE 濃度が低下するので，動脈管の閉鎖はいっそう進行する。こうして肺循環と体循環は，並列関係から直列関係へと移行し新生児循環ができあがる。このように肺胞換気の確立は肺血管抵抗の低下・卵円孔の機能的閉鎖・動脈管の収縮の契機となり，胎児循環から新生児循環への移行は，肺水の吸収を促進して肺でのガス交換を容易にし，心内，肺内での右→左短絡を減少させて Pa_{O_2} を上昇させるのに貢献している。

以上は主としてヒツジなどの動物実験での知見[1)～9)]であるが，臍カテーテル[10)]やパルスドプラー超音波検査[11)～15)]を用いたヒト成熟児での研究でも，肺血圧は出生後6～24時間で急速に低下（しかしヒツジと違って成人レベルまで下がるには，さらに5～10日を要する[10)14)]）し，それに伴って，生後6時間でほとんどの新生児に認められた動脈管での左→右短絡が，生後24時間では，9割前後の新生児で消失している[12)13)]。

4）新生児の肺循環の特徴

出生後短時間のうちに肺血管抵抗は低下し，肺血流量は増加して，左心房に還流する血液量が増大する結果，卵円孔が機能的に閉鎖する。次いで動脈管が収縮し，新生児循環が完成する。

新生児の肺循環の特徴は以下のとおりである。

①肺胞換気の確立とともに肺血管抵抗が急速に低下し，肺血液量が増加する過程にある。

②左→右短絡型心疾患や肺低形成を伴う呼吸器疾患では，出生後も肺高血圧が持続する傾向がある。

③低酸素血症，酸血症またはアシドーシス，低体温，疼痛刺激などにより肺血管抵抗は上昇しやすい。これは，特に生後24時間以内の成熟児で顕著である。

④卵円孔や動脈管が基質的に閉鎖していない新生児期には，肺血管抵抗の上昇により，容易に卵円孔や動脈管を介した右→左短絡が生じる（図11）。

⑤早産児では，血中 P_{O_2} に対する動脈管や肺血管の反応は成熟児より鈍く，動脈管の閉鎖が遅延しやすい代わりに，新生児遷延性肺高血圧症は合併しにくい。

⑥PGE や PGE 阻害物質を用いて，動脈管の薬物的コントロールが可能である。

5）新生児・小児の解剖学的・呼吸生理学的特徴

新生児は頭部が大きく，気道軟骨が脆弱なため上気道閉塞をきたしやすいうえに，鼻呼吸（nasal

breather）であるため，鼻閉があると容易に呼吸不全に陥る．新生児の呼吸は腹式呼吸が主体だが，新生児の横隔膜は相対的に挙上しているので腹式呼吸の換気効率は悪く，筋原線維の乏しい呼吸筋は疲労しやすい．さらに，呼吸中枢が未熟なために，周期性呼吸や無呼吸を合併することがまれではなく，鎮静薬や鎮痛薬などの薬物や低酸素血症は容易に呼吸抑制を引き起こす．特に出生直後の新生児や RDS の早産児では，肺コンプライアンスが小さく，胸郭コンプライアンスが大きいので，陥没呼吸（吸気時に一致した肋間や胸骨窩の陥没，シーソー様呼吸運動，呼気性呻吟，鼻翼呼吸）を呈しやすく，換気効率の悪い頻呼吸で代償しようとするため呼吸筋が疲労するという悪循環に陥る．機能的残気量の低下や無気肺のために中心性チアノーゼも出現しやすい．一方では，早産児では血液中の P_{O_2} の上昇により未熟児網膜症を来す危険性がある．

さらに酸素投与や陽圧換気により容易に肺損傷を来しやすい．

また新生児早期には肺血管抵抗が比較的高いうえに，卵円孔や動脈管が開存しやすいので心内の右→左短絡が生じることがまれではない．

呼吸管理上重要な点は，乳幼児・小児では上気道閉塞を起こしやすいうえに，上気道の最狭部が成人のように声門ではなく，声門下にあることである．そのため太めのサイズの気管内チューブを用いて気管内挿管すると声門下でつかえて声門粘膜を傷つける危険性がある．気道抵抗は半径の4乗に反比例するので，わずかの気管の狭窄でも気道抵抗を著しく増強し，抜去困難症を合併することがある．

乳幼児・小児では，呼気終末に声門を閉じて生理的に 2～3 cmH₂O の呼気終末陽圧（positive end-expiratory pressure：PEEP）をかけて機能的残気量を維持している．したがって，呼吸不全の児に単に気管内挿管だけをして PEEP をかけないと，かえって酸素化が低下することがある．

6）乳幼児の呼吸障害の徴候

乳幼児の呼吸障害の徴候を表1に示す．

表1　乳幼児の呼吸障害の徴候

頻呼吸（多呼吸）	60回/分以上の速い呼吸，少ない1回換気量を回数増で補おうとするもの
陥没呼吸	強い胸腔内陰圧のため肋間や胸骨下の軟部が吸気時に陥没する．
呻吟	機能的残気を保つため声門を狭くして抵抗をつける際に生じる呼気うめき声
中枢性チアノーゼ	P_{O_2} が低下し，還元型ヘモグロビン絶対量が増加して出現
無呼吸	呼吸休止20秒以上，もしくはチアノーゼや80回/分以下の徐脈を伴う呼吸停止
シーソー呼吸	吸気時に強い胸腔内陰圧のため胸郭前後径が減少し，同時に腹部が膨隆して胸部と腹部の動きが逆となる．
下顎呼吸・鼻翼呼吸	強い呼吸努力のため下顎が動き，吸気時に鼻孔が拡大する．
喘鳴	上気道狭窄で吸気時「ゼーゼー」 末梢気道狭窄で呼気時「ヒューヒュー」

7）新生児期に呼吸不全を来す疾患の分類と診断

呼吸障害の分類を表2に示す．鑑別診断には，病歴（RDS は未熟性の高い児に，MAS は仮死のある過熟児に合併しやすい，前期破水や母体発熱や羊水混濁は感染症を示唆するなど）と臨床症状（RDS では陥没呼吸が目立ち，新生児一過性多呼吸では頻呼吸が目立つなど）が重要である．臨床検査としては呼吸器の異常の診断のためには，胸部単純 X 線写真やファイバ気管支鏡や CT などの画像検査が有用である．特殊検査としては，RDS の確定診断には羊水ないし胃液の form stable test やマイクロバブルテストが，MAS の確定診断には気管内吸引液中の胎便や尿吸光度測定が，肺炎には CRP（C 反応性蛋白）/血算や細菌学的検査が有用である．動脈血液ガス分析からも呼吸障害の程度だけでなく病態の性状を示唆する情報を得られることがある（閉塞性気道病変や中枢神経系異常では低酸素血症よりも高二酸化炭素血症が目立ち，無気肺では低酸素血症が目立つなど）．

表2　新生児期に呼吸不全を来す疾患の分類

1．呼吸器の異常による
　1）閉塞性気道病変…気道抵抗増大
　　①上気道
　　　a）鼻腔と鼻咽腔：先天性鼻腔狭窄，後鼻腔閉鎖，鼻腔腫瘍，感染症
　　　b）口腔：巨舌，舌根沈下，小顎症，Pierre Robin症候群
　　　c）顎頸部：頸部血管腫・リンパ腫・水滑液嚢症，先天性甲状腺腫
　　　d）喉頭部：先天性喘鳴，喉頭軟化症，声帯麻痺，声門下狭窄，膜様部閉鎖，挿管チューブによる浮腫や肉芽
　　　e）気管：気管軟化症，気管狭窄，膜様部欠損，気管食道瘻
　　②下気道…呼気性副雑音（ヒューヒュー，ゼーゼー）
　　　a）気管支：気管支軟化症，肉芽，壊死性気管気管支炎，bronchospasm
　　　b）胎便吸引症候群
　2）拘束性病変…肺コンプライアンス低下
　　①肺実質病変
　　　a）呼吸促迫症候群（RDS）
　　　b）急性呼吸促進症候群（ARDS）
　　　c）新生児一過性多呼吸
　　　d）肺炎
　　　e）肺出血
　　　f）肺気腫，間質性肺気腫
　　　g）慢性肺障害
　　②肺の発生・発育異常
　　　a）肺無形性・低形成
　　　b）横隔膜ヘルニア
　　　c）先天性嚢胞（大葉性肺気腫，先天性嚢胞性アデノマトイド奇形）
　3）胸腔・胸壁病変
　　　a）胸腔：気胸，胸水，乳び胸，血胸
　　　b）胸壁病変：胸壁浮腫，紅皮症
2．循環器疾患：肺うっ血，新生児遷延性肺高血圧症
3．神経・筋疾患
　　　a）中枢神経性：未熟児無呼吸，仮死，floppy infant
　　　b）筋疾患：筋緊張性ジストロフィー
4．代謝系：代謝性アシドーシス，低体温，低血糖，低カルシウム血症，高アンモニア血症

8）新生児・乳幼児の呼吸管理のポイント

①目標とする動脈血酸素分圧（Pa_{O_2}）

新生児では未熟児網膜症や慢性肺障害の危険性を少なくするために，Pa_{O_2}を50〜80 mmHgに保つ最小限の酸素濃度を使用する。乳幼児でも，慢性肺障害の危険性を少なくするために，Pa_{O_2}が100 mmHgを超えない範囲で最小限の酸素濃度を使用する。

②気道の確保と気管内チューブ

新生児・乳幼児では舌が相対的に大きいため経口エアウェイはかえって舌根による気道閉塞をまねきやすい。肩枕が気道確保に役立つ。気道粘膜の損傷を避けるために気管内挿管する場合は，細めのサイズのカフなし気管内チューブを用いる。したがって，従量式の人工呼吸器は利点をいかせず，従圧式が主体となる。気管の長さが短いうえに患者の協力を得られないので計画外抜管も発生しやすく，気管内チューブの固定と定時的なチェックが重要である。気管内チューブの閉塞防止には吸入気の加温加湿が重要で，口元温度は37℃前後に設定するだけではなく，加温加湿器本体の温度をホースヒーターの温度よりも2℃高くなるように設定して十分な加湿が保証されるようにする必要がある。

③人工呼吸器

PEEPを用いたtime-cycled pressure-limited ventilation（TCPL）が主として用いられる。高頻度振動換気（high-frequency oscillation：HFO）が使用されることもまれではない反面，部分的補助換気（patient trigger ventilation：PTV）の有用性は乏しい（詳細は9）-③参照）。

④モニター

新生児期には経皮的にP_{O_2}・二酸化炭素分圧（P_{CO_2}）の連続モニターが可能である。新生児遷延性肺高血圧症が疑われる場合は，2台のパルスオキシメータを右上肢と下肢に装着して同時モニターする。

9）新生児・幼児での人工呼吸管理の実際

①酸素療法

高二酸化炭素血症を伴わない軽度の低酸素血症の児に対しては，ヘッドボックスや保育器内に酸

素を投与する。新生児では未熟児網膜症や慢性肺障害の危険性を少なくするために，Pa_{O_2}を50〜70 mmHgに保つ最小限の酸素濃度を使用する。そのためには経皮酸素分圧モニターかパルスオキシメータを装着することが望ましい。細菌感染症や血栓などの合併症を避けるために臍動脈カテーテルの留置は最小限にとどめ，動脈血液ガス分析が長期にわたり必要な場合は，橈骨動脈や足背動脈に留置するように努める。新生児では高濃度の酸素投与は慢性肺障害を引き起こす危険性があるので，吸入酸素濃度（F_{IO_2}）が40％以上必要な場合や陥没呼吸が目立つ場合は，鼻CPAP（nasal continuous positive airway pressure：nCPAP）か挿管による人工換気療法を考える。

② nCPAP

高濃度酸素による慢性肺障害を防止するために，持続的に40％以上の吸入酸素が必要な場合はCPAPを考える。新生児はnasal breatherであるので，気管内挿管をしなくても鼻にnasal prongを挿入して陽圧回路に接続することで，気道に持続陽圧（continuous positive airway pressure：CPAP）をかけておくことが可能である。肺のコンプライアンスが低下した疾患（RDS，新生児一過性多呼吸，肺炎など）では酸素化能を改善し，呼吸仕事量を軽減する。上気道狭窄（喉頭軟化症，声帯浮腫など）や無呼吸発作例でも閉塞性無呼吸や呼吸筋の疲労を軽減することがある。しかし下気道閉塞のある疾患（MASなど）ではgas-trappingの危険性が増す。鼻中隔を損傷しない範囲でできるだけ太めのnasal prongを使用する。分泌物を除去するためと鼻中隔への圧迫を軽減するため，時々nasal prongをはずして鼻孔を吸引する。胃内にガスを飲み込みやすいので太めの胃カテーテルを留置し先端を開放しておく。吸気時の呼吸仕事量を軽減する特別な工夫をこらした装置（directional CPAP装置：Infant Flow®）も市販されている。10 cmH$_2$OのnCPAPでもF_{IO_2}が40％以上必要な場合やPa_{CO_2}が高値の場合は挿管による人工換気療法を行う。

③ 人工換気療法

a）time-cycled pressure-limited ventilation（TCPL）

回路内には定常流が流れており患者は自由に自発呼吸ができるうえに，間欠的に呼気弁が閉鎖して強制換気が施行される。これは，工学的限界とHering-Breuerの反射が強いという新生児の生理学的特徴を逆手にとった手法であるが，一方では肺内にガスが均等に分布しやすく，比較的低い最大吸気圧（PIP）で1回換気量を確保しやすいため肺損傷の危険性が少ないという利点がある。最大の欠点は，肺の病態の変化により換気量が変動することと，気道閉塞が生じても高気道内圧アラームが作動しないことである。

①F_{IO_2}：未熟児網膜症や慢性肺障害を防止するために，Pa_{O_2}が50〜80 mmHgを保つのに必要最小限のF_{IO_2}を使用する。F_{IO_2}を0.4以下にできない場合は，PEEPを高めに設定するか，HFOかサーファクタント補充療法を考える。

②PEEP：呼吸コンプライアンスの低下した疾患（RDSや肺炎など）ではPEEPを5〜10 cmH$_2$Oと高めに設定し，MASのような閉塞性呼吸器疾患では1〜3 cmH$_2$Oと低めに設定する。しかし気管軟化症や喉頭軟化症ではPEEPを8〜10 cmH$_2$Oと高めに設定した方が呼吸障害が軽減することもある。

③PIP：気胸や慢性肺障害などの肺障害を防止するためには，PIPは，Pa_{CO_2}を40〜60 mmHgを保つ範囲でできるだけ低く保つ。特に1,500 g未満の極低出生体重児ではPIPを20 cmH$_2$O以上にしないように努める。この条件でPa_{CO_2}が60 mmHg以下に保てない場合はHFOやサーファクタント補充療法を考える。アラームの設定はPIPの設定値よりも2〜3 cmH$_2$O低い値とする。

④換気回数：急性期には，呼吸コンプライアンスの低下した疾患では30〜40回/分，閉塞性呼吸器疾患では20〜30回/分より開始し，PIPが20 cmH$_2$O以下でPa_{CO_2}を40〜60 mmHgに保つように換気回数を調節する。エアトラッピングの危険性があるので換気回数が60/分以上でなければPa_{CO_2}をコントロールできない場合はHFOを考える。

⑤吸気時間（IT）：吸気時間は急性期には0.5〜0.8秒と長めに設定し，ウィーニング時には0.3〜0.4秒と短めに設定する。一般にコンプライアンスが低下した疾患では吸気時間を長めに設定した方が酸素化がよく，閉塞性呼吸器疾患では呼気時間

を長めに設定した方が気胸などの合併症が少なく安全である。

⑥加温加湿器：口元温度は37℃前後に設定する。加温加湿器本体の温度をホースヒーターの温度よりも2℃高くなるように設定して十分な加湿が保証されるようにする。

b）部分的補助換気（PTV）

新生児・乳幼児では，カフなし気管内チューブでのリークによるautocycleや，多呼吸時のauto-PEEPの危険性や，細い気管内チューブによる流速のオーバーシュートの問題などが残されており，コンプライアンスが低下した肺病変の急性期での使用は慎重に検討する必要がある。ファイティングを起こしやすい患者や，人工呼吸器からのウィーニング時に有用である。

c）高頻度振動換気（HFO）

1回換気量が解剖学的死腔量以下と小さく，気胸や慢性肺障害（chronic lung disease：CLD）などの肺損傷の危険性の少ない換気法である。通常は換気回数が15Hz（900回/分）に固定して使用する。平均気道内圧（MAP）と1回換気量を個々に調節できるので，Pa_{O_2}とPa_{CO_2}を独立して規定できる。すなわち，Pa_{O_2}を上げたいときは，$F_{I_{O_2}}$かMAPを高くし，Pa_{CO_2}を下げるためには1回換気量を大きくすればよい。コンプライアンスの低下した疾患（RDS，肺炎，うっ血性肺浮腫など）では通常の人工呼吸器よりもMAPを2～4cmH$_2$O高めに設定した方がかえって肺損傷を起こしにくい。MAPを10cmH$_2$O以上に保つ場合はヘッドアップ位とする。

閉塞性の肺疾患（MASなど）ではoscillationの効果が肺胞まで到達しにくい。同様の理由で，HFO施行中は，気道内分泌物をこまめに吸引することが大切である。Pa_{O_2}の改善が不十分な場合は20～30cmH$_2$OのSI（sustained inflation）を15秒間くらい施行してもよいが，SI施行中は血圧低下や脳循環障害などが生じる可能性があるので，ヘッドアップ位を保ち，乱用は慎むべきである。static SI（HFOを中断したままMAPよりも15cmH$_2$O高い圧で15秒間ふくらませる）は脳循環動態に大きな変動を与えるので，酸素化が不十分な症例ではMAPを高くするか，pulsatile SI（HFOを施行したまま15秒間MAPを10cmH$_2$O高くする）を施行する方が安全である。乳幼児にも使用できるHFO装置としてハミングV®・カリオペα®が市販されている。

【2】特殊な呼吸管理法

①サーファクタント補充療法

RDSの根本的治療法としての有効性が広く証明されている。急性期の呼吸不全の改善だけではなく，気胸や慢性肺障害などの合併症の減少にも有用である。120mg/kgの肺サーファクタント（サーファクテン®）を体位を変えながら気管内に4～5回に分けて注入する（図12，表3）。

②一酸化窒素（NO）吸入療法（図13）

a）適応

現時点では一酸化窒素は医薬品とは認可されていないので，以下のような疾患があって，人工呼吸器療法や血管拡張薬では肺高血圧のために，oxygenation index（OI）[*1]が20未満に下げられない場合に限って施行が検討されるべきである。

①原発性および続発性の新生児遷延性肺高血圧症（器質的ではなく機能的肺血管収縮が生じてい

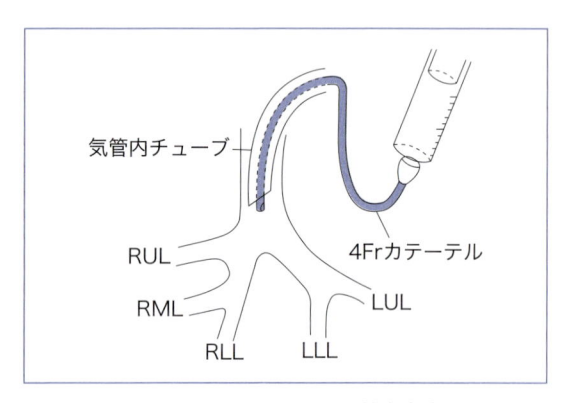

図12　サーファクタント補充療法
RUL：右肺上葉，RML：右肺中葉，RLL：右肺下葉，LLL：左下葉，LUL：左上葉。
（羽鳥文麿，田村正徳，小川雄之亮．新生児・乳児の呼吸管理．第8回3学会合同呼吸療法認定士 認定講習会テキスト Respiratory Therapy．3学会合同呼吸療法認定士認定委員会．2003．p.338 より引用）

[*1]：oxygenation index＝$F_{I_{O_2}}$×平均気道内圧（cmH$_2$O）/Pa_{O_2}×100

表3　サーファクタント補充療法の手順

体重1kgあたり　1バイアル（＝120mg）のサーファクテン®を4～5回に分けて気管内に注入する。経皮酸素モニターかパルスオキシメータを指標に，十分用手換気して操作中の低酸素血症を防止することと，清潔操作が重要なポイントである。

1）経皮酸素モニターかパルスオキシメータを装着したうえで気管内吸引を施行しておく。
2）サーファクテン®のバイアルを瓶の外から軽く叩いてほぐしておいてから，1バイアルにつき温生食水4mlを注射器で注入し，溶解する。このとき泡立たせないように気をつける。
3）術者は滅菌手袋をしたうえで，溶解したサーファクテン®を27G針で10mlシリンジに吸う。
4）術者はシリンジから27G針をはずし，代わりに4Frの胃カテーテルをシリンジに装着する。時間があれば清潔鑷子を用いて，この胃カテーテルを患者の挿管チューブより1～2cm長めのところで切る。
5）溶解したサーファクテン®を4～5分割して，患者の挿管チューブ内に注入する。
6）100%酸素で吸気時間を長めにして用手換気する。
7）酸素化が回復したら，体位を変更して患者の挿管チューブ内に注入する。

5）～7）を体位変換（頭部挙上で右左，殿部挙上で右左，正面）しながら反復する。
サーファクタント補充療法後は，一時的に気道抵抗が増大し時定数が延びるので，吸気時間を長めに設定する。Pa_{O_2}が改善してきたらまずF_{IO_2}を下げ，圧を下げるのは2～6時間様子を見てからとする。サーファクタント補充療法後は1～2時間くらいは吸引を控える。

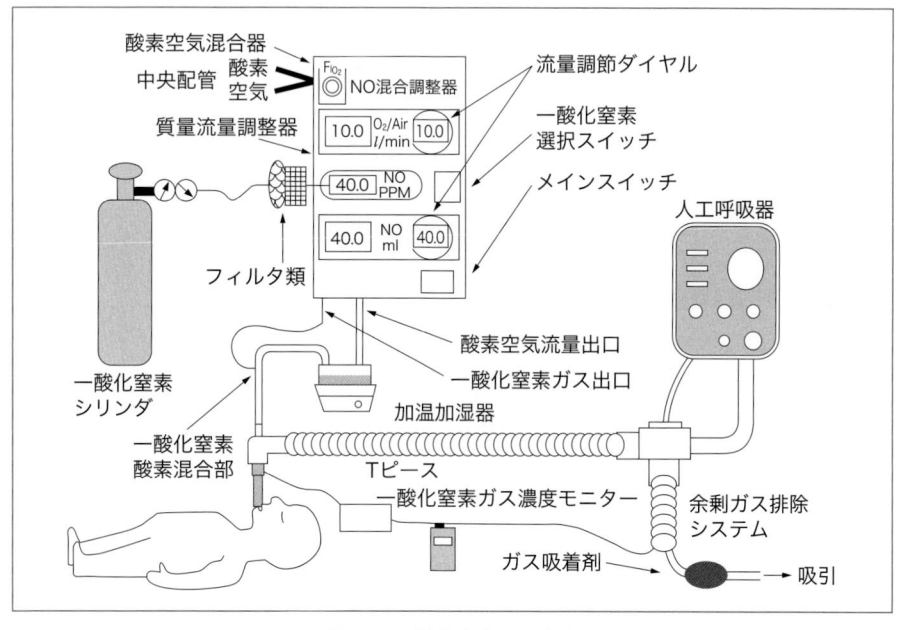

図13　一酸化窒素吸入療法
（Miyasaka K, Fujiwara H, Takata M, et al. A safe clinical system for nitric oxide inhalation therapy for pediatric patients. Pediatr Pulmonol 1996；22：174-81 より引用）

る場合に効果が期待できる）
　②先天性心疾患術後の肺高血圧
　③急性呼吸促迫症候群（acute respiratory distress syndrome：ARDS）

b）問題点と対策
　一酸化窒素は酸素と反応して有毒ガスの二酸化窒素（NO_2）となり，これが気道に吸入されると水と反応して硝酸塩と亜硝酸塩となり，気道損傷や肺障害や肺水腫を来す危険性がある。室内に排

気すると環境汚染による危険がスタッフにも及ぶ。したがってできるだけ低濃度の一酸化窒素を使用し，F_{IO_2}を低くし，一酸化窒素と酸素の接触時間を短くする工夫が必要である。また，長時間使用すると患者の血中メトヘモグロビンが上昇したり，血小板の機能が低下する可能性がある。しかし，一酸化窒素吸入療法を急に中止するとリバウンド現象が生じることがある。

一酸化窒素吸入療法は以下の事項がすべて可能な施設でのみ施行されるべきである。

①倫理委員会での承認と家族からの文書による同意が得られる。

②既知濃度の一酸化窒素ボンベを使用する。

③正確な濃度の一酸化窒素を吸入できる回路を使用する。

④排気ガスを回収するシステムを用いる。

⑤化学発光法または電気化学分析法で回路内ガスの一酸化窒素と二酸化窒素とを連続モニターする。二酸化窒素は少なくとも 0.1ppm まで測定できることが望ましい。

⑥患児のメトヘモグロビンを定期的に測定する。

c）方法

超音波検査で肺高血圧の存在と程度をを確認したのち，血液ガス，血算，血液中メトヘモグロビンを測定し，パルスオキシメータを装着して，5ppm から開始して効果が得られるまで 5ppm ずつ徐々に吸入濃度を上げていく。効果が得られたら必要最低限の一酸化窒素濃度を使用する。20ppm での吸入を 1 時間以上施行しても効果が認められない場合は無効と判定する。呼気中の二酸化窒素濃度が 0.2ppm 以上，血液中メトヘモグロビン濃度が 2％以上ある場合は一酸化窒素の吸入濃度を下げる。

酸素化の改善が顕著な場合は，F_{IO_2}と一酸化窒素を交互に下げていき，一酸化窒素が 5ppm 未満，F_{IO_2}が 0.4 未満でも酸素化が安定している場合は，一酸化窒素からの離脱を考える。

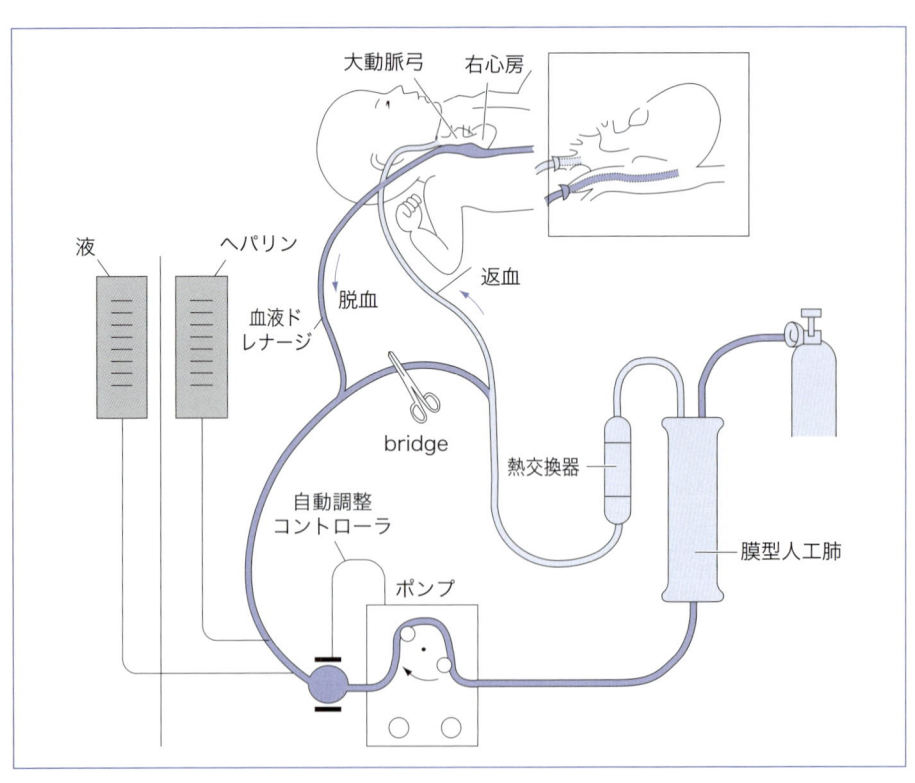

図 14　体外式膜型人工肺 ECMO（V–A 方式）
（羽鳥文麿，田村正徳，小川雄之亮．新生児・乳児の呼吸管理．第 8 回 3 学会合同呼吸療法認定士 認定講習会テキスト Respiratory Therapy．3 学会合同呼吸療法認定士認定委員会．2003．p.334 より引用）

③体外式膜型人工肺（extracorporeal membrane oxygenation：ECMO）（図 14）

他の人工換気法で有効な酸素化や換気が得られない場合には，膜型人工肺を用いて体外で血液のガス交換をする場合がある。肺を休めて（lung rest）肺損傷の回復を図る目的で使用されるが，血管内に太いカテーテルを挿入して抗凝固薬を使用するなど，侵襲性が高く24時間の監視体制を必要とするので，他の方法では致死的であると判断された場合に限って行うべきである。

a）適応
- oxygenation index（OI）が40以上が4時間以上続く。
- pH が 7.15 未満で Pa_{O_2} が 40 mmHg 未満
- 頑固なエアリークがあるのに，MAP を 15 cmH₂O 以下に下げられない。

b）禁忌
- 頭蓋内出血
- 在胎週数 35 週未満
- 出生体重 2,000 g 未満
- 人工換気 10 日以上
- 不可逆的肺損傷
- 予後不良の合併症や先天奇形

c）合併症
- 空気塞栓
- 血栓
- 出血傾向（特にカテーテル刺入部や頭蓋内出血）
- 感染

d）方法

①V-A 方式：総頸静脈より脱血し，酸素化した血液を頸動脈より送血する。

②V-V 方式：二重管を総頸静脈から挿入し，下大静脈から脱血し，右心房に送血する。

いずれも頸静脈の頭側からの cephalic drainage を併用すると脱血が容易となる。まず V-V 方式を試み，効果が不十分ならば V-A 方式に移行する。ECMO 中は lung rest の目的で人工換気の $F_{I_{O_2}}$ は 0.4 以下とし，PIP は 20 cmH₂O 以下に下げ，PEEP を 5～10 cmH₂O とする。

e）抗凝固

送血路で活性凝固時間（ACT）が 180～200 秒になるようにメシル酸ナファモスタット（フサン®）かヘパリンを持続注入する。

〈参考文献〉

1) Edelstone DI, Rudolph AM, Heymann MA. Liver and ductus venosus blood flows in fetal lambs in utero. Circ Res 1978；42：426.
2) Edelstone DI, Rudolph AM. Preferential streaming of ductus venosus blood to the brain and heart in fetal lambs. Am J Physiol 1979；237：H724.
3) Rudolph AM. The changes in the circulation after birth. Circulation 1970；41：343-59.
4) 小口弘毅. 動脈管開存症の病態生理. NICU 1989；2：724-32.
5) Rudolph AM. Fetal circulation and cardiovascular adjustment after birth. In：18th ed. Pediatrics. Nor walk：Appleton & Lange；1987. p.1219-23.
6) Rudolph AM, Heymann MA. Circulatory changes during growth in the fetal lamb. Circ Res 1970；26：289.
7) Rudolph AM, Iwamoto HS, Teitel DF. Circulatory changes at birth. J Perinat Med 1988；16（suppl 1）：9-21.
8) Bland RD. Pathogenesis of pulmonary edema after premature birth. Adv Pediatr 1987；34：175-222.
9) Heymann MA. Regulation of the pulmonary circulation in the perinatal period and in children. Intensive Care Med 1989；15：S9-S12.
10) Moss AJ, Emmanouilides G, Duffie ER Jr. Closure of the ductus arteriosus in the newborn Infants. Pediatrics 1963；32：25.
11) Emmanouilides G, Moss AJ, Duffie ER Jr, et al. Pulmonary arterial pressure changes in human newborn infants from birth to 3 day of age. J Pediatr 1964；65：327.
12) Wilson N, Reed K, Allen HD, et al. Doppler echocardiographic observation of pulmonary and transvalvular velocity changes after birth and during the early neonatal period. Am Heart J 1987；113：750-8.
13) Takenaka K, Waffarn F, Dabestani A, et al. A pulsed doppler echocardiographic study of the postnatal changes in the pulmonary artery and ascending aortic flow in normal term newborn infants. Am Heart J 1987；113：759-66.
14) 細野稔彦. 超音波パルス・ドップラー法を用いた新生児早期の右心室流入・流出血流の経時的評価. J Cardiol 1987；17：895-905.
15) Shiraishi H, Yanagisawa M. Ductal left to right flow and pulmonary circulation in normal neonates：Pulsed doppler echocardiographic evaluaition. Acta Paediatr Jpn Overseas Ed 1989；31：727-33.
16) Clarke WR. The transitional circulation：physiology and anesthetic implications. J Clin Anesth 1990；2：192-211.
17) 田村正徳, 新生児遷延性肺高血圧症（PPHN）. 周産期医 1991；21：551-5.
18) Lewis AB, Heymann MA, Rudolph AM. Gestational changes in pulmonary vascular responses in fetal lambs in utero. Circ

Res 1976 ; 39 : 536.
19) 熊谷忠志, 田村正徳：サーボ式加温加湿器の問題点と安全な使用法について. 日新生児会誌 1991 ; 27 ; 77-8.
20) 岩田正道, 馬場 淳, 金 樹英ほか. 器械的モデル肺を用いた新生児用 PTV の検討（第 2 報）；VIP BIRD の termination sensitivity の有用性. 日未熟児新生児会誌 1995 ; 7 : 434.
21) 岩田正道, 馬場 淳, 金 樹英ほか. 器械的モデル肺を用いた新生児用 PTV の検討（第 3 報）；病的肺モデルでの呼吸仕事量, auto-PEEP. 日未熟児新生児会誌 1995 ; 7 : 434.
22) So BH, Tamura M, Mishina J, et al. Application of nasal CPAP to early extubation in very low birthweight infants. Arch Dis Child 1995 ; 72 : F191-3.
23) 馬場 淳, 金 樹英, 牛久保美穂子ほか. 各種 N-CPAP が患者呼吸仕事量及び一回換気量に及ぼす影響の比較検討. 日未熟児新生児会誌 1995 ; 7 ; 586.
24) 馬場 淳, 金 樹英, 牛久保美穂子ほか：病的肺における nasal-CPAP の効果と問題点. 日未熟児新生児会誌 1995 ; 7 : 586.
25) 田村正徳. 高頻度人工換気. 新小児医学大系. 小児医学の進歩 1990 ; 90C : 45-60.
26) Mcculloch PR, Forkert PG, Froese AB. Lung volume maintenance prevents lung injury during high frequency oscillatory ventilation in surfactant deficient rabbits. Am Rev Respir Dis 1988 ; 137 : 1185-92.
27) Byford LJ, Finkler JH, Froese AB. Lung volume recruitment during high frequency oscillation in atelectasis-prone rabbits. J Appl Physiol 1988 ; 64 : 1607-14.
28) 中村友彦, 田村正徳. HFO の臨床的利点と問題点. NICU 1993 ; 9 : 774-7.
29) 田村正徳：先天性横隔膜ヘルニアの周産期管理. 小児外科 1994 ; 26 : 1055-61.

（埼玉医科大学総合医療センター小児科 田村正徳）

19 ALI と ARDSの呼吸療法

到達目標

- □ ALI と ARDS の定義を理解する
- □ ALI と ARDS の特徴を理解する
- □ ALI と ARDS に推奨されている人工呼吸法を理解する
- □ ALI と ARDS の人工呼吸器からのウィーニング法を理解する
- □ ALI と ARDS の人工呼吸中の気道管理と鎮静法を理解する
- □ ALI と ARDS の補助的療法を理解する
- □ ALI と ARDS の人工呼吸管理の合併症を理解する

目次項目

1. ALI と ARDS の定義
2. ALI と ARDS の特徴
   - 原因
   - 頻度
   - 予後
   - 病態生理
3. ALI と ARDS の人工呼吸管理の実際
   - 人工呼吸器の設定
   - 人工呼吸器からのウィーニング
   - 気道確保と気道管理
   - 鎮静薬と筋弛緩薬の使用法
   - 呼吸理学療法
   - 補助的治療法
   - 人工呼吸管理の合併症

【1】 ALI と ARDS の定義

急性肺傷害（acute lung injury：ALI）と急性呼吸促迫症候群（acute respiratory distress syndrome：ARDS）の定義は，1994 年に発表された米国-欧州コンセンサス会議の定義[1]）によるのが一般的である。その定義を表1[1]）に示す。発症が急性で，肺酸素化障害があって，胸部単純 X 線写真の正面像で両側に浸潤影がみられ，心不全によらない呼吸不全を ALI または ARDS と呼ぶ。肺酸素化障害は，動脈血酸素分圧（Pa_{O_2}）を吸入酸素濃度（$F_{I_{O_2}}$）で割った値（P/F ratio）を指標としているが，この値が 300 mmHg 以下のものを ALI と呼び，200 mmHg 以下の重症のものを ARDS と呼ぶ。肺酸素化障害は呼気終末陽圧（positive end-

表1　ALI および ARDS の定義

	発症	酸素化能（$Pa_{O_2}/F_{I_{O_2}}$）	胸部単純X線像	肺動脈楔入圧
ALI の基準	急性	300 mmHg 以下（PEEP のレベルによらず）	両側性浸潤影（正面像）	測定された場合は18mmHg以下，または左房圧上昇の臨床所見がない
ARDS の基準	急性	200 mmHg 以下（PEEP のレベルによらず）	両側性浸潤影（正面像）	測定された場合は18mmHg以下，または左房圧上昇の臨床所見がない

(Bernard GR, Artigas A, Brigham KL, et al. The American-European Consensus Conference on ARDS. Difinitions, mechanisms, relevant outcomes, and clinical trial coordinaton. Am J Respir Crit Care Med 1994；149：818-24 より引用)

expiratory pressure：PEEP）によって大きく影響されるため，ARDS に関する米国-欧州コンセンサス会議パート 2 では PEEP の値を ALI の層別化に反映させている[2]。急性の定義には明確なものはないが，発症の契機となる事象があってからおよそ 3～4 日以内に発症するものを示すようである。肺動脈楔入圧が 18 mmHg 以下あるいは左房圧の上昇所見がないことは，ALI と ARDS を診断するうえで重要である。これは ALI と ARDS が血管透過性亢進型の肺水腫であり，左心不全による心原性肺水腫（圧亢進型肺水腫）は除外することを意味している。

表2　ALI と ARDS の発症原因となる疾患

直接的肺傷害	間接的肺傷害
1．一般的原因 ・肺炎（細菌，ウイルス，カリニなど） ・胃内容の誤嚥 2．まれな原因 ・肺挫傷 ・脂肪塞栓 ・溺水 ・有毒ガス吸入 ・肺移植あるいは肺塞栓除去後の再灌流性肺水腫	1．一般的原因 ・敗血症 ・ショックと大量輸血を伴う重症外傷 2．まれな原因 ・人工心肺 ・薬物中毒 ・急性膵炎 ・血液製剤輸血

（Ware RB, Matthay MA. The acute respiratory distress syndrome. N Engl J Med 2000；342：1334-49 より引用）

【2】ALI と ARDS の特徴

　ALI と ARDS は，酸素療法のみでは対処困難な低酸素血症が急性に発症して数日～数週間持続し，両側性の透過性亢進型肺水腫を示す胸部単純 X 線像が特徴である。単一の疾患ではなく，いろいろな原因によって発生する症候群である。

1）原因

　ALI と ARDS の原因として表 2 に示したように，直接的肺傷害によるものと，間接的肺傷害によるものとがある[3]。肺線維症，サルコイドーシスなどの診断基準に合致する疾患，心不全によるものはこの定義から除外する。

2）頻度

　米国では人口 10 万人に対して年間 75 人という数値から，1.5～8.3 人という数値まである。スカンジナビアでは ALI が 17.9 人/10 万人，ARDS が 13.5 人/10 万人という数値が出されている[3]。

3）予後

　最近まで ALI と ARDS の死亡率は 40～60％と報告されてきた。最近の大規模な研究では，従来の人工呼吸法では死亡率 39.8％であったのに対して，低容量の 1 回換気量の人工呼吸法（後述）では 31.0％と死亡率が改善した[4]。

4）病態生理

　肺胞と肺毛細血管との間には，肺胞上皮と肺毛細血管内皮という 2 つのバリアがある。ALI と ARDS ではこのバリアが破綻することによって透過性が亢進し，蛋白濃度の高い浮腫液が肺胞に漏出し肺酸素化障害をもたらす（図[3]）。この過程には図に示すように好中球，肺胞マクロファージなどの炎症細胞とサイトカインと呼ばれる炎症を活発化させる物質が関与することが知られている。

【3】ALI と ARDS の人工呼吸管理の実際

1）人工呼吸器の設定

　従来，高濃度酸素が肺傷害の原因となることは知られていた。最近では大きい 1 回換気量と高い気道内圧による人工呼吸が肺傷害を起こし，透過性亢進型の肺水腫を生じることが知られるようになってきた。この原因として肺胞の過膨張による毛細血管の破綻が当初考えられてきたが，最近では無気肺になっている肺胞が人工呼吸によって周期的に開通と虚脱を繰り返すことも原因とされている。これらの原因により好炎症性サイトカイン（炎症を引き起こすサイトカイン）が産生され肺傷害の増悪に関与するのである。従来，一般的に使用されてきた 10～15 ml・kg^{-1} という 1 回換気量は，ALI と ARDS の患者には大きすぎると考えら

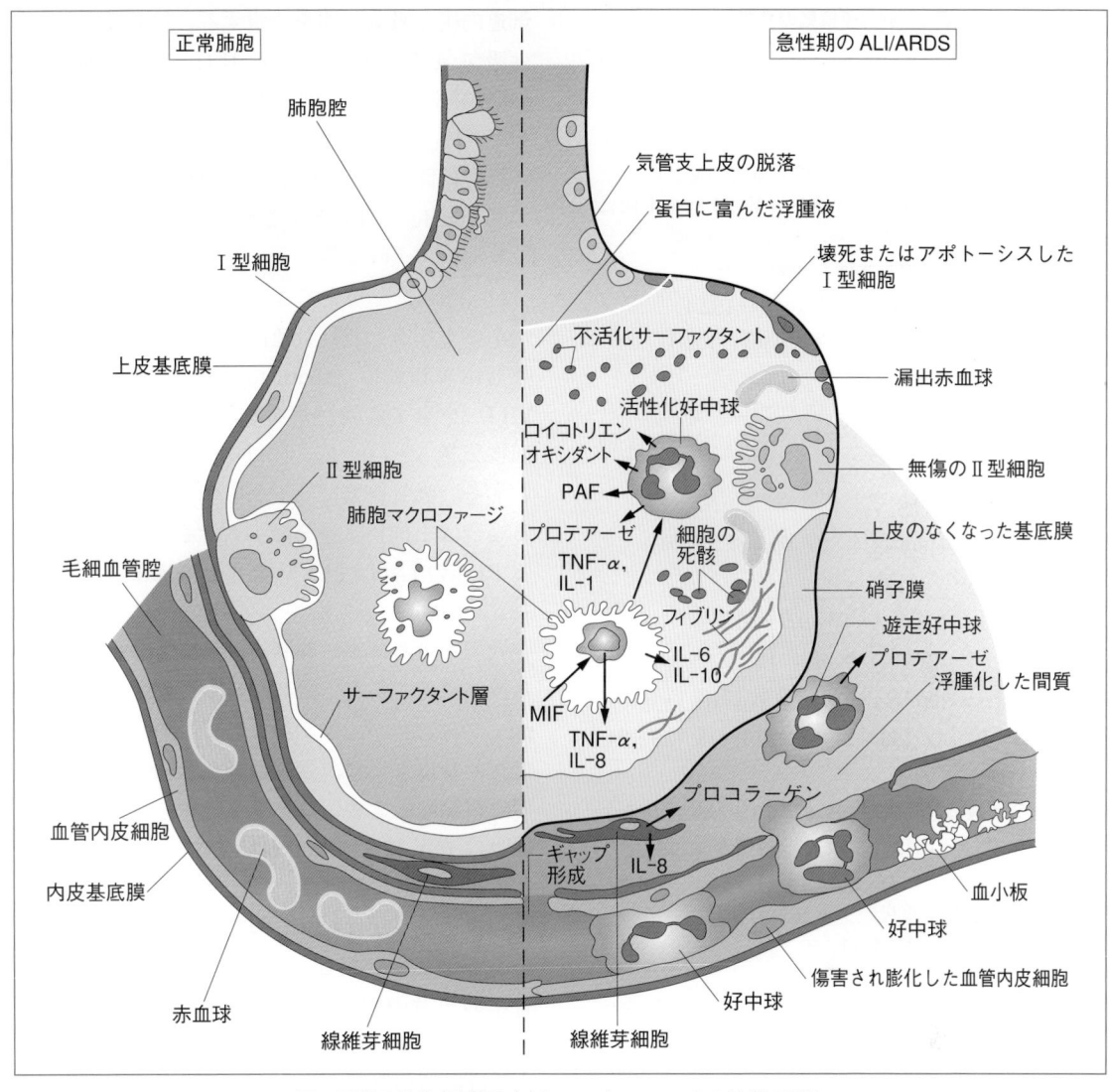

図　正常の肺胞（破線の左）とALIとARDSの急性期の肺胞

急性期には肺胞上皮の脱落があり，上皮のなくなった基底膜上に蛋白に富んだヒアリン膜の形成がみられる。傷ついた血管内皮細胞から，好中球が肺間質と肺胞に移動している。肺胞は蛋白に富んだ浮腫液で満たされている。肺胞マクロファージはインターロイキン1，6，8，10（IL-1，6，8，10）と腫瘍壊死因子（TNF-α）を分泌している。このほかにもさまざまな因子が放出され炎症を活発化させている。

(Ware RB, Matthay MA. The acute respiratory distress syndrome. N Engl J Med 2000；342：1334-49より改変引用)

れている。最近では適切なPEEPによって無気肺になりやすい肺胞を開いておき，1回換気量は6 ml・kg^{-1}程度の小さい換気量で人工呼吸を行う方法が推奨されている。この方法の有効性は大規模な臨床研究[4]で証明されており，肺を保護する人工呼吸法という意味で肺保護換気（lung protective ventilation）あるいは肺保護戦略（lung protective strategy）と呼ばれる。以下に示されている設定は肺保護換気に重点をおいて説明している（表3）。

①換気様式

自発呼吸がない場合は調節換気（controlled mechanical ventilation：CMV）とし，自発呼吸がある場合は同期式間欠的強制換気（synchronized intermittent mandatory ventilation：SIMV），プレッシャーサポート換気（pressure support ventilation：PSV），補助/調節換気（assist/control）などを選択する。自発呼吸をトリガーするための吸気トリガー感度は，圧トリガーでは−1〜−2 cmH$_2$Oに，流量トリガーでは2〜3 l・min^{-1}に設定

表3 肺保護換気の概要

1. 初期換気量の設定
   1) モード：量規定式補助または調節換気
   2) 初期設定：8 ml・kg^{-1}→1～2 時間かけて 7 ml・kg^{-1}→1～2 時間かけて 6 ml・kg^{-1}
   この間，分時換気量は換気回数 35 回を上限に増加させる。
   体重は理想体重を基準とする。
   男性 = 50 + 0.91×〔身長(cm) − 152.4〕
   女性 = 45.5 + 0.91×〔身長(cm) − 152.4〕
2. 1回換気量の調節
   目標とする吸気終末プラトー圧（Pplt）は 30 cmH$_2$O 以下となるように，状態に応じて 1 回換気量を調節する。
3. 酸素化能の目標
   Pa$_{O_2}$ 55～80 mmHg または Sp$_{O_2}$ 88～95%
   F$_{I_{O_2}}$ と PEEP の設定

F$_{I_{O_2}}$	0.3	0.4	0.4	0.5	0.5	0.6
PEEP	5	5	8	8	10	10

F$_{I_{O_2}}$	0.7	0.7	0.7	0.8	0.9	0.9	0.9	1.0
PEEP	10	12	14	14	14	16	18	18～24

4. 換気回数
   換気回数は，動脈血 pH が 7.15～7.45 になるように 6～35 回・min^{-1} の間の適切な値に設定する。
   必要に応じて重炭酸ナトリウム使用可
   吸気呼気比は 1：1～1：3
5. ウィーニング
   F$_{I_{O_2}}$/PEEP が 0.4/8 以下になったら PSV で試みる（表4を参照）。

（中沢弘一．ARDS/ALI の呼吸管理．横田浩史編．呼吸管理ハンドブック．東京：中外医学社；2002. p.238-47 より改変引用）

する。CMV の初期設定は最近では圧規定換気（pressure control ventilation：PCV）が推奨されている[5]。ARDS ではない場合には量規定換気（volume control ventilation：VCV）を用いることが一般的であるが，ARDS 患者では最高気道内圧を低く保つことができる PCV を使用する頻度が増えている。

a) PCV

吸気時の最高気道内圧を規定できるかわりに，肺のコンプライアンスの変化によって換気量が変動することに注意する。1 回換気量が 5～7 ml・kg^{-1}，呼吸数 10～30 回・min^{-1} となるように吸気気道内圧と吸気時間を設定する。初期設定としては吸気気道内圧 15～25 cmH$_2$O，吸気時間 0.7～1.0 秒である。換気量低下による動脈血二酸化炭素分圧（Pa$_{CO_2}$）の増加は頭蓋内圧亢進の危険性がない場合は許容する。Pa$_{CO_2}$ の上限は pH＞7.2，Pa$_{CO_2}$＜80 mmHg を目安とする[5]。

b) VCV

1 回換気量を規定できるが，コンプライアンスが小さくなると最高気道内圧が高くなり，人工呼吸器由来肺傷害（ventilator-induced lung injury：VILI）を来す危険性がある。初期設定として，1 回換気量 5～7 ml・kg^{-1}，呼吸数 10～30 回・min^{-1} とする。吸気終末プラトー圧が 35 cmH$_2$O を超える場合は 1 回換気量を減少させる。その結果生じる Pa$_{CO_2}$ の上昇は PCV のときと同様に許容する。

c) SIMV

人工呼吸器による強制換気と自発呼吸が混在する換気様式である。強制換気の回数は 10～20 回・min^{-1} で設定する。強制換気は患者の吸気に同期して行われるうえに，強制換気と強制換気の間に患者は自発呼吸をすることが可能である。この自発呼吸は PSV にすることもできる。自発呼吸がないときには CMV と同じである。SIMV では，補助なしの自発呼吸が行われるので呼吸筋の廃用性萎縮を防ぐことができる。このため，SIMV は気管挿管中の患者の呼吸補助とウィーニングに有効なモードである。頻呼吸の患者では，自発の呼気と人工呼吸器の吸気がかち合ってファイティングを起こすことがある。SIMV による管理が困難なときには鎮静薬を用いて CMV とする。

d) PSV

PSV はすべての自発呼吸を吸気ごとに補助するモードである。トリガーがかかると設定されたサポート圧で換気補助が行われる。ウィーニングに適した換気モードである。人工呼吸器は患者が吸気運動をしたときだけ吸気ガスを送るので，無呼吸アラームを適切に設定しなければ危険となる。機種によって ASB（assist spontaneous breathing）あるいは pressure assist と呼ばれることもある。PSV の最大の利点は患者との同調性であり，SIMV とは異なり 1 回換気量と吸気時間は患者に合わせて毎回変化する。サポート圧のレベルは呼吸数が 30 回・min^{-1} 以下になるように 15～25

cmH_2O 程度に設定する。

②吸入酸素濃度（F_{IO_2}）

初期設定では 1.0（100%）とし，15〜30 分後に血液ガス分析を行い，Pa_{O_2} を参考に F_{IO_2}, PEEP を変更する（表 3）[6]。Pa_{O_2} の目標値は 55〜80 mmHg（より高い酸素化を望む場合は 60〜100 mmHg）であり，これは Sp_{O_2} にしておよそ 88〜95%（90〜98%）である。Pa_{O_2} または Sp_{O_2} がこの範囲にあるかぎり，F_{IO_2} は 0.6 まで下げる。

③1 回換気量

大きい 1 回換気量と高い気道内圧は残存する正常肺胞の過伸展を引き起こすことで，さらなる肺病変の悪化を来すことが報告された。そこで最近では少ない 1 回換気量によって最高気道内圧を高くしない換気法が推奨されている。

具体的には 1 回換気量は 5〜7 ml·kg^{-1}，吸気終末プラトー圧 30 cmH_2O 以下となるように設定する。1 回換気量設定のための体重は，実測体重ではなく理想体重を用いる（理想体重の求め方は表 3 を参照）。1 回換気量は 10 ml·kg^{-1} 以上に設定しない。吸気終末プラトー圧が 35 cmH_2O 以上にならないように設定する。PSV と PCV では，設定圧，換気回数，肺の状態（コンプライアンス，気道抵抗など）によって 1 回換気量は 2 次的に決まるので，モニターに表示される換気量を参考に PSV や PCV の圧を設定して希望の 1 回換気量になるようにする。

④換気回数

CMV では通常 15〜20 回·min^{-1} であるが，Pa_{CO_2} と動脈血 pH を参考に増減（6〜35 回·min^{-1}）させる（表 3 を参照）。自発呼吸を温存した補助換気では自発呼吸によって決まる。

⑤PEEP

初期設定値は 5 cmH_2O とする。Pa_{O_2} が目標範囲になるように，表 3 を参照しながら F_{IO_2} と PEEP を適切に設定する。

2）人工呼吸器からのウィーニング

①ウィーニング開始の条件

ARDS が改善し，酸素化が十分になってきたら人工呼吸器からのウィーニングを開始する。F_{IO_2} が 0.4 以下で PEEP が 8 cmH_2O 以下の条件で Pa_{O_2} が 60〜100 mmHg 以上ならばウィーニングを開始してよい。1 回換気量は 5 ml·kg^{-1} 以上，呼吸数は 35 回·min^{-1} 以下で努力呼吸がないことも条件である。

②換気条件の変更

F_{IO_2} と PEEP を表 3 に従って下げていく。換気様式は SIMV, PSV, T ピースのいずれかで試みる。SIMV では強制換気回数を 2〜3 回·min^{-1} 減少させ，1〜2 時間経過観察したのち動脈血液ガスを測定し，Pa_{CO_2} の増加や Pa_{O_2} の低下がないこと，バイタルサインの大きな変動や努力呼吸，呼吸苦の発現を認めないことを確認してさらに強制換気の回数を減少させる。この手順を繰り返して最終的に自発呼吸のみとしたのち抜管する。PSV では血液ガス，バイタルサインをみながらサポート圧を 2〜3 cmH_2O ずつ下げていく。T ピースでは CMV から T ピースによる自発呼吸に切り替える。このとき一度に T ピースによる自発呼吸にすることに耐えられなければ，最初は T ピースによる自発呼吸の時間を 30 分程度とし再び CMV に戻す。1〜数時間後に再び T ピースにし患者の疲労の様子をバイタルサインなどで観察しながら，徐々に CMV の時間を短く，T ピースによる時間を長くしていき，最終的に自発呼吸で呼吸可能となったとき抜管する。この方法は on-off 法と呼ばれる。

ウィーニングは個々の患者に適した方法で行うが，ARDSnet の試験で使用された方法を一例として表 4 に示す[7]。

3）気道確保と気道管理

①気管挿管

気道確保は経口気管挿管によるのが一般的である。経口挿管チューブは，24 時間ごとに左右の口角に固定しなおし，固定部位の長さを記載する。経口挿管が難しい患者では経鼻挿管を行うが，経鼻挿管では鼻翼，鼻孔の圧迫・壊死，副鼻腔炎を起こしやすいので注意する[5]。

②気管切開

長期にわたる気管挿管患者に対していつ気管切開を行うかの基準はない。患者の苦痛，気管切開の合併症などを考慮して決定する。

③非侵襲的陽圧換気（NPPV）

血液悪性疾患，免疫不全に伴う呼吸不全では，気管挿管によって人工呼吸器関連肺炎（VAP）を併

表4　ALI/ARDS 患者の人工呼吸器からのウィーニング法

1．ウィーニングの開始
　患者に対して午前6〜10時の間に以下の1)〜6)のクライテリアの評価をし、遅くとも14時までにはウィーニングを開始する。
　1) 12時間以上人工呼吸器の設定変更がない。
　2) F_{IO_2} 0.4以下
　3) PEEPとF_{IO_2}ともに前日より低値
　4) 筋弛緩薬の投与を受けておらず、その作用が切れている。
　5) 自発呼吸がある。なければ、人工呼吸器の呼吸数を半分に減らして自発呼吸の有無を5分間以内で調べる。
　6) 昇圧薬なしに収縮期血圧90 mmHg以上（ドパミンあるいはドブタミン 5 $\mu g \cdot kg^{-1} \cdot min^{-1}$以下は許容する）。
　1)〜6) がすべて満たされれば、$F_{IO_2}=0.5$，CPAP＝5 cmH$_2$O で5分間のCPAPトライアルを行う。
　・5分間呼吸数が35回・min^{-1}以下であればプレッシャーサポート（PS）によるウィーニングを開始する
　・5分以内に呼吸数が35回・min^{-1}以上になれば、もとの人工呼吸器の設定にして翌日に再び評価から始める。

2．PSVの初期設定（5分間のCPAPトライアルで呼吸数35回・min^{-1}以下を保てた患者）
　1) モードはPSV。サポート圧は、5, 10, 15, 20 cmH$_2$O のどれか。
　2) ・5分間CPAPトライアルで呼吸数が25回・min^{-1}以下に保てた患者は、PS＝5 cmH$_2$Oで開始する。
　　・5分間CPAPトライアルで呼吸数が26〜35回・min^{-1}の患者は、PS＝20 cmH$_2$Oで開始し、呼吸数26〜35回・min^{-1}となるように5分以内に変更する。
　3) PEEP＝5 cmH$_2$O
　4) $F_{IO_2}=0.5$

3．ウィーニングに耐えうるかの評価（耐性評価）
　PSでウィーニング開始後1〜3時間以内に、以下のクライテリアを用いて耐性評価を行う。1)〜3)のどれか1つでも満たさなければ、もとの人工呼吸器の設定に戻って翌朝にウィーニングクライテリアの評価から再開
　1) 呼吸数35回・min^{-1}以下（5分間以内であれば35回・min^{-1}以上でも可)
　2) Sp_{O_2} 88%以上（15分以内であれば88%未満でも可）
　3) 呼吸促迫症状なし（以下の症状が2つ以上あれば不可)
　　① 心拍数が6時の心拍数に比較して120%以上（5分以内なら120%以上でも可）
　　② 明らかな呼吸補助筋の使用
　　③ 奇異呼吸
　　④ 発汗
　　⑤ 明らかな呼吸苦の自覚

4．以後の人工呼吸器の設定
　1) 1〜3時間ごとにPSを5 cmH$_2$Oずつ下げる。PSは5 cmH$_2$O未満にしない。午後7時以降はPSを下げない。
　2) PS＝10, 15, または20 cmH$_2$Oが耐ええなければ、もとの人工呼吸器の設定に戻る。翌朝6〜10時に耐ええた最後のPSで、4の1)から開始する。
　3) PS＝5 cmH$_2$Oが耐えられなければ、PS＝10 cmH$_2$Oにして翌朝まで維持する。
　4) PS＝5 cmH$_2$Oで2時間以上耐ええたら（耐性評価の1)〜3)）、次の非補助呼吸に進む。

5．非補助呼吸が持続可能の評価
　$F_{IO_2}=0.5$で、CPAP＝5 cmH$_2$O以下、Tピース、または気管切開マスクで自発呼吸が維持できるか、自発呼吸トライアルを開始する。クライテリアの1)〜5)が120分以上満たされたら、非補助呼吸を持続する（抜管する）。120分のトライアルでクライテリアが満たされなければ、5 cmH$_2$OのPSに返る。
　1) Sp_{O_2} 90%以上、Pa_{O_2} 60 mmHg以上
　2) 自発1回換気量が4 $ml \cdot kg^{-1}$理想体重以上
　3) 呼吸数35回・min^{-1}以下
　4) 測定していればpH 7.30以上
　5) 呼吸促迫症状なし（3の3)と同じ）

6．非補助呼吸の定義（以下のいずれか）
　1) 抜管され、マスクによる酸素投与か空気呼吸
　2) Tチューブによる呼吸
　3) 気管切開マスクによる呼吸
　4) PSやIMVによる補助のないCPAP（5 cmH$_2$O以下）

IMV：間欠的強制換気，CPAP：持続気道陽圧。
（http://www.ardsnet.org/vent-prot.pdf より改変引用）

発すると予後が極端に悪化する．このような症例では非侵襲的陽圧換気（noninvasive positive pressure ventilation：NPPV）によって気管挿管を回避でき好結果をもたらすこともある[8]．

④カフ圧

気管チューブのカフ圧はカフ圧計で 15～25 cmH_2O 以下に設定する．高すぎる圧は気管粘膜の損傷の原因になる．定期的にカフを虚脱させる必要はないが，1 日に 2～3 回カフ圧をモニターする[5]．

⑤気管チューブの交換

気管チューブの入れ替えは，チューブが狭窄したり，閉塞したりしたときに行う．定期的な交換によって肺合併症が減少することはないので，定期的に行う必要はない[5]．

⑥気管内吸引

気管挿管中は喀痰の排出が障害されるので，1～2 時間ごとに気管内吸引を行う．喀痰量が多い患者ではさらに頻回に行う．吸引はディスポーザブル滅菌手袋と滅菌カテーテルを使用し無菌的に行う．吸引圧は，成人で 120～150 mmHg，小児で 80～120 mmHg に設定する[5]．合併症として，低酸素血症，血圧変動，不整脈，頭蓋内圧上昇，気道損傷，気道出血などがある．したがって気管内吸引は，心電図とパルスオキシメータをモニターしながら短時間（1 回 10～15 秒以内）に愛護的に行う．吸引終了後には肺を Jackson-Rees 回路などで十分に拡張させる．

⑦口腔内清拭

口腔内清拭が，VAP の予防に有効か否かについて明らかではない．しかし，口腔内常在菌によって人工呼吸中に肺炎を併発し ARDS が悪化することがあるので，30 倍希釈したポビドンヨード（イソジンガーグル液®）で 2～3 回・day^{-1} 口腔内清拭が行われている．

4）鎮静薬と筋弛緩薬の使用法

人工呼吸中の苦痛を緩和し安静を得るために，鎮静薬，鎮痛薬の投与が必要となることがある．頻呼吸（40 回・min^{-1} 以上）や強い吸気努力のために，人工呼吸器との同調性が悪い場合には，鎮静薬とさらに必要であれば筋弛緩薬を投与する．

表 5 に個々の薬物の投与法を示す[9]．

5）呼吸理学療法[5]

①体位変換

長時間同じ体位でいることは，褥瘡や下側肺傷害の原因となる．通常，左右側臥位を 1～2 時間ごとに繰り返す．半坐位を保つのもよいとされる．腹臥位療法は一時的に酸素化を改善することもあるが，予後を改善する効果はなさそうである．

②体位ドレナージ

気道分泌物が多い患者では，分泌物が排泄されやすい体位をとってその排出を促す[10]．体位変換時には回路のはずれやカテーテルの抜去などの事故を起こさないように十分注意する．

6）補助的治療法

補助的治療法として，一酸化窒素（NO）吸入療法，ステロイド，蛋白分解酵素阻害薬，リソフィリン（日本未発売），持続的血液浄化療法，人工肺，肺サーファクタント補充療法などが試みられている．

7）人工呼吸管理の合併症

①人工呼吸器由来肺傷害（VILI）

ARDS の人工呼吸中には不適切な管理や肺病変によって人工呼吸自体による肺傷害が生じるといわれている．そのメカニズムとして，①肺胞の過伸展による炎症の発生，②虚脱した肺胞の膨張と虚脱の繰り返しによる炎症の発生，③酸素中毒などが挙げられている．陽圧換気によって肺胞圧が 50～60 cmH_2O を超えるような過度の高圧が肺胞にかかると，気胸や肺間質気腫，皮下気腫，縦隔気腫などを生じ，高い陽圧が直接的に肺へ傷害を及ぼすことになる．これは従来から圧外傷（barotrauma）と呼ばれている．しかし，人工呼吸器由来肺傷害（ventilator-induced lung injury：VILI）は高い圧そのものによって発生するのではなく，ARDS のように広がりやすい肺胞と広がりにくい肺胞が混在している肺に対して，大きい 1 回換気量で人工呼吸を行うと広がりやすい肺胞がよりふくらむことになり，肺胞の過膨張を引き起こす．この肺の過膨張による傷害を volutrauma と呼んでいる．さらに最近では人工呼吸中の肺傷害は，肺胞の過伸展や，肺胞の膨張と虚脱の繰り返しによって産生される炎症性サイトカインによること

表5 鎮静と筋弛緩に使用する薬物

薬物	単回投与	持続投与（iv）	注意点
麻薬			
・塩酸モルヒネ	$0.05 \sim 0.1$ mg・kg^{-1}, iv	$0.05 \sim 0.15$ mg・kg^{-1}・hr^{-1}	呼吸抑制，血圧低下，イレウス
・クエン酸フェンタニル	$2 \sim 4$ μg・kg^{-1}, iv	$0.3 \sim 1.5$ μg・kg^{-1}・hr^{-1}	呼吸抑制，長期投与による蓄積
拮抗性鎮痛薬			
・ペンタゾシン	$15 \sim 30$ mg, iv, im		
・塩酸ブプレノルフィン	$0.2 \sim 0.4$ mg, iv, im	$0.4 \sim 0.8$ mg・day^{-1}	
ベンゾジアゼピン誘導体			
・ジアゼパム	$0.03 \sim 0.1$ mg・kg^{-1}, iv		血管痛，静脈炎
・ミダゾラム	$0.02 \sim 0.1$ mg・kg^{-1}, iv	$0.05 \sim 0.1$ mg・kg^{-1}・hr^{-1}	長期投与による作用遷延，血圧低下
静脈麻酔薬			
・プロポフォール	$1 \sim 2$ mg・kg^{-1}, iv	$0.5 \sim 3$ mg・kg^{-1}・hr^{-1}	回路の感染，血圧低下，小児は避ける。
神経遮断薬			
・ハロペリドール	10 mg＋プロメタジン	25 mg・hr^{-1}を$2 \sim 4$回・day^{-1}	せん妄に有効，QT延長
・ドロペリドール	$0.25 \sim 0.5$ mg・kg^{-1}, iv		血圧低下
筋弛緩薬			
・臭化ベクロニウム	$0.08 \sim 0.1$ mg・kg^{-1}, iv	$0.05 \sim 0.07$ mg・kg^{-1}・hr^{-1}	
・臭化パンクロニウム	$0.06 \sim 0.08$ mg・kg^{-1}, iv	$0.02 \sim 0.03$ mg・kg^{-1}・hr^{-1}	頻脈
$α_2$アゴニスト			
・デキサメデトミジン	1 μg・kg^{-1}，$10 \sim 20$分でiv	$0.2 \sim 0.7$ μg・kg^{-1}・hr^{-1}	血圧低下，徐脈，高血圧，最長24時間まで

iv：静注，im：筋注。
(舛田昭夫．呼吸管理と鎮痛・鎮静．槇田浩史編．呼吸管理ハンドブック．東京：中外医学社；2002. p.186-91 より改変引用)

が指摘されており，これを表す biotrauma という言葉も生まれている。

②人工呼吸器関連肺炎（VAP）

人工呼吸が長引くと人工呼吸中に肺炎を併発することがあり，人工呼吸器関連肺炎（ventilator associated pneumonia：VAP）と呼ばれる。その原因として，口腔内から気道への病原微生物の侵入，不潔な気管内吸引操作や汚染された空気の吸入，他部位からの血行性感染などがある。これを防止するために，口腔内の清浄化，無菌的な気管内吸引操作，選択的消化管内殺菌（selective decontamination of digestive tract：SDD）が行われる。SDD は VAP の予防には有効とされているが，抗菌薬による耐性菌発現の問題があり ARDS に用いることは推奨されていない[5]。

〈参考文献〉

1) Bernard GR, Artigas A, Brigham KL, et al. The American-European Consensus Conference on ARDS. Difinitions, mechanisms, relevant outcomes, and clinical trial coordinaton. Am J Respir Crit Care Med 1994；149：818-24.
2) Artigas A, Bernard GR, Carlet J, et al. The American-European Concensus Conference on ARDS, Part 2. Am J Respir Crit Care Med 1998；157：1332-47.
3) Ware RB, Matthay MA. The acute respiratory distress syndrome. N Engl J Med 2000；342：1334-49.
4) The Acute Respiratory Distress Syndrome Network：Ventilation with lower tidal volumes as compared with traditional tidal volumes for acute lung injury and the acute respiratory distress syndrome. N Engl J Med 2000；342：1301-8.
5) 日本呼吸療法医学会・多施設共同研究委員会編．ARDS に対する Clinical Practice Guideline. 第2版．人工呼吸 2004；21：44-61.
6) 中沢弘一．ARDS/ALI の呼吸管理．槇田浩史編．呼吸管理ハンドブック．東京：中外医学社；2002. p.238-47.

7) http://www.ardsnet.org/vent-prot.pdf
8) Antonelli M, Conti G, Bufi M, et al. Noninvasive ventilation for treatment of acute respiratory failure in patients undergoing solid organ transplantation : A randomized trial. JAMA 2000 ; 283 : 235-41.
9) 舛田昭夫. 呼吸管理と鎮痛・鎮静. 槇田浩史編. 呼吸管理ハンドブック. 東京：中外医学社；2002. p.186-91.
10) 眞渕　敏：体位ドレナージ. 丸川征四郎ほか編. 呼吸管理―専門医にきく最新の臨床. 東京：中外医学社；2003. p.84-6.

（東京医科歯科大学大学院心肺統御麻酔学
槇田浩史）

20 慢性肺疾患の呼吸療法

20-1 COPDの診断と治療

到達目標

- □ COPDの病因，病態を理解する
- □ COPDの疫学についての知識を修得する
- □ COPDの診断基準を知る
- □ COPDの薬物療法を学ぶ
- □ COPDの非薬物療法への理解を深める

目次項目

1. 定義
2. 診断
3. 疫学
4. 治療
   - 全般的治療対策
   - 安定期治療

COPDは慢性閉塞性肺疾患（chronic obstructive pulmonary disease）を表す言葉である。日本人にはなじみにくい4文字のローマ字をあえて使う理由を知って欲しいと思う。まず慢性閉塞性肺疾患は記憶するには長すぎる。しかし従来の病名でCOPDに含めてきた肺気腫や慢性気管支炎はあとで述べるように，この病気の全体像を的確に表していないので，そのまま使うのには問題がある。そこでAIDSやSARSのように，その正確な英語表記が分からなくとも一般の人々や医療関係者に，それがどのような病気なのかのイメージが浮かぶようになればよいと願ってCOPDの使用を推進した。具体的には「タバコ病といえるほど喫煙が発病に関係していて慢性の経過をたどり，適切な診断や治療が行われないときには呼吸不全に進行し死亡する危険な病気である」というイメージが広く浸透するように努力してきたのである。

以下にCOPDの診断と治療に関する最新の知識をまとめて記載する。

【1】定義

COPDとは「有毒な粒子やガスの吸入によって生じた肺の炎症反応に基づく進行性の気流制限を呈する疾患である。この気流制限にはさまざまな程度の可逆性を認め，発症と経過が緩徐であり，労作性呼吸困難を生じる」と定義されている[1]。COPDの臨床像に関しては図1[1]に示されている考え方が基本となっている。気流制限の主たる原因は末梢気道病変である。このような考え方を支持する新たな研究成績が最近発表され注目されている[2]。

そのなかで手術標本を150例以上詳細に検索した結果，末梢気道の狭窄病変と気流制限（1秒量予測値%）が有意の相関関係を示したことが確認されたのである。これはヒトにおいてCOPDの発症過程での末梢気道炎症の重要性を実証した画期的な論文であるといって過言ではない。COPDにおいては主として肺胞系の破壊が進行し気腫優位型になるものがあり，その完成像は肺気腫として認識されるものである。一方，主として中枢気

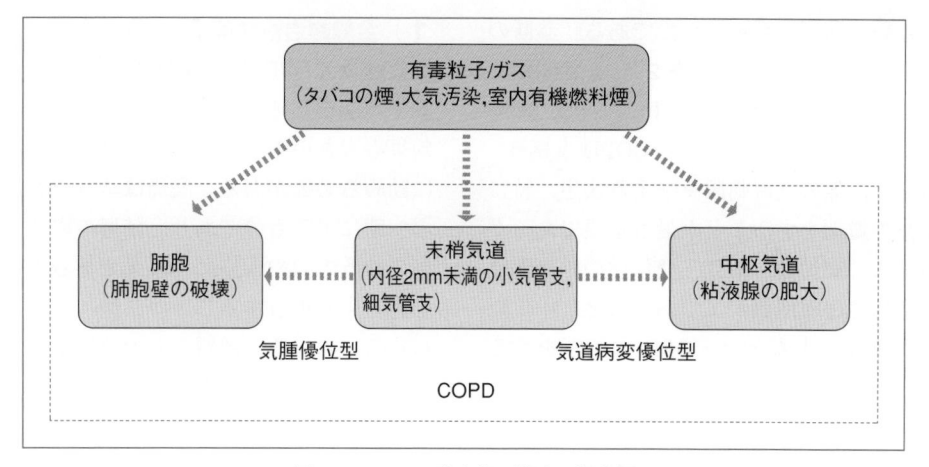

図1　COPDの臨床像に関する概念図

COPDの臨床像は図のように理解できる。
①気流制限に関与する主要要因は末梢気道病変である。②主として肺胞系の破壊が進行し気腫優位型になるものがある。③主として中枢気道病変が進行し気道病変優位型となるものがある。④COPDはこのような肺胞-末梢気道-中枢気道に及ぶすべての病変を包括する概念である。⑤これらの肺内病変の進行に伴って、労作性呼吸困難、気道の過剰分泌、多様な全身症状を生じる。⑥発症危険因子の回避と適切な管理により、有効な予防と治療が可能である。
〔日本呼吸器学会COPDガイドライン第2版作成委員会編．COPD（慢性閉塞性肺疾患）診断と治療のためのガイドライン．第2版．2004．p.1 より引用〕

道病変が進行し気道病変優位型となるものもあり、高度に進行したものは慢性気管支炎と診断されることになる。しかしCOPDという病名が意味深いのは多くの症例で、このような肺胞-末梢気道-中枢気道に及ぶすべての病変を包括する概念であるという点である。CTを含む画像所見で肺気腫があり、不可逆性の変化があっても同時に末梢気道病変が存在し気流制限に関与しているのであれば、気管支拡張薬による改善を期待することができるのである。

これまで肺気腫や慢性気管支炎とされてきた臨床病名はCOPDの高度に進行した病態をみていたことも少なくないと考えられる。早期診断や積極的な治療介入はCOPDをこのような包括的な概念でとらえることによってのみ可能となるといえよう。このような理由でCOPDという診断名が臨床的にも有用性が大きいといわねばならない。

【2】診断

診断には気流制限を確認することが必要である。そのためにはスパイロメトリが必須である。高血圧の診断は血圧を測定しなければ不可能であ

表1　COPDの診断の手引き

下記①～③の臨床症状のいずれか、あるいは、臨床症状がなくてもCOPD発症の危険因子、特に長期間の喫煙歴があるときには、常にCOPDである可能性を念頭に入れて、スパイロメトリを行うべきである。スパイロメトリはCOPDの診断において最も基本的な検査である。
　①慢性の咳嗽
　②慢性の喀痰
　③労作性呼吸困難
　④長期間の喫煙あるいは職業性粉じん曝露

〔日本呼吸器学会COPDガイドライン第2版作成委員会編．COPD（慢性閉塞性肺疾患）診断と治療のためのガイドライン．第2版．2004．p.25より引用〕

表2　COPDの診断基準

表1の診断の手引きを参考にしたうえで、
①気管支拡張薬投与後のスパイロメトリで
　$FEV_1/FVC < 70\%$ を満たすこと
②他の気流制限を来しうる疾患を除外すること

〔日本呼吸器学会COPDガイドライン第2版作成委員会編．COPD（慢性閉塞性肺疾患）診断と治療のためのガイドライン．第2版．2004．p.25より引用〕

る。糖尿病も血糖値を測定せずには診断できない。COPDもそれと同様にスパイロメトリで1秒量

を測定しないと診断に至らないのである。診断の手引き（表1[1]）と診断基準（表2[1]）を参照すると気管支拡張薬吸入後の1秒率（$FEV_1\%$）が70%未満であれば気流制限ありとしてCOPDを疑う。

そのうえで、他の気流制限を呈する疾患、特に気管支喘息の鑑別をすることが最も重要であるが困難でもある。喫煙歴があり、発作性の呼吸困難ではなく労作性呼吸困難が主であること、中年以降の発症であることなどはCOPDの診断をするのに助けとなる。

【3】疫学

日本人のCOPDの疫学的検討が発表されている[2]。この報告によると40歳以上の日常生活を送る健常な日本人の10.9%に気流制限が観察された。喘息の疑いがある症例を除くと8.6%がCOPDと考えられるという結果である。最小限に見積もっても530万人以上のCOPD患者がわが国に存在すると思われる。その大部分は軽症例であるが80%の例はCOPDや気管支喘息の診断を受けていなかったのである。厚生労働省の調査によれば、COPD（肺気腫と慢性気管支炎）として診療を受けている患者数は22万人にすぎず、本症が過小診断（underdiagnosis）によって見過ごされている可能性が極めて大きいことが示されたのである。日本のCOPD患者数は欧米のこれまでの発表データに比肩しえるものであり、日本人が喫煙に対してCOPD発症に関しても特に欧米人に比べて忍容性が高いとはいえない[3]。

【4】治療

日本呼吸器学会のCOPD診療に関するガイドラインに示された治療戦略は安定期の重症度別治療法と増悪期の治療に分けて考えるべきであることを示している。

しかし禁煙とワクチン接種は病態や重症度に関係ない全般的治療対策である。

1）全般的治療対策

禁煙はCOPDの発症リスクを減らし肺機能の低下速度を遅延させるのに最も有効であり対費用効果も大きいので、あらゆる機会に積極的に患者に勧める必要がある。喫煙はニコチン依存症という病態によるものであり、禁煙の成功・不成功は患者の意志力や人格に無関係であることを医師も患者もよく理解することが禁煙に成功する道をひらくことになる。感冒などの急性気道炎症は増悪の最大の危険因子である。インフルエンザワクチン接種は急性増悪の減少に有効な対策でありCOPD患者には接種を強く勧告すべきである。肺炎球菌の多価ワクチンはCOPDに対する効果は十分なエビデンスに欠けるが、重症例では考慮すべきであろう。

2）安定期治療

薬物療法と非薬物療法に大別される。

① 薬物療法

COPDの重症度は1秒量の予測正常値に対する患者の実測値の百分率（$\%FEV_1$）で規定される。その重症度によって薬物療法の内容が示されている（図2）。現在のところ、COPDの原因である炎症を制御できる根治的薬物は臨床上は存在しない。この点が気管支喘息の薬物療法と大きく異なるところである。ステロイド吸入薬が気管支喘息にみられる気道炎症を完全に制御することが示されているため、治療の主軸となって臨床的に発作を十分にコントロールできるのである。これに対しCOPDの炎症はステロイド抵抗性であり、これまで行われたステロイド吸入による大規模臨床試験はすべて、肺機能の低下を改善することには無効であったことが知られている。したがって治療の原則は患者の愁訴の主体である呼吸困難を軽減するという対症療法になる。その主役は気管支拡張薬である。近年の大きな進歩は、長時間作用型の気管支拡張薬が明白な症状の改善とQOLの向上を患者にもたらし、治療に対する医師および患者の双方にみられがちであった治療に対する無力感を払拭する傾向が強まっていることである。COPDはいまや治療できるし予防も可能な疾患としてとらえるべき状況になったのである。

短時間作用型の気管支拡張薬はすべての病期に

管理法				●必要時に応じ短時間作用型の気管支拡張薬を使用	●呼吸リハビリテーション ●長時間作用型気管支拡張薬の定期的使用（単〜多剤）	●吸入ステロイド薬の考慮 （増悪を繰り返す場合）	●長期酸素療法 （呼吸不全時） ●外科的治療の考慮
		●禁煙 ●インフルエンザワクチンの接種					
病期	0期：リスク群	Ⅰ期：軽症	Ⅱ期：中等症	Ⅲ期：重症	Ⅳ期：最重症		
%FEV_1	スパイロメトリは正常で,慢性症状（咳嗽・喀痰）	80%≦%FEV_1	50%≦%FEV_1<80%	30%≦%FEV_1<50%	%FEV_1<30%または%FEV_1<50%かつ慢性呼吸不全あるいは右心不全合併		

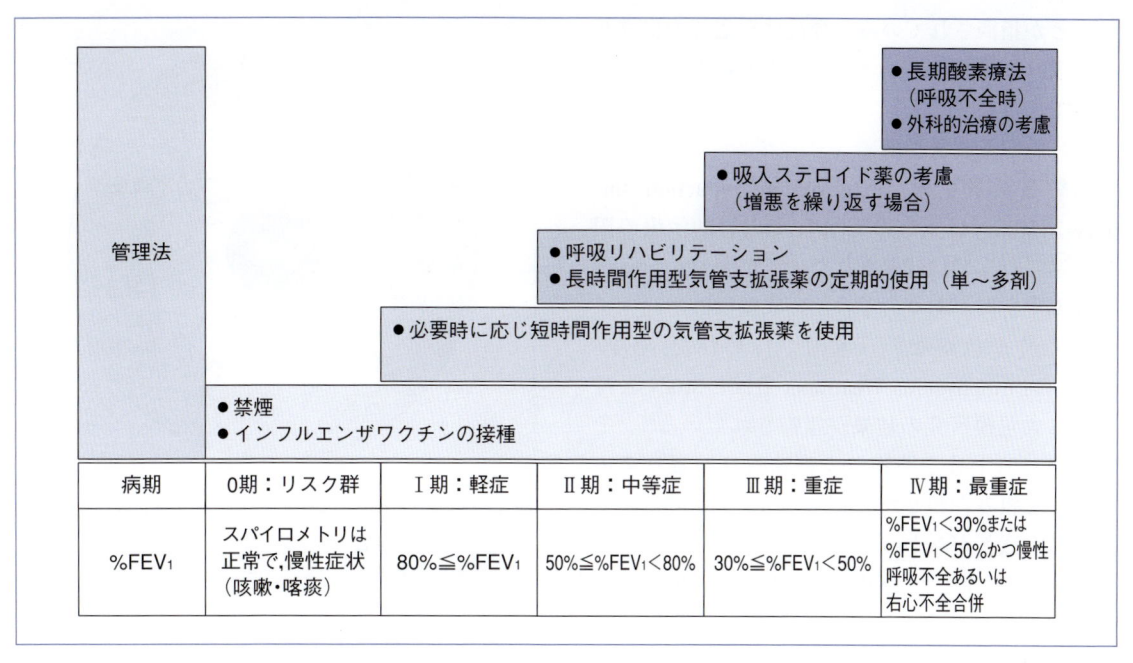

図2 慢性安定期COPDの病期別管理
〔日本呼吸器学会COPDガイドライン第2版作成委員会編．COPD（慢性閉塞性肺疾患）診断と治療のためのガイドライン．第2版．2004．p.68より引用〕

おいて必要に応じて使われる。

　a）長時間作用型の気管支拡張薬

　抗コリン薬はコリン作動性神経による気管支平滑筋の収縮を阻止して気管支拡張をもたらす薬物である。COPDでは気管支喘息に比べてコリン作動性神経のムスカリン受容体（M_1〜M_3）の遮断効果が大きいことが知られている。2004年12月にわが国でも保険適用された臭化チオトロピウム（スピリーバ®）はM_3受容体を特異的に遮断するもので，1回吸入で24時間の作用持続が観察されている点でこれまでにない吸入遵守と臨床効果が海外で報告されている。わが国でも今後同様な治療効果が期待されている。

　長時間作用型のβ_2受容体刺激薬としてキシナホ酸サルメテロール（セレベント®）が2003年から保険適用されている。1回吸入で12時間の作用持続が観察される。また長時間作用型のツロブテロール貼付薬（ホクナリンテープ®）がわが国では使われている。この貼付薬についてはサルメテロールとの比較試験で，その臨床効果がほぼ同等であることが示されている。サルメテロールとフルチカゾンの合剤（セレタイド®）がおのおのの薬物の単独吸入よりも症状の改善や急性増悪の回数の減少に優位にすぐれた効果を示したことが報告されている[6]。

　テオフィリンも日本では広く処方されている。高齢者が多いCOPDでは副作用の多発が諸外国では危惧されているが，最近の多数の高齢者についてのわが国での調査結果は若年者と変わらない低い副作用出現率であったので，人種によって薬物の副作用の出方が異なる可能性もありうる[7]。

　②非薬物療法

　呼吸リハビリテーションは次のように定義されている。「呼吸リハビリテーションとは，呼吸器の病気によって生じた障害をもつ患者に対して，可能なかぎり機能を回復，あるいは維持させ，これにより患者が自立できるように継続的に支援していくための医療である」。これを実施するためには医療チームを立ち上げることが役立つ（図3）。また包括的呼吸リハビリテーションの考え方に即したこのチームによる患者対応の流れ（図4）が設定されることが望まれる。

　COPDの呼吸リハビリテーションでは特に運動療法と栄養指導が重点的な取組みを必要とする。その際に運動療法の進め方でコンディショニングを初期に重視することが成功を収めるうえで役立

つことが指摘されている．今後は在宅での自立した呼吸リハビリテーションの確立と推進が大きな課題である．

a）肺容量減量手術

肺容量減量手術（lung volume reduction surgery：LVRS）は重症の COPD で内科的治療の限界に達した症例に試みられた．わが国でも 500 例に及ぶ手術例があり，その治療成績は欧米諸国にまったく遜色がない．米国で行われた NETT（National Emphysema Treatment Trial）Study と呼ばれる大規模研究の結果が報告されている[8]．その要点は，十分な薬物および呼吸リハビリテーションを組み合わせた治療と LVRS を比べると生存率に有意差がなかったこと，しかし上葉限局型の ADL が低下した COPD 重症例では QOL の改善が著明に観察されたこと，下葉優位限局型で ADL がよい COPD 例では LVRS は内科的治療に比べて明らかに効果が乏しいことなどである．結論は，LVRS は 3〜5 年の QOL の改善を適応症例ではもたらすが全般的には生存率を向上させることはないというものである．肺移植が COPD 症例では一例もない日本の状況では，慎重に適応を検討すれば LVRS を考慮すべき COPD 症例もあると考えられる．

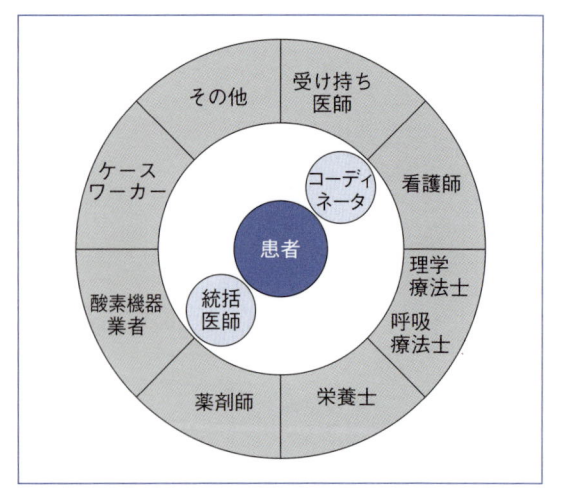

図3　統括医師（ディレクタ），コーディネータにより調整された医療チーム
〔日本呼吸器学会呼吸リハビリテーションガイドライン作成委員会，日本呼吸器学会ガイドライン施行管理委員会：日本呼吸管理学会／日本呼吸器学会，呼吸リハビリテーションに関するステートメント．日呼吸管誌 2001；11：321-330．日本呼吸器学会呼吸リハビリテーションガイドライン作成委員会，日本呼吸器学会ガイドライン施行管理委員会：日本呼吸管理学会／日本呼吸器学会，呼吸リハビリテーションに関するステートメント．日呼吸会誌 2002；40：536-544 より引用〕

〈参考文献〉
1) 日本呼吸器学会 COPD ガイドライン第 2 版作成委員会編．COPD（慢性閉塞性肺疾患）診断と治療のためのガイドライン．第 2 版．2004．
2) Hogg JC, Chu F, Utokaparch S, et al. The nature of small-airway obstruction in chronic obstructive pulmonary disease. N Engl J Med 2004；350：2645-53.
3) Fukuchi Y, Nishimura M, Ichinose M, et al. COPD in Japan：The Nippon COPD epidemiology study. Respiratory 2004；458-65.
4) Pena VS, Miravitlles M, Gabriel R, et al. Geographic varia-

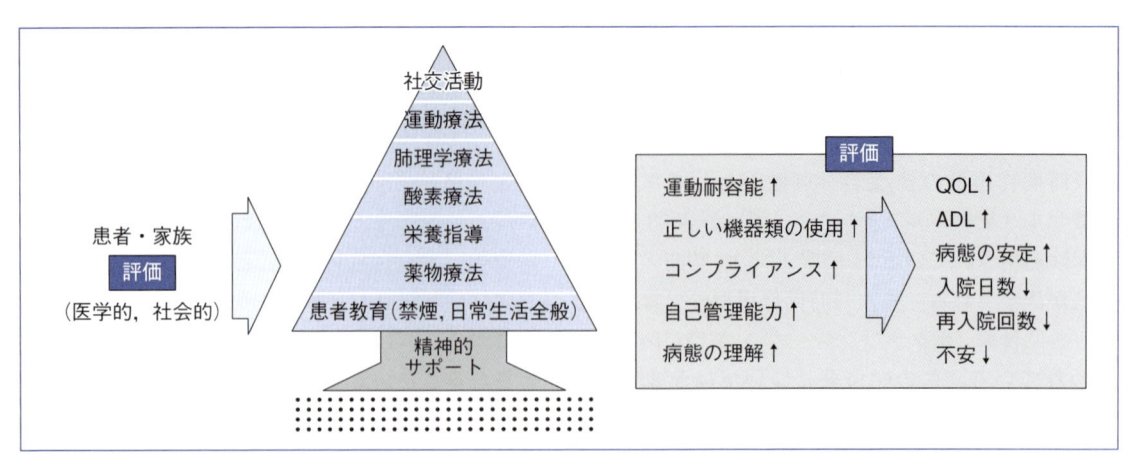

図4　包括的呼吸リハビリテーションの基本的構築と 3 つの大きな流れ
〔日本呼吸器学会 COPD ガイドライン第 2 版作成委員会編．COPD（慢性閉塞性肺疾患）診断と治療のためのガイドライン．第 2 版．2004．p.80 より引用〕

tions in prevalence and underdiagnosis of COPD ; Results of the IBERPOC multicentre epidemiological study. Chest 2000 ; 118 : 981-9.
5) Mannino DM, Homa DM, Akinbami LJ, et al. Surveillance summaries, August 2, 2002. Chronic obstructive pulmonary disease surveillance-United States, 1971-2000. MMWR 2002 ; 51 : 1-16.
6) Calverley P, Pauwels R, Vestibo J, et al. Combined salmeterol and fluticazone in the treatment of chronic obstructive pulmonary disease ; A randomized controlled trial. Lancet 2003 ; 361 : 449-56.
7) Ohta K, Fukuchi Y, Grouse L, et al. A prospective clinical study of theophylline safety in 3810 elderly with asthma or COPD. Respir Med 2004 ; 98 : 1016-24.
8) National Emphysema Treatment Trial Research Group. A randomized trial comparing lung-volume ; Reduction surgery with medical therapy for severe emphysema. N Engl J Med 2003 ; 348 : 2059-73.

（順天堂大学医学部呼吸器内科　福地義之助）

20-2　気管支喘息

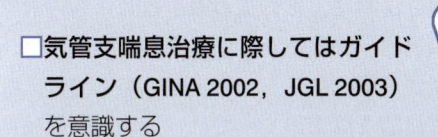

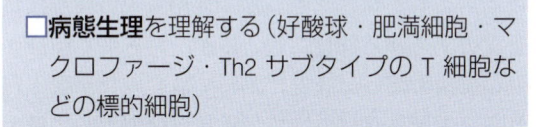

到達目標

- □ 気管支喘息治療に際してはガイドライン（GINA 2002, JGL 2003）を意識する
- □ 病態生理を理解する（好酸球・肥満細胞・マクロファージ・Th2 サブタイプの T 細胞などの標的細胞）
- □ 気道過敏性について理解する
- □ ガイドラインに準じた急性期（発作）および長期管理を理解する

目次項目

1. 気管支喘息の病態・呼吸生理
2. 急性発作時の呼吸療法
   ┗ 治療方針の立て方
3. 長期管理における呼吸療法

わが国の気管支喘息は増加傾向にあり，最近の有症率は成人で 5%，小児で 7% 前後と推測されている。世界的にも社会的な必要性から，1993 年に米国国立心肺血液研究所（NHLBI）と国際保健機関（WHO）より Global Strategy for Asthma Management and Prevention のワークショップより 1995 年に Global Initiative for Asthma のタイトルで発表され，それがわが国でも翻訳され GINA として広く知られるようになった。

「GINA 1995」はわが国でも広く喘息診療，喘息研究に使用されるようになった。GINA EC（GINA Executive Committee）は 2000 年には実証医学（evidence-based medicine：EBM）に基づく治療ガイドラインを作成するため，新メンバーを加え十分な討議の結果，「GINA 2002」が作成された。

わが国の「喘息予防・管理ガイドライン 2003（JGL 1998 改訂第 2 版，JGL 2003）」とともに，診断と治療に貢献するものである。

本項は「GINA 2002」と「JGL」を中心に述べる。

ここでわが国のガイドラインと GINA におけるテオフィリンについての位置づけが異なるので明記しておく。以前の GINA ではテオフィリンは副作用発現リスクがあり，ステロイド薬や LABA（長時間作用型 β_2 刺激薬）の無効例に推奨されていたが，その適正使用により副作用は予防可能である。しかも血中濃度が気管支拡張に必要な高い濃度に維持しなくとも抗炎症作用を有し，しかも費用が安く，吸入ステロイドへの add-on 効果があるため，わが国のガイドラインでは軽症例から導入されていた。2002 年以降の GINA ガイドラインではこれら諸事情から軽症持続型以上に長期管理薬としてテオフィリン徐放薬の使用，急性期のメチル

キサンチン静脈投与の有効性を示している。血中濃度を急激に上昇させないための具体的な経静脈的投与法についてもわが国のガイドラインに記載があり参考にされたい。

【1】気管支喘息の病態・呼吸生理

気管支喘息による呼吸不全は，気道の閉塞や換気血流比（$\dot{V}_A/\dot{Q}$）不均等，呼吸筋の疲弊の結果生じてくる。気管支喘息の病因は，気道の慢性炎症が原因となって気流制限・気道過敏性の亢進が起こり，その結果としてさまざまな刺激に反応して気道狭窄を生ずるという考え方である。

気道炎症の特徴は，気道粘膜および気道内腔の活性化した好酸球，肥満細胞，マクロファージ，およびTリンパ球の増加である。気管支喘息の安定期の患者の気管支粘膜生検でもこれらの反応が確認される。重症度に応じて変化が認められる。気道の慢性炎症が進行すると，気道上皮の損傷は修復過程を刺激していわゆるリモデリングといわれる状態を生ずる。これは構造的にも機能的にも変化を来し，気道の狭窄の可逆性が低下する。

気道炎症の免疫学的メカニズムと深く関わるのは，Tリンパ球の中でもTh2サブタイプのT細胞である。これらはインターロイキン（IL）-4，IL-5，IL-9，IL-13およびIL-16などのサイトカインを産生する。Th2サイトカインは，古典的な遅発型あるいは細胞性免疫型の過敏性反応の発現に関与している。

気管支喘息患者の気道閉塞では，特に気道狭窄の原因はさまざまである。主には炎症細胞から分泌される化学伝達物質による気管支平滑筋の収縮である。これらの作動物質には，肥満細胞から分泌されるヒスタミンやトリプターゼ，プロスタグランジン（PG）D_2およびロイコトリエン（LT）C_4，局所の求心性神経から分泌される神経ペプチド，節後遠心性神経から分泌されるアセチルコリンなどがある。気道平滑筋の収縮による気道狭窄は，急性浮腫や細胞浸潤および，慢性的な平滑筋細胞，血管細胞，分泌細胞の過形成と気道壁への基質の沈着の結果であるリモデリングによる気道壁の肥厚によってさらに増強される。さらに，気道内腔に，杯細胞や粘液腺で産生される大量で濃い粘性の分泌物や，気管支の微小血管からの血漿蛋白の滲出物や細胞片などが充満した場合には，気流制限が著明になる。気管支喘息患者では，呼吸器の機能的な障害のすべては，この気道の狭窄によってもたらされている（図5）。その狭窄は気管支のあらゆる部位に起こるが，おそらく径が3mm前後の細い気管支において最も変化が強く現れる。全肺気量において気道抵抗は増大し，最大呼気流量は減少する。狭小化した末梢気道はより高い肺気量において閉塞するため，残気量が著明

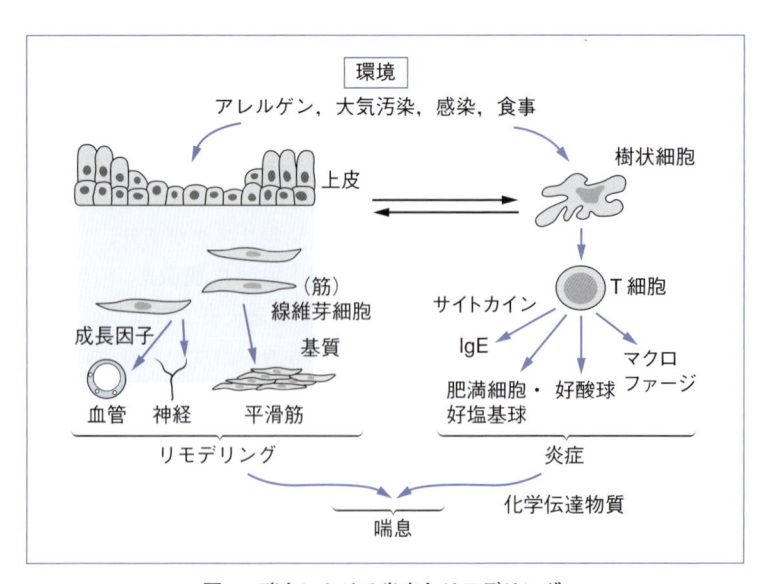

図5　喘息における炎症とリモデリング

に増加する．胸郭の過膨張の原因も，より高い肺気量で呼吸する傾向のためであるが，これはまた肺内気道周辺の牽引力を増加させて過度の気道狭窄を軽減させるためには都合がよいといえる．これらの変化は呼吸仕事量を著明に増加させる．抵抗性の呼吸仕事量は狭窄した気道に空気を流入させるために強い圧力を要する結果増加する．伸縮性の仕事量は，肺と胸郭のコンプライアンスが低いために増加する．胸郭の過膨張によって，横隔膜と肋間筋の働きが悪くなるために，その長さ-緊張曲線の適正範囲を超えて機能しなければならない．呼吸仕事量の増加と筋効率の低下によって呼吸筋疲労を来し，呼吸不全に進行する可能性もある．

気道過敏性については，臨床的にはヒスタミンやメサコリンのような薬物刺激の流入濃度を，肺機能が低下するまでに段階的に増やすことで評価を行っている．

この際に用いられるエンドポイントとしては，1秒量を刺激前値から20%減少させる値として，気道過敏性は誘発濃度として PC_{20} として表示される．ヒスタミン，メサコリンのいずれでも，PC_{20} が $8\ mg・ml^{-1}$ 未満であれば気道過敏性が確認され，気管支喘息の特徴を示すといえるが，慢性閉塞性肺疾患（chronic obstructive pulmonary disease：COPD）や嚢胞性線維症やアレルギー性鼻炎などの他の疾患でもみられることがある．PC_{20} と気管支喘息の重症度には弱い逆相関関係が認められる．

気道過敏性はまた，用量-反応曲線上の最大反応プラトー値の増加やその欠如によっても証明することができる．運動や冷気や乾燥した空気の吸入，高張食塩水や蒸留水やアデノシンのエアゾールの吸入などのその他の誘発試験では，ヒスタミン，メサコリンとは異なり気道平滑筋に対する直接的な作用はみられない．しかし，日常的な気管支収縮の誘因に近いといえる．平滑筋に直接作動するヒスタミンによる気道過敏性と気道の肥満細胞を活性化するアデノシンによる気道過敏性の比較は，気道の反応性の変化が肥満細胞からの分泌物によって起こっているのか，それともそれが気道の反応自体によるものなのかを推定するのに用いられてきた（図6）．

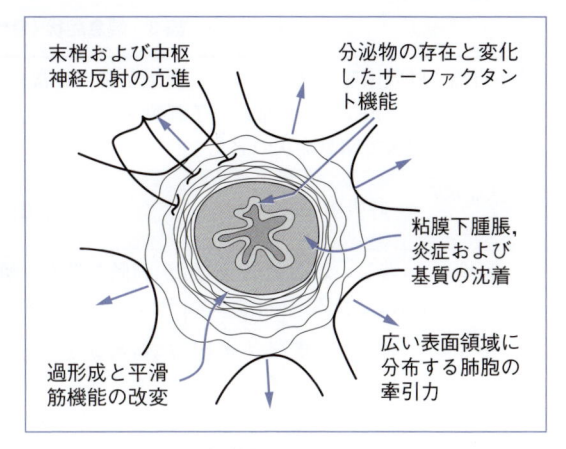

図6 気道過敏性のメカニズム

気道平滑筋については患者の気道平滑筋の等張性収縮を測定した研究では，その短縮性は増強していたことが示されている．この収縮機能の変化は，収縮器官や平滑筋組織の弾力性や細胞外基質（extracellular matrix：ECM）の改変の結果であるかもしれない．気管支喘息でみられる収縮性の亢進は，平滑筋が収縮速度の上昇に関与するといわれている．これはおそらく，平滑筋の発育や気道炎症の影響による収縮性・分泌能・増殖性に違いが現れたものと考えられる．さらに，収縮フィラメントの構成や平滑筋細胞の可塑性の変化が，慢性気道過敏性の持続の基礎にあることが示されている．喘息患者の気道平滑筋は定期的に伸展しないと固くなり，持続的に気道狭窄が生じてくることが示唆されている．このような固定した収縮状態は，気道炎症の結果外膜の腫脹により生じている可能性がある．トリプターゼのような肥満細胞から分泌される炎症性化学伝達物質および好酸球カチオン性蛋白（ECP）は，ヒスタミンなどの他の炎症性化学伝達物質に対する平滑筋の収縮反応を増強させることが示されてきた．炎症が生ずると平滑筋に直接作用し，気道の構造や機能を変化させる．

【2】急性発作時の呼吸療法

1）治療方針の立て方

喘息発作の強度とそれに応じた段階的治療の実際を表3に示した．発作強度の評価には，横にな

表3 喘息症状（急性増悪）の管理（治療）

治療目標：呼吸困難の消失，体動，睡眠正常，日常生活正常
ピークフロー（PEF）の正常値（予測値できれば自己最良値70%以上），酸素飽和度＞90%[1]
平常服薬，吸入で喘息症状の悪化なし

喘息症状の程度	呼吸困難	動作	治療	自宅治療可，救急外来入院，ICU[2]	検査値[1]
1．軽度	苦しいが横になれる	やや困難	β_2刺激薬吸入，頓用[3] テオフィリン薬頓用	自宅治療可	PEF 70～80%
2．中等度	苦しくて横になれない	かなり困難 かろうじて歩ける	β_2刺激薬ネブライザ吸入反復[4] β_2刺激薬皮下注（ボスミン®）[5] アミノフィリン点滴[6] ステロイド薬静注[7] 酸素[8] 抗コリン薬吸入考慮	救急外来 1時間で症状が改善すれば；帰宅 4時間で反応不十分 2時間で反応なし ｝入院治療 ↓ 高度喘息症状の治療へ	PEF 50～70% Pa_{O_2} 60 mmHg 以上 Pa_{CO_2} 45 mmHg 以下 Sp_{O_2} 90% 以上
3．高度	苦しくて動けない	歩行不能 会話困難	β_2刺激薬皮下注（ボスミン®）[5] アミノフィリン持続点滴[9] ステロイド薬静注反復[7] 酸素[10] β_2刺激薬ネブライザ吸入反復[4]	救急外来 1時間以内に反応なければ入院治療 悪化すれば重篤症状の治療へ	PEF 50%以下 Pa_{O_2} 60 mmHg 以下 Pa_{CO_2} 45 mmHg 以上 Sp_{O_2} 90% 以下
4．重篤症状（大発作の治療に反応しない発作・上記治療でも悪化）エマージェンシー重篤発作	（状態） チアノーゼ 錯乱 意識障害 失禁 呼吸停止	会話不能 体動不能	上記治療継続 症状，呼吸機能悪化で挿管[11] 酸素吸入にもかかわらずPa_{O_2} 50 mmHg 以下および/または意識障害を伴う急激なPa_{CO_2}の上昇 人工呼吸[11] 気管支洗浄 全身麻酔（イソフルラン，セボフルラン，エンフルランなどによる）を考慮	ただちに入院，ICU[2]	PEF 測定不能 Pa_{O_2} 60 mmHg 以下 Pa_{CO_2} 45 mmHg 以上 Sp_{O_2} 90% 以下

[1]：気管支拡張薬投与後の測定値を参考とする．[2]：ICUまたは，気管挿管，補助呼吸，気管支洗浄など処置ができ，血圧，心電図，オキシメータによる継続的モニターが可能な病室．[3]：β_2刺激薬MDI 1～2パフ，20分おき2回反復可．無効あるいは増悪傾向時β_2刺激薬1錠，テオフィリンまたはアミノフィリン200 mg頓用．[4]：β_2刺激薬ネブライザ吸入：20～30分おきに反復する．脈拍を130・min^{-1}以下に保つようにモニターする．[5]：ボスミン®（0.1%エピネフリン）：0.1～0.3 ml皮下注射20～30分間隔で反復可．脈拍は130・min^{-1}以下にとどめる．虚血性心疾患，緑内障［開放隅角（単性）緑内障は可］，甲状腺機能亢進症では禁忌，高血圧の存在下では血圧，心電図モニターが必要．[6]：アミノフィリン 6 mg・kg^{-1}と等張補液薬200～250 mlを点滴静注，1/2量を15分間程度，残量を45分間程度で投与し，中毒症状（頭痛，吐き気，動悸，期外収縮など）の出現で中止．通常テオフィリン服用患者では可能なかぎり血中濃度を測定．[7]：ステロイド薬静注：ヒドロコルチゾン200～500 mgまたはメチルプレドニゾロン40～125 mg静注し，以後ヒドロコルチゾン100～200 mgまたはメチルプレドニゾロン40～80 mgを必要に応じて4～6時間ごとに静注．[8]：酸素吸入：鼻カニューレなどで1～2l・min^{-1}．[9]：アミノフィリン持続点滴：第1回の点滴（項目[6]）に続く持続点滴はアミノフィリン250 mg（1筒）を5～7時間で（およそ0.6～0.8 mg・kg^{-1}・hr^{-1}）で点滴し，血中テオフィリン濃度が10～20 μg・ml^{-1}（ただし最大限の薬効を得るには15～20 μg・ml^{-1}）になるよう血中濃度をモニターし中毒症状の出現で中止．[10]：酸素吸入：Pa_{O_2} 80 mmHg前後を目標とする．[11]：気管挿管，人工呼吸：重症呼吸不全時の挿管，人工呼吸装置の装着は，時に危険なので，緊急処置としてやむをえない場合以外は複数の経験ある専門医により行われることが望ましい．

れるか，話せるか，動けるかなどにより呼吸困難の程度を推測するが，客観的評価のためにはピークフロー（PEF）や経皮酸素飽和度（Sp_{O_2}）を測定する．ただし，動脈血二酸化炭素分圧（Pa_{CO_2}）を測定しないと呼吸の状態は完全に把握されていないことに注意すべきである．また，患者の状態に応じて速やかに問診と診察を行い重症度を評価して，今回の症状が出現してからの治療を確認する．

重症喘息患者では奇脈，頻脈，補助筋呼吸などの理学所見と，自覚的な呼吸困難感が出現するのでこれを見逃さないようにすることが重要である．高度の発作では，すべての治療（酸素吸入，β_2刺激薬，テオフィリン，ステロイド薬）を組み合わせて同時に治療を開始する．緑内障，甲状腺機能亢進症，コントロール不良の高血圧症，前立腺肥大などの合併に注意する．

軽度の換気障害では非侵襲的陽圧換気（non-invasive positive pressure ventilation：NPPV）が有用な場合がある．医師がベッドサイドで患者を観察し，経過中増悪するようであれば，気管挿管による人工呼吸を導入する．

また，このための気管挿管に必要となる喉頭鏡，気管チューブ，スタイレット，薬品（鎮静薬，筋弛緩薬，アトロピン，リドカインのスプレー・ゼリー）などをあらかじめベッドサイドに準備しておく．

人工呼吸下では，気管内の粘液栓を気管支鏡下で吸引除去が可能であり有効であるが，気管挿管直後などに速やかに行い，操作による刺激でかえって発作を誘発しないように注意する．また，人工呼吸下では気管支拡張作用のある吸入麻酔薬を使用することで改善が得られる場合もある．ハロタンは不整脈を誘発するおそれもあり，使用薬剤に注意する．Hicklingらの急性呼吸促迫症候群（acute respiratory distress syndrome：ARDS）に対して行った二酸化炭素蓄積を容認した低容量従圧式人工換気による permissive hypercapnia の概念に基づき，喘息の呼吸管理においても Pa_{CO_2} が 80 mmHg と高くても容認し，酸素化を促すことと気道内圧上昇を抑えることを目的に管理する．気道内圧は最大でも 50 cmH_2O 未満，平均圧では 20～25 cmH_2O 未満，動脈血酸素分圧（Pa_{O_2}）は 80 mmHg を目標として吸入酸素濃度（$F_{I_{O_2}}$）を調節する．換気回数はできれば 11～14 回・min^{-1} を目標とするが，6～8 回・min^{-1} とせざるをえない場合もある．その際には Pa_{CO_2} が 50～80 mmHg の高二酸化炭素血症となるが，短期間の二酸化炭素貯留は可とする．ただし気管挿管下の人工呼吸においては，呼気終末陽圧（positive-end expiratory pressure：PEEP）や持続気道陽圧（continuous positive airway pressure：CPAP）などの気道内圧を上昇させるモードは禁忌である．

NPPV は急性の呼吸不全の治療として挿管による人工呼吸と比較して圧外傷などの合併症が少なく，人工呼吸の時間や ICU 滞在時間が短くできる可能性が報告されている．NPPV の換気モードとしては自発呼吸の吸気時に陽圧を加えるプレッシャーサポート換気（pressure support ventilation：PSV）と吸気と呼気の両方の時相に陽圧を加える bi-phase または two-level の陽圧呼吸とがある．前に述べたように，bi-phase のモードでは NPPV でも理論的には挿管下では禁忌となる PEEP または CPAP にみられる気道内圧の上昇を来す可能性があり注意を要する．患者の意識が保たれ NPPV に協力的であれば，重篤な呼吸不全を回避できる可能性があり，今後の適応など検討が必要である．

【3】長期管理における呼吸療法

長期管理において重要なことは，喘息症状とともに，その背景にある慢性の気道炎症を標的として意識しながら治療を組み立てることである．重症度は，症状と呼吸機能（PEF，FEV_1）を指標に判定し，原則として重症のステップをあてはめる．

現行の治療でコントロールされない状態では，より重症のステップでの治療を施行する．

・ステップアップ：コントロール不良の目安の一つとしては，吸入 β_2 刺激薬の頓用回数が 1 日 4 回を超えることである．しかし，4 回以下でも毎日症状が出現したり，PEF が低下する場合にもステップアップを考慮する．ただし，指示した投与量や投与方法，増悪因子の回避などが守られていることを確認してからステップアップする．ス

テップアップして改善が得られたら，より軽症のステップでの治療に移行する。

・ステップダウン：ステップダウンの時期はまだ確立されていないが，現在のところ，3〜6カ月間ステップアップを維持し，良好ならステップダウンすることが提言されている。

重症度ごとに各長期管理薬が挙げられているが，現在では長期の管理薬の主体は吸入ステロイド薬である。また，この吸入ステロイド薬と同時に使用することで抗炎症作用などをより強く発揮するオプションとしてテオフィリン徐放製剤，長時間作用型β_2刺激薬，ロイコトリエン拮抗薬がある。

呼吸リハビリテーション（運動療法）では下肢を用いた全身持久力トレーニングが最も強く推奨される。平地歩行，自転車エルゴメータなどがあるが，最適な負荷強度，時間など検討を要する。薬物療法でよくコントロールされている患者では呼吸リハビリテーションによる上乗せ効果が期待できる。

逆に運動は，短時間の喘息発作を引き起こす増悪因子の一つである。運動誘発喘息（exercise-induced asthma：EIA）はすべての喘息患者に起こる可能性があり，気道よりも冷たく乾燥した空気を過剰に吸入し，熱や水分が失われたために生ずる。また，過換気も運動と同様に増悪因子となる。

鼻呼吸，マスク着用を心がけ，運動前にはβ_2刺激薬の吸入あるいはクロモグリク酸ナトリウムやネドクロミル（日本未承認）を吸入し，運動前の十分な準備運動，身体トレーニングや運動の継続的訓練などを組み合わせることが誘発発作の予防となる。わが国では小児喘息患者に水泳などがよく行われている。下肢筋力の持久力が求められるスキーも好ましいがEIAに対する予防対策（準備運動，前投薬）が必要である。

その他Buteykoなどがあるが[1]，これは呼吸の深さと回数を減らすための一連の運動からなる呼吸法である。ロシア，オーストラリア，ニュージーランド，英国において行われている。息止めが呼気終末二酸化炭素を増加させ，それにより気管支の拡張が得られ，さらには喘息治療になるという理論に基づく。Buteyko呼吸法を行った喘息患者は，それにより肺胞換気量を減少させ（特に過換気気味の患者で著明）β_2刺激薬の使用も少なくなった。ステロイド薬の使用量も減少傾向であったが，客観的な気道径の変化はみられなかった。この呼吸法により呼気終末二酸化炭素は変化しなかったため，機序は不明だがおそらく過換気気味の患者やβ_2刺激薬の使用量が多い患者には効果的である。

気道に存在する咳反射に関係する受容器（receptor）：迷走神経から上行する受容器には以下に示す3種類のものがある。

①SAR（slowly adapting receptor）

肺伸展受容器とも呼ばれる。有髄神経線維なので伝達は速い。気道閉塞，気道の収縮，機械的刺激により活動する。気道を拡張させると吸気の抑制反射を起こす。

②RAR（rapidly adapting receptor）

速順応型受容体であり速やかに反応するが，また消えてしまうという順応されやすい受容体である。吸息の活動のリズムを上げ，呼吸の変化や咳の増加をもたらす。

③C-fiber

無髄神経線維なので，伝達は遅い。機械的刺激よりむしろカプサイシン，ブラジキニンなど化学刺激により活動する。

気道を拡張させると吸息の抑制，気道を収縮させると吸息の活動が高まるというSAR，RARの性質を利用し細かい気道拡張振動刺激（high frequency inflation：HFI）を気道に与えると，SARが活動し吸息が抑制され気道が拡張する。重症喘息患者などにこのHFIの効果をもったネブライザを用いることで吸入薬が効率よく肺内に分布されると考えられている。

また小児科の分野では，自分で吸入を行うことが困難な患者に対し近日中に導入予定であるネブライザ（ジェットネブライザ・パウダーステロイドの吸入）がある。

麻酔科の標準治療と整合性のある術前指示を出せるかについては，今後検討をすることが必要であると考えられる。特に手術時には薬剤を点滴投与とするか，経口投与にするかにより併用される薬剤の過量投与も生ずるおそれがあるからである。点滴投与により，正確な投与量を確保するという必要もある。周術期における喘息管理の詳細

は JGL 2003 を参照されたい。

〈参考文献〉

1) GINA Guideline, 2002. Global strategy for asthma management and prevention. National Institute of Health, National Heart, Lung, and Blood Institute. Revised 2002.（日本語版）牧野荘平, 大田 健監. 東京：協和企画；2002.
2) 牧野荘平, 古城巻史, 宮本昭正ほか監. 喘息予防・管理ガイドライン 2003―JGL1998 改訂第 2 版. 厚生省免疫・アレルギー研究班. 東京：協和企画；2003.
3) Ohta K, Nakagome K, et al. Aminophyline is effective on acute exacerbations of asthma in adults-objective improvements in peak flow, spirogram, arterial blood gas measurements and lung sounds. Clin Exp Allergy 1996；26：32-7.
4) Nakano J, Yamashita N, Ohta K, et al. Prevalence of bronchial asthma in adults in Japan；Epidemiologic studies of asthma in Fujieda city in 1985 and 1988. Am J Respir Crit Care Med 2000；161：3（A798）.
5) 諏訪邦男. 吸入麻酔による喘息発作の治療. 大田保世ほか編. Annual Review 呼吸器 東京：中外医学社；1990. p.179-82.
6) 中島幹夫, 大田 健. 喘息発作の急性増悪時治療と長期管理. 救急・集中治療. 東京：総合医学社；2005. p.124-5.
7) 中野純一. 長期管理薬としてのテオフィリン. 呼吸器科 2004；149-54.

（帝京大学医学部内科 **大林王司**，**大田 健**）

20-3 特発性間質性肺炎

到達目標

- □ 特発性間質性肺炎の概念・分類を理解する
- □ 特発性肺線維症の疫学・症状・所見を理解する
- □ 特発性間質性肺炎の診断手順を習得する
- □ 特発性肺線維症の薬物療法の現状を理解する
- □ 間質性肺炎の生理学的特徴を把握し，在宅酸素療法・理学療法施行時の注意点を習得する
- □ 間質性肺炎の生理学的特徴を把握し，人工呼吸管理施行時の技法を身につける
- □ 特発性肺線維症の日常生活指導ができ，経過・予後について説明できる

目次項目

1. 概念
2. 分類
3. 疫学
4. 臨床症状と身体所見
5. 血清診断マーカー
6. 胸部単純 X 線写真と HRCT
7. 機能検査
8. 診断
9. 薬物療法
10. 在宅酸素療法
11. 呼吸理学療法
12. 人工呼吸管理
13. 日常生活指導
14. 経過，予後

特発性間質性肺炎（idiopathic interstitial pneumonias：IIPs）の呼吸療法については，慢性閉塞性肺疾患（chronic obstructive pulmonary disease：COPD）に比べて，明らかなエビデンスが得られたものは少ない．本稿では，呼吸療法，特に機能検査，在宅酸素療法，理学療法，人工呼吸療法に重きをおきながら，IIPs の病態・診断・治療について概説する．

【1】概念

間質性肺炎は，病理組織学的に肺胞間質あるいは細気管支周囲間質を病変の主座とし，間質の炎症性肺傷害の修復過程において線維化の過剰あるいは異常を来す疾患である。間質性肺炎のなかで，原因の明らかなもの，すなわち，感染症，じん肺，薬剤性肺炎，サルコイドーシス，膠原病などを除いた，原因不明の間質性肺炎の総称が，IIPs である。

【2】分類

IIPs には，以下の7つの病理組織型（図7）が含まれる[1]。特発性肺線維症/通常型間質性肺炎（idiopathic pulmonary fibrosis：IPF/usual interstitial pneumonia：UIP），非特異性間質性肺炎（non-specific interstitial pneumonia：NSIP），特発性器質化肺炎（cryptogenic organizing pneumonia：COP），急性間質性肺炎（acute interstitial pneumonia：AIP），呼吸細気管支炎を伴う間質性肺疾患（respiratory bronchiolitis-interstitial lung disease：RB-ILD），剥離性間質性肺炎（desquamative interstitial pneumonia：DIP），リンパ球性間質性肺炎（lymphocytic interstitial pneumonia：LIP）である。これらの間質性肺炎はそれぞれ発症様式，臨床経過，画像所見が異なり，さらに経過，予後，治療反応性が病理組織所見と対応することが知られている。このなかで，相対的発症頻度が最も高いのは，最も予後不良な IPF である。

【3】疫学

わが国では厚生労働省の特定疾病いわゆる難病に指定されており，医療助成を受けているのは全国で約3,100人である。しかし，基準を満たさない軽症例，医療機関を受診していない症例を合わせると全国で1万人強の患者がいると考えられている。

IPF 患者の男女比は1.5：1程度であり，診断時の平均年齢は66歳である。

IPF の原因は不明であるが，これまでに危険因子として，喫煙，糖尿病，抗うつ薬への曝露，胃食道逆流，金属や木の粉じん曝露などが報告されている[2][3]。さらに，特定の遺伝標識は確認されていないものの，家族発症例の報告から遺伝的因子の関与があると考えられている。

【4】臨床症状と身体所見

IPF の臨床症状は，労作時呼吸困難と咳嗽に代表される。労作時呼吸困難は程度の差はあるものの，60〜90％に認められる。咳嗽は，そのほとんどが乾性咳嗽であり，初診時では約50％に認められるが，疾患の進行に伴い高頻度に認められる。

IPF の身体所見としては，捻髪音とばち指が挙げられる。捻髪音は別名ベルクロ・ラ音と呼ばれ，吸気相の一定のところに繰り返し，咳嗽の影響を受けることなく聴取される，高調性の断続性雑音である。発生機序としては，いったん閉塞した末梢気道の急激な開放によると考えられる。IPF においてはほぼ全例に聴取される。ばち指は，先天性肺疾患や慢性肺疾患でみられる成因不詳の所見であるが，IPF においては，40〜70％に認められる。

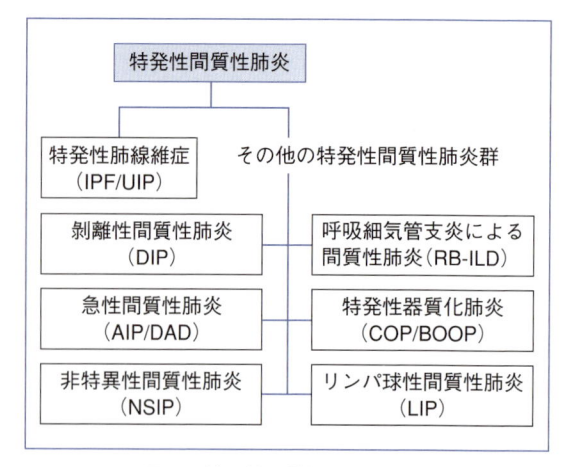

図7 特発性間質性肺炎の分類
(American Thoracic Society and European Respiratory Society. American Thracic Society/European Respiratory Society International Multidisciplinary Consensus Classification of the Idiopathic Interstitial Pneumonias. Am J Respir Crit Care Med 2002；165：277-304 より改変引用)

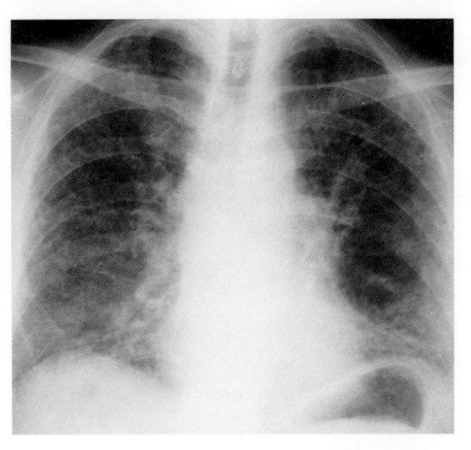

図8 特発性肺線維症症例の胸部単純X線

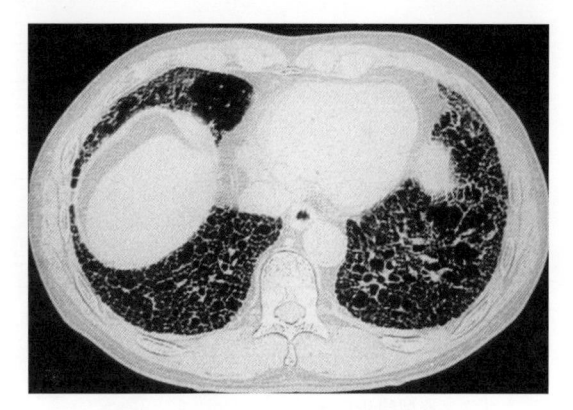

図9 特発性肺線維症症例の胸部HRCT

【5】血清診断マーカー

間質性肺炎のマーカーとして従来乳酸脱水素酵素（LDH）と赤沈が汎用されていたが，IPFの診断における鋭敏度はそれぞれ17%，39%と低いものであった．近年，KL-6，肺サーファクタント蛋白質（SP）-A，SP-Dが実用化されている．これらは，IPF対する鋭敏度もそれぞれ76%，78%，87%と高く[4]，また活動性の指標としても有用である．

【6】胸部単純X線写真とHRCT

IPFでは，胸部単純X線写真（図8）では，両側下肺野優位にすりガラス影，網状影，輪状影が認められる．進行すると肺野の縮小がみられることが多い．高分解能CT（high-resolution CT：HRCT）（図9）では，下葉背側・胸膜直下優位に蜂巣肺を認める．すりガラス影と牽引性気管支拡張を伴うことが多い．また，所見の分布は不均一で，蜂巣肺に隣接して正常肺がみられることもある．

【7】機能検査

肺間質の線維化に伴い，2つの物理学的特性が変化する．一つは肺の弾性収縮力が増大，もう一つはガス交換能の低下である．したがって，拘束性換気障害すなわち，全肺気量（TLC），肺活量（VC），静肺コンプライアンス（Cst）の低下および肺拡散能（D_{LCO}）の低下を認める．動脈血液ガス分析では，酸素分圧（Pa_{O_2}）の低下がみられ，肺胞気-動脈血酸素分圧較差（$A-aD_{O_2}$）の開大が認められる．通常，初期では高二酸化炭素血症は認められない．

【8】診断

IIPsの診断において最も重要なことはIPFを的確に診断することである．そのため診断手順が考案されている（図10）[5]．

最初に詳細な問診により，乾性咳嗽，労作時呼吸困難などの臨床症状を聴く．しばしばこれらの症状は進行性であるが，特にIPFでは発症は緩徐（3カ月以上）である．

問診において，もう一つ重要なことは，原因の明らかな間質性肺炎を除外することである．すなわち，粉じん吸入歴，投薬歴，ペット飼育歴，さらに膠原病関連症状として関節痛，筋痛，皮疹，レイノー症状などについても聴取する必要がある．

これに加え，胸部単純X線上，びまん性の陰影で，肺機能，血液検査が，上述にあてはまれば，IIPsの診断がなされる．

IIPsと診断された症例のなかで，HRCTで，典型的IPF像（図9），すなわち両側肺底部，胸膜直下有意にしばしば，牽引性気管支・細気管支拡張

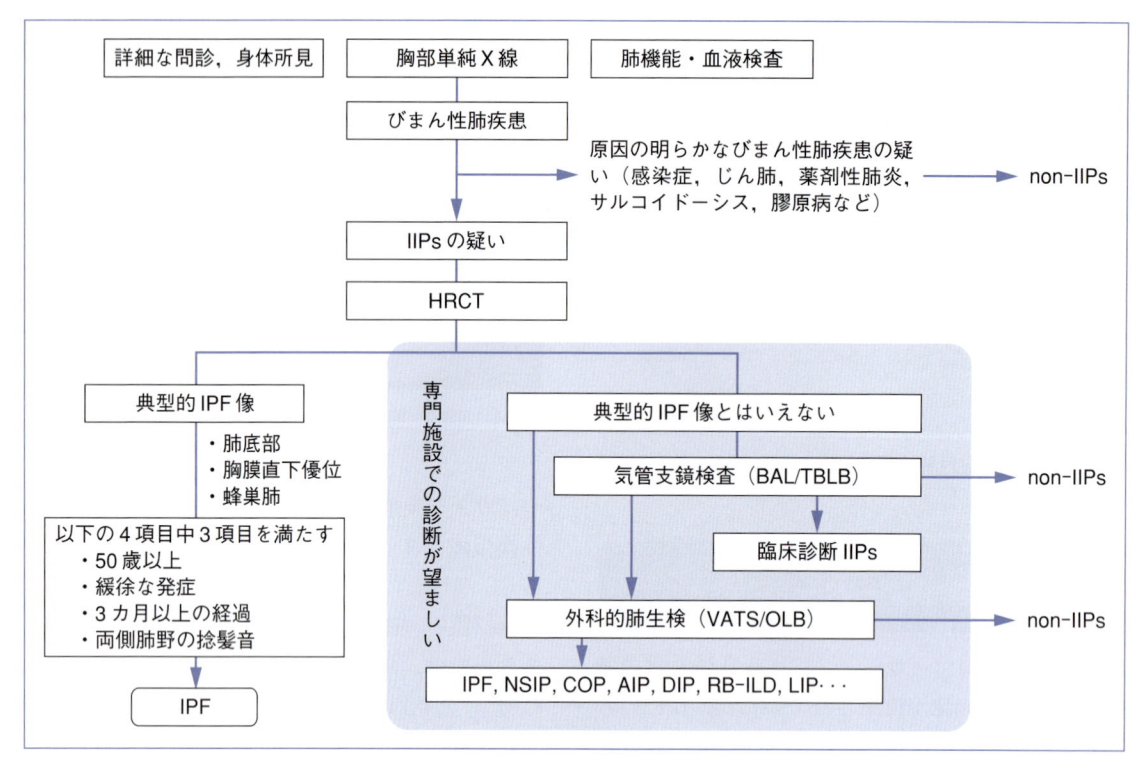

図 10　特発性間質性肺炎診断のためのフローチャート
〔吾妻安良太，工藤翔二．Ⅱ．特発性間質性肺炎の臨床 2．診断基準―第 4 次改訂を踏まえて．日胸 2003；62（11 増刊）：S16-S23 より引用〕

を伴った蜂巣肺を認める例を IPF と診断する。

典型的 IPF 像とはいえない例においては，気管支肺胞洗浄（BAL），経気管支肺生検（TBLB）といった気管支鏡検査や胸腔鏡下肺生検（VATS），開胸肺生検（OLB）といった外科的肺生検が必要となる。そのなかには，IPF 以外の IIPs（NSIP, COP, AIP, DIP, RB-ILD, LIP）あるいはその他のびまん性肺疾患が含まれている。

【9】薬物療法

現在の IIPs の治療において，生命予後を改善させる画期的治療法は見出されていない。一般にわが国では，IPF の安定期にはあえて治療は行わない。なぜなら，治療が呼吸機能の改善につながらないこと，日和見感染症など原疾患の治療に伴う感染症の誘発などが致死的となること，さらにステロイド減量中に急性増悪を起こす例があることからである。しかし，この考えも経験的なエビデンスにとどまっている。なお，後述する急性増悪時には，パルス療法を含めたステロイドの大量療法が行われる。

一方，AST/ERS のコンセンサスレポート[2]では，ステロイドとアザチオプリンないしシクロホスファミドの併用療法が推奨されている。

IPF に対してピルフェニドン[6]，インターフェロン[7]，N-アセチルシステイン[8]は副作用も少なく今後期待される薬剤である。

一方，NSIP は IPF に比べて治療反応性がよく予後良好な疾患である。NSIP にも，確立した治療法は存在しないが，各施設において経験的にステロイド投与が行われているのが現状である。

【10】在宅酸素療法

IIPs，特に IPF 症例においては，安静時にはっきりしなくても，軽度の労作で著明な低酸素血症を呈することが多い。この状態で無理に労作を続け

ることは，肺高血圧，肺性心や低酸素性臓器障害を引き起こす。したがって，在宅酸素療法の導入は積極的に行う。

多くの症例で労作時の酸素吸入流量の設定は，安静時の2～3倍となる。実際に酸素吸入下にパルスオキシメータを装着し，廊下自由歩行など日常生活に近い労作負荷をかけ，動脈血酸素飽和度（Sp_{O_2}）が90％以上を保てる流量を設定する。しかし，在宅酸素療法による生命予後の改善は証明されていない。

【11】呼吸理学療法

呼吸リハビリテーションの効果に関する報告はCOPDを対象にしたものがほとんどで，間質性肺炎については，明らかなエビデンスはない。しかし，IPFのコンセンサスステートメント[2]のなかにも，推奨事項としてリハビリテーションが含まれている。

運動療法，教育，心理社会学的サポートを組み合わせることにより，呼吸機能の改善は望めないものの，運動耐容能，呼吸困難の改善，QOLの向上などにはつながるものと考えられる。

【12】人工呼吸管理

人工呼吸管理の適応は回復可能な病態であることである。したがって，IIPs，特にIPFにおいて人工呼吸管理の適応となるのは，急性増悪時，手術時および肺移植待機中などと考えられる。人工呼吸管理においては，IPF患者の生理学的特徴をよく理解することが必要である。

他の呼吸不全患者のように，1回換気量を10～12 ml/kg，高い呼気終末陽圧（positive end-expiratory pressure：PEEP）で設定すると，IPF患者においてはコンプライアンスが低下しているため，気道内圧，肺胞内圧は異常に上昇し，気胸を合併する危険性が高い。さらに高い肺胞内圧は毛細血管を圧迫し，結果として死腔換気を増大させる。

Roupieら[9]は急性呼吸窮迫症候群（acute respiratory distress syndrome：ARDS）患者を対象として，静的圧-容量曲線（P-V曲線）の吸気曲線上で直線から曲線へ移行するupper inflection pointとlower inflection pointの2点をとり，1回換気量は前者を超えないように，PEEP値は後者で設定する方法を考案している。また，ARDS患者を対象とした無作為比較対照試験において，1回換気量を6 ml/kgに設定した群は，12 ml/kgの群に比べ有意に死亡率が減少することが報告されている[10]。このような換気は，結果として高二酸化炭素血症をまねく。しかし，このような状態においても，頭蓋内圧亢進症状の危険性がない場合，高二酸化炭素血症を容認する，permissive hypercapniaの方針がとられる。

また，酸素化の目標は動脈血酸素分圧（Pa_{O_2}）＞60 torrを維持することである。酸素傷害を防ぐため，Pa_{O_2}＞60 torrを維持できるかぎり吸入酸素濃度を0.6まで下げることを心がける。

【13】日常生活指導

まず，禁煙である。喫煙はIPFの危険因子として挙げられている。さらに，喫煙により気道粘膜の炎症が生じ，気道分泌物が増加する。呼吸機能の弱いIPF患者においては，喀痰排出困難となりやすく，気道感染の誘因ともなりうる。

また，慢性経過をとる疾患であり，病気とじょうずに付き合うことが大切である。旧厚生省研究班より提唱されている生活指針を表4に示す[11]。気道感染は急性増悪の主な誘因であり，感冒の予防（外出後の手洗い，うがいなど）や禁煙が推奨される。また，主症状が慢性的な呼吸困難であり患者の精神的負担は大きい。したがって，ストレスを回避する工夫が必要である。

【14】経過，予後

IIPsのなかで，最も頻度が高く予後不良なものはIPFである。IPFの診断確定後の平均生存期間は3.2～5年間と報告されている。

IPFは慢性に経過するが，1カ月以内に呼吸困難が急激に増悪し，胸部単純X線所見の悪化，動

表4　特発性間質性肺炎の生活指針

生活指針を注意深く守り，病気と上手に付き合って毎日をお過ごしください。
1. かぜをひかないように注意しましょう。
   かぜをひくと，落ち着いていた病状が急に悪くなることがあります。
2. 人ごみや空気の汚れている場所への外出を避けましょう。
   特に体調の悪いときは，外出を控えることが大切です。また，外出後のうがいと手洗いを心がけましょう。
3. 鼻が悪い人（鼻炎，蓄膿症など）は治療しましょう。
   呼吸を楽にするだけでなく，感染の予防にもなります。
4. 禁煙をしましょう。
5. 食事の栄養バランスに気を配りましょう。
   病気に対する抵抗力を保てます。
6. 過労をなくし，ストレスを解消しましょう。
   過労やストレスを解消するためにも，睡眠をよくとりましょう。
7. 風呂はぬるめにして，長湯をやめましょう。
8. 自分の体のコンディション（1分間の脈拍数，呼吸数，体重，唇や爪の色）を毎日チェックしましょう。これらは体調のバロメータですので，変化のあるときは要注意です。
9. 日常生活での長時間の歩行には酸素を携帯するようにしましょう。これらは体調のバロメータですので，変化のあるときは要注意です。
10. "歓談"を中心に楽しい人間関係をつくりましょう。

（佐藤篤彦ほか．特発性間質性肺炎の生活指針作成の経緯．厚生省特定疾患びまん性肺疾患調査研究班平成7年度報告書．1996. p.47-9 より引用）

脈血液ガスの有意な悪化を認めることがある。このとき，明らかな肺感染症，心不全が除外されれば，急性増悪と診断する。感染の合併・治療のために投与されていたステロイドの減量・診断ないし，しばしば合併する肺癌の治療目的としての手術的侵襲などが急性増悪の誘因として知られている。予後は極めて不良である。

　IPFの予後に影響するもう一つの問題は，肺癌である。IPF患者の10～20％に肺癌を発症する。手術療法，化学療法，放射線療法ともに原疾患の悪化につながる可能性があり，治療が制限されることもあり，予後に大きく影響する。その他，各種感染症，肺高血圧・右心不全，気胸などが予後に影響する。

〈参考文献〉

1) American Thoracic Society and European Respiratory Society. American Thracic Society/European Respiratory Society International Multidisciplinary Consensus Classification of the Idiopathic Interstitial Pneumonias. Am J Respir Crit Care Med 2002；165：277-304.
2) American Thoracic Society and European Respiratory Society. Idiopathic pulmonary fibrosis；Diagnosis and treatment. International concensus statement. Am J Respir Crit Care Med 2000；161：646-64.
3) Enomoto T, Usuki J, Azuma A, et al. Diabetes mellitus may increase risk for idiopathic pulmonary fibrosis. Chest 2003；123：2007-11.
4) 阿部庄作，高橋弘毅，小場弘之ほか．特発性間質性肺炎における血清診断マーカーについて．厚生科学研究特定疾患対策研究事業びまん性肺疾患研究班平成12年度研究報告書．2001. p.108-11.
5) 吾妻安良太，工藤翔二．Ⅱ．特発性間質性肺炎の臨床 2. 診断基準―第4次改訂を踏まえて．日胸 2003；62（11増刊）：S16-S23.
6) Raghu G, Johnson WC, Lockhart D, et al. Treatment of idiopathic pulmonary fibrosis with a new antifibrotic agent, pirfenidone；Results of prospective, open-label phase Ⅱ study. Am J Respir Crit Care Med 1999；159：1061-9.
7) Raghu G, Brown KK, Bradford WZ, et al. A placebo-controlled trial of interferon gamma-1b in patients with idiopathic pulmonary fibrosis. N Engl J Med 2004；350：181-3.
8) Behr J, Maier K, Degenkolb B, et al. Antioxidative and clinical effects of high-dose N-acetylcysteine in fibrosing alveolitis. Am J Respir Crit Care Med 1997；156：1897-901.
9) Roupie E, Dambrosio M, Servillo G, et al. Titration of tidal volume and induced hypercapnia in acute respiratory distress syndrome. Am J Respir Crit Care Med 1995；152：121-8.
10) The Acute Respiratory Distress Syndrome Network. Ventilation with lower tidal volumes as compared with traditional tidal volumes for acute lung injury and acute respiratory distress syndrome. N Engl J Med 2000；342；1301-8.
11) 佐藤篤彦ほか．特発性間質性肺炎の生活指針作成の経緯．厚生省特定疾患びまん性肺疾患調査研究班平成7年度報告書．1996. p.47-9.

（東京都立広尾病院呼吸器科　榎本達治
日本医科大学第4内科　吾妻安良太，工藤翔二）

20-4 気管支拡張症

到達目標
- □ 気管支拡張症の疾患概念・病態を理解する
- □ 気管支拡張症の分類を理解する
- □ 気管支拡張症の臨床症状・身体所見を修得する
- □ 気管支拡張症の検査所見を理解する
- □ 気管支拡張症の治療法を判断できる
- □ 特殊な原因による気管支拡張症を理解する

目次項目
1. 気管支拡張症とは
   - 疾患概念
   - 病態
2. 分類
   - 形態的分類
   - 成因による分類
3. 臨床症状・身体所見
   - 臨床症状
   - 身体所見
4. 検査所見
   - 呼吸機能検査
   - 画像所見
5. 治療
   - 目的
   - 胸部理学療法
   - 気道感染に対する予防
   - 薬剤による緑膿菌感染への対策と作用機序
   - 気道感染の起炎菌と抗菌薬の選択
6. 特殊な原因による気管支拡張症
   - immotile-dyskinetic cilia 症候群
   - Young 症候群
   - 黄色爪症候群
   - Williams-Campbell 症候群
   - Mounier-Kuhn 症候群

【1】気管支拡張症とは

1）疾患概念

　気管支拡張症は，気管支壁の弾性線維および平滑筋の破壊に伴い気管支内腔が拡張する疾患である。なお分類の項で述べるように，本症を引き起こす疾患は多数存在するために一つの症候群と理解すべきものである。また真の気管支拡張症は不可逆性であり，肺炎，無気肺などに伴う可逆性のものとは区別される。約30%で両側性にみられ，部位は下葉，特に左肺が侵されることが最も多い。これには気管支・肺血管系の解剖学的構造が関与している。

　抗菌薬およびワクチン接種の普及のため感染後に続発するものは少なくなった。しかし本症に対する治療の進歩により長期生存が可能になったことによる問題や，急速に本症を引き起こす後天性免疫不全症候群（AIDS）に合併する呼吸器感染症，臓器移植後の肺合併症，high resolution CT（HRCT）により早期病変が検出できるようになったことなど，新たな問題も出てきた。

2）病態

　気管支拡張症の発生には感染，気道閉塞および気管支周囲の線維化が重要な因子である。なかでも炎症が最も重要な役割を有しており，病態形成にはインターロイキン1,8およびTNF-αなどの炎症関連サイトカインおよび成長因子が関与している。また炎症細胞から分泌される蛋白分解酵素とそれらに拮抗する抗蛋白分解酵素との不均衡も重要な役割を果たしている。これらが総合的に作用して気管支は拡張し，炎症の持続により弾性線維，平滑筋および軟骨が破壊され，さらに進行すると膠原線維により置換される。また，いったん気管支が拡張すると拡張部位に病原微生物がコロ

ニーを形成しさらに慢性気道感染を助長する。
　さらに肺循環系にも変化がみられ，気管支動脈が拡張し蛇行する。これは気管支・肺動脈系の吻合によるものである。このため血痰・喀血が出現し，感染合併によりさらにその頻度が高くなる。

【2】分類

1）形態的分類
　拡張した気管支の形態から円柱状，念珠状，囊状に分類される[1]。

2）成因による分類
　①先天性，②後天性，③続発性に分類されることや，気管支拡張症を引き起こす原因により，①感染症，②気管支閉塞，③先天異常，④免疫異常，⑤遺伝性，⑥その他，に起因するものなどに分類されることが多い。

【3】臨床症状・身体所見

1）臨床症状
　気管支拡張症自体に起因する徴候は存在しない。主に気道感染の合併により初期には咳嗽，膿性痰が出現する。血痰・喀血は約半数でみられ，さらに病変の進行により呼吸困難が出現するようになる。

2）身体所見
　胸部聴診では吸気相早期に水泡音（coarse crackles）を聴取し，しばしば連続性ラ音も聴取する。胸郭外所見としてばち指が高頻度にみられ，チアノーゼが出現することもある。

【4】検査所見

1）呼吸機能検査
　閉塞性換気障害を呈するように考えられるが，実際には肺気量低下による拘束性換気障害を伴うため混合性換気障害を呈する。しかし特徴的な所見はない。

2）画像所見
　胸部単純X線写真では，肥厚した気管支壁が平行する2本の線として描出され気管支壁の肥厚（tram tracks）と呼ばれる。また粘液で充満した気管支を反映して管状陰影がみられる。なお，囊状気管支拡張症では貯留した分泌物により水平面形成や粘液塞栓（mucoid impaction）がみられることもある。
　胸部CTでは断層面と平行に走行する拡張した気管支はtram tracksとして描出される。断層面と垂直に走行する気管支は伴走する肺動脈と相まってシグネットリングサインと呼ばれる。その他，末梢への走行に伴い徐々に細くなる気管支の正常構造が失われ棍棒状に拡張したり，胸膜近傍の気管支が描出される。なお以前は気管支造影が実施されていたが，侵襲性，造影剤の製造中止，胸部CTの普及などのため現在では実施されることはほとんどない。
　気道生検は線毛不動症候群（immotile-dyskinetic cilia症候群），囊胞性線維症およびYoung症候群などとの鑑別には必須の検査である。

【5】治療

1）目的
　症状のコントロールと進行を防止することである。このためには気道感染の予防と治療が重要なポイントである。

2）胸部理学療法
　他の慢性呼吸器疾患と同様に気管支拡張症でも呼吸療法の果たす役割は少なくない。その目標は症状の軽減，運動耐用能および健康関連QOL（health-related quality of life：Hr-QOL）を向上させ，肉体的，精神的に総合的な改善をめざすものである。このためにリラクセーション，気道浄化，呼吸訓練，呼吸筋訓練，胸郭可動域訓練および運動療法が行われる[2]。具体的な方法については各項目を参照されたい。
　本症は多量の喀痰を伴うことが多いため，本項

では排痰法について述べる。喀痰の排出は貯留部位により適切な排痰の体位をとらせて行う。また呼吸介助法はスクイージング（呼気圧迫法）が軽打法よりもより有効とされる。なお効果が不十分な場合にはバイブレーション（振動）により咳を誘発し，痰の喀出を促すこともある。しかし本症に対する理学療法の有効性を示した EBM における信頼度の高い報告はほとんどなく，今後の検討が必要である。

3）気道感染に対する予防

肺炎球菌，インフルエンザウイルスに対するワクチン接種は有効である。

4）薬剤による緑膿菌感染への対策と作用機序

エリスロマイシン，アジスロマイシンなどの 14 員環，15 員環マクロライド薬は緑膿菌バイオフィルム形成に対し抑制的に働く。特にアジスロマイシンは感染部位への病巣移行にすぐれた薬剤である[3]。また β_2 刺激薬は線毛運動を改善する働きを有する[4)5]。その機序は緑膿菌の産生するピオシアニンによる線毛運動の低下した線毛細胞内のサイクリック アデノシン二リン酸（cAMP）およびアデノシン三リン酸（ATP）の低下を防ぐためである。

5）気道感染の起炎菌と抗菌薬の選択

気道感染の合併時には，薬剤感受性検査を参考にして有効な抗菌薬を投与し耐性菌の出現に注意することが重要である。

起炎菌として肺炎球菌，インフルエンザ菌の頻度が高いためペニシリン系，セフェム系が有効であるが，徐々にペニシリン耐性肺炎球菌，βラクタマーゼ産生インフルエンザ菌が出現する。さらに進行すると緑膿菌，特に多剤耐性緑膿菌の検出が増加する。その他の起炎菌としてモラクセラ・カタラーリス，非結核性抗酸菌なども関与する。このため，喀痰培養を頻回に施行し起炎菌の決定に努めるとともに，感受性を参考にして抗菌薬を決定することが重要である。

上述のように気道感染対策が最も重要であるが，現在わが国でも肺移植が可能となり移植も治療の選択肢の一つに挙げられる。

【6】特殊な原因による気管支拡張症

1）immotile-dyskinetic cilia 症候群

歴史的には Kartagener が内臓逆位患者に反復する鼻炎および副鼻腔炎，気管支拡張症を合併した 4 症例を初めて報告したため Kartagener 症候群と呼ばれていた[6]。また Afzelius らは男性不妊患者の精子鞭毛の運動性欠如がダイニン腕の欠損に起因することを電顕にて確認した[7]。その後精子鞭毛に限らず全身の線毛系器官の機能失調と超微形態異常を有する症例が発見され，immotile cilia 症候群という疾患概念が提唱された[8]。さらに運動性はあるが先天的に規則正しい同調した線毛運動が障害されたものも確認され immotile-dyskinetic cilia 症候群[9]または primary cilia 症候群 などと呼ばれるようになった[10]。

immotile-dyskinetic cilia 症候群でみられた気管支拡張症を提示する[11]。

〔症例〕 咳嗽，喀痰および呼吸困難を主訴に来院した 30 歳の男性。既往歴は幼少時より気管支炎に頻回に罹患し気管支拡張症と診断された。15 歳で慢性副鼻腔炎の手術。29 歳，30 歳で両側汎副鼻腔根本術を施行。胸部単純 X 線写真では両側肺野に輪状影，索状影がみられる（図 11）。胸部 HRCT では両側肺に著明な気管支の拡張がみら

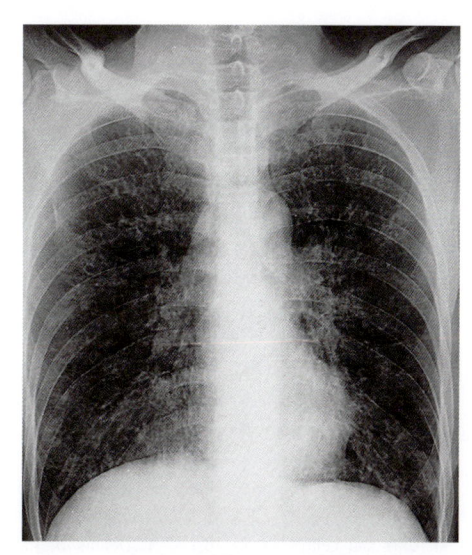

図 11 胸部単純 X 線写真
両側肺野に輪状影，索状影がみられる。

れ tram tracks，シグネットリングサインもみられる（図12）。

　正常線毛の電顕像は1対の中心微小管とその周囲の9対からなる周辺二連微小管から構成される。中心微小管対からは中心鞘が，周辺二連微小管からはダイニンの腕，ネキシンおよびスポークが突起状に規則正しく並んでいる（図13）[12]。このなかで特にダイニンは線毛運動に重要な役割を担っている。本症例の電顕像では多くの線毛にダイニンの内腕（inner arm）の欠損が認められる（図14）。

2）Young 症候群

　泌尿・生殖路の閉塞による男性不妊に，慢性副鼻腔炎および気管支拡張症を合併するものである。不妊症と気道感染を合併するため囊胞性線維症や immotile-dyskinetic cilia 症候群に類似の所見を呈する。

3）黄色爪症候群

　黄色爪，リンパ浮腫および胸水貯留を3徴とする疾患である。爪の成長は遅延し黄色がかった緑色を呈する。リンパ浮腫はリンパ管の低形成ないし無形成によるものである。通常は軽度で下肢に出現することが多い。胸水は滲出性で乳びを呈する。気管支拡張症を引き起こす原因は不明であるが，しばしば副鼻腔炎を合併するため気道粘膜全般の異常が推測されている。

4）Williams-Campbell 症候群

　気管支壁軟骨の欠乏ないし欠損により先天的に気管支拡張症を引き起こす。HRCT所見は特徴的で，第4，5および6次気管支に限局した囊胞状の気管支拡張がみられる。

5）Mounier-Kuhn 症候群

　気管・気管支の拡張があり慢性呼吸器疾患を伴うものと定義されている。病理組織学的には先天

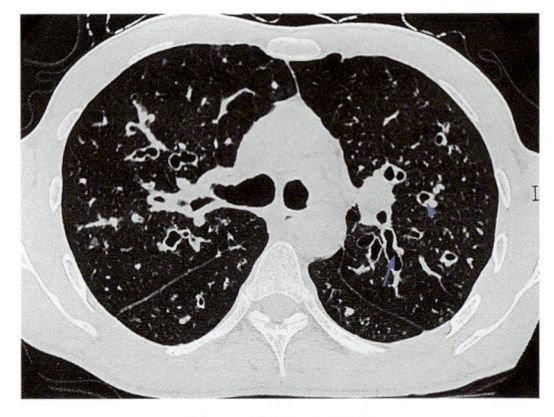

図12　胸部HRCT像
両側肺に著明な気管支の拡張がみられ tram tracks（矢印），シグネットリングサイン（矢頭）もみられる。

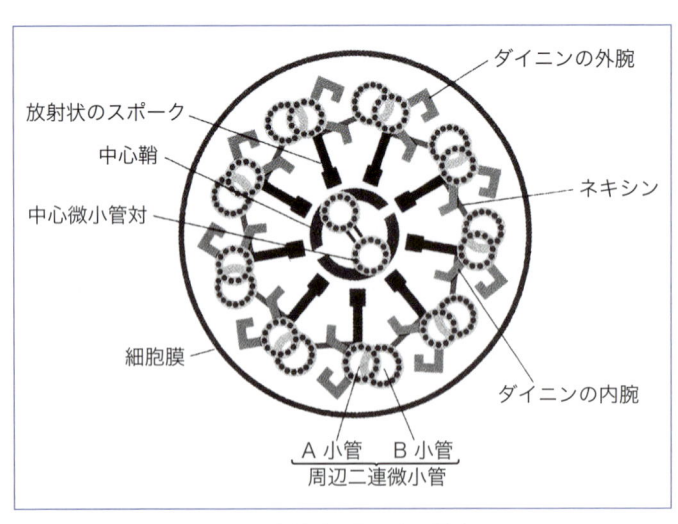

図13　正常線毛の電顕像の模式図
（Tim M. Cilia and centrioles. In：Bruce A, Dennis B, Julian L, et al. editors. Molecular biology of the cell. 3rd ed. New York：Garland Publishing；1994. p.816 より引用）

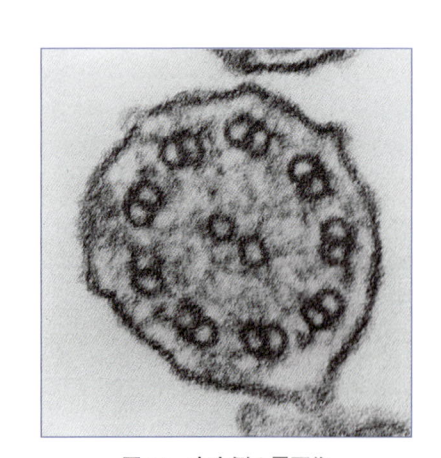

図14　本症例の電顕像
多くの線毛にダイニンの内腕の欠損が認められる。

性に気管および主気管支の弾性線維の萎縮ないし欠損，平滑筋層の菲薄化がみられる．このため気道は吸気時に拡張し，呼気時に狭小化する．気管支拡張症は軽度の機能障害のものから重篤な気管支拡張症，肺気腫および肺線維症を引き起こすものまで程度はさまざまである．

〈参考文献〉

1) Reid LM. Reduction in bronchial subdivision in bronchiectasis. Thorax 1950；5：233-47.
2) 宮川哲夫．慢性閉塞性肺疾患（COPD）：診断と治療の進歩 II．治療 3．理学療法．日内会誌 2001；90：821-9.
3) 松永敏幸，下平博仕，小川正俊ほか．動物局所感染モデルにおける azithromycin の治療効果および組織移行性．日化療会誌 1995；43：95-9.
4) Kanthakumar K, Taylor G, Tsang KWT, et al. Mechanisms of action of *Pseudomonas aeruginosa* pyocyanin on human ciliary beat *in vitro*. Infect Immun 1993；61：2848-53.
5) Kanthakumar K, Cundell DR, Johnson M, et al. Effect of salmeterol on human nasal epithelial cell ciliary beating：Inhibition of the ciliotoxin, pyocyanin. Br J Pharmacol 1994；112：493-8.
6) Kartagener M. Zur pathogenese der bronchiektasien 1. Mitteilung：Bronchiektasien bei situs viscerum inversus. Beitr Klin Tuberk 1933；83：489-501.
7) Afzelius BA, Eliasson R, Johnsen Φ, et al. Lack of dynein arms in immotile human spermatoza. J Cell Biol 1975；66：225-32.
8) Eliasson R, Mossberg B, Camner P, et al. The immotile-cilia syndrome；A congenital ciliary abnormality as an etiologic factor in chronic airway infections and male sterity. N Engl J Med 1977；297：1-6.
9) Veerman AJP, Baan AV, Weltevreden EF, et al. Cilia；immotile, dyskinetic, dysfunctional. Lancet 1980；2：266.
10) Sleigh MA. Primary ciliary dyskinesia. Lancet 1981；2：476.
11) 伊藤昌之，岸　厚次，中村博幸ほか．塩酸クレンブトロールとアジスロマイシンが有効であった immotile-dyskinetic cilia syndrome の 1 例．日呼吸会誌 2002；40：617-21.
12) Tim M. Cilia and centrioles. In：Bruce A, Dennis B, Julian L et al. editors. Molecular biology of the cell. 3rd ed. New York：Garland Publishing；1994. p.815-20.

（東京医科大学霞ヶ浦病院内科学第 5 講座
中村博幸，松岡　健）

21 緊急時の対応

21-1 気道異物，気胸

到達目標
- □ 気道異物および気胸の原因を知る
- □ 病態を理解する
- □ 初期対応を知る
- □ 待機的治療を理解する

目次項目
1. 気道異物
   - 原因と診断
   - 病態
   - 治療
2. 気胸
   - 原因と診断
   - 病態
   - 治療
3. 呼吸療法中に発生した気胸の対応
   - 診断
   - 病態
   - 治療

【1】気道異物

　誤飲による気道異物は気道刺激症状を来すが，とりわけ中枢気道では著明な換気障害をもたらし，生命予後にも直結するので異物の迅速かつ安全な除去と処置中の偶発症予防が重要である。

1）原因と診断

　誤飲する異物には，魚骨，針，歯科治療に関連した異物，ピーナッツなどの豆類，食物など多岐にわたっている。その原因は事故によることが多いが，高齢者では嚥下機能の低下[1]も挙げられる。ことに意識レベルが低下した患者の呼吸療法では，義歯誤飲のリスクが高いので施行前に義歯の確認が必要である。

　診断は，病歴聴取が重要だが，自覚症状は咳，痰などの気道刺激症状であり，気道閉塞を伴っていれば閉塞部から末梢気道の呼吸音の減弱・消失が理学所見上認められる。X線透過性異物では胸部単純X線写真（図1），あるいはCT検査で確認できるが，非透過性異物では内視鏡による観察が必要である。

2）病態

　異物の形状によって，気道刺激症状が主体のものから気道閉塞による換気障害が主体となるものまで多様である。また異物によって気道にチェックバルブ機構が働き，呼出障害のために末梢肺が過膨張になる場合もある。重症例では，低酸素血症に陥ることもある。小型異物では慢性に経過し異物から末梢の気道の閉塞性肺炎を併発することがある。

3）治療

①初期対応

　頭が体軸よりも下方になるように抱えるか，あ

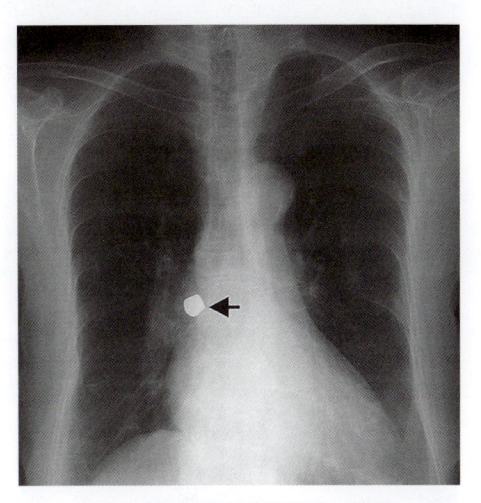

図1 気道異物の胸部単純 X 線像
82歳,女性,血痰を主訴に来院した。白歯に被せる歯科材料（クラウン）が右中間気管支幹末端に誤飲されている（矢印）が,本人は誤飲したことを覚えていない。

表1 気胸の病因別分類

1. 特発性気胸
   多くは肺囊胞の破綻によって起こる。
2. 続発性気胸
   肺癌,転移性肺腫瘍,肺結核,肺化膿症などの原疾患に付随して起こる。
3. 外傷性気胸
   胸部外傷に伴って起こる。
4. 医原性気胸
   診断・治療目的で行った医療行為で起こる。
5. 月経随伴性気胸
   横隔膜や肺表面に発生した子宮内膜症によるもので,女性特有である。
6. 人工気胸
   結核などの治療目的に人工的に気胸を起こさせるもので,近年では行われなくなってきた。

るいは殿部を挙上させた胸膝位とさせ,背部を数回叩打する。患者の背部に回り,片手の握りこぶしを剣状突起の下端から下方の腹部にあてて,もう一方の手でこれを覆い両手で上方に突き上げるハイムリッヒ法[2]も有用である。これらの操作によって用手的あるいはスプーン,電気掃除機を用いた摘出[3]ができる範囲にあれば容易だが,確認できないときには,硬性気管支鏡あるいは軟性気管支鏡による摘出が必要である。その際,異物の移動によって気道が急に完全閉塞したり,操作中に迷走神経反射による徐脈や,気道攣縮（スパスム）が発生することがあるので,経時的な呼吸循環動態の監視が重要である。

②待機的治療

異物が,肺葉気管支以降の気道に誤飲され固定している場合には,待機的治療が行われる。内視鏡下摘出が困難であったり,摘出操作に伴う気道内出血などの合併症リスクが高い場合には,開胸下摘出手術が行われる場合がある。

【2】気胸

気胸は日常しばしば経験する疾患であり,軽症例から重症例までさまざまである。正確な病状の把握と,早期治療が必須であり,見逃しによる病状の悪化は致死的にもなりうるので,注意が必要

である。

1）原因と診断

気胸は表1に示すように多様な原因で起こる。このうち頻度が高いのは特発性気胸で多くは肺囊胞の破綻による。一方,呼吸療法の場で留意しておかなくてはならないのは,他動的な呼吸補助に伴う医原性気胸である。すなわち人工呼吸器管理下や呼吸理学療法下で起こりうる。診断は,有意識下では胸痛や呼吸苦などの自覚症状によって,また人工呼吸器管理下などの無意識下では,機械とのファイティング,呼吸の不整や頻呼吸で発見されることになる。胸部理学所見は,常に左右を比較しながらとることが肝要であり,視診上患側胸郭の呼吸性変動の低下,聴診上患側肺の呼吸音減弱,打診上患側で鼓音を示すなどが特徴である。

気胸による肺の虚脱度を知ることは,病状の程度や経過をみるうえで,また治療方針を決めるうえで重要なことである。正確には胸部正面単純 X 線写真で Kircher[4]の虚脱度計算式（図2）がよく使われるが,計算が煩わしい場合には虚脱程度を大まかに3段階に分類[5]し,Ⅰ度は虚脱肺の肺尖部が鎖骨上にあるもの,Ⅱ度は肺尖部が鎖骨下にあるが肺容積が1側全体の50％以上,Ⅲ度は肺容積が1側全体の50％以下のもの,として表現する場合もある。発症後の経過によっては次第に進行することがあるので,経時的観察が必要である。

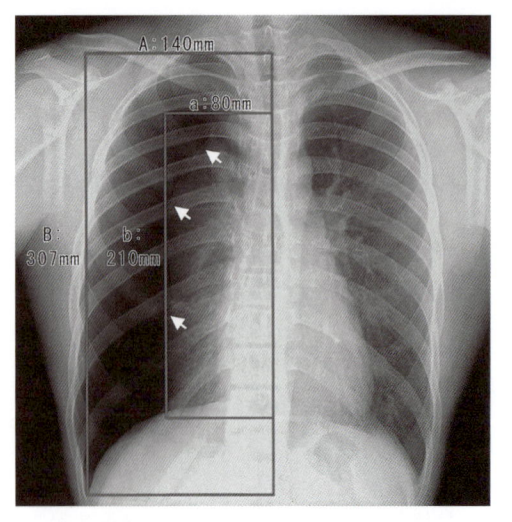

図2 気胸による肺虚脱度（Kircherの計算式）

胸部正面単純X線写真上，患側胸腔（A×B）面積に対する虚脱肺面積（a×b）から，虚脱度（%）は（AB－ab）×100/ABで計算する。本例では，（140×307－80×210）×100/140×307＝61%となる。矢印は虚脱した肺の臓側胸膜線を示す。
（Kircher, LT Jr, Schwarzel RL. Spontaneous pneumothorax and its treatment. J Amer Med Ass 1954；155：24-9 より引用）

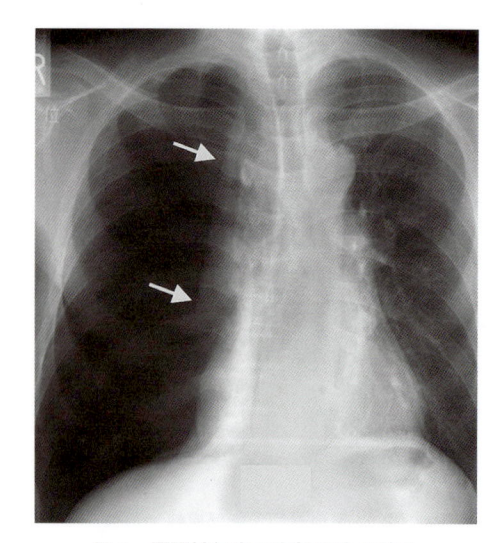

図3 緊張性気胸の胸部単純X線像

53歳，男性，右側では肺が高度に虚脱し（矢印），横隔膜下降，肋間開大，および縦隔左方偏位が認められる。右胸腔内が強陽圧である緊張性気胸が疑われる。

2）病態

　嚢胞壁あるいは肺の破綻部から胸腔内に漏出した空気は，患側肺を圧迫して呼吸運動を障害する。また臓側胸膜の破綻部に逆止め弁（チェックバルブ）機構が形成されると，胸腔内に流出した空気が気道に戻ることができず，やがて胸腔内圧が陰圧から陽圧になると縦隔や横隔膜を圧迫し，さらに静脈還流を妨げて急性呼吸循環不全となる。この状態を緊張性気胸（図3）という。外傷性気胸で胸壁損傷を併発しているときには，胸壁のシーソー運動（フレイルチェスト）が発生する。これは連続した3本以上の肋骨がそれぞれ2カ所以上で骨折した場合，吸気時に胸腔内圧が陰圧となったときに胸壁が陥没し，呼気時に膨張した肺によって胸壁が膨隆することをいう。この胸壁運動は正常呼吸のそれとは逆であることから胸壁は左右でシーソー運動を来し，呼気が患側肺に流入する奇異呼吸を示すこととなる。換気障害に加え胸痛のために気道内分泌物が貯留し，低酸素血症や高二酸化炭素血症になることもある。

3）治療

　気胸による肺虚脱が軽度の場合には，無治療かあるいは胸腔穿刺による脱気後，安静療法で経過観察をすればよいが，虚脱度が中等〜高度の場合には，胸腔ドレーンを留置しなくてはならない。Kircher[4]は「虚脱度20%以上で胸腔ドレーン留置が必要である」と述べている。肺破綻部が自然治癒して空気漏れがなくなればドレーンは抜去可能となり，治癒が期待できるがその後気胸が再発したり，空気漏れが長期間持続する場合には手術の適応となる。多くはビデオ補助下胸腔鏡下手術（VATS）で，嚢胞を切除すればよいが手術中に多発嚢胞の一部を見逃したり，処置した嚢胞の辺縁部から術後に嚢胞が再発したりすることがあるので，注意が必要である。外傷性気胸でフレイルチェストを合併している例では，鎮痛薬の投与下に胸壁バンドを装着すれば，不安定な胸壁は周辺胸壁に固定されるので，フレイルチェストは減弱する。胸壁損傷が高度のときには，人工呼吸器による内固定も必要となる。

【3】呼吸療法中に発生した気胸の対応

　呼吸療法中の気胸は，気管挿管による人工呼吸器[6]管理中や非侵襲的陽圧換気（noninvasive positive pressure ventilation：NPPV）[7]による呼吸管理中に発生することが多く，用手的な呼吸理学療法中に発生することは少ない。ことに肺気腫，肺嚢

胞症，陳旧性肺炎症，長期人工呼吸管理例では高頻度に発生し，しかも緊張性気胸から致死的となる可能性が高いので，急変時の対応を常に考えていなくてはならない．

1）診断

有意識下に気胸が発症すれば，呼吸苦や胸痛を訴えるので診断が容易だが，鎮静薬投与下に人工呼吸管理が行われているような無意識下では，頻呼吸になったり人工呼吸器と再三ファイティングを起こしたりすることから診断されていく．人工呼吸器の気道内圧モニター値は次第に上昇し，やがて血圧は不安定となり，頻脈，末梢動脈血酸素飽和度（Sp_{O_2}）低下などバイタルサインが不良になり，患側胸部では，胸壁膨隆，呼吸音消失，打診上の鼓音などが明らかに認められるようになる．胸部正面単純X線写真では，患側肺が虚脱しさらに緊張性気胸になれば縦隔の健側への偏位と横隔膜の低位が認められる（図3）．気道内圧を上げるような呼気終末陽圧換気（positive end-expiratory pressure：PEEP）時や気道のコンプライアンスが高い場合には，末梢気道内圧の上昇に伴って気胸が発生しやすいことを念頭におくことが重要である．

2）病態

肺虚脱による換気障害に胸腔内圧の上昇による静脈血還流障害が加わり，著明な呼吸循環不全となる．ことに人工呼吸器装着時には気道を加圧しているために肺実質からの空気漏れ量は多く，早急に胸腔ドレーンの留置が必要である．その際，ドレーンの胸壁貫通部から胸腔内に漏出した空気が皮下気腫（図4）となって広がり，皮膚を用手的に圧迫してみると皮下の空気が「プツプツ」という握雪音を感じるようになる．肺気腫例では，肺の過膨張のためにドレーン自体に開けられた側孔が肺実質で包み込まれてふさがりやすく，ドレナージ効率が悪くなって皮下気腫が進行する場合がある．さらに皮膚固定しているドレーンが皮下気腫の進行とともに浮き上がり，ドレーン側孔が胸壁から抜け出ると，皮下気腫が急速に進展することになる．皮下気腫が高度となった場合には，総頸静脈が圧排されて循環血液量が減少し循環不

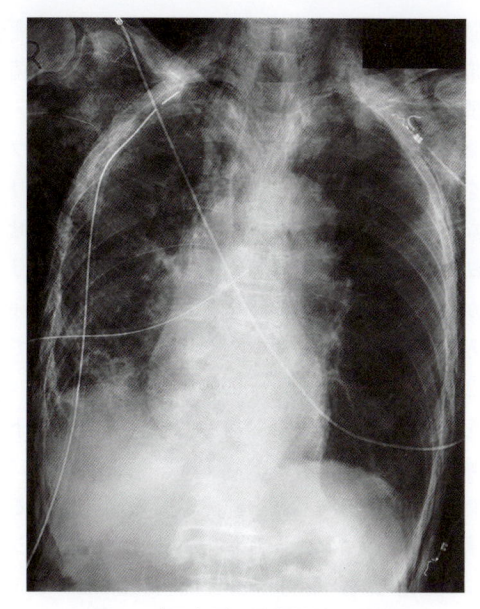

図4　皮下気腫の胸部単純X線像
80歳，男性，肺気腫に右自然気胸を併発．右胸腔ドレーンを2本留置したが，ドレーンが過膨張した気腫肺によって包み込まれ，胸腔内空気が外部に誘導されにくく，ドレーンの胸壁刺入部から空気が皮下に漏れ，著明な両側皮下気腫が進行した．胸部単純X線写真では，胸壁軟部組織に空気が混入しているために，軟部陰影の透過性が亢進している．

全となるので，ドレーンを2本留置したり，数箇所の皮膚を切開して皮下ドレーンを挿入しないと，危機的な状況となる．一方，ドレナージ中の空気漏れ量が多い場合には，換気量が減少し十分なガス交換が行われないことも考慮して，人工呼吸器の条件設定を変更する必要がある．

3）治療

①初期対応

人工呼吸器装着時には気道を加圧しているために肺実質からの空気漏れ量は多く，可及的に太い胸腔ドレーンや時に複数本のドレーン留置が緊急に必要である．ドレーンの胸壁固定は胸壁筋肉を巻き込むように針糸で深く行い，さらに絆創膏で胸壁に密着固定し遊走しないようにする．ドレーンバッグは水封式とするが，空気漏れが多量の場合には，低圧持続吸引圧を$-10 \sim -30\,cmH_2O$の範囲で設定する．

②待機的治療

胸腔ドレナージのみで肺が再膨張して壁側胸膜と癒着することによって空気漏れが消失すればよいが，改善しなければ待機的治療が必要となる．

胸腔内癒着療法は，胸膜面に胸膜刺激薬（抗悪性腫瘍溶連菌製剤であるピシバニール®や，抗菌薬塩酸ミノサイクリンなど）をドレーンから注入して胸膜中皮層の炎症を引き起こし自己のフィブリンを析出させたり，生体接着糊であるフィブリン糊などを直接注入して，胸膜破綻部を修復させる方法である。ことに低肺機能で外科的治療のリスクが高い場合にはよい適応であるが，1回の注入のみで軽快することは少なく，約1週間間隔で通常2回あるいはそれ以上の投与が必要であり，日数を要することが難点である。気管支内視鏡下に胸膜破綻部に関与するドレナージ気管支内腔に充填物を詰めて空気漏れを減少させる場合もある。充填物にはフィブリン糊，オキシセル®綿，シリコン製充填材 Endobronchial Watanabe Spigot（EWS）®[8]などが使われる。

人工呼吸管理中であっても胸膜破綻部に対する積極的な手術が適応となる場合がある[6]ので，早期の判断とより低侵襲な術式の選択が重要となる。全身状態が良好な例や気胸難治例では，VATSが行われる場合がある。

〈参考文献〉

1) 大前由紀雄. 高齢者における病態生理と対応―高齢者の嚥下障害の病態とその対応―. 日耳鼻 2001；104：1048-51.
2) Heimlich, HJ. A life saving maneuver to prevent food choking. JAMA 1975；234：398-401.
3) 東海林哲郎, 奈良 理. 高齢者の救急医療. 6. 誤飲・窒息. 総合臨床 1999；48：124-30.
4) Kircher, LT Jr, Schwarzel RL. Spontaneous pneumothorax and its treatment. J Amer Med Ass 1954；155：24-9.
5) 本間日臣, 田村昌士, 谷本晋一ほか. 自発性気胸の内科的治療―その選択と適応―. 日胸 1968；27：453-60.
6) 坪田典之, 谷口清英. 人工呼吸管理中の気胸発症手術症例2例の検討. 日呼外会誌 2000；14：550-4.
7) 野呂林太郎, 渡部厚一, 青木弘道ほか. NIPPV治療中に気胸を合併した2例. 日呼吸管理会誌 2002；12：126.
8) 渡辺洋一, 古元玲子, 玉置明彦ほか. 気管支充填術. 日本呼吸器内視鏡学会雑誌 2003；25：704-8.

（東邦大学医学部呼吸器外科　髙木啓吾）

21-2 胸部外傷（胸腔ドレナージを含む）

【到達目標】
- □発生原因を理解する
- □緊急度と重症度を理解する
- □視診，触診，聴診の重要性を理解する
- □診断手順を理解する
- □診断での注意点を理解する
- □緊急処置の手技を理解する
- □保存療法の限界を理解する
- □治療上の注意点を理解する
- □呼吸管理を理解する

【目次項目】
1. 胸部外傷の注意点
2. 胸部外傷の緊急処置
3. 各疾患への対応
   - 肋骨損傷，フレイルチェスト
   - 気胸，血胸，血気胸
   - 緊張性気胸
   - 肺挫傷
   - 肺裂傷，肺破裂
   - 気管支損傷
   - 横隔膜破裂
   - 急性心タンポナーデ
4. 胸部外傷での呼吸管理の基本
   - 換気モード
   - 吸入酸素濃度
   - PEEPの設定

胸部外傷は鈍的，鋭的に発生するが，わが国では鈍的外傷による頻度が高く（80％以上），鋭的外傷は少ない．頻度が高い損傷は胸壁軟部損傷，肋骨骨折であるが，胸腔内には心臓，大血管，肺などの重要臓器が存在し，しかも，交通事故，墜落外傷などでみられる高エネルギー外傷では多発外傷を呈することが多く，呼吸，循環系に多大の影響を及ぼすため，迅速な診断と処置が求められる．最近，日本外傷学会では preventable trauma death を回避し，外傷治療の救命率向上を図るための診断手順である JATEC（Japan Advanced Trauma Evaluation and Care）を作成し，シミュレータや模擬患者による研修コースを開催して外傷治療の標準化に努めている．外傷にはさまざまな損傷形態があるため，外傷治療研修コースを受講されることを望む．

【1】胸部外傷の注意点

　①胸部外傷では理学所見（視診，触診，聴診）のみにて胸腔ドレーンの挿入や気管挿管を行う率が高いため，迅速で的確な所見把握が求められる．

　②視診上，胸壁の異常運動，呼吸困難はフレイルチェスト（胸郭動揺）を，呼吸困難，努力呼吸は気胸，無気肺，横隔膜破裂などを，頸動脈怒張は心タンポナーデ，緊張性気胸を疑う．

　③触診上，皮下気腫を認めれば，気胸，血気胸，気管・気管支損傷，肺損傷，食道損傷を疑う．急速に進展する皮下気腫は重度肺破裂，気管・気管支損傷の可能性が高く，より緊急性が高い．このような損傷では複数本のドレーンを挿入してもエアリークを認めることが多く，緊急手術を必要とする．

　④聴診上，呼吸音の左右差は気胸，血胸，肺挫傷，大動脈損傷などによる無気肺，胸腔内出血を疑う．呼吸音の左右差は胸腔内にある程度以上の液体あるいは気体の貯留がなければ認めない．したがって，呼吸音に左右差を認める症例は重症度が高いと判断する．

　⑤触診にて皮下気腫を，聴診にて呼吸音の減弱や消失，左右差を認めれば胸腔内に，視診にて頸静脈怒張などを認めれば心嚢内に，躊躇なく画像診断前にドレーンチューブを挿入し，脱気や血液の排出を図る．

　⑥画像撮影のタイミングはバイタルサインの把握，理学所見の把握，静脈路や気道の確保，血液検査，必要に応じてのドレーン設置後に行う．

　⑦ショック症状を認めたならば，まず大量出血を念頭におき，さらに緊張性気胸，心タンポナーデ，頸髄損傷などの発生も考慮しながら，診断と処置を進める．

　⑧表2に搬入早期に致死的病態を来す疾患とその対応を記す．

【2】胸部外傷の緊急処置

　①胸部外傷では手術より胸腔ドレーン挿入のみにて対応できる症例の方が多いため，その手技の習得が求められる．一般に胸腔ドレーンは第5肋間中腋窩線を刺入点とし，30Fr前後の比較的太いドレーンチューブを側胸部にそい，胸尖部まで挿入して固定する．気胸のみであれば，細い20Frドレーンでもよいが屈曲に注意する必要があり，出血を伴う際には凝血塊にて閉鎖されることがあるため，太めのドレーンを挿入する方が得策である．前胸部よりドレーンを設置する施設もあるが，多発外傷が多いため原則として側胸部より挿入する．脱気不十分あるいはエアリークを認めるときはドレーンを追加挿入し，追加してもエアリークを認めるときは緊急手術を考慮する．

　②挿入法には皮膚切開後に盲目的に挿入する方法と，開窓して癒着のないことを確認後に挿入する方法とがあるが，約25％に胸膜癒着を認めこと，時に外傷性横隔膜破裂による腹腔臓器の胸腔内迷入例もあることより，ドレーン挿入は開窓術を基本とする．

　③挿入後はチューブを水封式ドレナージシステムに接続して$-10 \sim -20\,cmH_2O$にて持続吸引する．ドレーン抜管の目安は，気胸では挿入数日後にドレーンチューブをいったん閉鎖し，肺虚脱がなければ抜管する．血胸ではドレーン量が100 $ml \cdot day^{-1}$以下になれば抜管可能と判断するが，血清アルブミン低下例では排液量がさらに低下するまで抜管を延期する．

表2 搬入早期に致死的障害を来す損傷，病態の所見と初期対応

損傷，病態	所見	対応
フレイルチェスト	触診による多発骨折 胸郭動揺 奇異呼吸	砂嚢などによる圧迫 気管挿管 陽圧呼吸 胸腔ドレーン挿入
大量血胸	打診での濁音 皮下気腫 換気障害 血圧低下	胸腔ドレーン挿入 輸液，輸血 開胸術
緊張性気胸	胸壁運動低下 肋間拡張 患側呼吸音減弱 皮下気腫 頸静脈怒張 中心静脈圧上昇	胸腔ドレーン挿入 気管挿管 人工呼吸
気管支断裂	縦隔気腫 皮下気腫 血痰 強い呼吸困難	胸腔ドレーン挿入 気管挿管 人工呼吸
肺破裂	血痰 血胸 気胸症状 緊張性気胸症状	胸腔ドレーン挿入 気管挿管 人工呼吸
心タンポナーデ	Beckの三徴 中心静脈圧上昇 心電図異常	心囊穿刺 開窓術 輸液 昇圧薬
心破裂	血圧低下 ショック 心停止	輸液，輸血，昇圧薬 胸腔ドレーン挿入 人工呼吸器 開胸術
大動脈損傷	血圧低下 ショック 心停止 血胸	輸液，輸血，昇圧薬 胸腔ドレーン挿入 人工呼吸器 開胸術

④頸静脈虚脱，中心静脈圧低下を認めれば，出血性ショックを疑い，迅速な輸液・輸血を行う。中心静脈圧10 cmH₂O以上あるいは頸静脈怒張があれば，緊張性気胸あるいは心タンポナーデを疑う。超音波あるいは胸部CTにて心囊液貯留を認めたならば，速やかに心囊穿刺あるいは心囊開窓術を行う。

⑤心囊穿刺・ドレナージには開窓法と非開窓法とがある。非開窓法は迅速で簡便であるが，手技的経験を必要とする。非開窓法での刺入点は剣状突起と左肋骨弓の交点より1横指下とし，吸引しやすい太さのテフロン針を左肩を目標として45°の角度で吸引しながら進め，心囊に到達する。開窓法は胸骨剣状突起下に約5 cm程度の正中切開をおき，剣状突起後面組織を剝離しながら心囊に達し，心囊を切開する。

⑥気管切創や断裂，気管支損傷は挿管チューブのカフ位置を変更することにより対応する。気管切創や断裂では断裂部遠位端に挿管チューブを押し進めてカフをふくらませる。これによりエアリークを防止できるとともに，この状態で7～10日間管理すれば，多くは手術することなく治癒する。気管支断裂では健側気管支に挿管チューブを挿入して片肺換気とし，緊急手術を行う。

⑦胸部外傷では胸郭運動にて疼痛が増強することにより浅呼吸となり，体位変換も困難となるため，合併症発生率が高くなる。十分な除痛にて呼吸，循環系の維持に努める。

⑧図5に胸部外傷の診断から治療に至るアルゴリズムを示す。

【3】各疾患への対応

1）肋骨損傷，フレイルチェスト

たとえ多発肋骨骨折であったとしても，治療の原則は保存療法であり，疼痛対策とバストバンドによる固定にて対応する。転移のある骨折，疼痛が強い多発骨折では浅呼吸，喀痰排出抑制，無気肺などにより肺感染を合併する率が高くなるため，積極的に観血的肋骨固定を行う。早期固定は合併症発生率の低下，入院期間の短縮などに有用である。多発肋骨骨折はしばしば気胸，血胸，肺挫傷を伴う。

3本以上の連続した肋骨が2分節以上で骨折する多発骨折ではフレイルチェストが発生する，この部位は周辺胸郭との連続性が断たれるため，呼気，吸気が同調しなくなり，吸気時に陥没，呼気時に突出する奇異性運動，胸壁動揺を呈する。このような状態になると，肺コンプライアンスの低

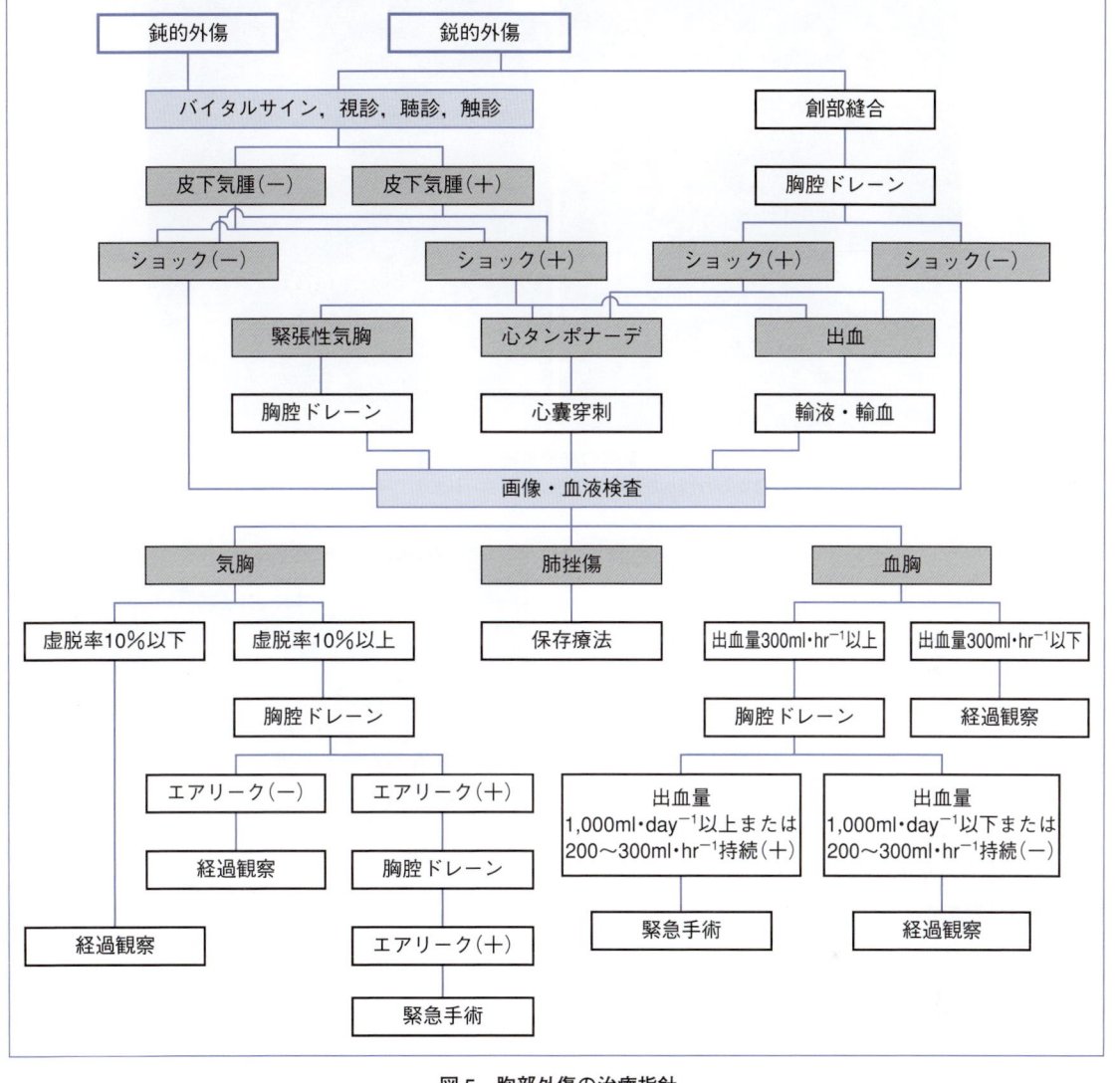

図5 胸部外傷の治療指針

下，換気量の減少，気管分泌物の喀出困難，機能的残気量の減少，肺内シャントの増大などを来し，強い呼吸障害，低酸素血症を来す。フレイルチェスト発生は高齢者で多く，小児では少ない。フレイルチェストの多くは人工呼吸管理を必要とし，著明な肺合併症を合併することが多い。

フレイルチェストの治療法には内固定法と外固定法とがある。内固定法とは気管挿管，人工呼吸，疼痛対策にて対処する方法であり，外固定法とは外科的処置にて骨折部を固定する方法である。治療指針の選択は施設により異なり，一定の見解が得られていないが，側胸部から背部にまたがる分節骨折では保存療法を，前壁のみ，あるいは前壁から側胸部の分節骨折は固定法を選択するのがよい。早期固定は体位変換が可能になり，無気肺の防止など，全身管理にとって有用であり，予後にも好結果をもたらす。

2）気胸，血胸，血気胸

気胸，血胸，血気胸は胸腔内損傷のなかで最も頻度の高い外傷である。胸部鈍的外傷では気胸単独，血胸単独より血気胸を呈することが多く，多くは肋骨骨折を合併する。気胸の発生原因は肋骨骨折端による肺穿通，急激な胸腔内圧上昇，肺振盪や変位などによって発生する。症状は胸痛，呼吸数増加，息切れ，呼吸困難などであるが，多発

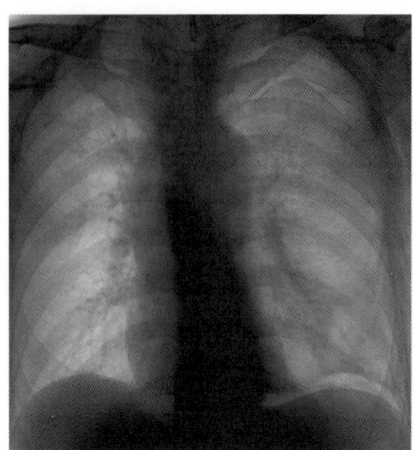

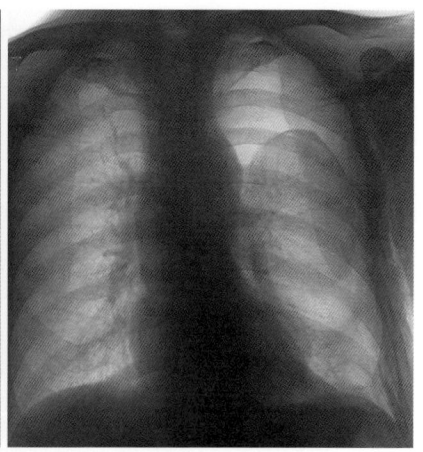

図6 気胸の胸部単純X線写真
臥位で明瞭でなかった肺虚脱，無血管陰影（左側）が立位で明瞭となる（右側）。

外傷を合併していることが多いため，本人の訴えや症状に信頼性を欠くこともある。

閉鎖性気胸の診断は理学所見，胸部単純X線写真，胸部CTにて行う。胸部単純X線写真やCTで胸腔内気体貯留による肺虚脱や胸郭辺縁部の無血管陰影を認める。時に臥位での胸部単純X線写真では虚脱像や無血管陰影が明瞭でないことがあるが，たとえ明瞭でなかったとしても中下肺野に部分的透過性の亢進を認めれば気胸を強く疑う。臥位で不明瞭であったとしても，立位もしくは側臥位で撮影すれば，診断率が向上する（図6）。なお，胸部CTは少量の気胸も描出するためより有用性が高い（図7）。気胸の多くはドレーンチューブの留置にて治癒する。虚脱率10％以下の気胸ではドレーンは不要であるが，合併損傷の手術を行うときは緊張性気胸の発生防止を目的として必ずドレーンを留置する。

開放性気胸は穿通性損傷にて発生する。空気の流入により患側肺は虚脱するが，虚脱の状態は原因となった材質や深さにより異なる。鋭利な刃物による創は互いの創縁が密着するため，通常，高度の虚脱とはならず，緊張性気胸発生も皆無であるが，鉄筋のような鈍的材質による開放創では高度の虚脱を来し，時に創部が弁状となり緊張性気胸となる。

診断は開放創からの空気の出入りを認めれば容易であるが，必ずしも空気の出入りを認めるとは限らない。開放創を認めれば，まず，可及的に創閉鎖を行い，胸部X線やCTによる診断はその後

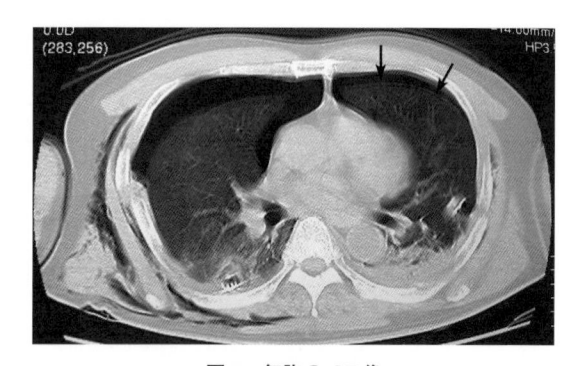

図7 気胸のCT像
胸部単純X線写真で不明であった左側の気胸像（矢印）がCTで明瞭となる。胸部外傷では胸部CTの診断価値が高い。

に行う。ゾンデ，鉗子などによる創部検索は不要である。1本のドレーンチューブでエアリークが解消されないときはさらにドレーンを追加し，追加してもエアリークが持続するときは緊急手術を考慮する。ドレーン留置期間が長くなるのは穿通性損傷である。

鈍的損傷による血胸，血気胸の原因は肋骨・胸骨骨折による肋間動静脈，内胸動静脈，肺実質損傷，心・大血管損傷，横隔膜損傷，骨折端などである。大量出血を呈する血胸では中心静脈圧，肺動脈圧，肺動脈楔入圧が低下し，ショックを呈する。保存療法が可能な血胸は1日の出血量が1,000 ml以下である。緊急手術の対象はドレーン挿入時より1時間以内の出血が300 ml以上で，その後，100〜200 mlの出血が1〜2時間持続するときである。吸引が不十分なとき，残留血液による凝血塊が感染，膿瘍などの原因となるため，早期

に開胸もしくは胸腔鏡にて血腫を除去する。

診断は理学所見に加え，胸部単純X線やCTにて行う。胸部単純X線上，液体貯留による透過性の低下を認めるが，出血量が少ないときは必ずしも容易ではない。胸部CTは胸部単純X線で明確でない血腫や気胸の量的，質的状況を診断しうるため，胸部単純X線より診断価値が高い。

3）緊張性気胸

緊張性気胸は鈍的，鋭的にも発生し，著明な呼吸困難，急激な血圧低下を来すため，極めて緊急性が高い。緊張性気胸は患側肺の高度な虚脱や患側胸腔内圧の著明な上昇により縦隔や健側肺が健側方向へ圧排され，横隔膜の下方偏位，下大静脈の屈曲などが発生するため，著明な換気障害や血圧低下，中心静脈圧や肺動脈圧の上昇，肺毛細血管楔入圧の低下もしくは上昇などを来す。その発生は損傷された胸壁あるいは肺実質が逆止め弁（チェックバルブ）機構を呈するとき，あるいは気胸状態下にドレーンなくして陽圧換気が行われたときである。特にアンビューバッグによる加圧は気胸の有無を確認するまで避ける。

症状，所見は患側胸郭の著明な膨隆，呼吸音の消失と鼓音，頸静脈の怒張，頻脈，チアノーゼ，血圧低下，不穏などである。緊張性気胸を疑えば，躊躇なく胸腔ドレーンを挿入する。挿入の遅れは高度な呼吸困難，ショック，心停止の原因となる。挿入の準備に手間取るなら，太い外套付き静脈針を前胸部に数本穿刺する。速やかな脱気が救命の鍵となる。

4）肺挫傷

胸部への鈍力にて発生する肺挫傷では肺実質への直接損傷，気管支内圧，肺胞内圧の急激な上昇により肺胞や肺毛細血管が断裂し，肺胞，肺間質に出血，浮腫を生ずる。肺挫傷は時間経過とともに，肺うっ血，出血，浮腫が増大し，局所肺血管抵抗の増強，局所肺血流の減少，機能的残気量の減少，肺コンプライアンスの低下，シャント率の増大，換気血流比（$\dot{V}_A/\dot{Q}$）の不均等分布の増大などさまざまな病態を呈するため，たとえ，入院時の血液ガスが正常であったとしても注意が必要である。症状は呼吸困難，胸痛，血痰，呼吸音減弱，湿性ラ音である。

診断は胸部X線，CTで肺実質内にスリガラス様あるいは雲状陰影，点在する点状あるいは斑状陰影を認める。治療は酸素投与下の保存療法を原則とし，必要に応じて人工呼吸管理を行う。呼吸管理はさまざまであるが，呼気終末陽圧（positive end-expiratory pressure：PEEP）負荷低換気による持続陽圧換気（continuous positive pressure ventilation：CPPV）が安全である。重症例で出血，血痰が持続するときは左右肺独立換気，膜型人工肺（extracorporeal membrane oxygenator：ECMO）などにて管理する。肺挫傷では肺水分含量が増加するため，輸液過多に注意する。

5）肺裂傷，肺破裂

鈍的，鋭的に発生し，その程度は外力の強さ，刃物の種類などによりさまざまである。病態は血気胸であり，血胸，気胸の程度もさまざまで，治療もドレーンによる保存療法から手術が必要なものまでさまざまである。まれに，本外傷により空気塞栓が発生する。空気塞栓は努力呼吸や人工呼吸管理下で損傷を受けた細気管支内圧が，損傷を受けた肺静脈圧より高くなったときに発生する。

6）気管支損傷

多くは鈍的外傷で発生するが，その頻度は少ない。部位的には気管分岐部3cm以内の左右気管支に多く，損傷形態には完全断裂型と不完全断裂型とがある。完全断裂型でも，断裂部が完全に離断して胸腔内と交通している場合と，断端部が縦隔内にとどまっている場合とでは初期症状が異なる。完全断裂型は気胸，血胸，血気胸，緊張性気胸を初期症状とし，不完全断裂型は縦隔気腫と頸部や前胸部に急速に広がる皮下気腫を初期症状とする。いずれも，強い呼吸困難，循環障害を呈する。通常，2本のドレーンを挿入しても強いエアリークを認める。気管支ファイバあるいは気管支鏡を施行して損傷部位を確認し，手術を施行する。

7）横隔膜破裂

鈍的横隔膜破裂は下胸部あるいは上腹部に強い外力が加わることにより発生するが，腹部への強い外力によるものが圧倒的に多く，左側に多い。

右側は肝臓により圧が軽減されるために頻度は低いが，診断に苦慮することが多い．診断はCTあるいは胃造影，腹部単純X線写真（挿入胃チューブの位置異常）にて行い，診断が確定すれば手術を施行する．

8）急性心タンポナーデ

前胸部の鈍的・鋭的外傷にて発生する．入院時，心拡大を呈する症例は少なく，また古典的Beckの三徴（血圧低下，頸静脈怒張，心音微弱）を呈する症例も少ないため，早期診断が容易でないことが多々ある．診断は前胸部の強打，danger zone（左鎖骨中線と右鎖骨内側1/3の点から下ろした線で囲まれる前胸部）の鋭的外傷の存在，出血や緊張性気胸を否定したあとの血圧低下，中心静脈圧や肺毛細血管楔入圧の上昇，肺動脈圧の低下，心電図異常などを参考にして診断し，心タンポナーデが疑われたなら，心エコー，CTにて確認する．心エコー，CTが不可能なら，躊躇なく心嚢穿刺を行う．心嚢内の出血は持続することが多いため，心嚢内にカテーテルを留置するのが得策である．時間あたりの出血量が多いときは手術を施行する．

【4】胸部外傷での呼吸管理の基本

呼吸管理は外傷の程度によりベンチュリマスク，非侵襲的陽圧換気（noninvasive positive pressure ventilation：NPPV），気管挿管下の人工呼吸などにて対応する．受傷者の多くは受傷前の呼吸機能が正常であるため，呼吸管理は酸素投与のみ，部分的補助換気（patient trigger ventilation：PTV）にて対応することが多い．人工呼吸は以下を参考にする．

1）換気モード

・換気障害（＋）
　無呼吸：IMV/SIMV，VCV，PCV
　呼吸数減少：IMV/SIMV
　換気量減少：PSV，VSV，PAV
・酸素化障害（＋）
　無呼吸：SIMV＋PEEP，VCV＋PEEP，PCV＋PEEP
　呼吸数減少：SIMV＋PEEP
　換気量減少：PSV＋PEEP，VSV＋PEEP
　ただし，IMV：間欠的強制換気，SIMV：同期式間欠的強制換気，VCV：量規定換気，PCV：従圧式調節換気，PSV：プレッシャーサポート換気，VSV：量支持換気，PAV：比例補助換気．

2）吸入酸素濃度（F_{IO_2}）

・状態が許すかぎり，酸素投与前に血液ガス用の動脈血を採取．
・F_{IO_2} 1.0で人工呼吸を開始し，動脈血酸素分圧（Pa_{O_2}）90〜100 mmHgもしくは末梢動脈血酸素飽和度（Sp_{O_2}）95〜98％に維持するように調節．

①1回換気量，気道内圧

・PSVや従圧式換気では気道内圧を15〜25 cmH₂Oに保つように調節．
・1回換気量は6〜8 ml・kg⁻¹程度，SIMVや従量式換気での1回換気量は6〜8 ml・kg⁻¹程度に調節．
・PSV＋SIMVでのサポート圧は当初10 cmH₂Oに調節．

②呼吸数

・PSVでは呼吸数が30回・min⁻¹以下になるように調節．
・従量式換気では動脈血二酸化炭素分圧（Pa_{CO_2}），Pa_{O_2}を参考にしながら成人で12〜15回，小児で15〜20回，幼児で20〜25回に調節．

③吸気時間，呼気時間，吸気/呼気比（I/E比）

・通常，I/E比は1：2〜3程度に設定．
・I/E比を増加させると，平均気道内圧が上昇するため，酸素化が改善される．
・呼気時間を短くするとauto-PEEPが発生し酸素化に寄与する．

1回換気量を一定とした場合，吸気時間を長くすれば吸気フローは減少し，短くすれば増加する．呼気フローが大きくなると最高気道内圧が上昇する．

3）PEEP の設定

・酸素化障害がなくても，PEEP は生理的な PEEP である 3〜5 cmH$_2$O に設定。
・過度の PEEP は静脈還流障害，間質への水分貯留を来す。

〈参考文献〉

1) 北村　諭編．呼吸不全とその管理．大阪：永井書店；1991．
2) 下地恒毅，平澤博之編．最新救急医学．大阪：最新医学社；1995．
3) 丸川征四郎，横田浩史編．呼吸管理．東京：中外医学社；2003．
4) 野口　宏，安本和正編．役に立つ呼吸管理の実際．東京：真興交易医書出版部；2004．

（半田市立半田病院救命救急センター　**田中孝也**）

22 睡眠時呼吸障害

到達目標

- 正常睡眠を理解する
- 睡眠に伴う呼吸生理学的変化を理解する
- 睡眠時呼吸障害の診断方法を理解する
- 睡眠時呼吸障害のパターンを理解する
- 睡眠時呼吸障害の呼吸管理方法を理解する
  a．閉塞性睡眠時無呼吸・低呼吸症候群，nCPAP
  b．睡眠時低換気，非侵襲的換気療法
- 酸素吸入と睡眠時呼吸障害を理解する

目次項目

1. 睡眠時呼吸障害
2. 睡眠
   - 正常睡眠
3. 睡眠に伴う呼吸生理学的変化
4. 睡眠時呼吸障害と睡眠構造の変化
5. 睡眠時呼吸障害の診断
6. 睡眠時呼吸障害のパターン
7. 閉塞性睡眠時無呼吸・低呼吸症候群
8. 中枢性睡眠時無呼吸・低呼吸症候群
9. チェーン・ストークス呼吸
10. 睡眠時低換気
11. 酸素吸入と睡眠時呼吸障害

【1】睡眠時呼吸障害

睡眠時呼吸障害あるいは睡眠関連呼吸障害は，睡眠時無呼吸，低換気の悪化などにより，起床時の頭痛，覚醒時の眠気などの種々の症状を来す病態である。また，呼吸不全，心不全の原因，あるいはこれらの悪化因子として働き，慢性呼吸不全は夜つくられるといわれるゆえんである。本項では睡眠時呼吸障害と睡眠関連呼吸障害を同一として扱うが，睡眠時呼吸障害は自覚症状のない睡眠時無呼吸などを示す場合もある。

【2】睡眠

睡眠は中枢神経系により，高度に調節された現象であり，意識の変化を伴うが，可逆的であり，不可欠であるが，目的などは不明である（表1）。

1）正常睡眠

睡眠は均質でなく，脳波，眼球運動図，筋電図などにより，急速眼球運動（rapid eye movement；レム）を伴うレム睡眠と，非急速眼球運動（ノンレム）睡眠とに分けられる（表2, 3, 図1[1]）。ノンレム睡眠はステージ1～4に分類され，ステージ3, 4は脳波の波形より，徐波睡眠あるいは深睡眠といわれる[1]。

睡眠はおおよそ90分周期で，ノンレム睡眠～

表1　睡眠の特徴

・能動的
・複雑
・高度に調節
・複数の神経グループが関与
・目的は不明
・不可欠
・基本的に異なる2つの睡眠より構成
　（レム睡眠とノンレム睡眠）

表2 正常睡眠

・人間に必要な睡眠時間は平均7時間
・正常入眠潜時：10分
・正常睡眠構築
　　ノンレム睡眠
　　　ステージ1：5%
　　　ステージ2：50%
　　　ステージ3, 4：15〜25%
　　レム睡眠：25%
・昼寝は小児と高齢者にみられる。

表3 覚醒，レム睡眠，ノンレム睡眠の特徴

行動	覚醒	ノンレム	レム
運動	頻回 自発的	まれ 時に	抑制
思考	論理的 記憶	論理的 記憶不可	非論理的 覚醒すれば記憶
目	開眼 運動	閉眼 緩徐，動かず	閉眼 急速眼球運動
筋緊張	活動	減少	抑制
脳波	脱同調	同調	脱同調

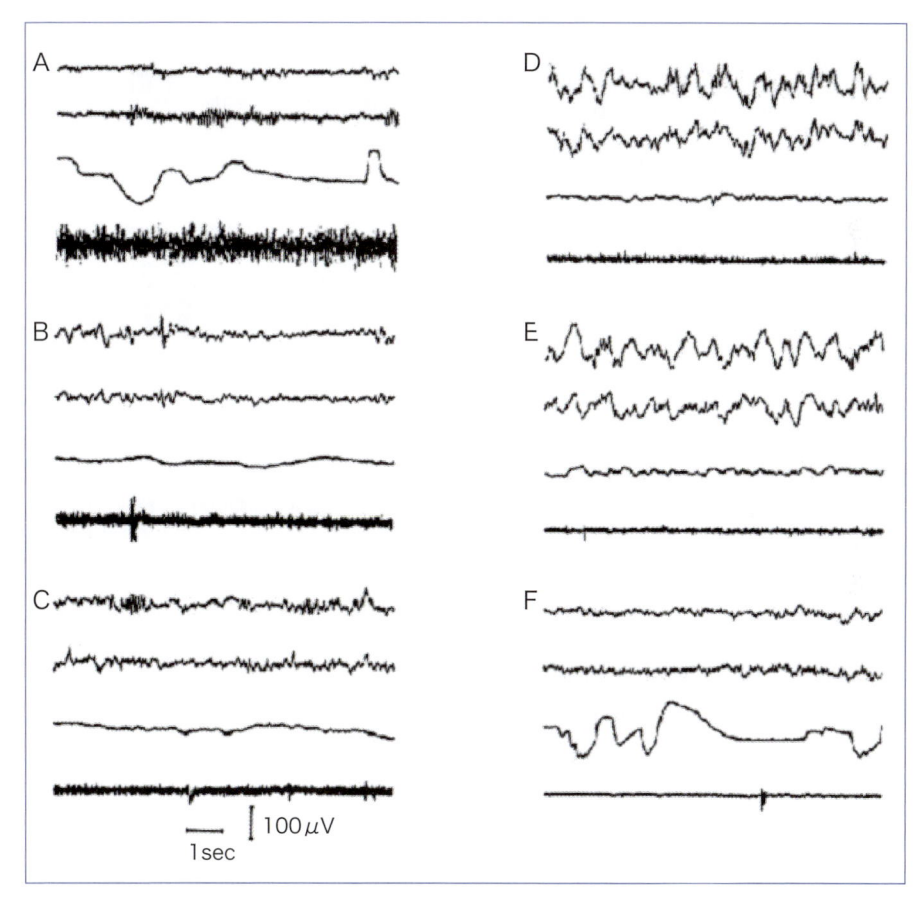

図1 覚醒，ノンレム睡眠，レム睡眠のポリソムノグラフィの記録
A：覚醒，B：ステージ1，C：ステージ2，D：ステージ3，E：ステージ4，F：レム睡眠。各部分には，上より中心部と後頭部の脳波，眼球運動，オトガイ筋の筋電図が記録されている。
(金子仁郎編著．精神生理学．東京；金原出版；1978. p.326 より引用)

レム睡眠の周期を繰り返す（図2)[2]。新生児はレム睡眠が多く，子供では初めの深睡眠に成長ホルモンが分泌される。加齢により，浅睡眠，中途覚醒が増加し，深睡眠は少なくなり，入眠時間，覚醒時間も早期に移行してしまう。

【3】睡眠に伴う呼吸生理学的変化

健常者では，睡眠に伴い覚醒刺激の消失により呼吸刺激は低下し，換気量は低下する。

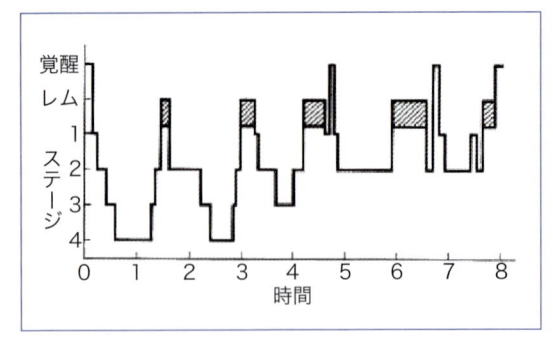

図2 睡眠の時間経過
(Berger RJ. The sleep and dream cycle. In：Kales A. editor. Sleep；Physiology and pathology. Lippincott；1969. p.17 より引用)

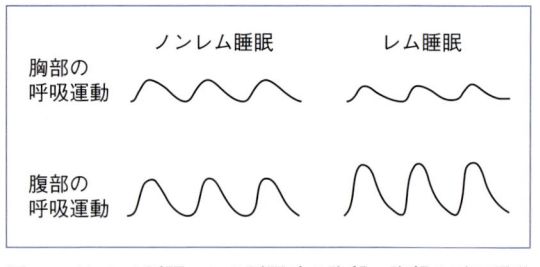

図3 ノンレム睡眠，レム睡眠時の胸部，腹部の呼吸運動の変化
それぞれの変化は筋活動の程度と相関し，ノンレム睡眠，レム睡眠で1回換気量の変化はない。

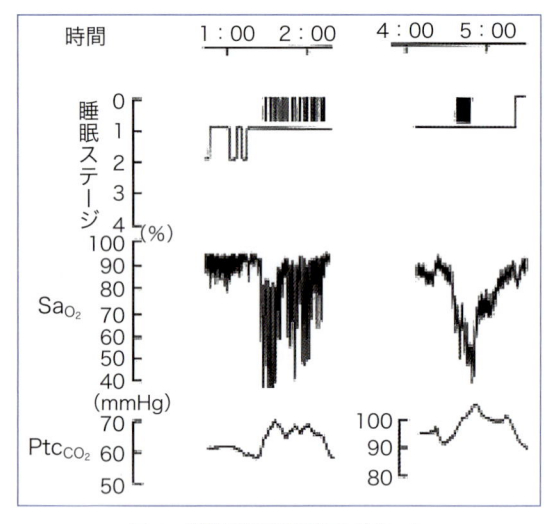

図4 睡眠時呼吸障害のパターン
右に短時間の Sa_{O_2} の低下と回復を繰り返す無呼吸型と左にレム睡眠時に悪化する低換気型を示す。Ptc_{CO_2}：経皮 P_{CO_2}，■：レム睡眠。
(大井元晴，平井正志，山岡新八ほか．睡眠時呼吸異常—第23回胸部疾患学会会長講演に関連して．日胸 1984；43：7 より引用)

睡眠に伴い抗重力筋活動は低下する。咽頭周囲筋，呼吸補助筋は抗重力筋であり，睡眠時筋活動は低下する。この活動低下は，脊髄運動ニューロンへの上脊髄性抑制である。この結果，咽頭周囲筋の活動低下により上気道抵抗は上昇する。

一方，横隔膜は，抗重力筋に比し，筋紡錘が少なく，異なる変化をする。ノンレム睡眠時には，横隔膜活動は低下し，レム睡眠時には，呼吸補助筋の活動は低下するが，横隔膜活動は増加し，ノンレム睡眠との比較では正常では1回換気量の変化がない（図3）。覚醒時に比べ，ノンレム睡眠，レム睡眠では換気量は低下するが，ノンレム睡眠，レム睡眠の比較では変化がない。

また，睡眠時には，二酸化炭素，低酸素吸入に対する換気反応は低下し，機能的残気量（functional residual capacity：FRC）は低下する。総体的変化としては，動脈血二酸化炭素分圧（Pa_{CO_2}）は覚醒時に比し10〜15％程度増加するが，分時換気量は10〜15％低下する。

上述の覚醒から睡眠に伴う呼吸生理学的変化の影響が大きい場合，すなわち，上気道の狭小化，神経筋疾患，呼吸器疾患などでは呼吸補助筋活動の低下の影響が大きく，横隔膜活動の代償が不十分な場合などに睡眠時呼吸障害が起こる（図4）[3]。また，FRCの低下により肺内の酸素量が低下し，無呼吸，低換気により低酸素血症は悪化しやすくなる。これらの睡眠時呼吸変化により，睡眠時の血液ガスはさらに悪化し，中途覚醒，起床時の頭痛，昼間の眠気，倦怠感などの症状を来し，呼吸不全，心不全の原因あるいは悪化因子となる。図5に示すように，慢性閉塞性肺疾患（chronic obstructive pulmonary disease：COPD）では多くの要因によって，睡眠時呼吸障害を来す[4]。

【4】睡眠時呼吸障害と睡眠構造の変化

睡眠時呼吸障害はレム睡眠で，特に悪化する。睡眠時呼吸異常により中途覚醒が増加し，ステージ1の浅睡眠が増加し，また，徐波睡眠は減少してしまう。結果として，睡眠の質が低下する。子供では，睡眠時呼吸異常により徐波睡眠が消失してしまうと成長ホルモンの分泌が低下し，成長障害を来すことがある。

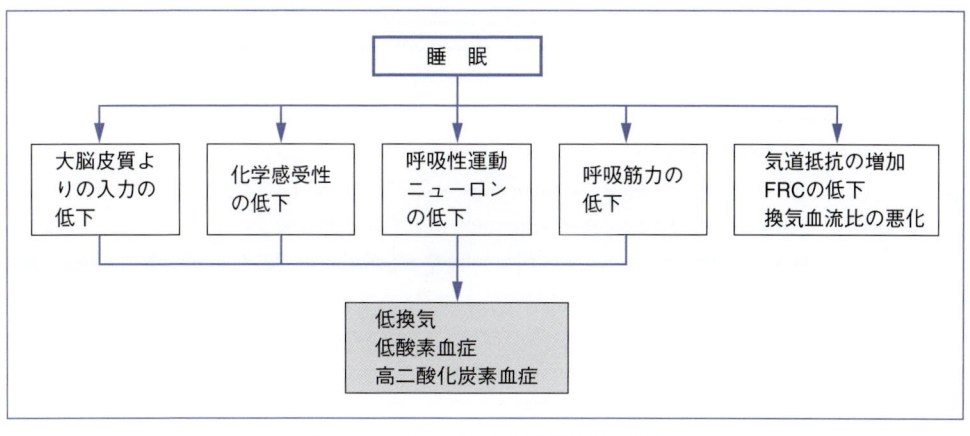

図5 COPDの睡眠時呼吸障害の原因
(McNicholas WT. Impact of sleep in COPD. Chest 2000；117：48S より引用)

表4 ポリソムノグラフィの測定目的と項目

障害	測定目的	測定項目
1．睡眠障害	睡眠段階，中途覚醒の判定	脳波，筋電図，眼球運動図
2．呼吸障害	無呼吸・低呼吸 無呼吸の型 低酸素血症 (呼吸努力)	鼻腔の圧変化，鼻・口のサーミスタ 胸部・腹部の呼吸運動 パルスオキシメータ (食道内圧)
3．循環障害	不整脈 (血圧)	心電図，ホルター心電図 〔(非)侵襲的連続測定，24時間血圧〕
4．周期性下肢運動障害	下肢の運動	筋電図（下肢筋）

(大井元晴，谷口充孝．睡眠時無呼吸症候群の診断と治療　Ⅱ．診断へのアプローチ　2．睡眠呼吸検査．日内会誌 2004；93：1088 より引用)

【5】睡眠時呼吸障害の診断

睡眠時呼吸障害の診断はポリソムノグラフィ（PSG）が標準となり，睡眠，呼吸，循環異常の検査のため表4[5)]に示すような測定が行われる．脳波，眼球運動図，オトガイ筋電図より30秒間のエポックごとに，睡眠ステージ，覚醒（15秒以上の覚醒），短期覚醒（3秒以上の覚醒）などが判定される（図6）[5)]．

PSGの測定，評価には人手，時間がかかるために睡眠時呼吸異常の評価のために，PSGの測定項目のうち呼吸・循環に関連した数項目を選択して行う簡易測定（partial channel PSG），オキシメータのみの測定を行う場合がある．閉塞性睡眠時無呼吸・低呼吸症候群の診断には簡易モニターを第一選択とする考え方もある[6)]．

これらの検査の解析については，睡眠段階の自動判定などを含め，現状では，PSGからオキシメータに至るまで，最終的には睡眠時呼吸障害の評価に経験のある人間の目で確認する必要がある．

【6】睡眠時呼吸障害のパターン

睡眠時酸素飽和度を連続測定すると図4[3)]に示すように，短時間に動脈血酸素飽和度（Sa_{O_2}）の低下と回復を繰り返す無呼吸型と比較的長時間 Sa_{O_2} が低下する低換気型とがある．睡眠時呼吸障害は，American Academy of Sleep Medicine の分類では睡眠関連呼吸障害として以下の4型に分類

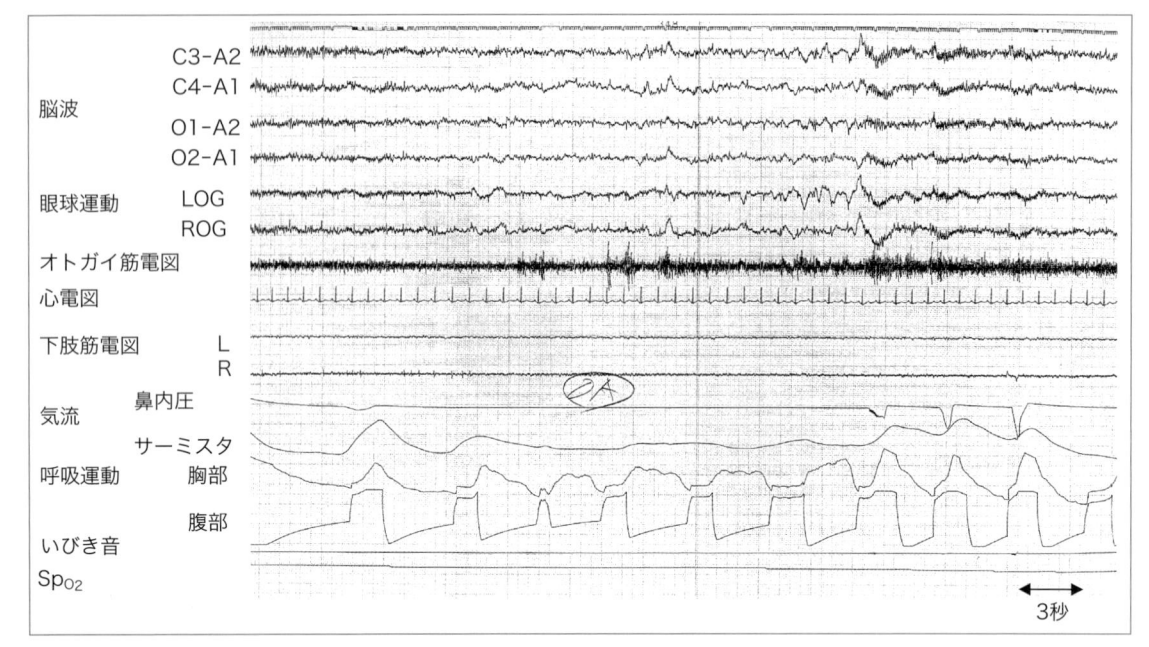

図6 ポリソムノグラフィの記録

閉塞性無呼吸と短期覚醒（arousal）を示す．
（大井元晴，谷口充孝．睡眠時無呼吸症候群の診断と治療　II．診断へのアプローチ　2．睡眠呼吸検査．日内会誌 2004；93：1088 より引用）

されている[7]．

①閉塞性睡眠時無呼吸・低呼吸症候群（OSAHS）
②中枢性睡眠時無呼吸・低呼吸症候群（CSAHS）
③チェーン・ストークス呼吸症候群（CSBS）
④睡眠時低換気症候群（SHVS）

①～③は無呼吸型であり，④が低換気型となる．

【7】閉塞性睡眠時無呼吸・低呼吸症候群（OSAHS）

無呼吸の定義は10秒以上の鼻・口の気流の停止であり，低呼吸の定義としては睡眠中の安定した呼吸運動より，10秒以上続く30％以上の低下，あるいは，4％以上のSa_{O_2}の低下を伴う場合である．1時間あたりの無呼吸＋低呼吸の数が apnea＋hypopnea index（AHI）であり，年齢とともに増加するが，AHI は5回・hr^{-1}以上が OSAHS の診断基準として採用されている．

閉塞性無呼吸は鼻・口の気流は停止するが，吸気努力は継続し，気流が停止していても呼吸運動がみられる．肥満などにより上気道が相対的に狭く，上気道周囲筋の筋緊張低下ために吸気時の陰圧により上気道が閉塞し，呼吸努力は継続する無呼吸の型である（図6）[5]．

閉塞性睡眠時無呼吸は，覚醒時，上気道周囲の筋群が上気道の開存性維持のために最大に働いており，睡眠に伴い筋活動が低下し，吸気時の陰圧により上気道が閉塞することに起因する．無呼吸からの呼吸の再開時に覚醒（15秒以上），短期覚醒（3秒以上）が起こり，また低酸素血症による交感神経活動亢進により血圧の上昇を伴う．OSAHS では，この中途覚醒による睡眠の断片化のために昼間眠くなり，交通事故は2～7倍多い．また，OSAHS の重症度と高血圧が関連する．米国の報告では OSAHS は人口の数％に存在すると考えられている[8]．

一般的には AHI，睡眠時の低酸素血症と高血圧のリスクは用量-反応の関係がある．OSAHS は夜間の突然死の可能性はほとんどなく，脳・心血管障害による死亡の可能性の方が高いと考えられている．しかし，OSAHS の最重症型で，高度の肥満と覚醒時の高二酸化炭素血症を伴う肥満低換気症候群では予後がより悪い可能性がある．

OSAHS の原因が睡眠に伴う機能的な上気道閉塞であるため，鼻マスク持続気道陽圧（nasal continuous positive airway pressure：nCPAP）により，鼻から空気を送気し，陽圧により上気道を開存させると（air splinting；空気による副木），OSAHSでは呼吸筋には異常がないので，睡眠中の無呼吸が消失し，昼間の傾眠などの臨床症状も軽快する（図7，8）[9]。

この nCPAP は，上気道を陽圧により非侵襲的に確保する方法であり，気道確保のみで一般的には呼吸筋を補助する作用はない。保険診療上，1時間あたりの無呼吸・低呼吸指数が20以上で自覚症状の強い場合には nCPAP の適応とされている。また，軽症では下顎を前方に引き出す口腔内装具も使用され，扁桃腺肥大があり，肥満，小顎症がなければ手術適応となる。

【8】中枢性睡眠時無呼吸・低呼吸症候群

中枢性無呼吸は口・鼻の気流が停止し，呼吸運動も停止し，中枢性神経疾患などに伴うことが多い。また，健常者の高地での睡眠時にも観察される。高二酸化炭素血症を伴う場合は中枢性神経疾患と関連し，伴わない場合は原因不明である場合が多く，いずれにしても頻度は低い。

【9】チェーン・ストークス呼吸

チェーン・ストークス呼吸症候群（CSBS）は次第に呼吸が大きくなり，また，次第に低下し，ついには中枢性無呼吸となる特徴的パターンを示す。重症心不全などでみられる。

慢性心不全において，約1/3にチェーン・ストークス呼吸（CSR）として知られる中枢性無呼吸がみられ，1/3に OSAHS を合併する[10]。OSAHS と同様に CSR においても無呼吸の回復時，交感神経系の活動は増加し，nCPAP により無呼吸は消失し，交感神経系活動の亢進は回復し，心機能は改善する。CSR の中枢性無呼吸の原因として，心不全では高二酸化炭素換気応答亢進のために，低二酸化炭素血症の症例が多く，nCPAP により Pa_{CO_2} が上昇し，無呼吸が消失すると考えられている。高二酸化炭素換気応答亢進の原因は肺

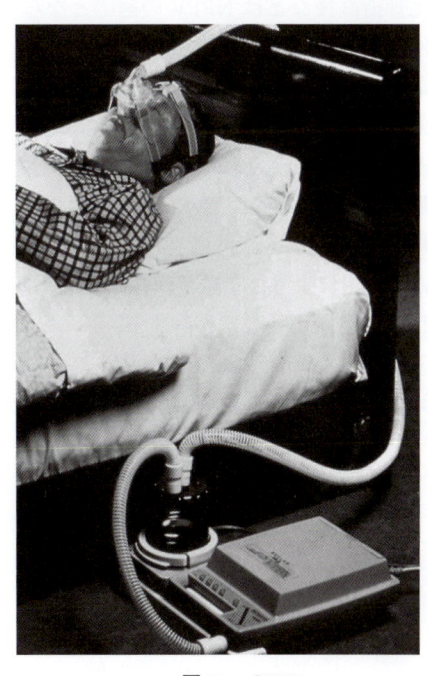

図7　nCPAP

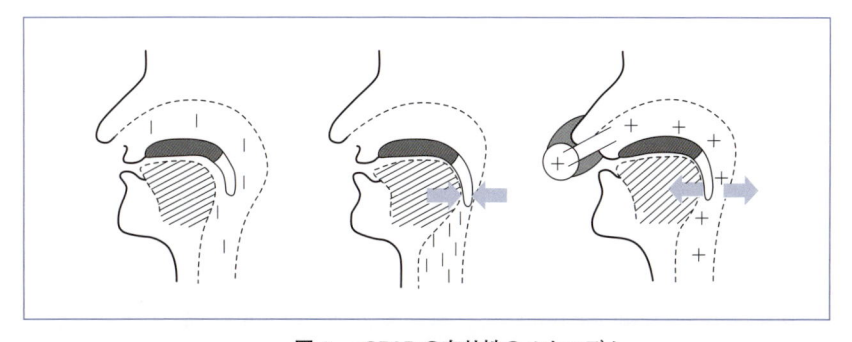

図8　nCPAP の有効性のメカニズム
（Sullivan CE, Issa FG, Berthon-Jones M, et al. Reversal of obstructive sleep apnea by continuous positive airway pressure applied through the nares. Lancet 1981；1：862 より改変引用）

うっ血などが想定されている．CSR を伴う慢性心不全は予後がよくない可能性があり，nCPAP 治療により予後が改善する可能性があり，多施設共同研究がカナダで行われている．また，必ずしも nCPAP の受容がよくないため，在宅酸素療法も保険適用されている．

【10】睡眠時低換気

睡眠時低換気は呼吸補助筋の筋活動低下あるいは横隔膜活動が増加しないことによる低換気（特にレム睡眠時に悪化する）が主な原因であり，無呼吸が秒単位であるのに比し，少なくとも数分単位で続く（図4）[3]．このため，AHI としては増加が少ない場合もある．さらに，睡眠に伴う上気道抵抗の増加と吸気筋の活動低下が同時に起こる場合もあり，低換気はさらに悪化しうる．

呼吸器疾患や神経筋疾患では，上述のようにレム睡眠時には横隔膜活動が増加しないため，あるいは，呼吸補助筋活動の低下の影響が大きい場合，上気道抵抗の増加などにより，低換気がさらに悪化する．

後側彎症，結核後遺症などでは，特にレム睡眠時に低換気となりやすい．睡眠時の高二酸化炭素血症，低酸素血症の悪化に対して酸素吸入も行われるが，限界があることが多く（図9[12]），非侵襲的陽圧換気（noninvasive positive pressure ventilation：NPPV）が適応される[11]．

侵襲的人工呼吸が，挿管などの気道確保と人工呼吸器からなるように，非侵襲的人工呼吸においても，呼吸筋の補助と，上気道を確保の必要がある．鼻マスクなどを使用し，NPPV では，間欠的陽圧換気により呼吸筋補助を行うとともに，陽圧により上気道確保が行える（表5）．

一般的には，誤嚥がある場合，血圧低下，重篤な不整脈がある場合，消化管出血がある場合，上部消化管術直後などは NPPV の適応とならず，従来の侵襲的人工呼吸の適応となる．

通常は夜間に NPPV を行う．Pa_{CO_2} の改善が不十分であれば，昼間，数時間追加する．あるいは，NPPV により不眠となれば昼間行う場合もある．

睡眠時呼吸障害などで NPPV が必要な場合は，人工呼吸器よりの離脱は必要がなく，夜間の NPPV の使用により，予後，QOL が改善すると考えられ，在宅人工呼吸に移行する．

1日数時間の人工呼吸器の使用により，睡眠時低換気の改善，呼吸筋負荷に対して人工呼吸中の

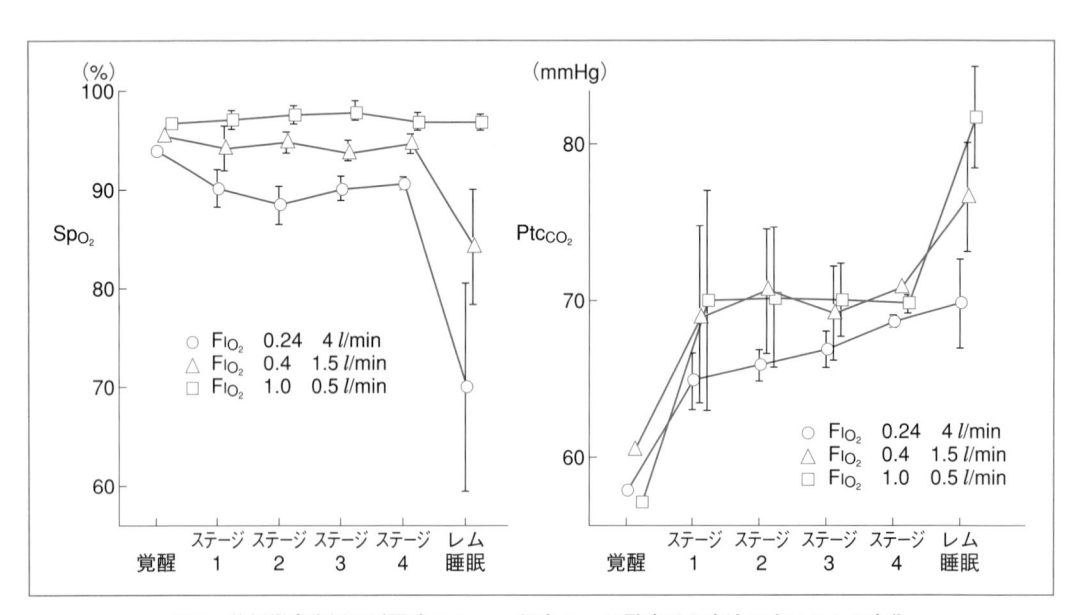

図9 後側彎弯症例の睡眠時の Sp_{O_2}，経皮 P_{CO_2} の酸素吸入方法の違いによる変化

鼻プロング（0.5 l/min）では，Sp_{O_2} の低下はないが，レム睡眠時に経皮 P_{CO_2} は上昇する．24%ベンチュリマスクでは経皮 P_{CO_2} の増加は少ないが，Sp_{O_2} の低下を伴う．

（大井元晴，平井正志，陳　和夫ほか．低換気症候群．呼吸 1988；7：1038 より引用）

表5 睡眠時呼吸障害の呼吸管理

	上気道確保	呼吸補助
nCPAP	+	−
NPPV	+	+
CNPV	−	+

CNPV：chest negative pressure ventilation。

吸気筋の脱負荷，より低い Pa_{CO_2} を保つことにより呼吸調節系がリセッティングされることなどにより，人工呼吸を使用しない時間でも，より低い Pa_{CO_2} を保つことが可能となるとされている。

bi-level positive airway pressure の場合には inspiratory positive airway pressure（IPAP）を15～20 cmH$_2$O 程度に設定し，通常は expiratory positive airway pressure（EPAP）を二酸化炭素の再呼吸を少なくするため 4 cmH$_2$O に設定する。IPAP−EPAP がプレッシャーサポート換気におけるサポート圧となる。呼吸数は自発呼吸より少し多めに設定し，睡眠時は timed（T モード）で最低の換気量をバックアップする。睡眠中に使用する場合には，健常者では安定した睡眠時の呼吸の維持される Pa_{CO_2} よりも数 mmHg 低下しただけで，無呼吸となり，S モードでは周期性呼吸となるために，T あるいは S/T モードとしておくことが必要である。S モードによる自発呼吸時に短期覚醒が起こり，また，十分同調しない場合もあり，高二酸化炭素血症を伴う症例は T モードの方がよい可能性もある。

睡眠時は，口漏れなどのために低酸素血症が起こるので，Sp_{O_2} が 90% 以下とならないように酸素流量を決定する。口漏れが高度であればチンストラップを使用するか，フェイスマスクを使用し，漏れを少なくする。

【11】酸素吸入と睡眠時呼吸障害

無呼吸型では，呼吸の回復時酸素吸入することになり，無呼吸時には酸素吸入されないために必然的に間欠酸素吸入となる。呼吸の回復時に，その後の無呼吸により酸素化能障害を来さないように十分量の酸素吸入を行う必要があり，酸素流量を多くする必要がある。症例によっては，酸素吸入によりかえって無呼吸時間が延長し，動脈血酸素分圧（Pa_{O_2}）の低下が残存することもある。OSAHS では，酸素吸入により，Pa_{O_2} の低下は防止可能であるが，睡眠不良は防止できず，昼間の眠気は改善しない。CSR では，nCPAP が使用できない場合に酸素吸入が第二の方法として選択される。Pa_{O_2} の低下の防止により，交感神経系の活動亢進の改善が期待されるためである。また，持続気道陽圧 nCPAP の使用により，睡眠時，覚醒時の低酸素血症の改善が十分でなければ，酸素吸入を併用することになる。

慢性呼吸不全では在宅酸素療法が行われるが，COPD では睡眠時のみの酸素吸入よりは，1 日可能なかぎり酸素吸入を行った方が予後，精神機能はよい。一般的に，覚醒時にすでに高二酸化炭素血症がある場合には，NPPV を試みる。また，呼吸器疾患などがあり，覚醒時すでに高度の低酸素血症と高二酸化炭素血症がある場合には，酸素吸入と NPPV の併用が必要となる。

酸素吸入の方法として，患者の換気量などの呼吸パターンによって吸入酸素濃度（F_{IO_2}）が変化する方法と，一定の酸素濃度の吸入が可能な方法がある。鼻プロングなどの一定流量を吸入する方法は，患者の換気量によって F_{IO_2} が変化し，口呼吸か鼻呼吸かによっても F_{IO_2} が変化する。したがって，睡眠時低換気となれば酸素濃度は増加し，低酸素血症を防止する役割があるが，Pa_{CO_2} はさらに増加する可能性がある（図9）。一方，一定濃度の酸素吸入が可能なベンチュリマスクは，睡眠時の低換気でも酸素濃度は一定のために低酸素血症の改善に限界があるが，睡眠に伴う低換気による Pa_{CO_2} の増加のみで，酸素吸入による Pa_{CO_2} の増加は少ない可能性がある[12]。

〈参考文献〉

1) 金子仁郎，菱川泰夫ほか編著．精神生理学．東京：金原出版；1978．p.326
2) Berger RJ. The sleep and dream cycle. In：Kales A, editor. Sleep；Physiology and pathology. Lip pincott；1969. p.17-32.
3) 大井元晴，平井正志，山岡新八ほか．睡眠時呼吸異常—第23回胸部疾患学会会長講演に関連して．日胸 1984；43：7-14.
4) McNicholas WT. Impact of sleep in COPD. Chest 2000；117：

48S-53S.
5) 大井元晴, 谷口充孝. 睡眠時無呼吸症候群の診断と治療 Ⅱ. 診断へのアプローチ 2. 睡眠呼吸検査. 日内会誌 2004; 93: 1088-94.
6) http://www.sign.ac.uk/guidelines/published/index.html # Respiratory（2003.6 発行）
7) The report of an American Academy of Sleep Medicine Task Force. Sleep-related breathing disorders in adults; Recommendations for syndrome definition and measurement techniques in clinical research. Sleep 1999; 22: 667-87.
8) Young T, Palta M, Dempsey J, et al. The occurence of sleep disordered breathing among middle-aged adults. N Engl J Med 1993; 328: 1230-5.
9) Sullivan CE, Issa FG, Berthon-Jones M, et al. Reversal of obstructive sleep apnea by continuous positive airway pressure applied through the nares. Lancet 1981; 1: 862-5.
10) Javaheri S, Parker TJ, Wexler I, et al. Occult sleep-disordered breathing in stable congestive heart failure. Ann Intern Med 1995; 122: 487-92.
11) Leger P, Bedicam JM, Corntte A, et al. Nasal intermittent positive pressure ventilation. Long-term follow-up in patients with severe chronic respiratory insufficiency. Chest 1994; 105: 100-5.
12) 大井元晴, 平井正志, 陳 和夫ほか. 低換気症候群. 呼吸 1988; 7: 1038-43.

（株式会社互恵会大阪回生病院睡眠医療センター 大井元晴）

23 在宅呼吸管理

到達目標

- □ 慢性呼吸不全の定義と病態生理を理解する
- □ 慢性呼吸不全の管理の基本的な組立てを理解する
- □ 長期酸素療法の効果を理解する
- □ 在宅酸素療法の適応基準と実施方法を理解する
- □ 在宅人工呼吸療法の定義と方法を理解する
- □ 長期NPPV療法の原理，適応，効果について理解する
- □ 在宅NPPV維持に必要な準備について理解する
- □ 長期TPPVの適応について理解する
- □ 在宅TPPVの導入に必要な手順について理解する
- □ 在宅TPPVの管理の方法を理解する

目次項目

1. **慢性呼吸不全の病態生理**
   - 慢性呼吸不全とは
   - 慢性呼吸不全の管理の基本的考え方
2. **長期酸素療法と在宅酸素療法**
   - 長期酸素療法
   - 在宅酸素療法
3. **在宅人工呼吸療法**
   - HMVとは
   - NPPVによるHMV
   - TPPVによるHMV
   - HMVの抱える課題
4. **まとめ**

本項では在宅酸素療法（home oxygen therapy：HOT）と在宅人工呼吸療法（home mechanical ventilation：HMV）を中心とした在宅呼吸管理に必要な基礎知識について概説する。在宅呼吸管理には急性増悪期や終末期の管理も含まれるが，ここでは慢性安定期の管理を中心に解説する。

【1】慢性呼吸不全の病態生理

1）慢性呼吸不全とは

①慢性呼吸不全の定義

厚生省（現厚生労働省）の特定疾患呼吸不全調査研究班の基準では，「呼吸不全とは安静時における室内気吸入下の動脈血酸素分圧（Pa_{O_2}）が60 mmHg未満の低酸素血症を呈する状態またはそれに相当する異常状態」とされている，また動脈血二酸化炭素分圧（Pa_{CO_2}）が45 mmHg未満の場合をⅠ型呼吸不全，Pa_{CO_2}が45 mmHg以上の高炭酸ガス血症を伴う場合をⅡ型呼吸不全と呼ぶ。慢性呼吸不全とは呼吸不全の状態が少なくとも1カ月以上にわたって続いている場合をいう。またPa_{O_2}が60 mmHg以上70 mmHg未満の状態を準呼吸不全と呼ぶ[1]。

②呼吸不全の原因疾患と病態

a）慢性呼吸不全の原因疾患と症状

慢性呼吸不全の原因疾患は慢性閉塞性肺疾患

(chronic obstructive pulmonary disease：COPD）のように気道の障害を主体とするもの，間質性肺炎など肺実質の障害を主体とするもの，後側彎症や肺結核後遺症など主として胸郭の異常に起因するもの，さらに神経筋疾患や頸髄損傷など呼吸筋の障害を主因とするものなどに分けられる。呼吸不全の病態は原疾患によりさまざまであるが，ほとんどの場合労作時の病的呼吸困難を伴い，さらに酸素などの機器の使用も加わって種々の程度で日常活動が妨げられている。

b）低酸素血症

低酸素血症の機序は病態によって異なるが，当初は多くの場合労作や発熱時など酸素需要が亢進した状況，あるいは夜間睡眠時など換気が低下した状況で生じる。しかし障害が進行すると安静覚醒時にも持続するようになる。特に夜間レム睡眠中は補助呼吸筋が弛緩するため基礎に高度な換気障害のある患者では低換気（レム関連低換気）に陥る。こうした夜間の低換気は右心系の障害や慢性高二酸化炭素血症の原因の一つと考えられている[2]。

c）肺性心

慢性呼吸不全の経過中には肺動脈圧の上昇（肺高血圧症）および右心系の拡張あるいは肥大など肺循環系の異常を合併することがある。呼吸器の障害に伴う右心系の変化を肺性心と呼ぶ。肺性心はやがて右心不全へと進行し，長期酸素療法（long-term oxygen therapy：LTOT）が普及する以前は慢性呼吸不全の重要な予後決定因子であった[3]。肺性心は肺血管床の破壊，低換気に伴う肺動脈攣縮，肺動脈の器質的狭窄，低酸素血症に伴う心拍出の増大，気流制限に伴う胸腔内圧の増大などが相互に影響し合って発症・進展すると考えられている[4]。

d）急性増悪

慢性呼吸器疾患患者では急性増悪と呼ばれる病態の急激な悪化がしばしば経験される。急性増悪の定義は一定しないが COPD においては「安定状態から日常の変動幅を超えて持続する状態の悪化で，急性に始まり，日常の投薬を変更する必要がある状態」とされている[5]。急性増悪の誘因はしばしば複合的であるが，気道感染が直接のきっかけとなる場合が多い[6]。急性増悪の重篤化を防ぐためには早期発見，早期対処が重要である。

2）慢性呼吸不全の管理の基本的考え方

慢性呼吸不全の管理においては以下に示した点が重要である。
①原疾患のコントロール
②気道の管理
③運動療法・教育・栄養療法を中心としたリハビリテーション
④LTOT
⑤人工呼吸療法

気道の管理は COPD など気道を病変の主座とする疾患ので重要である。労作時の呼吸困難のコントロールには四肢の鍛錬を中心とした運動療法が[7]，また慢性呼吸器疾患の予後に影響を与える体重減少に対しては[8]栄養指導が重要であり，病状の悪化を防ぎ安定した日常生活をおくらせるためには体調の自己管理についての十分な教育が必要である[9]。「呼吸リハビリテーション」は運動療法，教育，栄養指導をその主な内容とし，COPDの治療の第一選択の一つに挙げられている[10]。

LTOT は後述するように慢性の低酸素血症のコントロールおよび肺性心の進展防止を主な目的として用いられる。また高度な呼吸機能障害を有し，自力換気の安定した維持が困難な場合には人工呼吸療法の実施を考慮する。今日では家庭での使用が可能なすぐれた人工呼吸器が普及し，また非侵襲的な方法も可能であるため，在宅人工呼吸療法の実施は以前よりはるかに容易になってきている。

【2】長期酸素療法と在宅酸素療法

1）長期酸素療法（LTOT）

①LTOT の効果と奏効機序

慢性の低酸素血症に対する LTOT の効果については，1980 年代初頭に Nocturnal Oxygen Therapy Trial Group（NOTT）および Medical Research Council Working Party（MRC）という 2 つの大きな研究グループによって生命予後の改善効果が示された（図 1）[11)12)]。この予後改善の機序は必ずしも明らかではないが，LTOT が呼吸不全患者の肺動

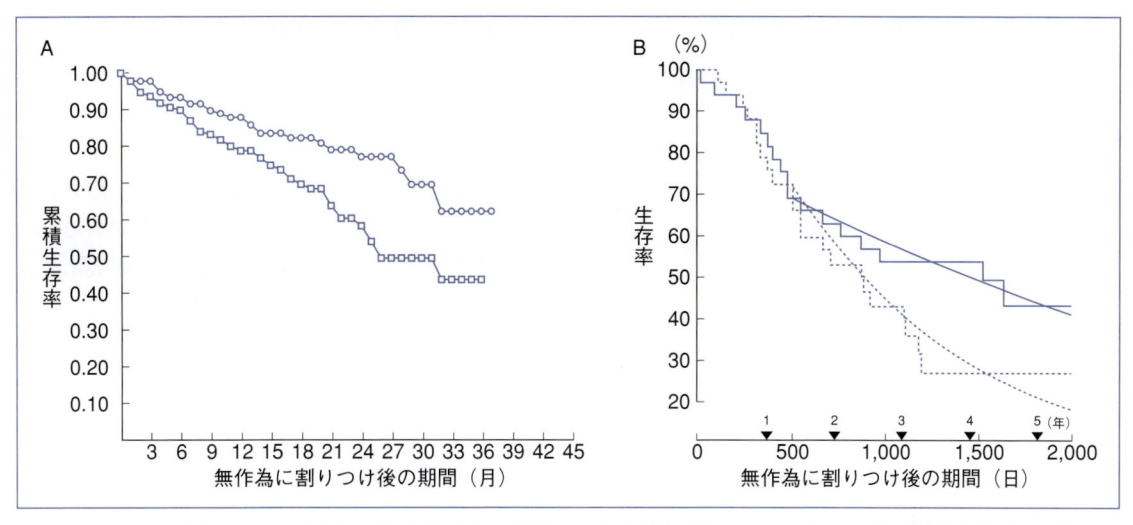

図1 NOTT（A）とMRC（B）によるLTOTの大規模無作為比較試験（Pa_{O_2} 55 mmHg以下の症例を対象として）

NOTTは平均年齢65歳，%FEV_1 47%のCOPD患者203名を夜間酸素吸入群（□）と持続酸素吸入群（○）とに分けて比較，MRCは平均年齢56～58歳，FEV_1 600 ml前後とNOTTよりやや若く，より重症のCOPD患者87例について酸素なし（…）群と夜間酸素吸入（—）群で比較している．背景が異なるので単純にこれらの成績を合わせることはできないが，これらの検討からLTOTはPa_{O_2} 55 mmHg以下のCOPD患者の生命予後を改善し，その効果は夜間酸素吸入より持続酸素吸入でより大きいと解釈される．

（Nocturnal Oxygen Therapy Trial Group. Continuous or nocturnal oxygen therapy in hypoxemic chronic obstructive lung disease. Ann Intern Med 1980；93：391-8, Medical Research Council Working Party. Long term domiciliary oxygen therapy in chronic hypoxic cor pulmonale complicating chronic bronchitis and emphysema. Lancet 1981；3：681-5 より引用）

脈圧を持続的に低下させること[13]，肺動脈圧の低下と予後との間に関連がみられることから[14]，一般に肺動脈圧の低下に伴う右心不全の進展予防が生命予後改善に寄与していると考えられている．また酸素投与には労作時呼吸困難の軽減効果も認められるが，これは主として末梢における乳酸産生の減少に伴う換気需要の減少による間接的なものである[15]．

②LTOTの適応と方法

現在までに知られているLTOTの適応病態は安静時のPa_{O_2}＜55 mmHgのCOPD患者である．Pa_{O_2}が55～60 mmHgの軽度の低酸素血症を呈する患者のLTOTの生命予後への効果については現時点では否定的である[16]．COPD以外の基礎疾患をもつ患者についてもすでに日常的にLTOTが行われているが，その効果についての科学的検討は十分ではない．酸素の投与方法は経鼻カニューレによる低流量投与を原則とし，Pa_{O_2}を60mmHg以上に保つようにする．吸入時間は夜間を中心にできるだけ長く（少なくとも1日16時間以上）とるようにすべきである．

2）在宅酸素療法（HOT）
①HOTとは

HOTとLTOTとはしばしば混同されているが同じものではない．LTOTは酸素投与そのものを目的としているがHOTはそうではなく，LTOTを余儀なくされている人たちに対してそれを生活の場で自立して快適に行えるように工夫する包括的呼吸リハビリテーションの取組みの一分野である．

わが国ではHOTは1970年代より散発的に始まって1985年3月より医療保険適用となり，以後急速に普及した．さらに1994年以降は施設の届け出制が撤廃され，さらに裾野は広がっている．平成14（2002）年の石原らの報告ではHOT患者は全国でおよそ124,000人であると推定されている[17]．また平成7年の全国調査資料では疾患の内訳はCOPDが38.9%，肺結核後遺症が19.5%，間質性肺炎が12.2%，気管支拡張症が2.9%，じん肺が3.4%，肺癌が11.0%であった[18]．

②HOTの適応基準

医療保険で認められているHOTの適用基準を表に示した．ここで「睡眠時または運動負荷時の著しい低酸素血症」については明確なラインは示

表　在宅酸素療法の保険適用基準

1. 慢性呼吸不全例のうち Pa_{O_2} が 55 mmHg 以下の者，および Pa_{O_2} が 60 mmHg 以下で，睡眠時または運動負荷時に著しい低酸素血症を来す者であって，医師が HOT を必要であると認めた者である．
2. 対象疾患は，高度慢性呼吸不全例，肺高血圧症およびチアノーゼ型心疾患である．
3. 高度慢性呼吸不全の主たる基礎疾患は，COPD，肺結核後遺症，間質性肺炎，肺癌などである．
4. 酸素吸入以外の有効と思われる治療がすでに行われており，少なくとも 1 カ月以上の観察期間を経て安定期にあること
5. 適応患者の判定にはパルスオキシメータによる Sp_{O_2} から求めた Pa_{O_2} を用いてもよい．

されていない．また呼吸不全の原疾患についても制限はないと解釈される．

③HOT の装置

HOT の装置には酸素濃縮器と液体酸素システムの 2 種類がある．酸素濃縮器は当初酸素を透過膜を用いた膜型濃縮器も用いられていたが，現在では酸素吸着剤を用いて約 90％の濃度の酸素を供給する吸着型濃縮器が広く用いられている（図 2 A）．酸素濃縮器は家庭用電源を用いて作動し，近年，低消費電力化，小型化が著しく進んでいる．酸素濃縮器は現時点では携帯不可能であるため外出には携帯型酸素ボンベを併用する．携帯型ボンベにはアルミニウムや炭素繊維などの軽量素材が用いられ，吸気に合わせて酸素を供給する同調弁を併用することによって小型化が図られている（図 2 B）．炭素繊維ボンベの場合，通常サイズ（装置全体で 3 kg 程度）のもので 1 $l \cdot min^{-1}$ の流量で 8 時間程度の連続使用が可能である．

液体酸素システムは液体酸素をステンレス容器で家庭に配送するもので，家庭では大型の親容器から酸素を吸入し，外出の際には子容器に自分で液体酸素を分注して使用する．液体酸素の子容器への分注操作は習熟が必要であるが慣れれば容易であり，特に外出の頻度の高い患者には有用である．近年，液体酸素の子容器に吸気同調弁を組み合わせた装置が開発され，小型・軽量で長時間の連続使用が可能となった（図 2 C）．

④HOT 実施上の注意点

a）適応の決定

HOT の適応決定はできるかぎり保険の適用基準に従うべきである．安静時の Pa_{O_2} が 60mmHg 以上の症例については，酸素投与が真に患者の利益となるかどうかを慎重に判断すべきである．特に酸素飽和度の低下を伴わない労作時呼吸困難に対しての第一選択は呼吸リハビリテーションであり，安易な酸素処方は慎むべきである．

b）酸素処方の基本原則

酸素処方は必ず病態安定を確認したあとに行う．また室内気下および酸素吸入下での血液ガス測定を行い，酸素投与の効果を確認すべきである．酸素吸入時間はできるかぎり夜間を含む長時間を原則とする．労作時のみの頓用処方は現時点では効果が証明されていない[19]．酸素吸入時の Pa_{O_2} は 60mmHg 以上を保つようにする．4 $l \cdot min^{-1}$ 以上の高流量でも酸素飽和度を保つことが困難な症例にはリザーバ付きのカニューレを用いる方法もある．また労作時には通常安静時より 1 $l \cdot min^{-1}$ 程度多い吸入量を（できれば実際に運動をさせて十分量であることを確認のうえ）指導する．機器の選定（濃縮器：携帯ボンベか液体酸素システムか）は患者の日常生活状況や機器の取扱い能力，家族のサポート状況などを考慮して判断する．

c）導入までの手順

HOT の開始は流量決定後，処方せんを作成し業者に連絡をすれば容易に行うことができる．しかし HOT はそれで完結するわけではない．HOT の開始に際しては患者・家族教育が重要で，酸素の使用法だけではなく呼吸リハビリテーションの枠組みのなかでの包括的な指導・教育が各職種の協力のもとに行われるべきである．社会福祉資源のなかでは，身体障害者認定は正しく適応がなされているかぎり HOT 患者全員が取得可能〔安静時の Pa_{O_2} が 60mmHg 以下，1 秒量の指数（1 秒量/予測肺活量×100）が 30 以下，またはヒュー・ジョンズの基準（H-J）で 4 度以上の呼吸困難を有する場合に 3 級の認定が受けられる〕である．これにより医療費の減免のほか，市民税の減免や公共交通機関の割引などを受けることが可能となる．また施設や訪問サービスの利用のためには介護保険の認定が必要なので，COPD 患者あるいは

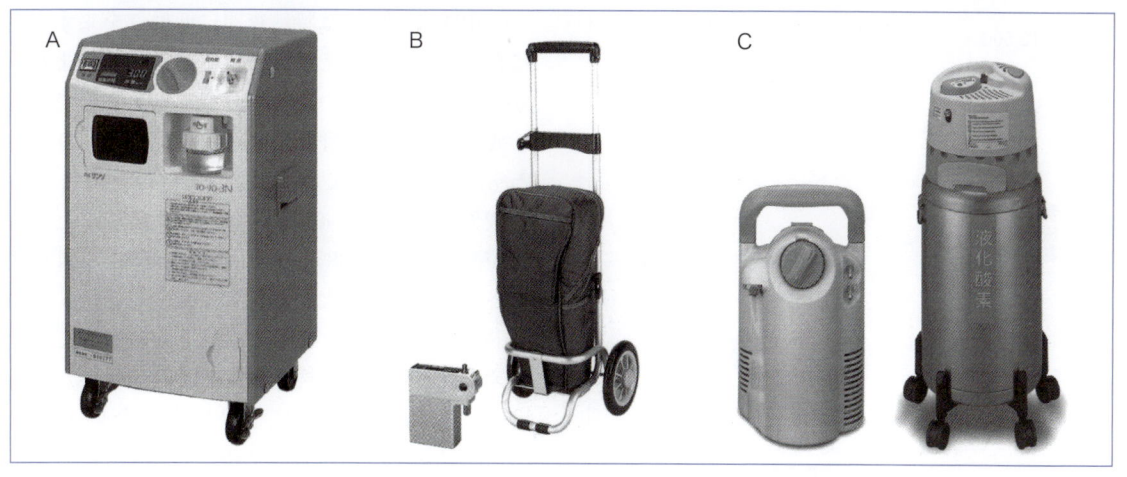

図2 在宅酸素療法の酸素供給装置
A：吸着型酸素濃縮機，B：吸気同調装置とそれを組み込んだ軽量ボンベシステム，C：液体酸素システム（左；吸気同調装置付きの子容器，右；親容器）

65歳以上の患者では可能なかぎり申請を行うべきである。

d）外来でのフォローアップ

HOT患者の外来フォローアップに特殊な方法論は必要ない。ただし酸素飽和度は毎回測定し，症状の推移にも細心の注意をはらわなければならない。急性増悪の防止は最も重要な課題であり，各種の予防接種，うがい・手洗いを含めた感染防止および異常徴候の早期発見と早期対処のための教育指導が重要である。HOTを保険適用で実施していくためには月1回の受診は必須である。

⑤HOTの課題

治療手技としてのLTOTはすでに確立されたものであり，厳密な検証はないものの肺癌を含めた幅広い疾患に適応され実績が積み重ねられている。また機器の進歩は著しく，特に携帯型の酸素供給装置の小型化・長時間化はさらに進むであろう。しかしHOTの適用基準が緩められ裾野が広がるにつれて，肺機能や血液ガスの吟味が不十分な導入や，低酸素血症の認められない症例への安易な処方がみられるようになっている。またHOTは呼吸リハビリテーションの一部であり，実施には包括的ケアに対する理解と実践が伴わなければならないが，そうした点への一般の理解もまだ十分とはいえない。

【3】在宅人工呼吸療法（HMV）

1）HMVとは

HMVとは，「安定期にあり集中的治療の必要でない患者に対し，病院以外の場所で長期にわたって人工呼吸療法を適応すること」であり，生命予後の延長はもちろんのこと，患者のQOLの改善，個々の能力の発揮できる場所を提供すること，合併症の低減，身体的・生理的機能の改善，医療費の低減などを目標とする[20]。一般に持続気道陽圧（continuous positive airway pressure：CPAP）については換気補助とは解釈されずHMVの範疇には入れない。HMVとしては気管切開下に陽圧換気を行う方法（transtracheal positive pressure ventilation：TPPV）と上気道からマスクなどによって陽圧換気を行う方法（noninvasive positive pressure ventilation：NPPV）が一般に用いられている。HMVは在宅呼吸ケアのなかでも最も高度の技術と熟練を必要とする領域であるが，機器の発達およびNPPVの導入によってその数が急速に増加しつつある（図3）[18]。

2）NPPVによるHMV

①使用する機器と換気モード

NPPVによる換気には一般に2相性陽圧呼吸（Bi-level CPAP）と呼ばれる簡便なモードが用い

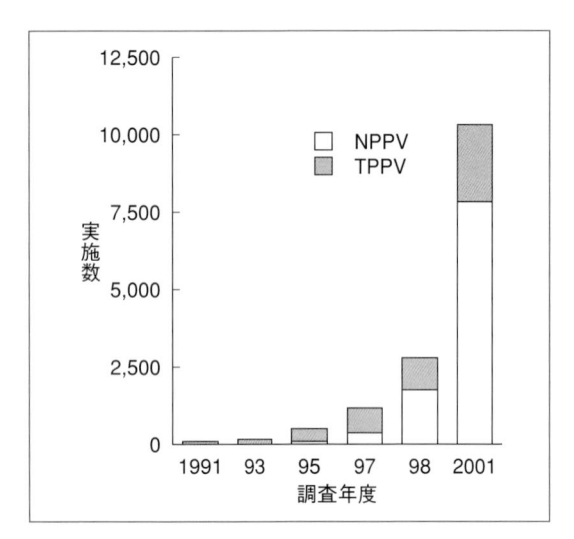

図3 わが国におけるHMVの実施数の推移

HMVの実施数はNPPVの急増に伴って近年急速に増加してきている。ただし1998年および2001年の調査は無作為抽出調査による推定値であり、一定の誤差が含まれることには注意しなければならない。

〔合田 晶，宮本顕二，西村正治ほか．在宅酸素療法実施症例（全国）の調査結果について．厚生省特定疾患呼吸不全調査研究班平成6年度研究報告書．1995. p.49-54 より一部改変〕

られる[21]。これは患者の吸気-呼気に合わせて2段階の空気圧（それぞれIPAP，EPAPと呼ぶ）を供給するもので、通常1本の回路でマスクに接続される。以前は従圧式の人工呼吸器を用いる場合もあったが、今日では特別な状況を除いてそうしたことはまれである。

②長期NPPVの適応

現時点での長期NPPVの主な適応は神経筋疾患や胸郭の変形に起因する拘束性換気障害で、低換気に基づく睡眠障害や頭痛、頭重感などの症状を有する者、あるいは睡眠中に著しい低酸素血症を来し酸素投与のみでは是正されないもの、あるいは慢性高二酸化炭素血症がありかつPa_{CO_2}の値が不安定なもの、低換気に基づく増悪を繰り返すものなどである。神経筋疾患に対するNPPVの効果は十分な無作為比較試験は行われていないが、すでに確立されていると考えられている[22]。ただし装置の能力上まったく自発呼吸ができない者には適応できず、また気道分泌物が多い場合や、誤嚥のある場合にも継続的な実施は困難である。またNPPVはある程度の苦痛を伴うため、高二酸化炭素血症のみで自覚症状の乏しい患者に対する適応は慎重でなければならない。

COPDについては特に夜間に低換気を来す症例に有効であると考えられているが、適応はまだ十分確立されていない[23]。米国胸部疾患学会では、①疲労感、傾眠、呼吸困難などの症状があり、②$Pa_{CO_2} \geq 55$ mmHgまたはPa_{CO_2} 50〜54 mmHgでかつ酸素吸入下でもモニタリング中10％以上の時間が酸素飽和度88％未満であるようなガス交換障害があり、③最大限の気管支拡張療法やステロイド、酸素投与などに対する反応が不十分で、④中等症〜重症の閉塞性睡眠時無呼吸症候群がある場合にはCPAP療法に十分反応しないときにCOPDに対する長期NPPV療法の適応とし、また治療2カ月後に再評価を行ってコンプライアンスが適切（1日4時間以上使用）であり、かつ治療反応性が良好ならNPPVを継続するように提言している[24]。

神経筋疾患などでは原疾患の経過中に徐々にNPPVへの依存度が増大することがある。24時間の連続使用はマスクによる圧損傷などの問題が生じるが、神経筋疾患の領域などでは会話能力の確保の点から可能なかぎりTPPVに移行せずNPPVを続ける傾向にある。

③長期NPPVの効果

NPPVは有効に行われれば多くの場合夜間のみの実施で日中の血液ガス値も改善し、それは長期にわたって維持される。また肺機能（肺活量）の改善も報告されている。さらに進行性の神経筋疾患においてはTPPVに比肩しうる生命予後の延長効果も認められている。しかしCOPDについては入院日数・回数の低減効果は認められ、またQOL改善の報告もあるが生命予後の改善は認められていない[25]。

④長期NPPVの導入

長期NPPVは急性増悪時に導入しそのまま継続していく場合と、慢性安定期に導入する場合とがある。いずれの場合もPa_{CO_2}の値だけではなく臨床症状や経過などを考慮して慎重な適応決定を行わなければならない。一般に神経筋疾患では比較的早期に（Pa_{CO_2}が45mmHg前後で）、肺結核後遺症など呼吸器疾患ではPa_{CO_2}が60mmHg前後で導入を考慮することが多い。圧設定はPa_{CO_2}の一定の改善（呼吸器疾患では-10mmHg程度）および夜間の低換気とそれに伴う諸症状の改善を目標

とし，患者が許容できる範囲内で決定する。慢性安定期の場合，通常 EPAP は 3〜4 cmH$_2$O，IPAP は 8〜16 cmH$_2$O の範囲で決定されることが多い。

⑤在宅移行への注意点

NPPV の装置は簡便とはいえ回路やマスクの管理など HOT の機器より取扱いは煩雑で，また苦痛（主にマスクの閉塞感と空気を圧入される不快感）もあり，事前の十分な指導と積極的なサポートなしに在宅でのコンプライアンスを保つことは難しい。このため各スタッフが協力しチームとして教育指導にあたらなければならない[26]。こうしたチームアプローチのためには導入のクリティカルパスやマニュアルがあることが望ましい。指導は導入時だけでなく在宅でも繰り返し行う必要がある。また在宅移行時にはできるだけ往診または訪問看護を行い備品セッティングの確認を行うべきである（図4）。気道管理については導入中に綿密にプランニングすることが重要で，筋力低下などによって自力の去痰が困難な場合には排痰介助の指導やカフマシンの導入なども考慮しなければいけない。

⑥NPPV の外来管理

NPPV の外来管理は多くの患者が自力で通院可能なので HOT の場合とさほど変わらない。ただしマスクや回路の状況，装置の作動などを定期に確認する必要があり，訪問看護に依頼するか定期に外来に装置を持参させる必要がある。NPPV の回路やマスクは通常滅菌を行う必要はなく，自宅での洗浄のみで十分である。また経過中夜間有効に換気が行われているかどうか，口漏れなどに伴う低酸素血症が生じていないかを確認するため一定間隔で夜間の酸素飽和度のモニタリングを行うとよい。

3）TPPV による HMV

①TPPV の適応

TPPV は気道分泌物の管理に困難があり，かつ人工呼吸器への依存度の高い患者に主に用いられている。しかし NPPV の技術の発達につれ TPPV の適応範囲は相対的に狭まってきている。原疾患の内訳では呼吸器疾患より神経筋疾患の比率が現時点では高く，介護依存度も一般に NPPV より高度である[27]。木村は在宅 TPPV の適応病態につい

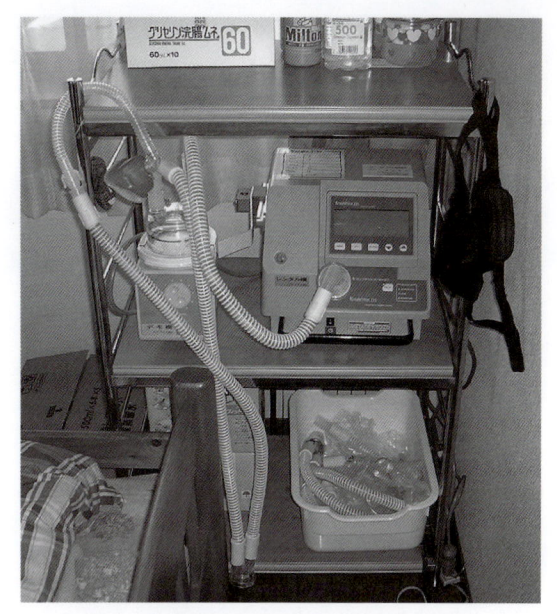

図4 在宅における NPPV のセッティング
筋ジストロフィ症例。NPPV 装置，加湿器，ジェルマスク，ヘッドギアの基本セッティングに加え，予備回路・マスク，加湿水，吸引装置などの準備が必要である。この症例では定期の訪問看護で備品の点検と補充などを行っていた。

て病状経過の安定が試験外泊を含めて十分に確認されていること，吸入気酸素濃度が 40％以下で維持できるⅡ型呼吸不全であること，気道確保が十分であること，アンビューバッグなどによる用手換気が可能なこと，感情・意思の表明が可能なことなどを挙げている[25]。

②TPPV の機器とモード

TPPV では一般に呼吸器への依存度が高く呼吸管理のリスクが NPPV より大きいため，人工呼吸器は最低限（低換気，低圧など）の警報装置を完備した装置を用いなければならない。通常は装置の簡便性を考えて従量式の装置が用いられるが，近年では従圧式の換気モードも備えた高機能の装置も在宅用に用いられるようになっている（図5）。在宅用の機器には停電などに備えて予備電源（通常バッテリーを用いる）が必要である。

③TPPV における在宅移行への手順

TPPV による在宅移行に際しては，まず呼吸状態や病状の安定および患者・家族の意思について十分な確認が必要である。TPPV の装置は設定や警報システムが複雑であり，気管切開孔の管理や気管内吸引など清潔操作を必要とする処置もあり，また吸引装置や吸引チューブ，ガーゼや消毒

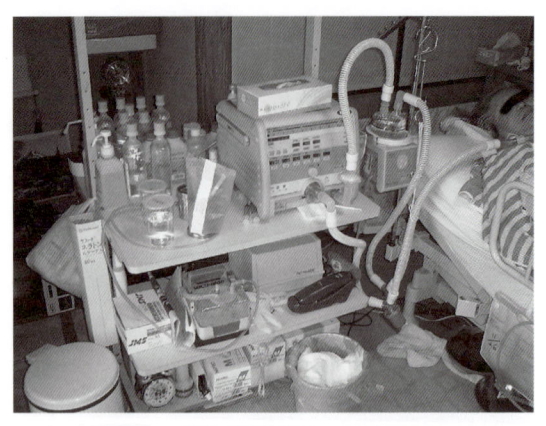

図5 在宅TPPVのセットアップ
人工呼吸器はプレッシャーサポートなども可能な上級機を使用している。内部バッテリーが装備されており、停電時も30分まではそのまま作動する（それ以上に長期化した場合は自家発電を使用）。吸引、吸入装置、吸引のための清潔操作セット、消毒液や蒸留水、各種滅菌材料など準備すべきものは多岐にわたる。

器具など必要な物品・消耗品の種類も多岐にわたる。このためTPPVの導入には十分な時間をかけた周到な準備が必要である。

在宅移行までの手順のうちで最も多くの時間を要するのは患者・家族への教育指導で、その内容は呼吸の病態生理から緊急時の対処、福祉資源の活用など多岐にわたる。特に機器の管理や各種処置の手技については必ずテキストやパンフレットを渡し、カリキュラムを組んでの指導が必要である。回路交換や気管カニューレの交換、アンビューバッグによる用手換気も緊急時には家族でできるように訓練する。また患者に短時間でも人工呼吸器をはずして自力換気できる能力を身につけさせておくことも安全性を高めるうえで重要である。ケアコーディネーションも準備の重要な項目の一つであり、退院までに関連職種を集めた会議を開催して介護者の確保や往診体制、機器の管理体制の確立、回路の滅菌や消耗品の補給体制の確認、家庭医および地域支援体制の確保、各職種間の連絡方法の確認、緊急時の対応などについて全体での確認を行わなければならない。最終的には在宅用の人工呼吸器に切り替え、備品をチェックリストに従ってそろえ、電力会社や消防署に連絡し、患者家庭を訪問してセットアップを行い退院に備えることになる。

④TPPVにおける在宅管理

TPPVで人工呼吸器への依存度が高い場合は、長時間の移送や外来での待機はリスクがあるので可能なかぎり往診でフォローすべきである。また気管切開部の管理などのため訪問看護も必要である。介護家族に休息を与えるためにも各職種の訪問を秩序立てて組む必要がある。専門医と近在の家庭医との間で役割分担し連携を行うことも重要である。呼吸器の業者を含めた多職種の連携とそれを支えるコーディネータの存在が長期管理の成功の鍵となる。またHMVでは自然災害に伴う浸水や停電も生命に関わる大きな影響を与える。災害時にはしばしば交通機関も麻痺し電話連絡もつきにくくなるので、どのような対処を行うべきかあらかじめ決めておかなければならない。

4）HMVの抱える課題

HMVの実施数はわが国でも1990年代後半より急速に増加し、NPPVの増加が著しいがTPPVも着実に増加傾向を示している[23]。また長期的な予後も国際的な水準に遜色ない[28]。しかしこうした状況に対応した社会的支援体制はまだ十分とはいえない。わが国にはHMVを一括して管理するセンターがなく、そのため適応決定、機器選択、退院計画、在宅ケアなどについて各施設で方法論が統一されておらず、また全国的な実態も十分に把握しきれていない。また自宅以外の中間的なケア環境や家庭での介護の代行制度の整備も遅れている。また患者・家族間の連帯をサポートする環境がなく、多くの患者・家族が社会的に孤立した状況におかれている。

【4】まとめ

在宅呼吸管理についてHOTとHMVを中心として論じた。HOTもHMVも機器は近年長足の進歩を遂げ、また呼吸管理や感染防止などの医学的管理技術も向上しつつある。しかしそうした技術的な側面と比べ、社会的な環境整備は立ち後れている。例えば、在宅ケアまでには集中治療から病状の安定化を経て自立へと向かう連続的な道筋が必要であるが、現在の医療システムでは病院と在宅との間の橋渡しの部分が欠けている。また在宅ケアに高い医療依存度を前提とした支援体制が準

備されていないため，HMVでは一般介護スタッフに高度な専門技術を要求をせざるをえない状況にある．また介護者のQOLへの配慮は現状では十分なされておらず，重症呼吸障害患者の療養型施設への受け入れ状況も厳しい．さらに人工呼吸器を用いながらの勉学，自立，あるいは旅行なども技術的に十分可能となってきているが，そうしたことに対する社会的な認知もこれからの課題である．こうした側面の整備については職種を越えた集学的な取組みが今後いっそう必要となるであろう．

〈参考文献〉

1) 川上義和．呼吸不全の定義，診断基準．厚生省特定疾患呼吸不全調査研究会編．呼吸不全，診断と治療のためのガイドライン．東京：メディカルレビュー社；1996．p.10-3．
2) Douglas NJ, Flenley DC. Breathing during sleep in patients with obstructive lung disease. Am Rev Respir Dis 1990；141：1055-70.
3) Weitzenblum E, Hirth C, Ducolone A, et al. Prognositic value of pulmonary artery pressure in chronic obstructive pulmonary disease. Thorax 1981；36：752-8.
4) Tarpy SP, Celli BR. Long-term oxygen therapy. N Engl J Med 1995；333：710-4.
5) Rodoriguez-Roisin R. Toward consensus definition for COPD exacerbations. Chest 2000；117：398-401s.
6) Drenne JP, Fleury B, Pariente R. Acute respiratory failure of chronic obstructive pulmonary disease. Am Rev Respir Dis 1988；138：1006-33.
7) ACCP/AACVPR Pulmonary Rehabilitation Guideline Panel. Pulmonary rehabilitation, joint ACCP/AACVPR evidence-based guidelines. Chest 1997；112：1363-96.
8) Wilson DO, Rogers RM, Hoffman RM. Nutrition and chronic lung disease. Am Rev Respir Dis 1985；132：1247-365.
9) Devine EC, Pearcy J. Meta-analysis of the effects of psycho-educational care in adults with chronic obstructive pulmonary disease. Patient Educ Couns 1996；29：167-78.
10) NHLBI/WHO workshop report. Global initiative for chronic obstructive lung disease. NIH Publication：2001. No2701.
11) Nocturnal Oxygen Therapy Trial Group. Continuous or nocturnal oxygen therapy in hypoxemic chronic obstructive lung disease. Ann Intern Med 1980；93：391-8.
12) Medical Research Council Working Party. Long term domiciliary oxygen therapy in chronic hypoxic cor pulmonale complicating chronic bronchitis and emphysema. Lancet 1981；3：681-5.
13) Stark RD, Finnegan P, Bishop JM. Long-term domiciliary oxygen in chronic bronchitis with pulmonary hypertension. Br Med J 1973；9：467-70.
14) Timms RM, Khaja FU, Williams GW, et al. Hemodynamic response to oxygen therapy in chronic obstructive pulmonary disease. Ann Intern Med 1985；102：29-36.
15) O'Donnell DE, Bain DJ, Webb KA. Factors contributing to relief of exertional breathlessness during hyperoxia in chronic airflow limitation. Am J Respir Crit Care Med 1997；155：530-5.
16) Gorecka D, Gorzelak K, Sliwinski P, et al. Effect of long term oxygen therapy on survival in patients with chronic obstructive pulmonary disease with moderate hypoxaemia. Thorax 1997；52：674-9.
17) 石原英樹，木村謙太郎，縣 俊彦．在宅呼吸ケアの現状と課題―平成13年度全国アンケート調査報告―．厚生労働省特定疾患呼吸不全調査研究班平成14年度研究報告書．2002．p.68-71．
18) 合田 晶，宮本顕二，西村正治ほか．在宅酸素療法実施症例（全国）の調査結果について．厚生省特定疾患呼吸不全調査研究班平成6年度研究報告書．1995．p.49-54．
19) McDonald CF, Blyth CM, Lazarus MD, et al. Exertional oxygen of limited benefit in patients with chronic obstructive pulmonary disease and mild hypoxemia. Am J Respir Crit Care Med 1995；152：1616-9.
20) Report of the Ad Hoc Committee, Respiratory Care Section, American College of Chest Physicians. Long-term mechanical ventilation, guidelines for management in the home and at alternate community sites. Chest 1986；90：1s-37s.
21) Pierson DJ. Noninvasive positive pressure ventilation；History and terminology. Respir Care 1997；42：370-9.
22) American Respiratory Care Foundation. Consensus conference；Noninvasive positive pressure ventilation. Respir Care 1997；42：364-9.
23) American College of Chest Physician. Clinical indications for noninvasive positive pressure ventilation in chronic respiratory failure due to restrictive lung disease, COPD, and nocturnal hypoventilation；A consensus conference report. Chest 1999；116：521-34.
24) Mehta S, Hill NS. Noninvasive ventilation. Am J Respir Crit Care Med 2001；163：540-77.
25) 木村謙太郎，川幡誠一，佐藤光晴ほか．在宅人工呼吸（換気）療法の必然性と適応・実施基準私案．厚生省特定疾患呼吸不全調査研究班昭和63年度研究報告書．1989．p.165．
26) Leger P, Laier-Groeneveld G. Infrastructure, funding and a follow-up in a programme of noninvasive ventilation. Eur Respir J 2002；20：1573-8.
27) 安藤守秀，亀井三博，松本修一ほか．在宅人工呼吸療法患者と介護者に対するサポートのあり方―平成11年度実態調査の結果から―．日呼吸管理会誌 2000；9：331-7．
28) 安藤守秀，末次 勤，松本修一ほか．在宅人工呼吸療法患者の長期予後．日呼吸会誌 2003；41：797-802．

（大垣市民病院呼吸器科 **安藤守秀**）

24 周術期の呼吸療法

到達目標

- □ 術前呼吸機能検査を理解する
- □ 手術術式による術後肺機能を予測できる
- □ 呼吸機能からみた手術適応を理解する
- □ 術後合併症の予防対策を理解する
- □ 術後呼吸不全の病態を理解する
- □ 術後呼吸器合併症を理解する
- □ 術後呼吸器合併症に対する治療を理解する

目次項目

1. **手術患者の術前呼吸機能の評価と術後呼吸器合併症の予防対策**
   - 術前呼吸機能検査
   - 術後予測肺機能からみた手術適応評価
   - 術後呼吸器合併症の予防対策
2. **術後呼吸不全の病態生理**
   - 術後急性期の呼吸抑制
   - 呼吸不全発症の機序と評価
   - 慢性呼吸器疾患合併患者の術後呼吸不全
3. **術後呼吸器合併症とその治療**
   - 無気肺
   - 肺炎
   - 肺瘻,気胸
   - 間質性肺炎
   - 急性肺傷害,急性呼吸促迫症候群
   - 胸水貯留
   - 気管・気管支吻合部縫合不全
   - 膿胸
   - 肺血栓塞栓症

【1】 手術患者の術前呼吸機能の評価と術後呼吸器合併症の予防対策

　肺癌に対する標準術式である肺葉切除術は,それ自体が機能欠損をつくる治療法であることから,耐術能の検査としては術前呼吸機能検査が最も重要である。術前呼吸機能検査による術後予測肺機能により耐術能を判定する必要があるが,代表的な呼吸機能検査法および肺機能からみた肺切除の適応の評価ならびに術後呼吸器合併症の予防対策について述べる。

1) 術前呼吸機能検査

　代表的な検査法としては肺気量分画検査(spirometry),フローボリューム曲線,肺血流スキャン,一側肺動脈閉塞試験,動脈血液ガス分析検査などが施行される。個々の検査の原理,方法などは他項を参照されたい。

2) 術後予測肺機能からみた手術適応評価

　術後の肺機能を予測することにより肺切除の手術適応を決定することは,呼吸器外科領域において特に低肺機能患者の手術適応の決定のうえで重要である。

　術後予測肺機能の算出法としては従来から種々の方法が報告されてきた。最も直接的な方法としては肺全摘術を施行する患者に,Carlensチューブを用いて,左右別肺機能を施行する方法である。この方法は意識下に気管内にチューブを挿管して肺機能検査を施行するために患者の苦痛が大きい欠点があった。最近では,放射性同位元素を利用して左右別の血流比や肺気量の比を求める方法がとられるようになっている。通常は肺気量の左右比が得られたら開存している亜区域枝の数を数え,切除する亜区域の数を片側の働いている亜区

域の数で除することにより切除部位の換気能の損失の割合を計算するものである。ちなみに全体では右肺は 22, 左肺では 20 の亜区域数である。中原ら[1]は上記の方法に上葉亜区域では 0.676, 中葉または舌区の亜区域には 0.699, 下葉亜区域には 1.01 の補正値を掛けることにより術後の換気能との間に良好な相関が得られることを報告した。またわれわれは開存している亜区域枝を気管支鏡にて確認する方法を報告しており[2], 術後肺機能と比較的良い相関が得られている。

肺癌患者の手術適応限界の決定は従来より種々の報告がなされてきた。一般的に人が通常の日常生活を送ることができる呼吸機能の限界は, 次のように 1 秒量 (FEV_1) を指標として,

・ FEV_1 = 500 ml：ベッドの上でなら生きていられる。
・ FEV_1 = 700 ml：身のまわりのことが自分でできる。
・ FEV_1 = 1,000 ml：周囲の協力があれば, 働くことも可能である。

とされている[3]。一般に肺切除後の目標は患者の社会復帰であるから最低 1 秒量は 700 ml 以上をめざすべきである。これに加えて肺活量の目安として, 男性では術後予測 1,500 ml, 女性では 1,200 ml あれば術後社会復帰可能と大まかに試算することができる。

また 1 秒量以外の指標として前述した一側肺動脈閉塞試験が挙げられる。仲田[3]は, 閉塞後の総肺血管抵抗の安全限界を 500 dyn・sec・cm^{-5}・m^{-2}, 許容限界を 700 dyn・sec・cm^{-5}・m^{-2} とした。この結果をもとにして, 肺機能と総肺動脈血管抵抗の値の相関から検討すると, 安全限界として残存肺 1 秒量 500 ml・m^{-2}, 肺活量 (VC) 800 ml・m^{-2}, 最大換気量 (MVV) 20 l・m^{-2} とした。

肺切除を伴わない開胸手術の呼吸機能上からみた安全限界についても種々の提案がなされてきた。佐川らは, %VC×FEV_1 が 2,400 以上, 最大呼気流量 (MMEF) 500 ml・sec^{-1} 以上という限界を示した。また肺拡散能 (D_L) を指標とした限界値としては, %D_{LCO} 50%, D_{LCO} 20 ml・min^{-1}・$mmHg^{-1}$ などが提案されている。

一般に開胸操作のみによる肺機能への影響は開胸術式によってはそれほど異ならず, われわれの施設の検討では, 開胸のみによっての損失は, 術後 2 週では努力肺活量 (FVC) で約 25% の減少がみられ, 術後 3 カ月の安定期ではほぼ術前に戻っていることが観察された[4]。また低肺機能症例には肺楔状切除が施行されるが, 肺楔状切除症例では術後 4 週の時点で肺機能上の損失は努力肺活量で約 300 ml, 15% にとどまり, 開胸のみの症例と比較しても有意な差は認められなかった[5]。いずれにしても術後急性期には手術創による痛みなどから, 相当量の肺機能的損失があることを覚悟すべきである。しかし, 胸腔鏡補助下の手術では痛みも少なく, 術後早期の肺機能温存が図られている。

3）術後呼吸器合併症の予防対策

呼吸器外科手術における合併症予防には, 術前・術中・術後の連続した処置が重要である。呼吸器外科手術の術後合併症のうちで最も致命的な結果を来しやすいものは術後肺炎を中心とした術後肺合併症である。術後肺合併症の要因として最も重要な点の一つに気道内分泌物（痰）の貯留がある。

特に日常喀痰量が多い, いわゆる wett case ばかりでなく, 普段はそれほど痰が出ない患者でも, 全身麻酔下の呼吸器外科手術後は痰が出るようになり, かつ創部痛などにより喀痰喀出不全に陥りやすいことから術前からの対策が肝要である。

肺癌患者はほとんどが重喫煙者であることから, 術前の禁煙は極めて重要である。われわれは少なくとも 2 週間の禁煙の後に肺癌手術を行うべく, 患者を指導している。

術中管理は麻酔医の協力が不可欠である。特に痰の多い場合, 低肺機能例, 慢性閉塞性肺疾患 (chronic obstructive pulmonary disease：COPD) 合併例などでは痰の頻回の吸引や定期的な肺の再膨張などに注意すべきである。

術後管理のポイントはできるだけ早期に自力で痰の排出を促すことである。気道クリーニングの対策としては大別して, 薬物療法, 吸入療法, 理学療法がある。詳細は他項を参照されたい。本項では手術に関連したことを述べる。

①薬物療法

薬物としては, ①気道粘膜の感染に対しては,

起炎菌に殺菌的，静菌的に働いて炎症を鎮静させる消炎薬，抗菌薬グループ，②喀痰融解を促進し，痰の喀出を容易にする去痰薬グループ，③喘息などに代表される閉塞性気道疾患に対する気管支拡張薬のグループ，などがある．

治療の原則としては，もし痰の細菌学的検査を行って病原性のある細菌が検出された場合は，抗菌薬，消炎薬による治療を確実に行う．さらに依然として痰の量が多く，慢性炎症の状態では消炎薬，去痰薬などによる治療を行うのが基本である．また喘息の治療中の場合はもちろん，現在喘息の発作がなくてもその既往がある場合は，気道過敏性の閾値を上げておくという意味でも気管支拡張薬による治療を行うべきである．また肺機能検査において閉塞性気道障害が認められた場合は，種々の気管支拡張薬投与により肺機能検査値の改善を確認する必要がある．これは術前後の気管支拡張剤の選択にもつながるもので重要である．

②吸入療法

水蒸気あるいは薬物を水蒸気の中に浮遊したエアゾールの吸入により気道の加湿，喀痰の融解を図り，喀痰の喀出を容易にするものである．また水蒸気ばかりでなく薬物による経気道的治療を積極的に行う場合もあり，ネブライザを用いて行う．

超音波ネブライザの粒子は非常に細かいため粒子は肺胞領域まで容易に達するが，呼気から呼出されてしまうものもかなりの割合にのぼるとされ，薬液などの吸入には吸入量が不明となる点，室内の汚染にもつながるとされることからあまり用いられず，もっぱら水蒸気による気道の加湿，喀痰の融解に用いられている．

ハンドネブライザは，超音波ネブライザに比べると生成される水粒子の大きさは大きいものから小さなものまでかなりのばらつきがある．生成された粒子はガラスの壁に当たって大きいものが落下し細かいもののみが通過していく仕組みになっている．薬液の吸入はハンドネブライザにより行われる場合が多い．

吸入療法の注意点，問題点としては以下の点が挙げられている．

①加温装置を併用した加湿器，ネブライザでは細菌感染の防御が重要で，定期的な器具の洗浄，滅菌，および注入する滅菌水の頻回の交換が必要である．

②超音波ネブライザでは加湿の効率がよいため，過加湿に気をつける．また薬剤の吸入は薬剤の超音波による分解，再呼出された薬剤による環境汚染など注意すべき点が多い．

③薬剤による吸入療法では，ゆっくりとした深呼吸，正しい体位，理学療法の併用など，患者側の条件による効果の相違がみられるため，過剰吸入による副作用を避けるためにもこれらの点に注意して施行する．

③理学療法

術後の患者では，創部痛による喀痰喀出不全を来しがちとなるため，咳払い，深呼吸，腹式呼吸などによる排痰練習が重要である．

体位排痰法は重力を利用することにより，排痰を促すもので，気道内分泌物の貯留がみられる患部を最も高くして，口腔を最も低くする体位をとることにより痰の喀出を促すものである．通常バイブレータなどによる胸壁振盪法を併用する．胸壁運動を補助するスクイージング法は痰の貯留している部位に一致する胸壁運動を呼気時に補助する方法であり，COPD患者の術後には極めて有効である．

呼吸練習の基本は，精神的にも十分リラックスできる静かな環境下に，全身の力を抜いた状態で，深い呼吸をゆっくりと練習することである．手術後の呼吸は頻回で浅いものになりがちである．このため肺気量，特に残気量，吸気予備量，機能的残気量，肺活量が減少する．このような換気量の減少により肺胞の虚脱すなわち術後無気肺が形成される．深い呼吸パターンと横隔膜を使用する腹式呼吸の体得は，術後の有効換気量の維持，排痰および無気肺の防止に極めて益するところが多い．

腹式呼吸はいわゆる横隔膜呼吸で，吸気時には胸郭よりも腹部が大きくふくらむような呼吸方法である．胸部外科手術後では胸壁の創痛が強いため，特に腹式呼吸は深呼吸をするうえで有効である．

以上に述べた方法で補助しても自力で痰の排出が不十分である場合には気管支鏡による痰の吸引を行う．それでも不十分と判断される場合には気管切開を行い痰の吸引排除を行う．

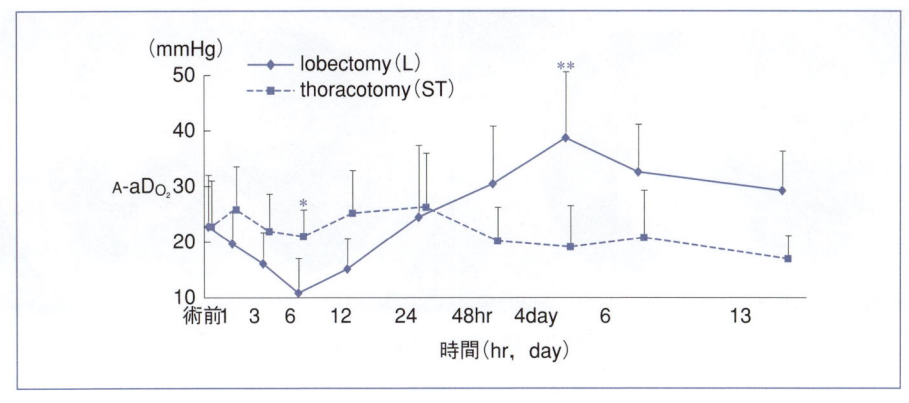

図1 肺切除後の$A\text{-}aD_{O_2}$の変動
lobectomy：標準開胸＋肺葉切除術，thoracotomy：標準開胸のみ。$^*p<0.05$，$^{**}p<0.01$（lobectomy vs thoracotomy）。

【2】術後呼吸不全の病態生理

　術後呼吸器合併症を来す危険因子として高齢，慢性呼吸器疾患，術前からの心肺機能低下，周囲臓器の合併切除や肺全摘などの過大な手術侵襲が挙げられる。喫煙や高齢化に伴い，これら危険因子を複数抱えた症例が増加しており，手術手技や術前後管理の進歩にもかかわらず，呼吸器合併症はいまだ重要な課題として残っている。

1）術後急性期の呼吸抑制

　胸部外科手術などの術後急性期には麻酔，疼痛，手術侵襲などの影響により，胸郭運動制限，咳嗽反射の低下，喀痰排出能の低下，肺膨張不全（無気肺），血管外水分量の増加（血管透過性の亢進），一時的な横隔神経麻痺などが生じる。そのため肺胞換気量の減少および拡散能障害により肺内シャントの増加を来し酸素化能が悪化する。図1に示すように肺胞-動脈血酸素分圧較差（$A\text{-}aD_{O_2}$）は肺葉切除直後にはわずかに減少するものの，6時間後より急速に悪化し4日目以降に回復してくる[6]。

2）呼吸不全発症の機序と評価

　呼吸不全，すなわち低酸素・高二酸化炭素血症および代謝異常は，①換気，②肺におけるガス交換，③各臓器の組織でのガス交換のどこかで破綻したときに生じる。

①換気の低下

　換気量の低下としては，①中枢神経系などの抑制，②横隔神経麻痺，③胸郭運動制限，④上気道閉塞や気道分泌物などによる中枢から末梢気道の閉塞などが原因として考えられる。
　換気状態の判断にとって動脈血二酸化炭素分圧（Pa_{CO_2}）や呼吸パターンの注意深い観察が重要である。Pa_{CO_2}の上昇（>45 mmHg）は換気不足を表し，低下（<35 mmHg）は換気過多を表している。Pa_{CO_2}が正常であっても頻呼吸（30回・$\min^{-1}$以上）や浅呼吸の場合には呼吸不全への進行を念頭におくべきである。

②肺ガス交換の低下

　肺胞気酸素分圧（PA_{O_2}）と動脈血酸素分圧（Pa_{O_2}）との差（$A\text{-}aD_{O_2}$）により評価できる。$A\text{-}aD_{O_2}$が拡大する原因として，①肺炎や慢性呼吸不全からくる肺胞低換気，②肺水腫や急性間質性肺炎などによる拡散能障害，③無気肺などによる肺内シャントなどがあり，それらすべてが複雑に組み合わさって肺コンプライアンスの低下による呼吸仕事量の増大や換気血流比不均等分布の悪化を来し，低酸素血症に至ると考えられる。

③組織内ガス交換の低下

　ショック，大量輸血，肺塞栓症および体外循環後の低拍出量症候群（low output syndrome）などは低酸素血症の重要な原因となる。肺のうっ血，浮腫，無気肺により肺内でのガス交換能の低下を来すだけではなく，心拍出量の低下，高度な貧血による酸素運搬能の低下，組織酸素消費量の増加が組織内アシドーシスの進行を助長することとなる。混合静脈血酸素飽和度の正常値は75％程度であるが，これが55％以下に低下した場合には，組

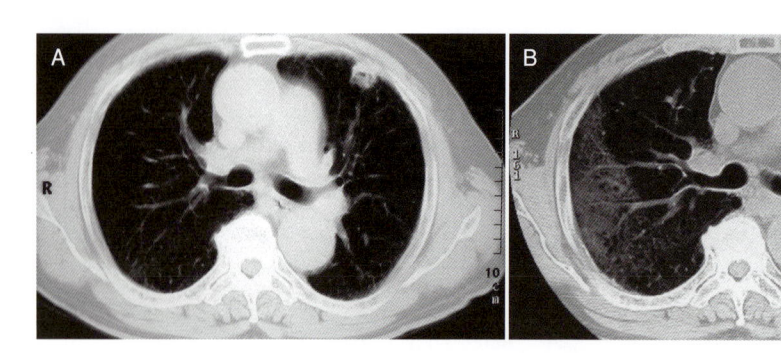

図2　間質性肺炎の胸部 CT
A：術前；左 S3 に腫瘤影を認めるが，間質影はほとんどみられない。
B：術後；両側下葉を中心にびまん性の間質影の増強を認める。

織の酸素需給バランスが破綻していると判断される。この場合には輸血による貧血の改善，輸液・強心薬などによる心拍出量の増大，鎮静薬による不穏状態の鎮静化などが図られるべきである。

3）慢性呼吸器疾患合併患者の術後呼吸不全

術後呼吸不全の病態生理を語るうえで元来もっている肺が閉塞性換気障害や拘束性換気障害を有しているか否かは極めて重要な点である。われわれは中等度以上の閉塞性障害を有する患者と肺機能的に問題のない患者とで肺癌手術後の呼吸器合併症の頻度を調査した[7]。その結果，COPD 患者では無気肺，長期酸素投与，肺炎，人工呼吸器装着率のいずれとも有意に高い発生率を示していた。その原因は肺弾性収縮力の低下，慢性気道炎症・手術侵襲による肺内水分量の増加，気道分泌物の増加，喀痰排出能の低下から肺胞低換気および呼気の気流制限が生じ，肺胞内のエアトラッピング，無気肺，肺炎を起こしやすい状態となっていたことである。これらの状態が遷延すると，患者の QOL を低下させるだけでなく長期予後の低下をももたらしていた。

一方，肺線維症などの間質性肺炎（interstitial pneumonia：IP）の合併は，術後に急性増悪を来し死に至ることも珍しくない。その一例として症例を示す。

〔症例〕　68 歳男性。左上葉 S3 に径 2 cm 大の肺扁平上皮癌を認め，左上葉切除を施行した。術前の呼吸機能検査では努力肺活量 3.1 l，1 秒量 2.46 l，1 秒率 79％，血液ガスデータ Pa_{O_2} 81.7 mmHg，Pa_{CO_2} 39.4 mmHg と呼吸機能障害はみられなかった。術前胸部 CT では両側下肺野に限局性の間質影を認めるのみで，上中肺野には特に異常は認められなかった（図 2 A）。IP の術後増悪を予防するため術直前にステロイドのセミパルス療法（コハク酸メチルプレドニゾロンナトリウム；ソル・メドロール® 500 mg×3 日）を施行し，術中もパラトレンド監視下に低酸素投与（$F_{I_{O_2}}$ 0.25〜0.4）麻酔を行った。しかし術後 7 日目に右上葉中心に IP の急性増悪を来した（図 2 B）。2 回のステロイドパルス治療によりやや改善したものの低酸素血症が持続した。在宅酸素療法（home oxygen therapy：HOT）を導入し，術後 35 日目に退院となった。退院時の呼吸機能は努力肺活量 2.2 l，1 秒量 2.0 l，1 秒率 89％，血液ガスデータ Pa_{O_2} 72.3 mmHg，Pa_{CO_2} 39.4 mmHg であったが，6 分間歩行試験で酸素飽和度は 82％まで低下した。その後も急性増悪を繰り返し，約半年後に呼吸不全にて死亡した。

われわれは術前に間質性肺疾患（interstitial lung disease：ILD）を合併していると診断された 36 例の肺癌患者と，合併していない肺癌患者 895 例の術後合併症発生率を比較した[8]。その結果 IP の急性増悪が ILD 合併例の 25％と高頻度に認められた。また同時に長期人工呼吸管理，在宅酸素療法，気管切開を必要とした症例も有意に多くみられた（表 1）。原因は明らかではないが，IP に手術侵襲が加わることにより，炎症性サイトカインが誘導され，急激に肺全体へ炎症が広がると考えられている。また高濃度の酸素投与や広範囲の肺切除による肺血管床の減少も一因と考えられる。

表1 間質性肺炎合併患者の術後呼吸器合併症頻度

	正常 (n=895)	間質性肺疾患合併 (n=36)	計	p value
肺炎	57 (6.4%)	6 (16.7%)	63 (6.8%)	0.0295
間質性肺炎	18 (2.0%)	9 (25%)	27 (2.9%)	<0.0001
人工呼吸3日	27 (3.0%)	5 (13.9%)	32 (3.4%)	0.0061
在宅酸素療法	2 (0.2%)	4 (11.1%)	6 (0.6%)	<0.0001
気管切開	75 (8.4%)	12 (33.3%)	87 (9.3%)	<0.0001
30日死亡	8 (0.9%)	1 (2.8%)	9 (1.0%)	0.300
手術関連死	14 (1.6%)	4 (11.1%)	18 (1.9%)	0.0039

表2 肺癌術後関連死の危険因子(logistic modelによる多変量解析)

variables	オッズ比	95% CI	p value
COPD	3.034	1.299〜7.087	0.010
間質性肺疾患	3.157	0.897〜11.117	0.007
男性	5.279	0.670〜41.616	0.114
年齢(>70)	1.007	0.952〜1.065	0.802
BMI(>25)	0.916	0.768〜1.093	0.329
術式(肺全摘)	2.181	0.699〜6.800	0.179

CI:confidence interval。

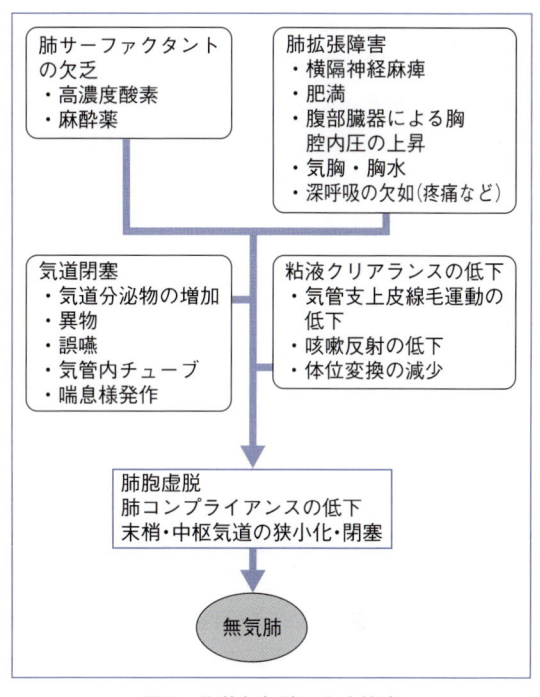

図3 術後無気肺の発症機序

【3】術後呼吸器合併症とその治療

　1990年1月から2000年3月までにわれわれの施設で行われた肺癌手術931例の術式の内訳は,肺全摘術62例(6.7%),肺葉切除術817例(87.8%),区域切除/楔状切除術52例(5.6%)で,術後呼吸器合併症は表1に示すとおりである。30日死亡は9例であったが,手術関連死と考えられた症例は18例あり,そこから導き出された危険因子を表2に示す。COPDやILDがその危険因子として挙げられた。Uramotoら[9]は肺葉切除後の呼吸器合併症の危険因子として血清LDH 230単位・l^{-1},Pa_{O_2} 80 mmHg,残気率>30%を挙げている。過去の報告をみても,術後呼吸器合併症の危険因子として高齢(70歳以上),高喫煙群,肺全摘術や周囲臓器の合併切除[10],低肺機能[10〜12],肥満(BMI>25)が指摘されている。

1)無気肺

　上腹部手術や胸部外科手術後にみられる最も一般的な呼吸器合併症は無気肺である。無気肺は術後48時間以内にほとんどが発生する。症状は頻呼吸,頻脈,発熱,呼吸困難感が一般的であるが,無症状のことも多い。無気肺を起こす危険因子は閉塞性肺疾患,開胸・開心手術>上腹部手術>下腹部手術,高齢,肥満,喫煙,上気道炎症,全身麻酔,長時間麻酔などである。それらが肺の拡張障害,気道閉塞などを起こし無気肺を生じる(図3)。

　術後管理における無気肺の予防対策として禁煙,術前後での呼吸理学療法(振動,叩打,体位ドレナージ),術中の十分な吸痰と気道加圧,加湿,抗菌薬投与,適切な輸液管理,incentive spirometer

（スーフル®やアイディセップ®など）の使用，十分な疼痛管理が挙げられる。それでも無気肺が生じる場合，気管支鏡による吸痰を行う。高度の喀痰貯留や呼吸不全に至る場合には気管切開，持続気道陽圧（continuous positive airway pressure：CPAP），人工呼吸管理が必要となる。気道分泌物が粘稠で吸引しにくい場合，生理食塩水（生食）などによる toileting が有効である。われわれは 10〜20 ml の生食を気管支鏡下に注入し吸引することを数回繰り返し，気道分泌物の除去を行っている。患者の意識レベルが低下し，喀痰排出が十分できない場合，頻回の吸痰が必要となるため，気管切開または気管挿管を行う必要がある。その際ブラインドでのカテーテルによる吸引はゆっくりと注意深く行い，それでも不十分な場合には気管支鏡による吸痰を行い，気道粘膜の損傷を最小限にとどめるのがよいと考える。

2）肺炎

　術後肺炎は術後第 3〜5 病日に無気肺から進行して発症する場合や，誤嚥により突然発症する場合がある。特に幼児，高齢者，免疫能の低下した患者，過大な手術侵襲を受けた患者に起こりやすい。原因菌としては肺炎球菌，ブドウ球菌，クレブシエラなどが多いが，メチシリン耐性黄色ブドウ球菌（MRSA）や緑膿菌といった薬剤抵抗性の肺炎も増加傾向にある。誤嚥性肺炎の場合，胃液の気道内への侵入により気道粘膜の刺激による炎症・浮腫や気管支攣縮，サーファクタントの失活による肺胞虚脱，肺毛細血管の透過性亢進による滲出液の貯留が起こり，より重篤な状態に陥りやすい。肺炎が生じると高熱と呼吸不全が高度となり，著明な低酸素血症に陥る。肺炎が持続すると肺膿瘍，気管支断端瘻，膿胸の原因となる。

　予防策としては，理学療法や加湿による喀痰排出の促進，抗菌薬投与，誤嚥を起こさないような体位や薬物による胃液の分泌抑制・pH 上昇，消化管蠕動運動の促進が挙げられる。肺炎が生じた場合も同様の処置を行い，喀痰培養による原因菌の同定と感受性試験による適切な抗菌薬の選択が肝要である。特に誤嚥性肺炎の場合，嫌気性菌の増殖も考慮し，カルバペネム系抗菌薬に加え，クリンダマイシン系抗菌薬を併用することも多い。

表 3　急性肺傷害（ALI），急性呼吸促迫症候群（ARDS）の診断基準

1. 急性発症
2. 低酸素血症
    ALI：$Pa_{O_2}/F_{I_{O_2}}$ 300 mmHg 以下
    ARDS：$Pa_{O_2}/F_{I_{O_2}}$ 200 mmHg 以下
3. 胸部単純 X 線写真にて両側浸潤影
4. 左心不全徴候なし

（Bernard GR, Artigas A, Brigham KL, et al. The American-European Consensus Conference on ARDS；Definitions, mechanisms, relevant outcomes and clinical trial coordination. Am J Respir Crit Care Med 1994；149：818-24 より引用）

3）肺瘻，気胸

　肺切除後には残存肺や肺切離面からの肺瘻がみられることが多い。肺気腫が高度な患者の場合，肺瘻が遷延し重篤な合併症や呼吸不全に至る危険性がある。しかし気腫性変化も弱く軽度の肺瘻の場合は胸腔内持続吸引を弱くし，場合によっては water seal で保存的にみることで自然に止まることも多い。止まりにくい場合にはテトラサイクリン系，ミノサイクリン系の薬剤またはピシバニール®5KE を胸腔内投与することで化学的炎症反応を起こさせ，胸膜癒着により止めることができる。

　最近は高度肺気腫患者に対する手術も増加傾向にある。肺気腫合併患者に対する肺癌手術，高度肺気腫に対する肺容量減量術（LVRS）といった気腫性変化の強い症例に対しては術前後での呼吸理学療法だけでなく，術中の麻酔・人工呼吸管理や術中の手術操作が極めて重要である。気管チューブの挿管・抜管時に咳嗽反射を惹起させたり気道内圧を過度に上昇させたりしない，1 回換気量を抑え気道内圧を低く保つ，手術中も十分な筋弛緩のもと吸痰をしっかり行い気道閉塞を予防する，肺の加圧は緩徐に行い，気道内圧は 15 cmH_2O 以内に抑える，手術操作において残すべき肺は極力把持せず過度の傷害を与えない，補塡用シート（シームガード®，ネオベール®）などを用いて肺の切離を行う，手術終了時には肺瘻が極力ないことを確認する，などである。

4）間質性肺炎（IP）

IP は呼吸器外科手術後に突然発症する最も重篤で治療の困難な合併症の一つである[8]。特に術前胸部 CT にて蜂窩肺や線維化病変がみられる場合，また膠原病性の IP が存在する場合には注意を要する。術前の IP の活動性を評価するのに血清 KL-6 の測定は有用である。症状は呼吸困難，発熱，C 反応性蛋白（CRP）の上昇で，胸部単純 X 線写真で下肺野を中心としたスリガラス状陰影を呈する。

残念ながら術前の予防策はまだみつかっていない。術中や術直前でのステロイド投与も有効性は認められていない。術後発症時にはステロイドパルス療法の効果が得られる症例もみられるが，まったく反応せず死に至ることも少なくない。肺水腫や肺炎との鑑別が難しい症例もみられるため，水分制限と強力な抗菌薬の投与も必要である。

5）急性肺傷害，急性呼吸促迫症候群

急性肺傷害（acute lung injury：ALI），肺水腫も急激に発症する重篤な合併症である[13]。間質性肺炎と ALI/ARDS による肺水腫との鑑別が非常に難しい場合がある（表3）[14]。ALI の原因は過大侵襲，過剰輸血・輸液，貧血，低蛋白血症，誤嚥，肺全摘術による肺血管床の急激な減少などが考えられる。症状は呼吸困難，チアノーゼで始まり，肺水腫となると喘鳴，泡沫状気道分泌物の増加がみられる。胸部単純 X 線写真では両側びまん性の浸潤影が出現する。

治療としては輸液制限・利尿，ジギタリス製剤やカテコラミンによる心機能の増強である。呼吸困難が高度な場合，フェイスマスクを使用した非侵襲的陽圧換気（noninvasive positive pressure ventilation：NPPV）や気管挿管または気管切開による気道確保と陽圧人工呼吸および吸痰による気道内分泌物の除去を必要とする。ただし人工呼吸による肺損傷が指摘されており，酸素化を確保するための過度な陽圧換気や 1 回換気量の増加には注意を要する[15]。換気量を減らすことによるある程度の高二酸化炭素血症は問題ないとされている。そのほか最近では，好中球エラスターゼ阻害薬であるシベレスタットナトリウム（エラスポール®）の投与や持続血液透析濾過（CHDF）の有効性が示されている。

6）胸水貯留

胸水とは，胸腔内に貯留するすべての液体の総称であり，血液，乳び，漏出液，滲出液，膿が含まれている。胸水の貯留時期はその内容により時期が分かれている。血胸は術直後にみられることが多く，術後 24〜48 時間の注意深い観察が必要である。胸腔ドレーンからの排液の性状により判定は容易であり，100〜150 ml・hr^{-1}以上の出血に対しては再開胸による止血が必要となる。大量の凝血塊が胸腔内に貯留すると感染や肺膨張不全の原因となりうるため，胸腔内洗浄または開胸による血腫除去をするべきである。

乳び胸は食道癌・肺癌手術，リンパ節郭清，心臓手術（特に動脈管開存）などにより胸管や太いリンパ管を傷つけると発症する。経口摂取を開始すると急に胸腔ドレーンからの排液量が増し，白濁してくる。診断は性状の観察で可能であるが，胸水の SudanⅢ染色による脂肪球の染色やトリグリセリドの測定により証明される。治療はまず脂肪食制限，絶飲食による乳び量の減少を図る。必要により中心静脈栄養を行う。また胸膜癒着術や足背からのリンパ管造影（漏出部位の同定）で乳びの減少が得られることもある。これら保存的治療が無効の場合には開胸による胸管結紮を行う。

一般的に胸腔からの排液量が 200〜250 ml・day^{-1}を切ってくれば，胸腔ドレーンは抜去可能である。

7）気管・気管支吻合部縫合不全

術後肺炎や気管支形成術後などに起こる吻合部の虚血性変化により，気管支縫合部の離開が術後 1〜2 週間後に生じることがある。また術後放射線照射に伴い，遠隔期に縫合部の瘻孔を来す症例がみられる。ピンホール状の瘻孔であれば自然閉鎖の可能性もあるが，多くの場合胸腔ドレナージをしたうえで気管支鏡によるフィブリン糊の充填や再手術が必要となる。膿胸となる可能性が非常に高いため，的確な判断と迅速な対応が求められる。非常に重篤な合併症にあたるため詳しく述べる。

①原因

気管・気管支吻合部における過度の張力，気

管・気管支軟骨輪の cutting，吻合部の血流の途絶，吻合部の変形などが主な原因となり，吻合部の治癒が障害され発生する．

②予防

a）血流の温存

胸部気管および気管分岐部への血流は主として食道動脈，気管支動脈より供給され，気管支系では気管支動脈より供給されている．通常のスリーブ肺葉切除では残存肺葉へ分枝する気管支動脈を温存することが肝要である．食道が合併切除されたり，縦隔リンパ節郭清が広範に行われた場合には吻合部の血流はかなり障害されているものと考え，その対策を十分に考えなければならない．

さらに気管支切除端，特に末梢側の血流を保持するため肺動静脈系からの逆流を目的として気管支の肺実質からの距離を少なくするなどの配慮も必要である．

b）吻合部の減張

吻合部の緊張は血流を著しく減少させることが報告されている[16]．気管・気管支切除範囲が広範になると気道再建時吻合部には極めて過度の張力がかかる．さらに気管分岐部再建手術では吻合法自体が複雑で吻合部の一部に局所的な過緊張状態が惹起されることもある．吻合部の緊張を軽減する目的で，気管・気管支再建時，気管の主として前方側の授動，心膜切開による肺門の授動，肺靱帯の切離による授動が行われる．気管の広範な切除・端々吻合に際しては喉頭の授動も追加されることがある．

c）吻合時の注意点

気管・気管支再建手術における端々吻合の創傷治癒の中心は粘膜下組織であり，軟骨と軟骨の接している部分の治癒は遷延することから，吻合にあたっては可及的に粘膜下組織を密着させることが肝要である．特に吻合する気管・気管支の口径差が大きい場合または気管分岐部再建においては十分注意しなければならない．縫合は結節縫合が多用されているが，連続縫合も用いられる．吻合部の緊張が強度な場合 U 字縫合（マットレス縫合）も用いられている．

d）縫合糸と吻合法

気管・気管支再建手術において縫合糸の選択と吻合法は極めて重要である．通常，吸収性合成性縫合糸が用いられる．現在われわれは PDS® 3-0 または 4-0 を用いている．吻合法には粘膜下縫合か全層縫合かの議論はあるが，現時点では全層縫合を行っても直後から縫合糸は腔内にはほとんど露出しておらず，必ずしも粘膜下縫合にこだわらず，全層縫合で十分であると考えている．

e）術中操作のポイント

気管・気管支再建手術，特に気管または気管分岐部の再建においては気管挿管チューブの取扱いが麻酔管理上重要となる．経口的に挿管したチューブは術野に露出させてはならない．術野から無菌的なチューブを切断された末梢側気管支に挿管し，また術野から気管切断末梢側より無菌的な気管チューブを麻酔医の協力のもとに逆挿管し，麻酔管理を行う．経口的に挿管された気管チューブを無造作に術野を通して末梢側気管支に挿入し換気することは，術野の汚染の可能性が大きくなることから厳に慎まなければならない．さらに術中においては気管支，血管，神経などの組織は愛護的に扱うことが肝要である．

f）組織による縫合部被覆

気管・気管支再建手術においては縫合不全を中心とした致命的な合併症が少なくないことから，血流のある生体組織で再建部位を被覆することが行われている．特に化学療法や放射線療法施行例，広範な肺門縦隔リンパ節郭清例および食道合併切除例では気管・気管支再建手術後の合併症の頻度は極めて高く，生体組織による吻合部の被覆を必要とする．有茎生体組織としては傍心膜脂肪組織，肋間筋弁または大網が用いられる．

（1）傍心膜脂肪組織

有茎性脂肪組織の作成方法は気管支断端瘻の項と同様で，脂肪組織を吸収性合成性縫合糸を用いて気管・気管支縫合部に逢着する．この際，筋肉弁のときと同様に肺動脈と吻合部の間に脂肪組織をおき，また脂肪組織を通す縫合糸により脂肪組織の血流が障害されないように注意する．

（2）肋間筋弁

作製方法は気管支断端瘻の項と同様で，筋肉弁を吸収性合成性縫合糸を用いて気管・気管支縫合部に縫着する．この際，肺動脈と吻合部の間に筋肉弁をおき，また筋肉弁を通す縫合糸により筋肉弁の血流が障害されないように十分注意しなけれ

ばならない.

　(3) 大網被覆術

　大網の有茎弁作製法は気管支断端瘻の項と同様で，大網弁を吸収性合成性縫合糸を用いて気管・気管支縫合部に逢着する．この際，筋肉弁や脂肪識のときと同様に肺動脈と吻合部の間に大網弁をおき，また大網弁を通す縫合糸により大網弁の血流が障害されないように注意する.

8) 膿胸

　肺炎や気管支瘻により炎症が胸腔内に波及し発生することが多い．胸腔穿刺にて膿性胸水，原因菌の同定がなされ，胸腔ドレナージが必要となる．胸腔洗浄により胸腔内の清浄化を図る．保存的治療で改善しない場合，開窓術，胸郭形成術，筋肉や大網の充塡により膿胸腔を埋める.

9) 肺血栓塞栓症

　急性肺塞栓症も急激に発症する合併症で，軽度の呼吸困難感から突然死に至るまで幅広い．静脈血栓が剝がれて栓子となり肺動脈に塞栓することが主体であり，肥満，過去の下腹部・骨盤内臓器手術，深部静脈血栓，手術を含めた長時間の臥床，血液凝固能の亢進が危険因子・誘因として挙げられている．症状は呼吸困難・呼吸促迫，チアノーゼ，胸痛，冷汗に始まり，高度な場合，頸部静脈の怒張，血痰（肺梗塞合併），意識消失，呼吸停止，循環虚脱（ショック），心停止に至る.

　診断は造影胸部 CT による肺動脈内血栓，肺血流シンチグラフィによる血流欠損の証明である．治療は酸素投与とヘパリンやワルファリン（ワーファリン®）による抗凝固療法が中心である．血栓溶解療法としての組織プラスミノーゲンアクチベータ（t-PA）の投与は，術創からの再出血を来すため禁忌である．肺血栓塞栓症の予防は術中からの弾性包帯やストッキングによる下肢の圧迫，エアコンプレッサによる足の間欠的圧迫やヘパリンによる抗凝固療法である．また深部静脈血栓が証明されている場合には術前に下大静脈フィルタを挿入する.

〈参考文献〉

1) 中原数也, 三好新一郎, 北川陽一朗ほか. 高齢者肺癌手術後予測呼吸機能と手術後合併症について. 日胸外会誌 1980；31：1193-201.
2) 卜部憲和, 山口　豊. 気管支鏡所見による肺摘除術の予測残存肺機能に関する検討. 呼吸器外科 1991；5：623-8.
3) 仲田　祐. 肺機能の評価―肺手術適応決定の立場から―. 新しい胸部外科の臨床. 日本胸部外科学会卒後教育委員会, 1977. p.191-203.
4) 関根康雄, 山口　豊, 藤澤武彦ほか. 開胸操作および肺部分切除による呼吸機能損失の検討―胸骨縦切開症例との比較―. 胸部外科 1993；46：997-1003.
5) 柴　光年, 山口　豊, 藤澤武彦ほか. 肺癌に対する縮小手術について. 日胸疾会誌 1989；28：260-4.
6) Sekine Y, Miyata Y, Yamada K, et al. Evaluation of pulmonary gas exchange after lobectomy and simple thoracotomy. Scand Cardiovasc J 1999：34；339-44.
7) Sekine Y, Behnia M, Fujisawa T. Impact of COPD on pulmonary complications and on long-term survival of patients undergoing surgery for NSCLC. Lung Cancer 2002；37：95-101.
8) Chiyo M, Sekine Y, Iwata T, et al. Impact of interstitial lung disease on surgical morbidity and mortality for lung cancer：analysis of short-term and long-term outcomes. J Tnorac Cardiovasc Surg 2003；126：1141-6.
9) Uramoto H, Nakanishi R, Fujino Y, et al. Prediction of pulmonary complications after a lobectomy in patients with non-small cell lung cancer. Thorax 2001；56：59-61.
10) Kearney DJ, Lee TH, Reilly JJ, et al. Assessment of operative risk in patients undergoing lung resection；Importance of predicted pulmonary function. Chest 1994；105：753-59.
11) Olsen GN, Block AJ, Swenson EW, et al. Pulmonary function evaluation of the lung resection candidate；A prospective study. Am Rev Respir Dis 1975；111：379-87.
12) Bush E, Varazin G, Antkowiak JG, et al. Pulmonary complications in patients undergoing thoracotomy for lung carcinoma. Chest 1994；105：760-6.
13) Licker M, de Perrot M, Spiliopoulos A, et al. Risk factors for acute lung injury after thoracic surgery for lung cancer. Anesth Analg 2003；97：1558-65.
14) Bernard GR, Artigas A, Brigham KL, et al. The American-European Consensus Conference on ARDS；Definitions, mechanisms, relevant outcomes and clinical trial coordination. Am J Respir Crit Care Med 1994；149：818-24.
15) Ricard JD, Dreyfuss D, Saumon G. Ventilator-induced lung injury. Eur Respir J 2003；42：2s-9s
16) 富田正雄, 綾部公懿, 川原克信. 気管分岐部再建術. Karkinos 1993；6：969-78.

（千葉大学大学院医学研究院胸部外科学　関根康雄
　　　　　　　　　　　　　　　　　　　藤澤武彦）

心肺（脳）蘇生法

到達目標
- □ **的確な一次救命処置**を行える
- □ **二次救命処置の手順**を理解する
- □ **蘇生後脳症に対する治療方針**を理解する

目次項目

1. 一次救命処置
   - BLSの流れ
   - 自発呼吸の確認，循環のサインの確認
   - 気道確保，口対口人工呼吸（マウストゥマウス）
   - 心臓マッサージ
   - AEDの使用による除細動
2. 二次救命処置
   - 心停止の心電図
   - 除細動
   - 薬剤投与
   - asystole/PEA アルゴリズム
   - VF/pulseless VT アルゴリズム
3. 脳保護（脳蘇生）治療
   - 人工呼吸器の設定
   - 脳低温療法（軽度低体温療法）

　心肺蘇生法（cardio pulmonary resuscitation：CPR）とは，心肺停止状態にある患者に対して行われる一連の手技・治療である。心肺停止（cardio pulmonary arrest：CPA）に陥った患者に対しては，一刻も早く心肺蘇生を開始しなければ蘇生の可能性は秒単位で低下する。心肺蘇生法は医療従事者のみならず一般市民も身につけておくべきものであり，特殊な器具や薬剤を必要としない一次救命処置（basic life support：BLS）は，自動車学校などでも近年指導が義務づけられ急速に普及しつつある。医療従事者として的確な一次救命処置の知識・技術は必須のものである。

　二次救命処置（advanced life support：ALS）は気管挿管，薬剤投与，除細動など特殊な手技を含むもので，多くは医師のみが行うことのできる医療行為である。実際には決して医師だけで行うものではなく，その場にいる医療従事者のチームにより治療は進められるため，医療従事者すべてがALSの流れを理解し，対応できなくてはならない。

　2000年にアメリカ心臓協会（AHA）から発表された心肺蘇生と救急心血管治療のためのガイドライン[1]は多くのエビデンスに基づくもので，国際標準のCPRとして日本国内でも一般化しつつある。さらにガイドラインにそった体験学習型のトレーニングコースも普及しつつあり，これまで除細動器の使用や気管挿管・人工呼吸という手技に慣れていなかった医療従事者もシミュレータを用いたトレーニングを行う機会が増えている。本項もこのガイドラインにそいながら簡潔に解説を行うが，テキストを読むことだけで満足することなく，トレーニングコースに参加し，実際に体で覚えることが望ましい。

　また心肺蘇生に成功したのちには慎重な全身管理が必要であり，蘇生後脳症への対応を考慮した呼吸管理も必要となる。本項では脳低温療法を含めた脳指向型集中治療についても簡単に触れる。

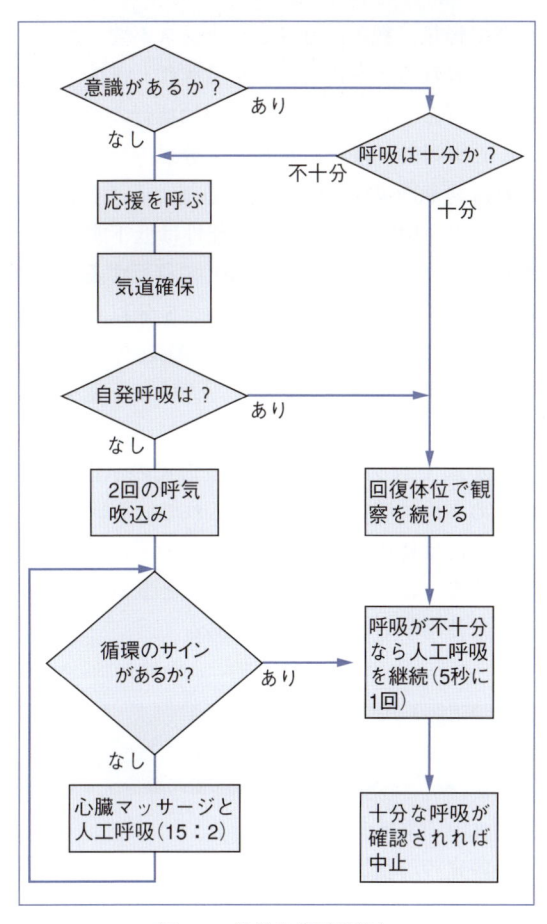

図1 一次救命処置の流れ

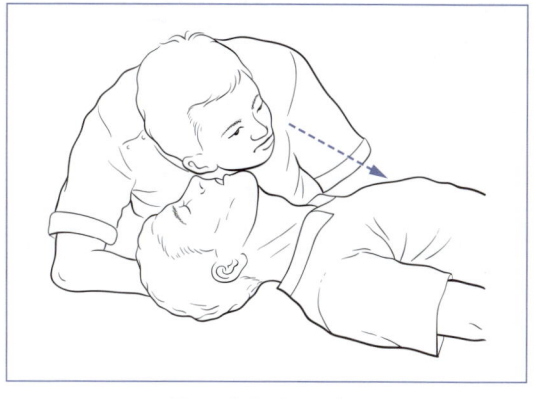

図2 自発呼吸の確認
気道を確保した状態で傷病者の口元に耳を近づけ，呼吸音を聴き，頬で感じ，同時に胸の動きも観察する（見て，聴いて，感じて）。最長で10秒間よく観察しても呼吸が感じられなければ，呼吸停止と判断し，人工呼吸を行う。自発呼吸があれば，傷病者を回復体位（気道確保のできた側臥位）にして様子を見ながら応援の到着を待つ。
（日本麻酔学会・日本蘇生学会・日本集中治療医学会・日本臨床麻酔学会編．新しい心肺蘇生法指針．改訂第2版．東京：克誠堂出版；2000．p.12 より引用）

【1】一次救命処置（BLS）

1）BLS の流れ

「救急の ABC」すなわち，A（airway：気道確保），B（breathing：人工呼吸），C（circulation：心臓マッサージ）を行いながら，心拍の再開あるいは応援の到着を待つ。図1にその手順をチャートとして示す。

2）自発呼吸の確認，循環のサインの確認

自発呼吸の確認には図2[2]のような姿勢で患者の自発呼吸を「見て，聴いて，感じる」必要がある。つまり，患者の胸郭の持ち上がりを「見て」，かすかな呼吸音を耳で「聴いて」，頬に触れるわずかな呼気の流れを「感じる」のである。自発呼吸の確認に10秒以上かけてはならない。10秒以内に自発呼吸が感じられなければ，呼気の吹込み

を2回行う。自発呼吸があれば十分な全身観察を行いながら回復体位（片手を枕にして側臥位で寝かせる）にして応援の到着を待つ。

循環のサイン，すなわち心拍の有無の確認は「息，咳，体動」の確認をもって行う。血圧が低下した患者では脈拍を触知することは難しく，一般市民では自信をもって判断できないため脈拍の触知はあえて循環のサインに含まれていない。ただし，医療従事者については頸動脈での脈拍触知を行ってもよい。成人では頸動脈は最も脈拍を触知しやすい部位であり，収縮期血圧が 60 mmHg 程度あれば触知できるといわれている。循環のサインの確認も10秒以内に行わなくてはならない。循環のサインがある場合には人工呼吸を行いながら応援の到着を待つ。循環のサインがなく，心停止と判断されれば CPR を開始する。

3）気道確保，口対口人工呼吸（マウストゥマウス）

気道確保についての詳細な解説は別項（12．気道の確保）に譲る。頸椎損傷が疑われる患者の場合には気道確保の際も頸部後屈を避ける。通常は頭部後屈あご先挙上による気道確保を行いながら，鼻をつまんだ状態で自分の口で患者の口を完全に覆い，口対口人工呼吸を行う（図3）[2]。呼気

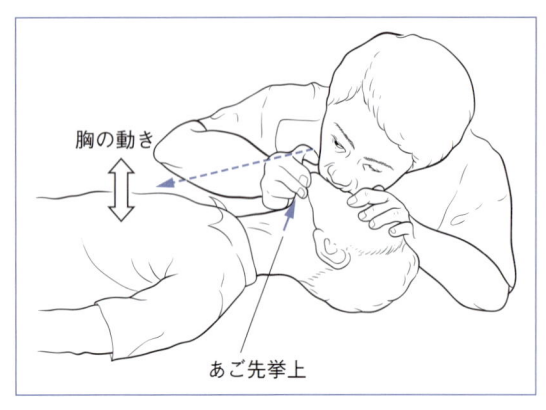

図3　気道確保と人工呼吸
気道確保は図のように頭部後屈あご先挙上が一般的である。この姿勢から頭部後屈させていた手で鼻をつまみ、しっかりと口全体を覆って呼気を吹き込む。吹込みには1回に2秒以上をかけ、目で胸郭の持ち上がりを確認しながら行う。
(日本麻酔学会・日本蘇生学会・日本集中治療医学会・日本臨床麻酔学会編・新しい心肺蘇生法指針. 改訂第2版. 東京：克誠堂出版；2000. p.12 より引用)

には通常16～18%の酸素が含まれている。1回の吹込みに約2秒以上かけて、呼気をゆっくりと吹き込む。

この口対口人工呼吸で問題となるのが感染である。唾液による感染の可能性は低いが、フェイスシールド（ビニール製の感染防御具：患者の顔の上にかぶせることで直接に患者の顔面に触れることなく口対口人工呼吸を行える）などの感染防御器具を用いることが望ましい。感染のリスクが高い場合には、人工呼吸を省いた心臓マッサージのみのCPRも容認される。

4）心臓マッサージ

術者は胸骨の下半分（乳頭を結んだ中点）に片手の手根部を置き、もう一方の手を重ねて胸部の正中を4～5cm沈むように真上から体重をかけて圧迫する。これを1分間に100回のペースで行う。

人工呼吸と組み合わせるときには、15回の心臓マッサージに対して2回の人工呼吸を行う。

5）AEDの使用による除細動

自動体外式除細動器（automated external defibrillator：AED）は迅速な除細動を実現するため、教育を受けた一般市民でも使用できることを前提に開発されたものである。使用方法は簡素化され、小型で軽量、数年間はメンテナンス不要である。電源を入れると音声で指示が出され、AEDが心電図の解析を行い、必要なら除細動施行の指示が出る。心室細動（VF）に対して1分以内に除細動できれば約90%の救命率が得られる。その後、1分ごとに7～10%ずつ救命の可能性は低下するといわれ、数分で心静止（asystole）に移行する。救急隊や応援の到着を待つことなく、5分以内に除細動を行うことを目的に米国ではAEDの導入が行われ、空港やスタジアムなど、人の多く集まる場所に設置されている。

わが国でも2004年より一般市民のAED使用が認められ、導入が現在進められている。

使用法は極めて簡単だが、BLSの手技や除細動の方法などについての正しい知識とトレーニングなしに使用することは危険である。

【2】二次救命処置（ALS）

1）心停止の心電図

心停止の心電図とはasystoleのみでなく、無脈性電気活動（pulseless electrical activity：PEA）、VF、無脈性心室頻拍（pulseless VT）がある（図4）。

心停止の判断は心電図モニターに頼るのではなく、脈拍の触知を含めた循環のサインによる。特にPEAでは一見すると正常な心拍があるようにみえるが、循環のサイン（脈拍）が感じられなければ心停止と判断し、CPRを開始しなくてはならない。

2）除細動

除細動の適応となるのはVF, pulseless VTの場合である。この場合には気管挿管や薬剤投与に先駆けて除細動を行うべきであり、早期に除細動を行うことで救命できる可能性は高い。

VFに対する除細動は「非同期」で行う。心房細動（Af）などに対しては「同期」して除細動を行うべきであり、除細動器には「同期・非同期」を切り替えるボタンが付いているものがある。除細動のエネルギーは200Jから開始し、だめなら300J、360Jと上げていく。360Jでも無効な場合

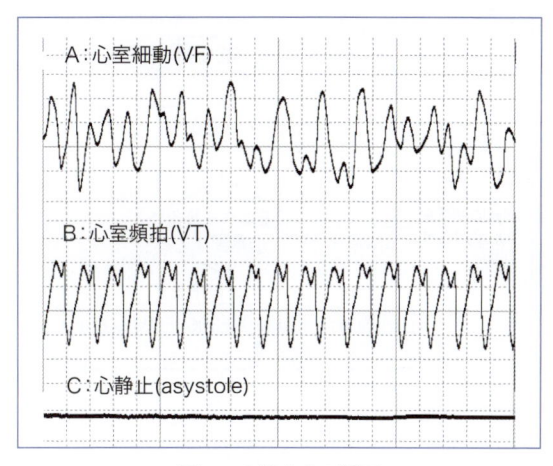

図4 心停止の心電図

A：心室細動（VF）
B：心室頻拍（VT）
C：心静止（asystole）

VF, VT は早期除細動が必要な不整脈である。VT では最低限の心拍出量が保たれている場合もあるが，この波形で循環のサインがない場合には，除細動の適応である。ここに示していない心停止波形として PEA がある。PEA は QRS 幅の広い波形であることが多いが，どんな波形でもありえて，正常心電図のようにみえることさえある。

には以後，360 J での除細動を繰り返す。近年は除細動効果の高い二相性除細動器も登場しており，この場合にはより低いエネルギー設定での除細動が可能となる。

除細動を行う場合には，蘇生に関わっているチーム全員除細動を行うということを声に出して伝える。パドルを押しあてる位置（胸骨部と心尖部）に通電効果を上げるための専用のジェルを塗るか，専用のパッド〔ない場合には生理食塩水（生食）でぬらしたガーゼでよい〕を置いて準備が完了したら，全員に声をかけて患者から離れさせる。心臓マッサージももちろん中断させ，酸素を用いた換気を行っている場合には酸素も患者から遠ざける。パドルをしっかりと押しあてて，充電ボタンを押し，充電が完了したら患者に触れている人がいないことを再度確認し，モニター上の心電図が除細動適応の波形であることを再確認して放電する。自分自身もパドル以外では患者に触れていないことを確認しなくてはならない。

3）薬剤投与

CPR の流れのなかで，薬剤投与を行うために輸液路の確保が必要となる。短時間で安全に確保できる部位が望ましく，現在推奨されているのは肘静脈，あるいは外頸静脈である。末梢静脈路の確保が困難な場合には中心静脈の確保を行ってもよいが，心臓マッサージを中断，気胸などの合併症の可能性があるなど問題点もある。CPR に使用される薬剤は何種類もあるが，圧倒的に使用頻度が高いのはエピネフリン，リドカイン，硫酸アトロピンの 3 剤である。それぞれの適応やその他の薬剤についてはトレーニングコースを受講して身につけることが望ましい。投与する場合にはそれぞれの必要量を急速静注したのちに，生食 20 ml で後押しし，上肢からの投与であれば 20 秒間上肢を挙上して薬剤の全身への到達を速める。

静脈路の確保が困難な場合には，上記 3 剤については気管投与も可能である。血管内投与量の 2～2.5 倍量の薬剤を生食 10 ml に希釈し，シリンジを気管内吸引用チューブに連結して挿管チューブの先端を越えた部位に投与できるようにしてから気管内へ注入する。この際，一時的に心臓マッサージは中断し，投与後 2, 3 回の換気を行ってから心臓マッサージを再開する。

4）asystole/PEA アルゴリズム

循環のサインが認められず，心電図波形が asystole, PEA の場合には，図 5 に示す手順で蘇生を行う。心電図の導線がはずれていたり，感度・誘導の設定を間違えていたりすると，VF などの波形でも asystole と誤認されることがある。asystole と判断する際には必ず導線，誘導，感度を再度確認する。

PEA の場合も 心肺蘇生がうまくいかなければ短時間で asystole に移行する。緊張性気胸や心タンポナーデ，アシドーシス，電解質異常，低体温など，治療可能な原因が発見されれば救命の可能性は高くなる。CPR を行いながら心停止の原因についての鑑別診断を早朝から検討するべきである。

5）VF/pulseless VT アルゴリズム

図 6 に示す手順で蘇生を行う。VF/pulseless VT に対してはまず除細動が優先される。除細動を行う際には安全確認を十分に行ってから施行する。最初の 3 回の除細動は，除細動が成功しなければ 3 回連続（200, 300, 360 J）で行うこととなっており，この間，除細動器のパドルは患者の

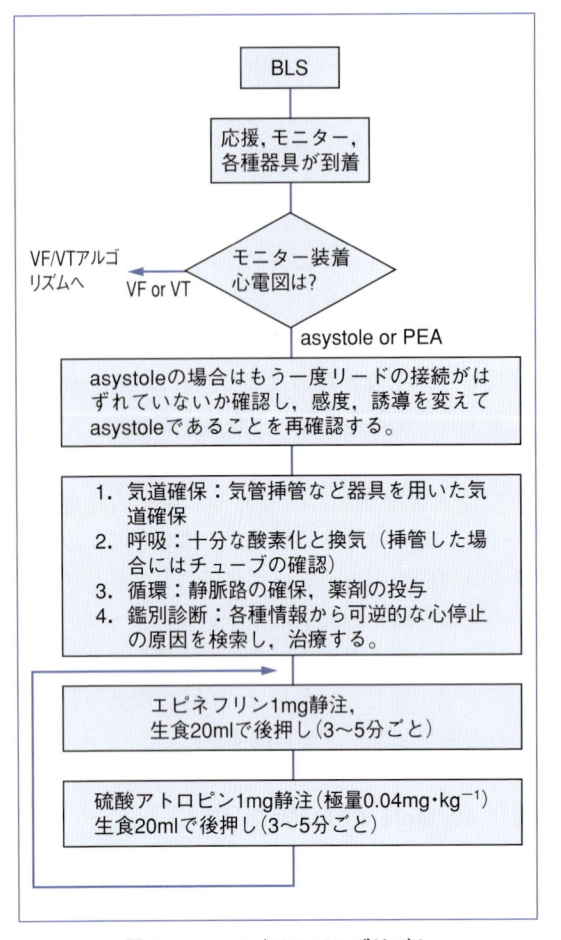

図5 asystole/PEA アルゴリズム

```
          BLS
           ↓
     応援,モニター,
     各種器具が到着
           ↓
        モニター装着  ──VF or VT──→ VF/VTアルゴ
        心電図は?                      リズムへ
           ↓
      asystole or PEA
           ↓
   asystoleの場合はもう一度リードの接続がは
   ずれていないか確認し,感度,誘導を変えて
   asystoleであることを再確認する。
           ↓
   1. 気道確保:気管挿管など器具を用いた気
      道確保
   2. 呼吸:十分な酸素化と換気(挿管した場
      合にはチューブの確認)
   3. 循環:静脈路の確保,薬剤の投与
   4. 鑑別診断:各種情報から可逆的な心停止
      の原因を検索し,治療する。
           ↓
   エピネフリン1mg静注,
   生食20mlで後押し(3~5分ごと)
           ↓
   硫酸アトロピン1mg静注(極量0.04mg・kg⁻¹)
   生食20mlで後押し(3~5分ごと)
```

手技中,絶え間なく心臓マッサージと換気を行う。途中で心電図波形が変化したら,循環のサインを確認し,その波形に合わせたアルゴリズムに治療を変更する。asystole が長時間持続する場合には,蘇生手技が正しく行われているか再確認するとともに,蘇生中止について検討する。

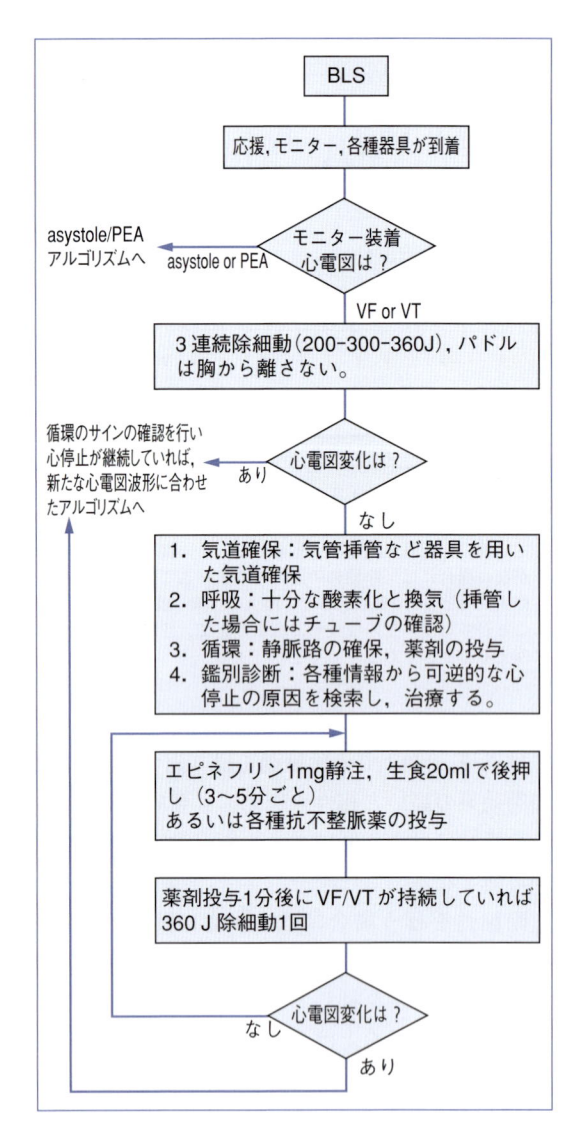

図6 VF/pulseless VT アルゴリズム

```
          BLS
           ↓
     応援,モニター,各種器具が到着
           ↓
asystole/PEA ←asystole or PEA── モニター装着
アルゴリズムへ                    心電図は?
                                    ↓
                                 VF or VT
                                    ↓
              3連続除細動(200-300-360J),パドル
              は胸から離さない。
                                    ↓
循環のサインの確認を行い              心電図変化は? ──あり──
心停止が継続していれば,←──なし──    
新たな心電図波形に合わせ                
たアルゴリズムへ                      ↓
              1. 気道確保:気管挿管など器具を用い
                 た気道確保
              2. 呼吸:十分な酸素化と換気(挿管し
                 た場合にはチューブの確認)
              3. 循環:静脈路の確保,薬剤の投与
              4. 鑑別診断:各種情報から可逆的な心
                 停止の原因を検索し,治療する。
                                    ↓
              エピネフリン1mg静注,生食20mlで後押
              し(3~5分ごと)
              あるいは各種抗不整脈薬の投与
                                    ↓
              薬剤投与1分後にVF/VTが持続していれば
              360 J 除細動1回
                                    ↓
                                 心電図変化は?
                                   なし  あり
```

絶え間ない心臓マッサージと換気を行いながら,必要であれば迅速に除細動を行う。

胸部に押しあてたままである。

除細動により心電図波形が変化した場合には,脈拍の有無を確認する。心拍が再開していなければ,新たな心電図に対応したアルゴリズムでCPRを継続する。

【3】脳保護(脳蘇生)治療

脳は他の臓器に比べて低酸素状態に弱く,約5分間脳血流が途絶すると不可逆的なダメージを負うといわれている。せっかく心拍が再開しても蘇生後脳症のために深刻な後遺症を残すことが多い。これを回避するために迅速で的確なCPRを行うことはもちろんだが,心拍再開後にも脳障害を拡大しないための対応が求められる。

1) 人工呼吸器の設定

分時換気量を増やし,動脈血液中の二酸化炭素分圧(Pa_{CO_2})濃度を下げると脳血流は減少し,逆に分時換気量を減らしてPa_{CO_2}を上げると脳血流は増加する。蘇生直後のダメージを受けた脳に対しては,鎮静薬の使用や体温を下げることで脳代謝を抑制しながら,心拍出量や呼吸条件を調整することで十分な脳血流を維持することが求められる。ただし,あまり脳血流を増やしすぎると脳圧

亢進につながるので，脳圧上昇が疑われる状態ではこの限りではない。また障害を受けた領域の脳血管には本来のPa_{CO_2}に対する反応（二酸化炭素レスポンス）が失われている場合もあり，期待どおりの脳血流コントロールを換気量の調整だけで行うことは困難である。

結論とすれば，脳圧が亢進していないという条件下ではPa_{CO_2}を極端に低下させないように（過換気にしないように）注意しながら，正常範囲の管理を行うことが望ましい。

2）脳低温療法

2002年にヨーロッパ，オーストラリアから発表された無作為対照臨床試験では心肺蘇生後の患者に対する24時間の脳低温療法が患者の神経学的予後を改善したと報告されている[3,4]。脳低温療法はより早期からの開始が望ましく，脳保護を考えれば蘇生中から体温を下げるべきであるが，極端な低体温は心抑制をまねき，心肺蘇生を逆に妨げることにもなる。心拍再開直後でも循環動態が安定していなければ導入は困難であるが，可能であれば十分な麻酔下に合併症に注意して施行することで，患者の神経学的予後を改善することが可能である。

〈参考文献〉

1) AHA 心肺蘇生と救急心血管治療のための国際ガイドライン 2000. 日本語版.
2) 日本麻酔学会・日本蘇生学会・日本集中治療医学会・日本臨床麻酔学会編. 新しい心肺蘇生法指針. 改訂第2版. 東京：克誠堂出版；2000. p.12, 13.
3) Hypothermia after Cardiac Arrest Study Group. Mild therapeutic hypothermia to improve the neurologic outcome after cardiac arrest. N Engl J Med 2002；346：549-56.
4) Bernard SA, Gray TW, Buist MD, et al. Treatment of comatose survivors of out-of-hospital cardiac arrest with induced hypothermia. N Engl J Med 2002；346：557-63.

（山口大学医学部救急医学　山下　進，前川剛志）

26 モニター

26-1 酸素化能

到達目標
- Pa_{O_2}，Sa_{O_2}および$F_{I_{O_2}}$の関係について理解する
- パルスオキシメータによるSp_{O_2}測定原理について理解する
- Sp_{O_2}測定上の留意点を指摘できる
- $Pa_{O_2}/F_{I_{O_2}}$および$A-aD_{O_2}$について理解する

目次項目
1. 呼吸関連モニター
2. Pa_{O_2}
3. 酸素化能の指標
4. パルスオキシメータ
5. $Pa_{O_2}/F_{I_{O_2}}$
6. $A-aD_{O_2}$

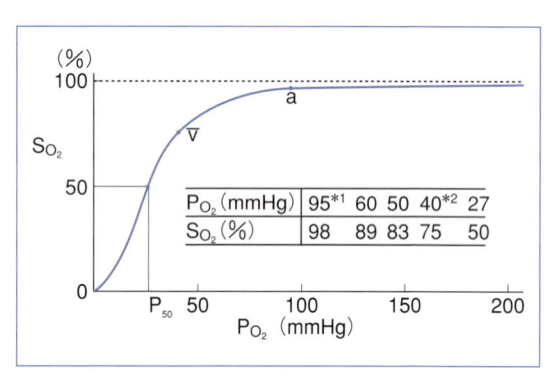

図1 酸素解離曲線

P_{O_2} (mmHg)	95*1	60	50	40*2	27
S_{O_2} (%)	98	89	83	75	50

a：動脈血，v̄：混合静脈血，P_{50}：S_{O_2} 50％のときのP_{O_2}，*1：空気吸入下の動脈血，*2：空気吸入下の混合静脈血．

【1】呼吸関連モニター

　理想的なモニターには異常時の迅速な応答，高い感度と特異度，非侵襲的で簡便な測定，長時間の安定性・安全性などが求められる．呼吸関連では，①肺疾患の重症度判定，②経時的推移，③治療戦略の効果判定，④新たな治療戦略の導入，および⑤急変時や人工呼吸器の誤作動などの早期発見，に欠かすことができない．人工呼吸器関連の医療事故は重篤な合併症を発生させる危険性があり，事故防止対策としての貢献度は極めて高い．

【2】Pa_{O_2}

　動脈血酸素分圧（Pa_{O_2}）は採血した動脈血を速やかに血液ガス分析装置で測定する．誤差が少なく，信頼性は高いが，吸入酸素濃度（$F_{I_{O_2}}$）による影響を受け，健常者は$F_{I_{O_2}}$ 1.0でPa_{O_2}は500 mmHg前後にまで上昇する．動脈血酸素飽和度（Sa_{O_2}）も実測できるが，酸素解離曲線（図1）から求めることが多い．

　Pa_{O_2}とともにpHと動脈血二酸化炭素分圧（Pa_{CO_2}）が連続モニターできる装置も市販されている．リアルタイムの実測・異常警告，経時的推移，採血不要などの利点はあるが，侵襲性，高価な装置，約30分間の較正時間，保険適用外など

表1 酸素化能の指標（安静時）

指標	正常値
動脈血酸素分圧（Pa_{O_2}）	95 mmHg（空気吸入下）
動脈血酸素飽和度（Sa_{O_2}）	97～98%
動脈血酸素含量（Ca_{O_2}*1）	20 ml·dl^{-1}
肺胞-動脈血酸素分圧較差（$A-aD_{O_2}$）：$P_{A_{O_2}}$*2 $- Pa_{O_2}$	<10 mmHg（空気吸入下）
肺シャント率（$\dot{Q}_S/\dot{Q}_T$*3）	3～5%
酸素運搬量（$\dot{D}_{O_2}$）：CO × Ca_{O_2}	1,000 ml·min^{-1}
酸素消費量（$\dot{V}_{O_2}$）：CO × ($Ca_{O_2} - C\bar{v}_{O_2}$)	250 ml·min^{-1}
酸素摂取率（O_2ER）：$\dot{V}_{O_2}/\dot{D}_{O_2}$	0.25
respiratory（R）index：$A-aD_{O_2}/Pa_{O_2}$	0.1～0.4
modified respiratory（M）index：$P_{A_{O_2}}/Pa_{O_2}$	1.2～1.5
oxygenation（O_2）index：$Pa_{O_2}/F_{I_{O_2}}$	>400 mmHg

P：pressure（分圧），a：artery（動脈），O_2：oxygen（酸素），S：saturation（飽和度），C：content（含量），A：alveolus（肺胞），D：difference（較差），CO：cardiac output（心拍出量），$\bar{v}$：mixed venous blood（混合静脈血），ER：extraction ratio（摂取率），F：fraction（分画，濃度），I：inspiration（吸気），*1：$Ca_{O_2} = 1.39 \times Hb \times Sa_{O_2}/100 + 0.003 \times Pa_{O_2}$（1.39：Hbの酸素結合能，0.003：溶解係数；$C\bar{v}_{O_2}$も同様の公式），*2：$P_{A_{O_2}} = F_{I_{O_2}} \times (P_B - P_{H_2O}) - Pa_{CO_2}/R$（$P_B$：大気圧 760 mmHg，$P_{H_2O}$：飽和蒸気圧 47 mmHg，R：呼吸商あるいはガス交換比 0.8），*3：$\dot{Q}_S/\dot{Q}_T = (0.003 \times A-aD_{O_2}) \times 100/[C(a-\bar{v})_{O_2} + 0.003 \times A-aD_{O_2}]$．

の問題があり，広くは普及していない．経皮的な連続測定装置は新生児領域で使用されている．

指標には多くの記号が用いられる．例えば，液体である動脈（artery）血は小文字で"a"，気体である肺胞（alveolus）気ガスでは大文字で小活字で"A"と表示し，酸素分圧はそれぞれ Pa_{O_2} および $P_{A_{O_2}}$ と表記する．単位時間あたりの指標は，酸素輸送量（oxygen delivery）なら $\dot{D}_{O_2}$（ml·min^{-1}）と，頭文字の上に"・"を付けることが多い．

Pa_{O_2} などの圧の単位は mmHg（あるいは Torr）で表示されるが，欧州などでは SI 単位（キロパスカル：kPa）が用いられ，1kPa は 7.5 mmHg である．また，気道内圧などは cmH$_2$O で示すが，1 mmHg は 1.36 cmH$_2$O である．

【3】酸素化能の指標

酸素化能の指標となるものを表1に示す．これらはすべて動脈血や混合静脈（肺動脈）血のガス分析とともに肺動脈カテーテルを用いた心拍出量測定などが必要となる．ほとんどの指標はこれらの実測値を公式に代入して算出する．

肺胞-動脈血酸素分圧較差（$A-aD_{O_2}$）および肺シャント率（$\dot{Q}_S/\dot{Q}_T$）は，肺胞虚脱が主たる病像となる急性呼吸促迫症候群（acute respiratory distress syndrome：ARDS）などの重症度判定に用いられる．

酸素輸送量（$\dot{D}_{O_2}$）や酸素消費量（$\dot{V}_{O_2}$），酸素摂取率（O_2ER）は全身重要臓器の酸素化能評価の指標となり，ショック時の代謝が酸素供給量依存性かどうかを検出するのに適している．健常者で安静時の呼吸運動による酸素消費は $\dot{V}_{O_2}$ の 3% 前後であるが，ARDS 早期や喘息発作時などで努力呼吸を呈するときは $\dot{V}_{O_2}$ が増大するとともに，その 20～30% を占める．筋弛緩薬投与下に人工呼吸を行うと，$\dot{V}_{O_2}$ は正常化する．なお，$\dot{V}_{O_2}$（＝酸素摂取量）や二酸化炭素産生量（$\dot{V}_{CO_2}$＝二酸化炭素排出量），呼吸商（$\dot{V}_{CO_2}/\dot{V}_{O_2}$）が吸気および呼気ガスから連続モニターできる装置も市販されている．

肺酸素化能の指標としては respiratory index, modified respiratory index および oxygenation index の3種類がある．

【4】パルスオキシメータ

Sa_{O_2} に近似した実測値を非侵襲的かつ，連続的

に測定するのがパルスオキシメータによる動脈血酸素飽和度（Sp_{O_2}）で，重症患者には必須のモニターである．携帯用や搬送用に小型化された装置もあり，同時に脈拍数を表示する．

測定には光ダイオードと発光ダイオードを使用している．赤色光（波長660 nm）と赤外光（940 nm）の2種類の光の発光部と受光部が組み込まれたプローブを指尖や耳介に装着する．酸素ヘモグロビンと還元ヘモグロビンでは吸光特性が異なることから，コンピュータ処理して酸素飽和度（S_{O_2}）を算出する．非拍動性の組織や静脈と拍動性の動脈との吸光成分を指尖脈波から分析してSp_{O_2}を表示する．肺動脈カテーテルに内蔵された混合静脈血S_{O_2}（$S\bar{v}_{O_2}$）も類似した測定原理である．

プローブ装着前の較正は不要であり，装着直後からSp_{O_2}を表示する．しかし，Sp_{O_2}が98〜100%を表示しても，$F_{I_{O_2}}$が適切であるとはいえない．酸素解離曲線（図1）のS字状特性から，Pa_{O_2} 95 mmHg以上のSp_{O_2}変動は極めて軽微である．至適$F_{I_{O_2}}$の決定にはPa_{O_2}を測定する．

Sp_{O_2}モニターが威力を発揮するのは，正常範囲よりも下降したときである．図1に示すようにSp_{O_2}が90%以下になると，Pa_{O_2}も平行して急激に低下する．Sp_{O_2} 90%は許容下限で，それ以下になると正常の酸素代謝維持は困難になる．

Sp_{O_2}測定上の留意点については表2に示した．体動などによってプローブが指尖から脱離しやすく，低酸素血症とは無関係に警報装置が作動する．

表2　Sp_{O_2}測定上の留意点

留意点		Sp_{O_2}反応
異常Hb：	HbCO	HbO_2として検出
	MetHb	85%に接近
	胎児Hb	影響なし
色素：	メチレンブルー	一時的に高度低下
	インドシアニングリーン	一時的に軽度低下
	インジゴカルミン	一時的に軽度低下
	皮膚色素沈着	軽度低下
	青色マニュア	低下
動脈拍動微弱		測定不能
静脈拍動		低下
体動		測定不能
センサー装着異常		不正確
$Sa_{O_2}<75$%		不正確

HbCO：一酸化炭素ヘモグロビン，HbO_2：酸素ヘモグロビン，MetHb：メトヘモグロビン．

【5】$Pa_{O_2}/F_{I_{O_2}}$

肺酸素化能の指標として広く利用され，ARDSの診断基準にも採用されているのがoxygenation index（$Pa_{O_2}/F_{I_{O_2}}$あるいは略してP/F）である．この算出には正確な$F_{I_{O_2}}$が必要となるため，酸素マスク使用時でもベンチュリマスクなら算出できるが，リザーババッグ付きマスクや経鼻的酸素投与では算出できない．この指標は容易に概算でき，経時的推移の把握にも有用である．

人工呼吸管理により低酸素血症が徐々に改善し，例えば$F_{I_{O_2}}$ 0.5でPa_{O_2}が150 mmHgにまで回復すると，$Pa_{O_2}/F_{I_{O_2}}$は300 mmHgになり，人工呼吸器からの離脱を検討する時期になる．そのようなとき，換気設定条件を変更しないなら$Pa_{O_2}/F_{I_{O_2}}$はほぼ一定であるため，Pa_{O_2} 90 mmHgを維持するには$F_{I_{O_2}}$を0.3に低下させることができる．

respiratory indexやmodified respiratory indexは$P_{A_{O_2}}$（表1の*2）算出が必要となる．酸素化能の指標としての特異度は$Pa_{O_2}/F_{I_{O_2}}$よりも高いが，モニターとしては利用しにくい．

【6】$A-aD_{O_2}$

$A-aD_{O_2}$や$\dot{Q}_S/\dot{Q}_T$（表1の*3）も肺酸素化能の指標として用いられる．両者とも肺シャント血流量が増加するARDSなどでは重症度評価に適しているが，$F_{I_{O_2}}$ 1.0で15分間以上維持して測定する必要があり，加えて，その算出は煩雑であるため，モニターとしての意義は低い．なお，$P_{A_{O_2}}$はPa_{CO_2}の影響を受け，Pa_{CO_2}が低下すると$P_{A_{O_2}}$は上昇する．したがって，過換気にすると$P_{A_{O_2}}$は上昇し，Pa_{O_2}も上昇する．これが酸素化能の改善によるものでないことは言及するまでもない．

（獨協医科大学救急医学　崎尾秀彰，大津　敏）

26-2 換気能の評価

到達目標

- □ 正常換気および異常換気について理解する
- □ カプノメータによるPETCO2測定原理について理解する
- □ カプノグラムの異常波形について理解する
- □ 人工呼吸器から離脱時の指標について理解する

目次項目

1. 換気能モニター
2. 呼気終末二酸化炭素分圧（P_{ETCO_2}）
3. 人工呼吸器からの離脱
4. 死腔換気率（V_D/V_T）
5. インピーダンスニューモグラフィ
6. インダクタンスプレチスモグラフィ
7. ピークフロー（PEF）

表3　換気能モニター

1. 動脈血二酸化炭素分圧（Pa_{CO_2}）
2. 呼気終末二酸化炭素分圧（P_{ETCO_2}）
3. 呼吸数/1回換気量（RR/V_T）
4. 横隔膜筋力：経横隔膜圧差（Pdi[*1]）
5. 吸気努力（$P_{0.1}$[*2]）
6. 死腔換気率（V_D/V_T[*3]）
7. そのほか
   - インピーダンスニューモグラフィ
   - インダクタンスプレチスモグラフィ
   - ピークフロー（PEF）

V_D：死腔量。[*1]：Pdi＝胃内圧－食道内圧，[*2]：$P_{0.1}$：機能的残気量レベルで気道閉塞状態の吸気開始から0.1秒後の気道内陰圧の絶対値，[*3]：$V_D/V_T = (Pa_{CO_2} - P_{ECO_2})/Pa_{CO_2}$（$P_{ECO_2}$は呼気$P_{CO_2}$）。

【1】換気能モニター

気管挿管・人工呼吸に伴う苦痛軽減や夜間帯の睡眠補助を目的に投与される鎮静・鎮痛薬の副作用に換気能抑制がある。また，喘息発作などでは努力呼吸を呈し，やがて呼吸筋疲労から換気能が抑制される危険性がある。換気能モニター（**表3**）はこれらの検出とともに適正な人工呼吸管理や人工呼吸器からの離脱可否の判定に重要である。

【2】呼気終末二酸化炭素分圧（P_{ETCO_2}）

二酸化炭素は4,260 nm波長の赤外線を吸収することを応用して呼気ガスの二酸化炭素分析器（カプノメータ）が開発された。較正は自動的であり，使用法は簡便である。

連続的に呼吸サイクルの二酸化炭素呼出曲線（カプノグラム）が描写でき，人工呼吸管理では特に威力を発揮する。曲線（**図2**）は4相に分かれ，Ⅰ相（吸気平坦期）は吸気時であり，二酸化炭素分圧（P_{CO_2}）は0 mmHgである。呼気開始時には解剖学的死腔と肺胞との混合ガスが呼出される急峻なⅡ相（呼気上昇期）を形成する。肺胞から呼出されるⅢ相（呼気平坦期 alveolar plateau）は軽度の右上がりになり，その終末を呼気終末P_{CO_2}（P_{ETCO_2}）と称し，動脈血P_{CO_2}（Pa_{CO_2}）に相当するが，実際にはPa_{CO_2}よりも1～3 mmHg低値である。Ⅳ相（吸気下降期）は吸気に移行するため，急激に0 mmHgに復帰するが，肺気腫などで心拍動が肺へ伝播すると，心拍動に一致する連続性の小波形を認める。呼吸数（換気回数）も表示される。

二酸化炭素センサーの位置により2機種に分けられる。サイドストリーム方式は呼吸回路からサンプリングチューブを介して一定流量のガスを持続的に吸引して測定する。気管挿管されていないときも経鼻的に咽頭に留置した細いチューブをサンプリングチューブに接続して測定することが可能であり，慢性閉塞性肺疾患（chronic obstruc-

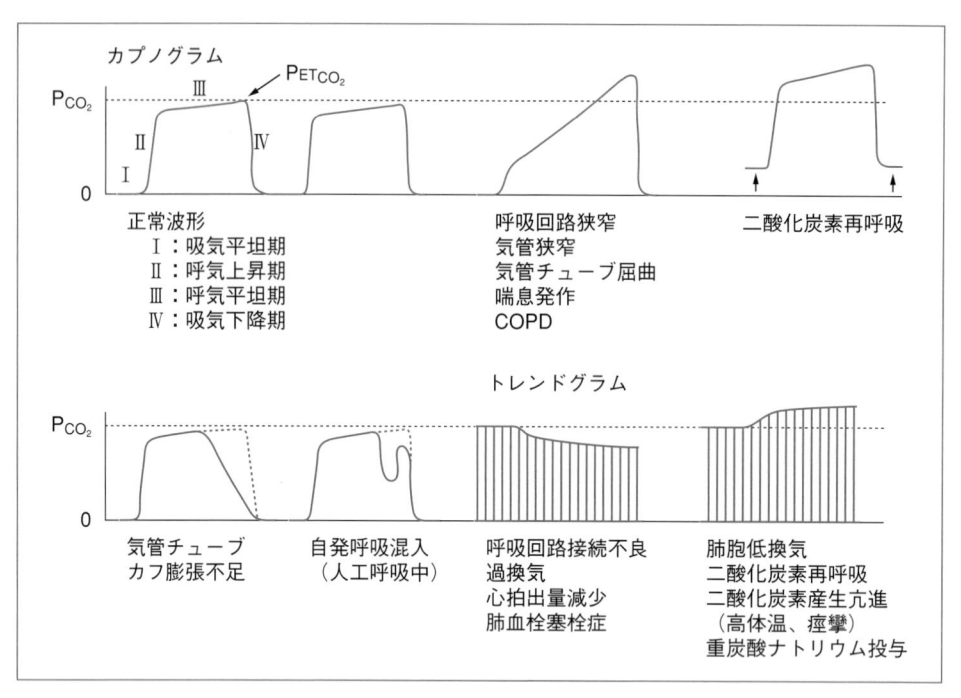

図2 二酸化炭素呼出曲線

カプノグラム
- 正常波形
  - Ⅰ：吸気平坦期
  - Ⅱ：呼気上昇期
  - Ⅲ：呼気平坦期
  - Ⅳ：吸気下降期
- 呼吸回路狭窄
  - 気管狭窄
  - 気管チューブ屈曲
  - 喘息発作
  - COPD
- 二酸化炭素再呼吸

トレンドグラム
- 気管チューブカフ膨張不足
- 自発呼吸混入（人工呼吸中）
- 呼吸回路接続不良／過換気／心拍出量減少／肺血栓塞栓症
- 肺胞低換気／二酸化炭素再呼吸／二酸化炭素産生亢進（高体温、痙攣）／重炭酸ナトリウム投与

tive pulmonary disease：COPD）急性増悪時の酸素吸入による二酸化炭素ナルコーシスの予防対策などとして応用できる。一方，メインストリーム方式は二酸化炭素センサーを呼吸回路に接続するため，リアルタイムの測定が可能であるが，気管挿管されていることが条件となる。両者の利点・欠点を**表4**に示した。カプノメータの有用性と確認事項は**表5**に示し，代表的な異常波形を**図2**に示した。

P_{ETCO_2}推移を監視するときは，トレンドグラムにする。経過中に上昇・下降（**図2**）するときは細心の注意が必要となり，その原因を解明して速やかに対処する。Pa_{CO_2}とP_{ETCO_2}の較差の増大も重要な所見で，気管挿管・人工呼吸管理では気管チューブ周囲や呼吸回路からのガス漏れ，病態としては肺血栓塞栓症や低心拍出状態などを念頭におく。

【3】人工呼吸器からの離脱

病態が改善すると，人工呼吸器からの離脱について考慮するが，その成否の鍵となる指標で確立されたものはない。最大吸気圧（peak inspiratory pressure：PIP）や1回換気量（V_T），呼吸数（RR）などが用いられる。浅速呼吸の指標に呼吸数/1回換気量（RR/V_T）があり，V_Tの単位はリットルにして算出する。$Pa_{O_2}/F_{IO_2} > 200$ mmHg，呼気終末陽圧（PEEP）< 5 cmH$_2$O，気管吸引時の十分な咳嗽反射とともにTピースを用いたときの$RR/V_T < 105$ 回・min^{-1}・l^{-1}についてスクリーニングする方法の有用性が紹介されている[1]。

そのほか，呼吸中枢機能を反映する吸気努力の

表4 2種類のカプノメータの利点・欠点

	サイドストリーム方式	メインストリーム方式
反応性	遅	速
二酸化炭素測定	測定機器に内蔵	気管チューブに接続
センサー無菌性	容易	痰汚染の危険性
サンプリングチューブ	要	不要
非挿管時測定	可	不可
他のガス分析	可	不可
1回換気量	減少	不変
死腔量	不変	軽度増加
留意点	サンプリングチューブの結露	センサーによる気管チューブ屈曲

表5　カプノメータの有用性と確認事項

1．有用性
  1）気管挿管・人工呼吸管理
    ・気管チューブの食道挿管
    ・気道閉塞
    ・呼吸回路異常
    ・再呼吸
  2）病態把握
    ・呼吸停止
    ・肺血栓塞栓症
    ・悪性高熱症
    ・心拍出量減少
2．確認事項
  1）描写された二酸化炭素呼出曲線の形状
  2）吸気と呼気の二酸化炭素レベル
  3）Pa_{CO_2}との較差

指標として，機能的残気量レベルで気道を閉塞して吸気開始から0.1秒後の気道内陰圧の絶対値（$P_{0.1}$）がある．正常値は3 cmH_2O前後であるが，吸気努力が強いと$P_{0.1}$は上昇し，離脱は困難になる．最大の吸気筋である横隔膜の筋力評価に，胸腔内圧と腹腔内圧の較差である経横隔膜圧差（Pdi）を測定する方法もある．実際には食道と胃にバルーンを留置して食道内圧と胃内圧から算出するが，肺気腫では横隔膜の器質的変化ため，筋力を正確には反映しない．

【4】死腔換気率（V_D/V_T）

生理的な解剖学的死腔に加えて肺血栓塞栓症では肺胞死腔が発生する．仮に右主肺動脈が完全閉塞すると，右肺は肺胞死腔になる．肺血流はすべて左肺動脈に流入し，左肺は換気量に比して血流量の著明な増加から，換気血流比（$\dot{V}_A/\dot{Q}$）不均衡による低酸素血症が生じる．死腔量（V_D）の判定に死腔換気率（表3の*3）があるが，呼気全体のP_{CO_2}（P_{ECO_2}）が必要なため，実用的ではない．健常者のP_{ECO_2}は28 mmHgであり，死腔換気率は0.3である．

【5】インピーダンスニューモグラフィ

胸部3点誘導による心電図モニター電極を利用し，呼吸運動による電極間の電気的インピーダンス変化を描写して呼吸数を表示する，最も普及している非侵襲的モニターである．換気能評価はできないが，呼吸数の推移や，チェーン・ストークス呼吸，睡眠時無呼吸症候群などのスクリーニングに簡便なモニターである．

【6】インダクタンスプレチスモグラフィ

胸部と腹部に伸縮自在のコイルを巻いて，呼吸運動によるコイルのインダクタンス変化を監視する非侵襲的モニターである．両者のインダクタンス変化の総和がV_Tに等しくなるように調整して胸部と腹部の換気量変化を記録する．呼吸筋疲労や睡眠時無呼吸症候群，呼吸筋麻痺などの評価ができる．

【7】ピークフロー（PEF）

肺活量の約25％の部分で最大呼出流量を測定するもので，主として気道の断面積を反映する指標である．携帯可能な機種も市販され，連続測定が可能であり，喘息発作の重症度判定や薬物治療の効果判定など，気道閉塞状態の把握に有用なモニターである．

〈参考文献〉

1) Ely EW, Baker AM, Dunagan D, et al. Effect on the duration of mechanical ventilation of identifying patients capable of breathing spontaneously. N Engl J Med 1996；335：1864-9.

（獨協医科大学救急医学　崎尾秀彰，大津　敏）

26-3 換気力学

到達目標
- □ 人工呼吸器に装備されているモニターについて習得する
- □ 気道内圧の発生機序について理解する
- □ PEEP と内因性 PEEP の差異について理解する
- □ 換気量と気流速について理解する
- □ コンプライアンスと気道抵抗について理解する
- □ 静的圧・容量曲線について理解する

目次項目
1. 換気力学
2. 気道内圧
3. 換気量
4. 気流速
5. コンプライアンス
6. 静的圧-容量曲線

表6 換気力学の指標

1. 圧測定
   1) 気道内圧
      - 最大吸気圧(PIP)あるいは最大気道内圧(PAP)
      - プラトー圧(P_{plat})あるいは吸気終末ポーズ圧(P_{EIP})
   2) 呼気終末陽圧(PEEP)
   3) 内因性 PEEP
2. 換気量測定
   1) 分時換気量(MV あるいは $\dot{V}_E$)
   2) 1回換気量(V_T)
   3) 換気回数(f)あるいは呼吸数(RR)
3. 気流量測定
   1) 吸気流量($\dot{V}$)
4. コンプライアンス(C)
   1) 静的コンプライアンス(C_{stat} *1)
   2) 動的コンプライアンス(C_{dyn} *2)
   3) エラスタンス(E)
   4) 気道抵抗(R_{aw} *3)

*1: $C_{stat} = V_T/(P_{plat} - PEEP)$, *2: $C_{dyn} = V_T/(PIP - PEEP)$, *3: $R_{aw} = (PIP - P_{plat})/\dot{V}$。

【1】換気力学

換気力学のモニターは人工呼吸器に内蔵され，圧，量および流速の組合せから種々の情報（**表6**）が得られる。しかし，モニターの種類は機種によって異なり，性能や警報設定を含め，使用する人工呼吸器について精通する必要がある。1回換気量（V_T）の人工呼吸器設定量（吸気量）と実測量（呼気量），分時換気量（minute ventilation：MV あるいは expiratory volume：$\dot{V}_E$）でも自発呼吸量と人工呼吸器に依存する量および気道内圧が基本となる。

【2】気道内圧

肺を膨張させるときに肺・胸郭の弾性抵抗（エラスタンス：E）および気道抵抗（R_{aw}）によって発生する圧が気道内圧である。従量式および従圧式調節換気によって生じる気道内圧の推移を**図3**上段に示した。吸気時の最高圧を最大吸気圧（peak inspiratory pressure：PIP）あるいは最大気道内圧（peak airway pressure：PAP），従量式調節換気で吸気後半に気流量を止めたときの圧をプラトー圧（plateau pressure：P_{plat}）あるいは吸気終末ポーズ圧（end-inspiratory pause pressure：P_{EIP}）と称する。気道内圧が極端に高くなると，気嚢形成や気胸などの圧損傷が発生しやすく，心拍出量は減少する。可能なかぎり PIP＜35 cmH$_2$O あるいは P_{plat}＜30 cmH$_2$O に維持する。

呼気時は速やかに 0 cmH$_2$O に復帰するが，最大

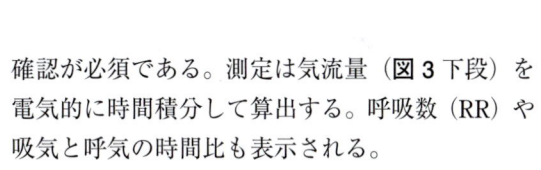

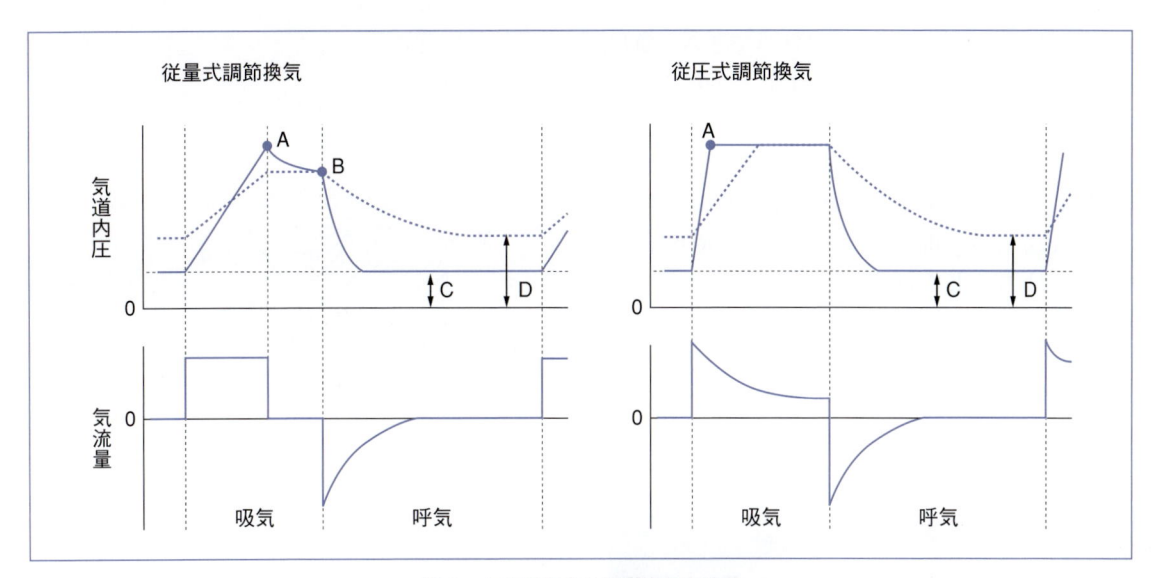

図3 人工呼吸中の気道内圧と流量
A：PIP（最大吸気圧）あるいは PAP（最大気道内圧），B：P_{plat}（プラトー圧）あるいは P_{EIP}（吸気終末ポーズ圧），C：PEEP（呼気終末陽圧），D：内因性 PEEP あるいは auto-PEEP，点線：肺胞内圧．

で 15〜20 cmH$_2$O の呼気終末陽圧（positive end-expiratory pressure：PEEP）を付加することが多い（図3上段のC）．呼気時間の短縮や気道狭窄により呼出が不十分になると，肺胞内圧と気道内圧が一致しなくなり，内因性 PEEP あるいは auto-PEEP（図3上段のD）が発生する．肺胞内圧上昇によって圧損傷が生じやすく，また，肺胞内圧に打ち勝つ吸気努力のために呼吸仕事量は増大する．内因性 PEEP は調節換気の呼気終末時に 2〜3 秒間，気道を閉塞したときの気道内圧を測定する方法が一般的である．

【3】換気量

1分間の換気量は人工呼吸器に設定した分時換気量，あるいは人工呼吸中では吸気量よりも呼気量が実際の換気量を反映することから分時呼気量（$\dot{V}_E$；E：expiration）という．設定した1回の吸気量や実際に呼出される呼気量は1回換気量で，吸気量より呼気量が少ないときは気管チューブ周囲や呼吸回路からのガス漏れ，気胸などで留置された胸腔ドレーンからのガス流出を確認する．プレッシャーサポート換気（pressure support ventilation：PSV）や，圧規定換気（pressure controlled ventilation：PCV）では分時換気量や1回換気量の

確認が必須である．測定は気流量（図3下段）を電気的に時間積分して算出する．呼吸数（RR）や吸気と呼気の時間比も表示される．

【4】気流速

人工呼吸中の吸気流速は1回換気量を吸気時間で除して得られ，従量式調節換気で吸気流速が増加すると PIP は上昇する．持続気道陽圧（contonuous positive airway pressure：CPAP）や同期式間欠的強制換気（synchronized intermittent mandatory ventilation：SIMV）では人工呼吸器の吸気流速設定は気道内陰圧や吸気努力の観点から重要である．PSV では吸気時の陽圧により，吸気努力が軽減され，呼吸仕事量は軽減する．

【5】コンプライアンス

コンプライアンス（C）はエラスタンス（E）の逆数で，1 cmH$_2$O の圧に対して何 ml の容量変化が生じるか，すなわち，ふくらみやすさの指標となる．PIP（図3上段のA）は動的コンプライアンス（C_{dyn}），P_{plat}（図3上段のB）は静的コンプライアンス（C_{stat}）の算出に用いる．C_{dyn} は気道抵

抗の影響を受けるが，C_{stat} では除外できる。算出法は**表6**に示すが，正常値は C_{dyn} 50〜80 ml・cmH_2O^{-1}，C_{stat} 60〜100 ml・cmH_2O^{-1} である。コンプライアンスの低下は拘束性病変（胸部熱傷など）や肺野の換気領域減少〔急性呼吸促迫症候群（acute respiratory distress syndrome：ARDS），無気肺など〕で生じる。

気道抵抗とは気道をガスが流通するときに発生する抵抗で，通常は 2 $cmH_2O・l^{-1}・sec^{-1}$ 前後であるが，喘息や肺気腫，細い気管チューブや気管チューブ閉塞などで上昇する。

【6】静的圧-容量曲線

気道内圧と肺容量を同時に測定して両者の関係を示すのが圧・容量曲線で，**図4**には ARDS での典型的な吸気脚の関係を提示した。自発呼吸下では測定不能なこともあり，一般的ではないが，調節換気では再現性があり，種々の情報が期待できる。

吸気脚はS字状曲線を描き，吸気開始後に出現する下向きに凸の屈曲点を LIP（lower inflection point）と称し，虚脱肺胞が再開存する時点を示す。PEEP 設定は常に肺胞が開存している LIP よりも

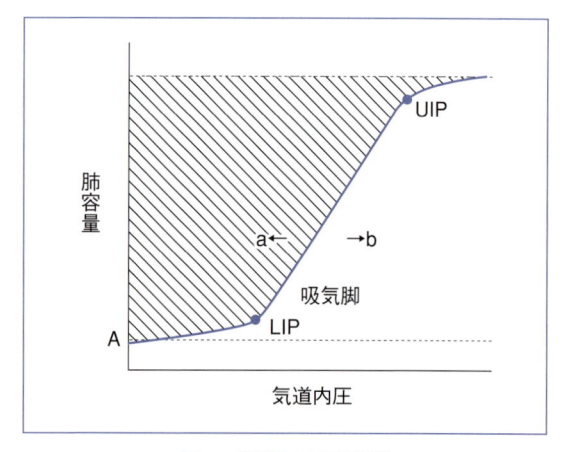

図4 静的圧-容量曲線
A：機能的残気量，LIP：lower inflection point，UIP：upper inflection point，斜線部分：WOB（呼吸仕事量），a：高コンプライアンス，b：低コンプライアンス。

数 cmH_2O 高い圧にすべきである。LIP より高い気道内圧になると，肺容量は圧に平行して増加する。吸気後半に生じる上向きに凸の屈曲点は UIP（upper inflection point）で，UIP 以上の気道内圧では肺容量増加は少なくなる。圧損傷を回避するためにも，P_{plat} は UIP よりも低く設定する。**図4**の斜線部分の面積を算出して呼吸仕事量（work of breathing：WOB）を表示する機種もある。

（獨協医科大学救急医学　**崎尾秀彰**，**大津　敏**）

26-4 循環動態

到達目標

- 呼吸と循環の相互作用を理解できる
- 循環系モニターの種類を列挙できる
- 循環系モニターの適応を判断できる
- 循環系モニターの意義・方法を理解できる
- 循環系モニターの合併症を理解し，対応できる
- 循環系モニターと病態との関連を理解できる

目次項目

1. 呼吸と循環の相互反応
   - 自発呼吸時の循環変動
   - 人工呼吸時の循環変動
2. 循環系モニター
   - 心電図
   - 動脈圧（いわゆる血圧）
   - 中心静脈圧
   - 肺動脈カテーテル
   - 心拍出量
   - 心臓超音波法

【1】呼吸と循環の相互反応

呼吸と循環が適切に連携して作動することにより，生命維持に不可欠な肺および組織でのガス交換が維持されている．呼吸器系と循環器系は相互に影響を及ぼすため，一方の系の変化が他方の系の変化を引き起こすことになる．したがって呼吸管理においては，呼吸器系のみでなく循環器系を含めたモニタリングが必要となる．本項では，まず呼吸による循環変動の概略について解説し，次に基本的な循環モニターの方法，意義，合併症などについて概説する．

1）自発呼吸時の循環変動

吸気時には胸腔内が陰圧になるため，右室への静脈還流量が増加し，右室の拡張末期容量が増加して，右室の1回拍出量が増加する．一方，右室の容積が増大するために左室の拡張が制限され，左室の1回拍出量は軽度減少する．呼気時には逆に右室への静脈還流量が減少して，右室1回拍出量は減少するが，吸気時に増加した肺血管床の血液が左室に流入するため，左室1回拍出量は増加する．

2）人工呼吸時の循環変動

陽圧換気を行うことにより，吸気時には胸腔内圧が上昇するため，静脈還流量が減少する．さらに，気道内圧の上昇は肺動脈圧の上昇をもたらし，右室の後負荷が増加するため，右室の1回拍出量は減少する．左室1回拍出量は陽圧による肺静脈からの血液還流増加により，吸気の初期に一過性に増加するが，右室1回拍出量の減少により以後は減少する．この影響は呼気終末陽圧（positive end-expiratory pressure：PEEP）を用いた場合で著しく，人工呼吸管理中の血圧低下としてよく経験する．血圧低下は主に心拍出量の減少によると考えられるが，その機序としては静脈還流減少のほかに，心機能低下の関与が考えられている．

【2】循環系モニター

1）心電図

心電図（ECG）は心臓の電気的現象を体表面から記録したものであり，呼吸管理を実施されている患者では最も一般的な循環系モニターとして用いられている．心電図から診断される異常には大きく分けて，調律の異常（不整脈）と心筋の電気

表7　標準12誘導心電図の電極貼付位置

1. 肢誘導
    - 右手（赤）：右上肢〜右肩
    - 左手（黄）：左上肢〜左肩
    - 右足（黒）：右下肢〜右腰部
    - 左足（緑）：左下肢〜左腰部
2. 胸部誘導
    - V_1（赤）：第4肋間胸骨右縁
    - V_2（黄）：第4肋間胸骨左縁
    - V_3（緑）：V_2とV_4との間を直線で結んだ中点
    - V_4（茶）：第5肋間の高さで左鎖骨中線上の点
    - V_5（黒）：V_4の位置と同じ高さで左前腋窩線上の点
    - V_6（紫）：V_4の位置と同じ高さで左中腋窩線上の点

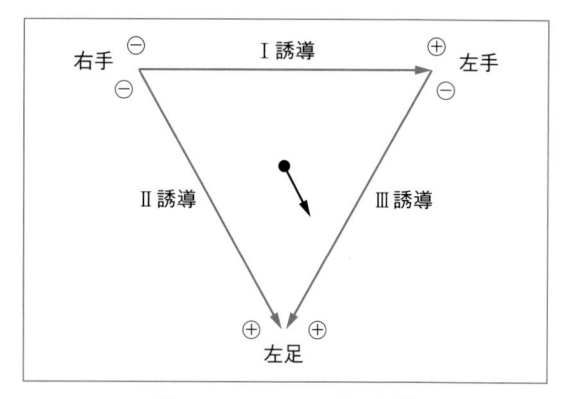

図5　Einthovenの正三角形
双極誘導は心臓を中心に置いた1対の電極をマイナスからプラスの方向に興奮が進み，プラスに向かう方向を記録紙の上で上向きの振れとして記録する。

的興奮過程の異常（心筋虚血，心筋肥大など）とがある。呼吸管理中に発生する電解質異常や代謝異常などによっても特徴的な心電図変化が認められるが，これらの診断における感度や特異度は低く，臨床的な有用性は低い。心電図の誘導法には体の決められた2点間の電位差を求める双極誘導法と，あらかじめ決められた基準点（不関電極）と電極装着部位の電位差を記録する単極誘導法とがある。モニター用には双極誘導法やその変法が用いられることが多い。

①標準12誘導

一般的に診断を目的として用いられる誘導法である。双極標準肢誘導（Ⅰ，Ⅱ，Ⅲ）と単極肢誘導（aV_R, aV_L, aV_F）および単極胸部誘導（V_1, V_2, V_3, V_4, V_5, V_6）の12誘導からなる。電極位置を表7に示した。双極標準肢誘導で，Ⅰ誘導は左手（LA）と右手（RA）間，Ⅱ誘導は左足（LL）と右手間，Ⅲ誘導は左足と左手間の電位差を表す。このⅠ，Ⅱ，Ⅲ誘導で作られる三角形はEinthovenの正三角形といわれ（図5），ある時点の心臓の興奮によって起こる起電力の強さと方向が，正三角形の中心から出るベクトルで示される。単極肢誘導はその誘導部位の電位を記録するものであり，臨床上広く用いられている増高単極肢誘導は，左手，右手，左足のうち2つの電極を接続して不関電極とし，残りの1つを関電極として導出するものである（Goldbergerの増高単極肢誘導）。単極胸部誘導は単極肢誘導の結合電極を不関電極とし，

関電極を胸部に置いて導出するもので，電極が心臓に近いためその直下の心筋の電気的状態をよく反映する。それぞれの誘導部位と心筋部位との関係を表8に示した。

表8　誘導部位と心筋部位との関係

1. 第Ⅰ，aV_L誘導：左室前側壁，高位側壁
2. 第Ⅱ，第Ⅲ，aV_F誘導：左室下壁
3. V_1, V_2誘導：右室，心室中隔基部，左室高位後壁
4. V_3, V_4誘導：左室前壁，心室中隔，心尖部
5. V_5, V_6誘導：左室側壁

②モニタリングのための心電図誘導法

標準12誘導が10個の電極で導出するのに対して，心電図モニタリングでは一般的に3〜5個の電極で導出する。

a）3，4電極誘導法

3電極誘導法は，心電図モニタリングで通常最もよく用いられる方法である。前述の双極標準肢誘導（Ⅰ，Ⅱ，Ⅲ誘導）と同じであるが，意識のある患者の四肢に長時間電極を装着することは体動の制限やストレスにつながるので，通常は右肩，左肩，左腰部などの体幹に電極を装着する。

4電極誘導法では右足に接地電極を付加することにより，増高単極肢誘導（aV_R, aV_L, aV_F）を導出することが可能となり，同時に6誘導がモニタリングできる。特にⅡ誘導はP波の確認が容易なため，不整脈のモニタリングによく用いられる。

b）5電極誘導法

左右手足に1誘導ずつ（4電極）と，1つの胸部誘導を用いる誘導法である。前額面肢誘導の6誘導と，1つの単極胸部誘導がモニタリングできる。右足（RL）は接地電極となる。単極胸部誘導は，通常，第5肋間前腋窩線上（V_5）の位置に装着するのが一般的であり，これにより心筋虚血に対しては後壁を除くすべての部位がモニタリングできることになる。特に冠動脈疾患患者ではV_5誘導を解析することにより，高率に心筋虚血が検出されることが明らかにされている。

c）V_5の近似誘導

V_5誘導に似た波形を双極誘導で得ようとするもので，前壁，側壁の心筋虚血の検出に有効である。双極肢誘導のI誘導を選択し，プラス電極（LA）はV_5と同じ位置に置く。マイナス電極（RA）を右鎖骨下に置くのがCS_5誘導，胸骨柄に置くのがCM_5誘導，右第5肋間前腋窩線上に置くのがCC_5誘導である（図6）。さらにCS_5はLLを通常の左足に置くと（3電極），I誘導とII誘導を切り替えることで，同時に変形II誘導をモニタリングすることができるので推奨されている。

③心電図モニタリング上のポイント

a）患者・電極間の接触

心臓から生じ心電図に入力される電気信号は非常に微弱なため，皮膚と電極間接触で電気信号の減弱を少なくすることが重要である。貼付部分の皮膚をアルコール綿でふき，乾燥させた後に電極を装着する。

b）電極

おのおのの電極間の抵抗の不一致を避けるために，電極はすべて同じものを使用する。また，電極表面の伝導ゼリーが乾いていないものを使用する。

c）観察項目

心拍数，リズム，P波とQRSの関係（伝導障害など），QRS波形（心房性か心室性か），ST部分（虚血性変化）などは最小限観察する。

2）動脈圧（いわゆる血圧）

心電図とともに，最も基本的な循環系のモニターである。血圧は臓器の灌流圧の指標になると同時に，左心に対しては後負荷の指標となる。測定方法は非観血的方法と観血的方法がある。

①非観血的方法

a）カフ加圧法

動脈をカフ（マンシェット）で圧迫し，血流を途絶させたのち圧を徐々に減圧して血流が再開するとき，この血流を種々の非侵襲的方法で検出する。血流を検知する方法により，聴診法，触診法，振動法，超音波ドプラー法がある。

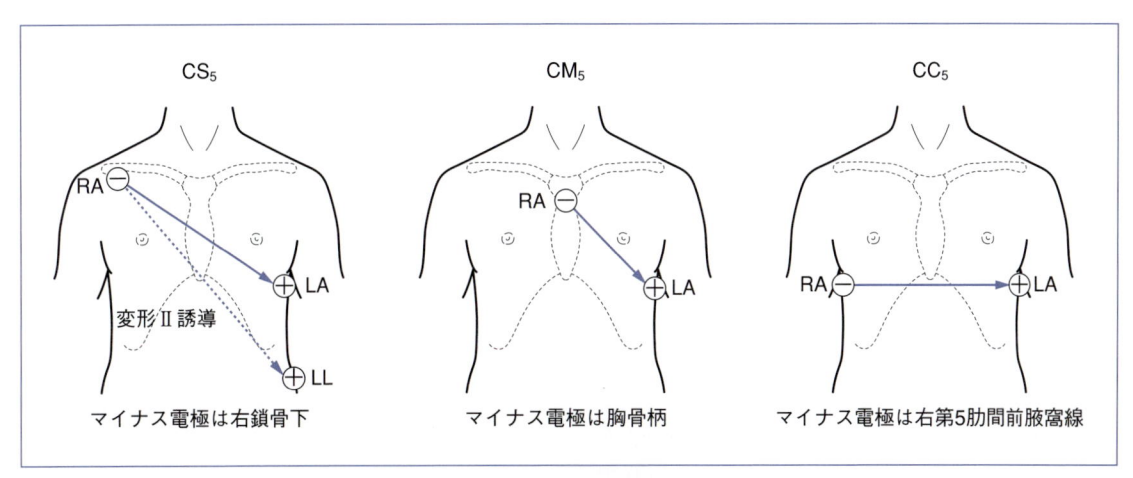

図6　V_5の近似誘導

プラス電極をV_5の位置に置く．CS_5誘導ではLLを通常の左足に置くことで（3電極），I誘導とII誘導の切り替えにより，V_5の近似誘導と変形II誘導をモニタリングすることができる．

(Mark JB, Slaughter TF, Reves JG. Cardiovascular monitoring. In：Miller RD. editor. Anesthesia. 5th ed. Philadelphia：Churchill Livingstone；2000. p.1117-206 より改変引用)

(1) 聴診法

上腕を心臓の高さに置き，上腕にカフを巻く。肘部の上腕動脈上に聴診器をあて，徐々にカフ圧を下げ，狭窄した血管内を血液が流れて生じる乱流音（Korotokov音）を聴く。音が聴こえ始める点（Swanの第1点）が収縮期血圧，音が聴こえなくなる点（Swanの第5点）が拡張期血圧に相当する。カフ幅によって誤差が生じることがあり，幅が狭すぎると実際より高く，広すぎると低く測定される。適切な幅のカフでも緩く巻くと，幅が狭すぎる場合と同様に実際より高く測定される。適切なカフの幅は上腕の長さの2/3，あるいは上腕周囲長の40％とされている。

(2) 触診法

カフで加圧後，カフ圧を徐々に下げていったときに橈骨動脈が触れ始める点を収縮期血圧とする。この方法では拡張期血圧は測定できない。

(3) 振動法

加圧した圧を減圧するとき，血流が乱流となって血管を振動させ，カフ内圧も振動することを利用した測定法である。振動が生じ始める点を収縮期血圧とし，振動が最大に達した点は平均血圧に相当する。拡張期血圧の決定にはいくつかの方法があるが，

平均血圧＝1/3×収縮期血圧＋2/3×拡張期血圧

の式から計算しているものが多い。現在広く用いられている自動血圧計はこの原理を応用しているものがほとんどである。

(4) 超音波ドプラー法

触診法と同様な原理であるが，カフを減圧したときの再開血流を超音波ドプラー法を用いて検知する測定方法である。聴診法では測定が困難な小児・新生児や低血圧で脈が触れにくい場合にも測定可能である。

b）トノメトリ法

表在性の動脈に上部から圧力を加えて圧迫し，血管壁が平坦になったとき，加えた圧と血管内部の圧（血圧）は等しいという原理に基づいて動脈圧を連続的に測定する方法である。橈骨動脈が使用されることが多い。トノメトリ法による血圧測定の精度は高く，観血的方法の動脈圧波形とほぼ同様の圧波形が得られる。問題点として，動脈の走行異常のある患者，体動のある患者などでは測定が不安定となることが多く，また同じ部位での長時間の測定は避けるべきである。

c）フィナプレス法

発光ダイオードと受光器をもった小型のカフを指先に巻き，光電法で脈波を検出する。これにより振動法にて指の動脈径を計測し，これを一定に保つように変化させたカフ圧から連続的に動脈圧波形を得る方法である。長時間使用すると指の圧迫痛が強く，意識がある状態では使用しにくい。

②観血的方法

動脈内に直接カニューレを挿入してその圧力を測定する方法である。血圧の変動が激しく連続測定が必要な場合や，極端な低血圧や高血圧で他の方法では測定が困難な場合，また人工呼吸中の患者などで，血液ガス分析など頻回な採血が必要な場合などに適応となる。

a）穿刺部位の選択

通常カテーテルを挿入する動脈は，解剖学的に側副血行路の保障されている動脈が選択される。左右の橈骨動脈は穿刺の容易さ，固定の確実性，真の大動脈圧を正確に評価できるなどの理由で，最もよく用いられる動脈である。その他，状況に応じて尺骨動脈，足背動脈，後脛骨動脈，大腿動脈，浅側頭動脈などが用いられる。大動脈で得られる圧波形は末梢動脈になるにつれていろいろな波形変化を示し，末梢にいくほど波形の立ち上がりは急峻になり，収縮期圧は上昇し，重複切痕（dicrotic notch）は遅れて低い部分に出現する。したがって，モニタリングにあたっては，大動脈圧と実際にカニューレを挿入している動脈の圧の波形・波高の違いを考慮して評価する必要がある。

b）動脈穿刺の方法

使用するカニューレは通常の静脈留置用のものを用い，成人では20〜22Gを使用する。橈骨動脈に留置する場合，患者の手首の下に適切な高さの枕を入れて背屈させ，片方の第2指で動脈を触れながら，カニューレを約45°の角度で刺入する。血液の逆流が認められたら外筒のみを動脈内に進め，留置が成功したことを確認して圧モニタリングのラインに接続する。

c）測定上の注意点

(1) ゼロ点較正

正確な動脈圧を測定するには圧トランスデュー

サの位置（ゼロ点）が重要で，血行動態からいう基準点は三尖弁の位置とされる。臨床的には患者が仰臥位の場合，前または中腋窩線の高さとされている。

(2) 回路内の気泡

回路内の小さい気泡は動脈圧の振動に共鳴し（アンダーダンピング），結果的に収縮期圧が高めに測定される。一方，多量に存在すれば波形を減衰させ（オーバーダンピング），収縮期圧は低く表示される。

(3) 回路の長さ，コンプライアンス

測定部位からトランスデューサまでの回路が長すぎると慣性重量が増し，波形は細く尖った形となり，収縮期圧は高く表示される。回路のチューブが軟らかすぎる（コンプライアンスが大きい）と波形は減衰され，収縮期圧は低く表示される。

(4) 回路内の凝血

回路内の凝血を防ぐためには，加圧されたヘパリン加生理食塩水（3,000 単位・500 ml^{-1}）に接続した持続注入システムを用いる。

d) 波形から得られる情報

(1) 収縮期血圧，拡張期血圧，平均血圧

平均血圧は算術的平均値ではなく，動脈圧を時間積分し単位時間で割ったものである。簡便法では次の式で導かれる。

平均血圧 ≒ 拡張期血圧 + 1/3（収縮期血圧 − 拡張期血圧）

(2) 脈拍数

通常は脈拍数は心拍数に等しいが，心房細動や期外収縮などでは脈拍数の方が少なくなる（末梢まで有効に心拍動が伝播しない）。

(3) 脈圧（収縮期血圧 − 拡張期血圧）

脈圧が拡大する原因としては，1 回拍出量の増加，末梢血管抵抗の減少，血液駆出速度の増加，動脈のコンプライアンスの低下（動脈硬化）が挙げられる。しかし，一時点の動脈圧波形で評価することは通常困難で，経過をみながら観察する場合に参考にするべきである。

e) 合併症

動脈内の血栓，閉塞，末梢組織の壊死，刺入部の血腫，感染，穿刺血管の仮性動脈瘤，ラインの接続不良による出血，遠隔部の塞栓症（特に乳幼児において）などに注意する。

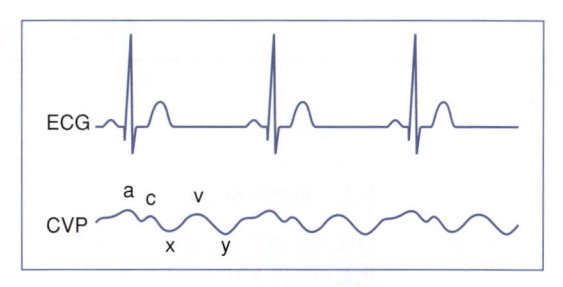

図7 中心静脈圧波形

3) 中心静脈圧

中心静脈は解剖学的用語ではなく，右房に近い胸腔内の大静脈のことをさす臨床的な表現である。この部位の血圧を中心静脈圧（CVP）といい，一般的には右房圧と同義に扱われることが多い。正常の CVP 波形には，1 心拍の間に a, c, v 波と x, y 峡がある（**図7**）。それぞれ，右房収縮（a 波），右室収縮開始時に三尖弁が右房へ膨隆することによる右房弛緩の中断（c 波），三尖弁閉鎖に続く右房の充満（v 波），右房の弛緩（x 峡），三尖弁が開き右室への血液流入による右房圧の低下（y 峡）に起因する。CVP を規定する因子としては，①右心への静脈還流量（循環血液量），②右室のポンプ機能，③容量血管（静脈系）の緊張度，④胸腔内圧，⑤静脈外からの圧迫が挙げられる。

①カテーテルの挿入部位

CVP カテーテル留置のための穿刺部位としてはいくつかのルートがあり，実施するときの状況と留置する目的などに合わせて選択する。通常用いられる穿刺部位とその特徴を**表9**に示した。一般的には右の内頸静脈が第一選択としてよく用いられる。

②CVP から得られる情報

1～10 mmHg（平均 5 mmHg）が正常範囲とされている。しかし，前述したように測定値は多くの因子に影響を受けるので，絶対値よりもむしろ経時的変化を観察することが重要である。CVP は臨床上右房圧と同じと考えられるので，右室の前負荷の指標となり，右心機能の評価に有用である。すなわち，心拍出量が低いときに CVP が低い場合には前負荷の減少が，逆に CVP が高ければ右心機能低下が推測される。また，心機能に問題がない場合には CVP は循環血液量の指標としてよく用いられる。実際に臨床で循環血液量を評価する方

表9　各中心静脈穿刺部位の特徴

	利点	欠点，合併症
内頸静脈	・中心静脈までの経路が直線的で迷入の頻度が少ない。 ・穿刺が比較的容易 ・気胸の危険性が少ない。	・動脈穿刺の危険性がある。 ・肥満，短頸では穿刺が困難
外頸静脈	・静脈が視認でき，穿刺が容易 ・出血のコントロールが容易 ・合併症の危険性が少ない。	・中心静脈への留置が不確実 ・迷入の頻度が多い（鎖骨下静脈など）
鎖骨下静脈	・穿刺が比較的容易 ・長期留置に適している。	・気胸の危険性が最も高い ・動脈穿刺の危険性がある。 ・左側は胸管穿刺の危険性がある。
大腿静脈	・穿刺が容易 ・合併症の危険性が少ない。	・迷入の頻度が多い（腎静脈など）。 ・長期留置では汚染の危険性がある。
尺側皮静脈	・静脈が視認でき，穿刺が確実 ・出血のコントロールが容易 ・合併症の危険性が少ない。	・中心静脈への留置が不確実 ・血管炎を起こしやすい。

法としては，急速輸液負荷（5〜10 ml・kg^{-1}）を行い，CVPの変化を観察してほとんど上昇が認められない場合には循環血液量は減少していると考える。しかし，出血性ショックなどで末梢血管が高度に収縮している場合には血管内分布容量が減少して，循環血液量が減少しているにもかかわらずCVPは高めに維持されることがある。また，人工呼吸時のPEEPや，心タンポナーデ，緊張性気胸などではCVPは上昇するが，静脈還流が障害されて右室の前負荷は減少している。このように，病態によってはCVPが必ずしも循環血液量を反映しない場合があることも考慮し，他の循環系指標や臨床症状などと組み合わせて評価する必要がある。

③**病態による波形の変化**

心房細動ではa波が明瞭でなくなる。また右房流出路障害（三尖弁狭窄，肺動脈狭窄，右室肥大）や肺高血圧ではa波は高くなる（キャノン波）。三尖弁が閉鎖しているときに右房が収縮する場合（房室ブロック，房室接合部性調律）もa波は高くなる。三尖弁閉鎖不全症ではx峡の消失とv波の増高がみられる。

4）**肺動脈カテーテル**

肺動脈カテーテルを用いると，右心系のみでなく左心系の情報が得られ，さらに心拍出量コンピュータと組み合わせることにより熱希釈法による心拍出量も測定できる。したがって，循環系に異常のある患者ではもちろんのこと，重篤な呼吸不全患者の管理においても有用度が高い。最近用いられる標準的なタイプのカテーテルは3つの内腔と心拍出量測定用のリード（サーミスタ），および混合静脈血酸素飽和度（$S\bar{v}_{O_2}$）測定用のファイバを内蔵している（図8）。

①**肺動脈カテーテルの挿入法**

挿入部位とシースの留置方法はCVPの場合とほぼ同じである。静脈内に留置されたシースを通して肺動脈カテーテルを挿入する。カテーテルの先端が太い静脈内に達した時点（約20 cm）で，先端のバルーンをふくらませ同時に先端圧波形（肺動脈ライン）をモニタリングする。カテーテルの位置は圧変化や，心エコー，胸部単純X線などにより確認する。各部位における圧波形の変化を図9に示す。右房から右室に入ると拡張期圧は変わらずに収縮期圧の急激な上昇がみられる。肺動脈に入ると収縮期圧は変わらずに拡張期圧が上昇し，さらに進めると右房圧波形に似た楔入圧波形になる。この時点はバルーンが肺動脈の分枝を完全に閉塞した状態であり，バルーンを虚脱させると正しい肺動脈圧波形が得られ，再度ふくらませて楔入圧波形になることを確認してカテーテルを固定する。

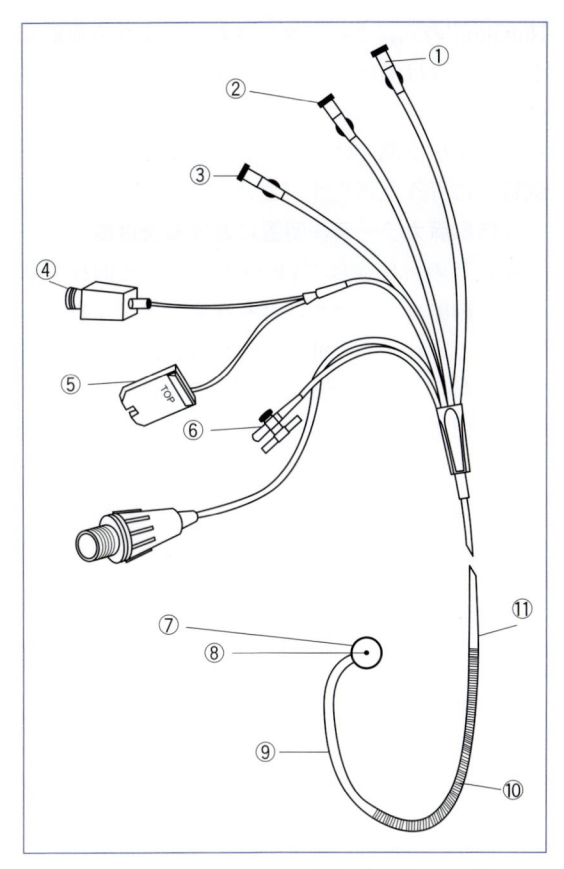

図8　肺動脈カテーテルの構造（オプチカテ®）
①：PAディスタルルーメン，②：CVPプロキシマル注入用ルーメン，③：サーマルコイルポジショニングポートルーメン，④：サーミスタ用コネクタ，⑤：オプチカルコネクタ，⑥：バルーン膨張用ストップコック，⑦：バルーン，⑧：PA開口部，⑨：サーミスタ，⑩：サーマルコイル，⑪：注入用ポート（Abbott社の好意により掲載）．

②肺動脈カテーテルから得られる情報

肺動脈カテーテルで測定できるものとしては，CVP，肺動脈圧（PAP），肺動脈楔入圧（PCWP），心拍出量（CO），$S\bar{v}_{O_2}$があり，さらにこれらの値と他の測定値（動脈圧）とを組み合わせれば種々の血行動態指標が計算で求められる．心内各部位の圧の正常値を表10に示す．

a）PAP

右室後負荷，右心機能，肺血管抵抗，肺高血圧，左室前負荷などの評価に用いられる．PAPはCVPと同じように胸腔内圧の影響を受けて変動するので，呼気終末で測定する．平均肺動脈圧が25 mmHg以上は肺高血圧とされている．肺高血圧の原因としては，各種心疾患のほか，低酸素血症，血管収縮薬投与，肺塞栓，左心不全，気道内圧の上昇などが考えられる．

b）PCWP

カテーテル先端のバルーンをふくらませて肺動脈の分枝を閉塞したときのカテーテルより末梢部の圧である．肺胞などによる血管の圧迫がなければ肺動脈から肺静脈まで血流のない血管柱が形成され，カテーテル先端と肺静脈の圧は等しくなる．肺静脈圧と左房までは圧勾配が存在するが，その圧差はわずかなためPCWPは左房圧を反映する．したがって，直接左心系にカテーテルを挿入しなくてもPCWPを測定することにより，左室の前負荷を評価することができる．一般的には呼気終末で測定する．また，肺動脈拡張期圧は肺高血圧や

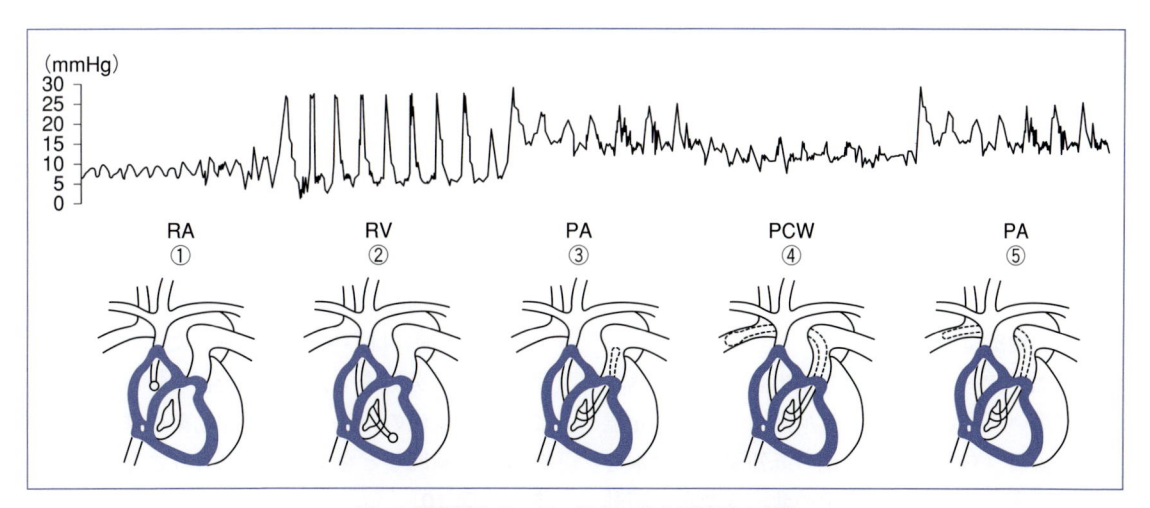

図9　肺動脈カテーテル挿入に伴う圧波形の変化
①：右房，②：右室，③：肺動脈，④：肺動脈楔入時，⑤：バルーン収縮時（Abbott社の好意により掲載）．

表 10　心内各部の圧の正常値

部位	平均(mmHg)	範囲(mmHg)
RAP	5	1〜10
RVP（S/D）	25/5	15〜30/0〜8
PAP（S/D）	23/9	15〜30/5〜15
MPAP	15	10〜20
PCWP	10	5〜15
LAP	8	4〜12
LVEDP	8	4〜12

RAP：右房圧，RVP（S/D）：右室圧，PAP（S/D）：肺動脈圧，PAP（S/D）：平均肺動脈圧，PCWP：肺動脈楔入圧，LAP：左房圧，LVEDP：左室拡張末期圧，S：systolic，D：diastolic．

頻脈（120 拍・min^{-1} 分以上）がなければ PCWP より 2〜3 mmHg 高いのみであり，PCWP の代用として左室前負荷の連続的モニタリングに有用である．右心機能低下があると CVP のみのモニタリングでは循環血液量の推定は困難であるが，PCWP を測定することにより正確に評価できる．さらに，PCWP と心拍出量との関係から左心機能の評価も可能である．

c）$S\bar{v}_{O_2}$

混合静脈血とは通常肺動脈内の血液をさす．この酸素飽和度を測定することで，全身の酸素需給バランスを総合的に評価することができる．最近の肺動脈カテーテルは $S\bar{v}_{O_2}$ を連続的に測定する光ファイバが組み込まれているものが多い．$S\bar{v}_{O_2}$ を規定する因子は動脈血酸素飽和度（Sa_{O_2}），ヘモグロビン濃度（Hb），酸素消費量（$\dot{V}_{O_2}$），心拍出量であり，以下の関係がある．

$$S\bar{v}_{O_2} = Sa_{O_2} - \dot{V}_{O_2}/(心拍出量 \times Hb \times 1.34)$$

特に呼吸管理においては，$\dot{V}_{O_2}$ や Hb が大きく変動する場合は少ないので，$S\bar{v}_{O_2}$ の低下は Sa_{O_2} と心拍出量のいずれかの低下を意味することになる．正常範囲は 75±5％ であり，60％以下は組織低酸素の危険性があるため酸素供給量を増やす処置が必要とされる．

d）心拍出量

肺動脈カテーテルによる心拍出量測定には熱希釈法が用いられる．カテーテル先端から 30 cm 離れた注入口（右房に留置）から既知温度の冷水を一定量注入したときに，先端のサーミスタ（肺動脈に留置）で測定された温度変化から Stewart-Hamilton の式によって算出される．流れる血液量が少なければ温度の低下度が大きく，血液量が多ければ低下度が小さいことを利用したものである．心拍出量測定は呼吸の影響を受けるため，呼気終末に行うと再現性がよい．

③肺動脈カテーテル留置における合併症

穿刺時の合併症は CVP 挿入のときと同様である．肺動脈カテーテルに特有なものとしては，不整脈（上室性，心室性）や伝導障害，右房穿孔，肺動脈穿孔などである．留置後の合併症としては肺動脈閉塞による肺梗塞，血栓症，カテーテル感染，血小板減少，心内膜炎などがある．肺動脈カテーテルは侵襲的なモニターであり，時には生命に危険な合併症を引き起こすこともあるので，適応を厳密にして，合併症の早期発見と適切な対応を心がける．

5）心拍出量

心拍出量は循環動態の重要な指標の一つであり，心臓のポンプ機能，心室の前負荷および後負荷，酸素の需給バランスなどを評価するうえで有用である．前述した肺動脈カテーテルを用いた熱希釈法による心拍出量測定が臨床における標準的な方法とされているが，最近になって連続測定が可能なもの，非侵襲的なものなど多くの方法が開発されてきた．特に，従来の肺動脈カテーテルの機能に加えて，カテーテルに巻いたヒーターを自動的に加熱したときの血液温の変化を先端のサーミスタで検知することにより，ほぼ連続的に心拍出量を測定する装置が実用化されてきた．従来の冷却水注入による熱希釈法との相関もよく，臨床的には十分な精度であり，冷却水注入に関わる感染の危険性も回避できるなどの利点もある．その他，指示薬希釈法，超音波ドプラー法，心エコー法，インピーダンス法，二酸化炭素を用いた間接 Fick 法などの方法があり，より精度の高い，非侵襲的，連続的心拍出量モニターが開発されてきている．臨床的には心係数と PCWP により急性心筋梗塞の病態分類をした Forrester の分類を用いることで，輸液の方針，心血管作動薬の選択，循環の機械的補助などをより適切に行うことが可能である（図 10）．

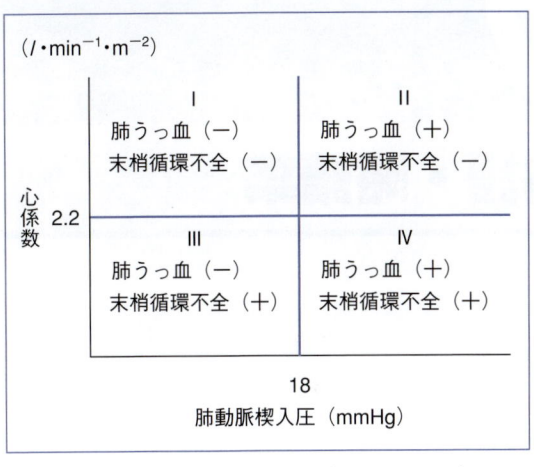

図10 Forresterの分類(サブセットⅠ〜Ⅳ)

表11 経食道心エコーから得られる情報

1．心臓の運動性
　　心室壁運動，弁の運動
2．計測
　　心房，心室径（1回拍出量，駆出率，短縮率），壁の厚さ
3．異常構造物の検出
　　血栓，腫瘍，疣贅
4．心外情報
　　心嚢液貯留，胸水貯留，大動脈の異常(解離)
5．心内情報
　　心室圧，左室拡張末期圧，心拍出量，空気塞栓
6．弁機能の評価
　　自己弁（狭窄，逆流），人工弁機能不全

6）心臓超音波法

　心臓超音波法は心エコー図法と心ドプラー法に大別される．心エコー図法により主として心臓の形態，運動性が観察可能であり，心臓ドプラー法により血流情報や心内圧情報が得られる．人工換気中の患者では，従来の体表から行う心エコーでは拡張した肺が妨げになり良好な画像が得られないことや，プローブの固定が困難なため連続的モニタリングができないなどの理由で心エコーの使用は一般的ではなかった．これに対して，経食道心エコー法（transesophageal echocardiography：TEE）は，プローブが心臓に接して背側に位置するため肺が障害物にならないことや，固定が容易である，胸部の手術後でも使用できるなどの利点があり，呼吸管理中の循環系モニタリングとして広く用いられるようになった．しかし，TEEは体表からのエコーと異なり，無侵襲ではなく半侵襲的な検査なので患者の苦痛を取り除くための処置や，適応を厳密にして，食道損傷などの合併症を引き起こさないよう十分な注意が必要である．

TEEで得られる主な情報を表11に示した．

〈参考文献〉

1) 山口　修．モニタリング（設置法，管理，合併症）．沼田克雄，奥津芳人編．新版図説ICU/呼吸管理編．東京：真興交易医書出版部；1999. p.223-42.
2) Mark JB, Slaughter TF, Reves JG. Cardiovascular Monitoring. In：Miller RD. editor. Anesthesia 5th ed. Philadelphia：Churchill Livingstone；2000. p.1117-206.
3) Reich DL, Moskowitz DM, Kaplan JA. Hemodynamic Monitoring. In：Kaplan JA. editor. Cardiac Anesthesia 4th ed. Philadelphia：WB Saunders；1999. p.321-58.
4) 大塚将秀．モニタリング．奥村福一郎編．心臓・血管麻酔ハンドブック．改訂第3版．東京：南江堂；1998. p.66-91.
5) 諏訪邦夫，奥村福一郎編．モニタリングから何が分かるか．東京：中外医学社；1993.

（鹿児島大学医学部・歯学部附属病院麻酔全身管
　　　　　理センター麻酔科　　川崎孝一
鹿児島大学大学院医歯学総合研究科先進治療科学
専攻生体機能制御学講座　侵襲制御学　上村裕一）

27 呼吸器関連用語・略語集

27-1 基本用語・略語集

【1】呼吸機能検査に使われる略語・記号

　呼吸機能検査の理解を困難にしているものの一つに記号・略語の多さがある．しかし，これらの記号，略語を正確に理解することは，共通の言語をもつことであり，呼吸管理を行う現場の意思疎通を図るだけでなく，必要な文献を読むうえでも必須である．実際にここに提示する記号は国際的にも使われているものであり，日本の呼吸機能検査普及，啓蒙に多大な貢献をしてきた肺機能セミナーの教科書「臨床肺機能検査」[1]に記載されている内容を踏襲しているが，それ自体 1977 年の IUPC（International Union of Physiological Sciences Congress）を基にした 1986 年の米国生理学会（American Physiological Society：APS）[2]の記号・略語を踏襲している．

　記号には，1 次的記号とそれを修飾する 2 次的記号とがあり，それらを組み合わせて用いる．1 次的記号は，原則として大文字で記載され，①換気力学，②肺胞ガス交換・肺循環で使用される代表的な記号を APS から抜粋して**表 1** と **2** に示した[2]．F は濃度，P は圧力，V は気体の体積，Q は液体の容量を表し，記号の上の・（ドット）は，単

表 1　呼吸機能検査において使用される記号 基本記号（換気力学）

記号	国際一般名	訳語
C	compliance	コンプライアンス
E	elastance	弾性
f	frequency	呼吸回数
G	conductance	コンダクタンス
sG	specific conductance	特異的コンダクタンス
I	inertance	慣性
P	pressure	圧力
R	resistance	抵抗
t	time	時間
V	volume	容量
W	work	仕事量
Z	impedance	インピーダンス

（Macklem PT. Symbols and abbreviations. In：Macklem PT, Mead J, editors. Handbook of physiology；The respiratory system. Bethesda：American Physiological Society；1986 より改変）

表 2　呼吸機能検査において使用される記号 基本記号（肺胞ガス交換・肺循環）

記号	国際一般名	訳語
C	concentration in a liquid content	液体の濃度 含量
D	diffusing capacity	拡散能力
f	respiratory frequency	呼吸回数
F	fraction	濃度
G	conductance	コンダクタンス
P	pressure, total or partial	圧力
Q	volume of liquid	液体の容量
$\dot{Q}$	flow of blood, perfusion	血流
R	gas-exchange ratio	ガス交換率
RQ	respiratory quotient	呼吸商
S	saturation	飽和度
V	gas volume	ガス量
$\dot{V}$	ventilation	換気量

（Macklem PT. Symbols and abbreviations. In：Macklem PT, Mead J, editors. Handbook of physiology；The respiratory system. Bethesda：American Physiological Society；1986 より改変）

表3 呼吸機能検査において使用される記号
修飾記号（換気力学）

記号	国際一般名	訳語
A	alveolar	肺胞
ab	abdomen	腹部
aw	airway	気道
B	barometric	気圧
D	dead space	死腔気
dyn	dynamic	動的
E	expiratory	呼気
el	elastic	弾性
es	esopageal	食道
I	inspiratory	吸気
L	lung, pulmonary	肺
m	mouth	口
max	maximum	最大
mus	muscle	筋肉
pl	pleural	胸腔
rs	respiratory system	呼吸器系
st	static	静的
T	tidal	1回換気
w	chest wall	胸壁

(Macklem PT. Symbols and abbreviations. In：Macklem PT, Mead J, editors. Handbook of physiology；The respiratory system. Bethesda：American Physiological Society；1986 より改変)

表4 呼吸機能検査において使用される記号
修飾記号（肺胞ガス交換・肺循環）

記号	国際一般名	訳語
a	arterial	動脈血
A	alveolar	肺胞
B	barometric	気圧
c	capillary	毛細血管
E	expired	呼気
I	inspired	吸気
m	membrane	膜
pa	pulmonary arterial	肺動脈
pc	pulmonary capillary	肺毛細血管
pv	pulmonary venous	肺静脈
pw	pulmonary wedge	肺楔入
t	time t	t時間
T	total	全体
ti	tissue	組織
v	venous	静脈
$\bar{V}$	mixed venous	混合静脈血

(Macklem PT. Symbols and abbreviations. In：Macklem PT, Mead J, editors. Handbook of physiology；The respiratory system. Bethesda：American Physiological Society；1986 より改変)

位時間あたりの変化量（dt）を表し（例えば $\dot{V}$, $\dot{Q}$），‥（2ドット）は，加速度（dt^2）を表す（例えば，$\ddot{V}$, $\ddot{Q}$）。なお，同じ記号でも①と②では，異なる意味を示すことがあるので注意が必要である（例えばCでコンプライアンスや液体の濃度を表す）。

2次的記号は，1次的記号の右下に（下つき）に記し，液相に関係する記号は小文字で，気相に関係する記号〔例えば，肺胞（A），大気（B），呼気（E），吸気（I）など〕は小型頭文字で記載される（表3，4）[2]。例えば，動脈血酸素分圧は Pa_{O_2}，肺胞気酸素分圧は $P_{A_{O_2}}$ と表される。記号の上に付けられる—（バー）は，平均（混合）を意味し，$P\bar{v}_{O_2}$は混合した静脈血の酸素分圧を表す。

％表記は，その記号の前に付けば予測値に対する％を意味し，記号の後ろに付けば他の指標に対する割合として表される。例えば，%FEV_1は，予測値に対する FEV_1 の比率を意味し，FEV_1%はFVC（もしくはVC）に対する FEV_1 の割合（1秒率）を意味する。

【2】気体の状態の表現

気体は，まったく同一の気体であっても測定されたときの温度，湿度，圧力によって体積が変化する。そのため，体積を比較する場合には測定条件を同じにしなければならない。その測定条件は3つあり，

ATPS：ambient temperature and pressure, saturated with water vapor

BTPS：body temperature, ambient pressure and saturated with water vapor

STPD：standard temperature and pressure, dry

と表現され，それぞれの状況下での条件が，表5のように規定される。

現在，ほとんどの機械で自動的に計測されているのでこのようなことを考えることがないが，室内で採取し計測したガスの状態は ATPS であり，肺気量，換気量などは BTPS で表され，酸素摂取

表5 気体状態の表現

	温度	気圧	水蒸気圧
ATPS	室温	大気圧	飽和
BTPS	37℃	大気圧	飽和
STPD	0℃	1気圧	乾燥

量，二酸化炭素摂取量，肺拡散能などは，STPDで表されている。ちなみに同一気体の異なる条件下での体積は以下の式によってそれぞれ変換される。それらの変換指数は，一覧となって成書にあるので参考にしてほしい。

$$V_{BTPS} = V_{ATPS} \cdot (273+37)/(273+t) \cdot (P_B - P_{H_2O(t)})/(P_B - P_{H_2O(37)})$$

$$V_{STPD} = V_{ATPS} \cdot 273/(273+t) \cdot (P_B - P_{H_2O(t)})/(P_B)$$

t：測定時の温度，P_B：大気圧，P_{H_2O}：水蒸気圧，$P_{H_2O(37)}$：37℃での飽和水蒸気圧で47 mmHg

〈参考文献〉

1) 肺機能セミナー．1998年改訂版臨床呼吸機能検査．肺機能セミナー，1998．
2) Macklem PT. Symbols and abbreviations. In：Macklem PT, Mead J, editors. Handbook of physiology：The respiratory system. Bethesda：American Physiological Society；1986.

(自治医科大学附属大宮医療センター呼吸器科 小山信一郎
日本大学医学部呼吸器内科 堀江孝至)

27-2 関連用語・略語集

Ⅰ．肺機能

1）静的状態における測定

V_T	tidal volume	1回換気量
IRV	inspiratory reserved volume	予備吸気量
ERV	expiratory reserved volume	予備呼気量
RV	residual volume	残気量
TLC	total lung capacity	全肺気量
IC	inspiratory capacity	深吸気量
VC	vital capacity	肺活量
FRC	functional residual capacity	機能的残気量
RV/TLC%	residual volume to total lung capacity	残気率
V_D	dead space	死腔
V_D/V_T		死腔率
CV	closing volume	クロージングボリューム

2）強制呼出による測定

FVC	forced vital capacity	努力性肺活量
FEV_1	forced expiratory volume 1 sec	1秒量
$FEV_1\%$	percent of forced expiratory volume 1 sec	1秒率
MVV	maximum voluntary ventilation	最大換気量
$\dot{V}max$	maximum expiratory flow rate	最大呼気速度

3）単位時間における測定

$\dot{V}_E$	expired volume per minute	分時換気量 = $V_T \times f$
$\dot{V}_A$	alveolar ventilation	1分間の肺胞換気量 = $(V_T - V_D) \times f$

$\dot{V}_{O_2}$	consumption oxygen per minute 1分間の酸素消費量		動脈血二酸化炭素分圧
$\dot{V}_{CO_2}$	carbon dioxide production per minute 1分間の二酸化炭素産生量	Pa_{O_2}	partial pressure of arterial oxygen 動脈血酸素分圧
		$P\bar{v}_{O_2}$	partial pressure of mixed venous oxygen 混合静脈血酸素分圧
RQ	respiratory quotient 呼吸商	$A\text{-}aD_{O_2}$	difference of alveolar arterial oxygen partial pressure 肺胞気-動脈血酸素分圧較差
$\dot{V}_A/\dot{Q}$	ventilation perfusion ratio 換気血流比		
4) 圧		Qs	shunt 短絡（シャント）
Palv	alveolar pressure 肺胞内圧	Qs/Qt	シャント率
Pao	airway opening pressure	Sa_{O_2}	saturation O_2 動脈血酸素飽和度
Paw	airway pressure 気道内圧	Sp_{O_2}	パルスオキシメトリより得た動脈血酸素飽和度
Ppl	pleural pressure 胸腔内圧	$S\bar{v}_{O_2}$	混合静脈血酸素飽和度
Ptp	transpulmonary pressure 肺内外圧差	C_{O_2}	O_2 content 酸素含量
Pst(l)	lung elastic pressure 肺の弾性圧	AG	アニオンギャップ
		BB	buffer base 緩衝塩基
MIP	maximum inspiratory pressure 最大吸気力	BE	base excess ベースエクセス（塩基過剰）
Pdi	transdiaphragmatic pressure 経横隔膜筋力		

II. 人工呼吸

5) 2次的に算出されるパラメータ			
C	compliance コンプライアンス（ΔV/ΔP）	pressure cycled	従圧式
Cdyn	dynamic compliance 動肺コンプライアンス	volume cycled	従量式
		time cycled	タイムサイクル
Cst	static compliance 静的コンプライアンス	tank respirator	鉄の肺
		cuirass shell	吸盤式レスピレータ
R	resistance 気道抵抗	RR	respiratory rate 呼吸数
D_L	pulmonary diffusing capacity 肺拡散能	VCV	volume control ventilation 量規定換気
W	work of breathing 呼吸仕事量	PCV	pressure control ventilation 圧規定換気
6) 血液ガスおよびその関連		I/E 比	吸気呼気比
ET_{CO_2}	endtidal CO_2 終末呼気二酸化炭素	APRV	airway pressure release ventilation 気道圧開放換気
$F_{I_{O_2}}$	fraction of inspired oxygen 吸入酸素濃度	BiPAP	biphasic positive airway pressure 2層性陽圧換気
Pa_{CO_2}	partial pressure of arterial carbon dioxide	CMV	controlled mechanical ventilation

	機械的調節換気［法］	ETHFV	extra-thoracic high frequency ventilation
PTV	patient trigger ventilation		胸郭外高頻度換気
	部分的補助換気	HFJV	high frequency jet ventilation
assisted CMV	assisted controlled mechanical ventilation		高頻度ジェット換気
	補助呼吸［法］	HFV	high frequency ventilation
CPAP	continuous positive airway pressure		高頻度換気
	持続［性］気道陽圧，持続陽圧気道圧	NEEP	negative extra-thoracic end-expiratory pressure
CPPB	continuous positive pressure breathing		呼気終末胸郭外陰圧＝EENETP
	持続陽圧呼吸［法］	NETPV	negative extra-thoracic pressure ventilation
CPPV	continuous positive pressure ventilation		胸郭外陰圧式人工呼吸
	持続陽圧換気［法］，持続的陽圧呼吸	CPB	cardiopulmonary bypass
			人工心肺
DLV	differential lung ventilation	ECLA	extracorporeal lung assist
	左右肺独立換気［法］		体外式肺補助膜型人工肺と体外循環による呼吸補助
EIP	end-inspiratory pause		
	吸気終末休止期	ECLS	extracorporeal life support
(E) MMV	(extended) mandatory minute ventilation		膜型人工肺と体外循環による生命維持法の総称
	強制分時換気［法］	ECMO	extracorporeal membrane oxygenation
IMV	intermittent mandatory ventilation		
	間欠的強制換気［法］		膜型人工肺
IPPB	intermittent positive pressure breathing	IVOX	intravascular oxygenator
			大静脈内に挿入する膜型人工肺
	間欠的陽圧呼吸［法］，間欠陽圧呼吸	weaning	ウィーニング（人工呼吸器よりの離脱過程）
IPPV	intermittent positive pressure ventilation		

Ⅲ．循環系

	間欠的陽圧換気［法］	CI	cardiac index
IRV	inverse ratio ventilation		心係数（心拍出量／体表面積）
	吸気対呼気比逆転換気	CO	cardiac output
PEEP	positive end-expiratory pressure		心拍出量
	終末呼気陽圧，呼気終末陽圧	TEE	trans esophagial echo
PSV	pressure support ventilation		経食道エコー
	プレッシャーサポート換気	PA	pulmonary artery
SIMV	synchronized intermittent mandatory ventilation		肺動脈
	同期式間欠的強制換気［法］	PCWP	pulmonary capillary wedge pressure
PAV	propotional assist ventilation		
	比例補助換気		肺毛細血管楔入圧
NPPV	non invasive positive ventilation		
	非侵襲的陽圧換気		

IV. その他

ARDS	acute respiratory distress syndrome 急性呼吸促迫症候群	**RDS**	respiratory distress syndrome 呼吸促迫症候群
ALI	acute lung injury 急性肺損傷	**CCU**	cardiac care unit 循環器疾患集中治療室
COPD（COLD）	chronic obstructive pulmonary (lung) disease 慢性閉塞性肺疾患	**ICU**	intensive care unit 集中治療室
		NICU	neonatal intensive care unit 新生児集中治療室
		RCU	respiratory care unit 呼吸器疾患集中治療室

呼吸療法関連ホームページ一覧

法律関連全般
1. 厚生労働省……………… http：//www.mhlw.go.jp/
2. 法令等…………………… http：//wwwhourei.mhlw.go.jp/hourei/index.html
3. 社会保険庁……………… http：//www.sia.go.jp/
4. 法庫……………………… http：//www.houko.com/

身体障害者福祉法
1. 電子政府の総合窓口：身体障害者福祉法
   ……………………… http：//law.e-gov.go.jp/
2. 法庫：身体障害者障害福祉法
   ……………………… http：//www.houko.com/00/01/S24/283.HTM

障害年金
1. 社会保険庁：障害年金… http：//www.sia.go.jp/seido/nenkin/shikumi/shikumi03.htm
2. 障害年金の手引き……… http：//www.shougainenkin.com/

各種障害基礎年金制度
1. メンタルヘルス・アイ：福祉制度の手引き
   ……………………… http：//www.mental.ne.jp/
2. 社会保険庁：国民年金制度に関する情報
   ……………………… http：//www.sia.go.jp/infom/tokei/gaiyo1999/

公害健康被害補償法
1. 独立行政法人環境再生保全機構
   ……………………… http：//www.erca.go.jp/
2. 法庫：公害健康被害の補償等に関する法律
   ……………………… http：//www.houko.com/00/01/S48/111.HTM
3. 法庫：公害健康被害の補償等に関する法律施行令
   ……………………… http：//www.houko.com/00/02/S49/295.HTM

特定治療指定疾患制度
1. 難病情報センター……… http：//www.nanbyou.or.jp/what/nan_kenkyu_45.htm

診療報酬制度
1. 会計検査院：高齢者医療費，診療報酬制度および私的医療機関
   ……………………… http：//www.jbaudit.go.jp/kanren/gar/japanese/article21to30/j28d15.pdf

2．COPD 情報ネット：在宅酸素療法
　　　　　　……………………　http：//www.copd-info.net/treat/oxygen.html

医師法
1．法庫：医師法……………　http：//www.houko.com/00/01/S23/201.HTM
2．厚生労働省：医療法，医師法，歯科医師法改正のポイント
　　　　　　……………………　http：//www.mhlw.go.jp/topics/0106/tp0604-2.html

臨床工学技士法
1．法庫：臨床工学技士法…　http：//www.houko.com/00/01/S62/060.HTM
2．法庫：臨床工学技士法施行令
　　　　　　……………………　http：//www.houko.com/00/02/S63/021.HTM
3．法令ユビキタス：臨床工学技士法施行令
　　　　　　……………………　http：//kousei.hourei.info/kousei369.html

3 学会合同呼吸療法認定士制度
1．財団法人医療機器センター：3 学会合同呼吸療法認定士認定制度
　　　　　　……………………　http：//www.jaame.or.jp/koushuu/kokyu/k_index.html
2．社団法人日本呼吸器学会　http：//www.jrs.or.jp/
3．社団法人日本麻酔科学会　http：//www.anesth.or.jp/
4．特定非営利活動法人日本呼吸器外科学会…………………http：//www.jacsurg.gr.jp/

和文索引

％最高酸素摂取量 …………185
％最大仕事量 ………………185
Ⅰ型呼吸不全 ………58, 126, 277
Ⅱ型呼吸不全 …58, 126, 128, 277
1回換気量 ……………39, 306
1秒率 …………………40, 236
1秒量 …………………39, 40
2相性陽圧呼吸 ……………281
6分間歩行距離 ……………51
6分間歩行試験 …………51, 187

あ

亜酸化窒素 …………………143
　──ボンベ ………………75
アシクロビル ………………96
アジスロマイシン …………93
アストグラフ法 ……………49
アストラップ法 ……………2
アスペルギルス抗原価 ……93
アセチルコリン ……………90
圧外傷 …………………149, 231
悪化の予防 …………………199
圧規定換気 ……………154, 228
圧規定方式 …………………152
圧亢進型肺水腫 ……………226
圧縮空気供給装置 …………73
圧損傷 …………………161, 172
アデニル酸シクラーゼ ……88
アデノシン …………………241
アドレナリン ………………88
アトロピン …………………90
アニオンギャップ …………56
アミノグリコシド系 ………96
アミノフィリン ……………90
アムホテリシンB …………96
アラキドン酸代謝 …………29
アルベカシン ………………95

アンピシリン ………………94
アンピシリン・スルバクタム
　……………………………94
アンビューバッグ …………284

い

医原性気胸 …………………257
異常呼吸 ……………………71
イセチオン酸ペンタミジン …96
イソニアジド ………………95
イソプロテレノール ………88
一次救命処置 ………………296
一酸化窒素 …………………31
　──吸入療法 ……220, 231
一側肺動脈閉塞試験 ………287
イトラコナゾール …………96
イミペネム／シラスタチン …94
イリタント受容器 …………15
医療ガス配管ガス別塗色 …74
医療ガス配管設備 …………72
陰圧手術室 …………………2
インセンティブ・スパイロメ
　トリ ……………………177
インターバル・トレーニング
　法 ………………………185
インターロイキン …………103
インファントスター ………208
インフルエンザウイルス …96
インフルエンザ桿菌 ………92
インフルエンザワクチン …253

う

ウィーニング ………………162
ウォータートラップ ………114
右心不全 ……………………65
運動処方 ……………………184
運動の強度 …………………184

運動の持続時間 ……………184
運動の種類 …………………184
運動負荷検査 ………………50
運動負荷試験 ………………187

え

エアゾール …………………288
　──粒子 …………………104
エアリーク …………………206
栄養 …………………………186
　──サポートチーム ……188
　──障害 …………………66
液体酸素システム …………280
液体培地 ……………………93
エタンブトール ……………95
エリスロマイシン …………93
塩酸アマンタジン …………96
塩酸アンブロキソール ……91
塩酸シプロフロキサシン …95
塩酸セフォゾプラン ………94
塩酸デクスメデトミジン …162
塩酸ドキシサイクリン ……95
塩酸ナロキソン ……………102
塩酸バンコマイシン ………95
塩酸ブプレノルフィン ……232
塩酸プロカテロール ………88
塩酸ブロムヘキシン ………90
塩酸ミノサイクリン ………95
塩酸モルヒネ …………162, 232
延髄呼吸中枢 ………………13

お

横隔神経 ……………………10
横隔膜活動 …………………270
横隔膜呼吸 …………………176
横隔膜破裂 …………………265
黄色爪症候群 ………………254

黄色ブドウ球菌 …………………92
オープンマウス法 ………………108
小川培地 …………………………93
オトガイ部挙上法 ………………136

か

解剖学的死腔 ……………………17
解剖学的シャント ………………21
開放性気胸 ………………………264
会話用気管切開チューブ ………144
加温加湿 …………………………218
　──の意義 …………………110
加温加湿器 ……77, 110, 113, 220
下顎挙上 …………………………136
化学調節系 ……………………13,14
化学伝達物質 ……………………102
拡散機能検査 ……………………47
拡散障害 ………………………20, 63
核酸増幅 …………………………92
喀痰融解薬 ………………………77
加湿瓶 ……………………………112
ガス交換障害 ……………………63
下側肺傷害 ………………………231
喀血 ………………………………252
活性凝固時間 ……………………223
活性酸素 …………………………120
　──種 ………………………31
カテコラミン ……………………88
可搬式超低温液化ガス容器用
　………………………………73
可搬式容器 ………………………72
カフ ………………………………142
　──圧 ………………………231
　──加圧法 …………………313
ガフキー号数 ……………………93
カプノグラム ……………………305
カプノメータ ……………………79
カリクレイン-キニン系 ………29
カルバペネム系 …………………93
換気回数 …………………………219
換気血流比 ………………………157

　──不均等分布 …………21, 63
換気障害 …………………………61
換気条件 …………………………154
環境因子 …………………………200
換気力学検査 ……………………43
間欠的強制換気 …………………156
間欠的陽圧換気 …………………149
看護のプロセス …………………195
看護の役割 ………………………195
ガンシクロビル …………………96
間質性肺炎 …………………246, 293
患者・家族教育 …………………280
患者ケアの目標 …………………194
患者サイクル式 …………………151
肝障害 ……………………………66
緩衝作用 …………………………55
感染防止 …………………………281
感染予防 …………………………200
陥没呼吸 …………………………217

き

気圧外傷 …………………………134
奇異呼吸 …………………………67
気管 ………………………………5
　──カテーテル ……………127
　──カニューレの交換 ……284
　──カラー …………………127
　──チューブ ………………138
気管・気管支吻合部縫合不全
　………………………………293
気管支拡張症 ……………………251
気管支拡張薬 …………77, 87, 288
気管支静脈 ………………………10
気管支喘息 …………………18, 104
気管支損傷 ………………………265
気管支動脈(系) ………………10, 23
気管食道瘻 ………………………148
気管切開 ……………………140, 229
　──チューブ ………………141
気管挿管 ……………………138, 229
　──による合併症 …………146

気管内吸引 …………………145, 231
気管内洗浄 ………………………146
気管軟骨 …………………………5
気胸 ………………148, 256, 263, 292
起坐呼吸 …………………………67
キサンチン誘導体 ………………89
キシナホ酸サルメテロール ……237
気腫優位型 ………………………234
基礎代謝量 ………………………189
気道異物 …………………………256
気道炎症 …………………………240
気道可逆性 ………………………49
気道過敏性 ………………………49
　──検査 ……………………49
　──の亢進 …………………240
気道感染 …………………………253
気道管理 …………………………283
気道クリーニング ………………287
気道生検 …………………………252
気道抵抗 ………………18, 44, 310
気道病変優位型 …………………235
気道分泌物 ………………………179
機能的残気量 ……………………39
機能点検 …………………………81
吸引カテーテル …………………145
吸引供給装置 ……………………74
吸気開始相 ………………………151
吸気時間 …………………………219
吸気終末休止時間 ………………155
吸気終末プラトー圧 ……………228
吸気終末ポーズ圧 ………………308
吸気相 ……………………………152
吸気対呼気比逆転換気 …………155
吸気弁 ……………………………77
吸気補助 …………………………3
吸収性無気肺 ……………………129
急性呼吸促迫症候群
　………64, 149, 161, 221, 225, 293
急性呼吸不全症 …………………159
急性心タンポナーデ ……………266
急性肺傷害 …………………225, 293

急性肺損傷 …………………126	経口エアウェイ ……………137	口腔内清拭 …………………231
吸入酸素濃度 …………160, 302	経口挿管 ……………………139	口腔内装具 …………………273
吸入試験標準法 ………………49	頸静脈怒張 ……………………67	抗結核薬 ………………………92
吸入ステロイド ……………100	経食道心エコー法 …………319	抗コリン薬 ……………………90
吸入装置 ……………………128	携帯型ボンベ ………………280	抗重力筋 ……………………270
教育指導 ……………………284	携帯用定量噴霧器 ……89, 106	抗真菌薬 ………………………92
胸管 ……………………………10	軽打法 ………………………181	高水準消毒 ……………………84
胸腔ドレーン …………259, 261	経腸栄養 ……………………189	合成空気 ………………………73
胸腔内癒着療法 ……………260	頸動脈体 ………………………14	拘束性換気障害 ……40, 282, 290
胸水貯留 ……………………293	経鼻エアウェイ ……………137	後天性免疫不全症候群 ………251
強制呼出法 ……………176, 182	経鼻持続気道陽圧 …………110	喉頭鏡 ………………………138
胸部外傷 ……………………261	経鼻挿管 ……………………139	喉頭痙攣 ……………………147
胸壁動揺 ……………………262	経皮的輪状甲状膜穿刺法 …142	行動調節系 ………………13, 16
去痰薬 …………………… 90, 108	ケタミン ……………………162	高二酸化炭素血症 ……57, 129
禁煙 …………………199, 236, 249	血液-ガス関門 ………………24	——容認方針 …………………3
緊急気道確保法 ……………141	血液中メトヘモグロビン …222	高濃度 ………………………128
緊急時の対応 ………………203	血管径の増大 …………………26	抗微生物薬 ……………………92
緊張性気胸 ……………258, 265	血管透過性亢進型 …………226	高頻度換気法 …………………3
筋紡錘 …………………………15	血気胸 ………………………263	高頻度人工換気 ……………156
	血胸 …………………………263	高頻度振動換気 …………218, 220
く	結合型酸素 …………………131	高流量酸素供給装置 ………126
区域静脈 ………………………10	血痰 …………………………252	高流量酸素投与 ……………127
区域別遮断弁 …………………74	血中抗原検出 …………………93	誤嚥性肺炎 …………………173
クエン酸フェンタニル …162, 232	結露 …………………………115	呼気開始相 …………………152
クスマウル呼吸 ………………71	嫌気性解糖 …………………121	呼気終末 P_{CO_2} ……………305
口すぼめ呼吸 ………………177	健康関連 QOL ………168, 187	呼気終末陽圧
口元温プローブ ……………114		……113, 128, 161, 217, 225, 309
駆動圧 …………………………25	**こ**	——換気 ……………………259
クラミジア ……………………92	誤飲 …………………………256	呼気相 ………………………153
グラム染色 ……………………92	高圧ガス容器ガス別塗色 ……76	呼気弁 …………………………77
クラリスロマイシン …………93	抗アレルギー薬 ………102, 108	呼吸音 …………………………69
クリプトコックス抗原価 ……93	抗ウイルス薬 …………………92	——の分類 …………………197
クロージングキャパシティ …47	効果的な咳 …………………183	呼吸介助法 …………………181
クロージングボリューム …47	交感神経 ………………………10	呼吸器感染の予防のポイント
グロコット染色 ………………93	高気圧酸素療法 ……………131	………………………………202
クロモグリク酸ナトリウム …102	——装置 ……………………133	呼吸機能検査 …………………38
	——の安全基準 ……………135	呼吸曲線 ……………………151
け	——の適応 …………………134	呼吸筋疲労 ………………37, 64
ケアコーディネーション …284	好気性代謝 …………………121	呼吸コントロール …………176
ケアニーズ …………………194	抗菌薬 …………………… 92, 108	呼吸細気管支 …………………6
経横隔膜圧差 ………………307	口腔内カンジダ症 …………107	呼吸商 ………………………128

呼吸障害患者のアセスメント
　　　　　　　　　…………196
　　──呼吸障害に関連して行
　　　われる検査 ………199
　　──症状・徴候・関連要因
　　　　　　　　　…………196
　　──フィジカルアセスメン
　　　ト …………………196
　　──療養生活の自己管理能
　　　力 …………………200
呼吸数 ……………………306
　　──と呼吸の深さの変調
　　　パターン ……………197
呼吸数/1回換気量 …………306
呼吸性アシドーシス ………66
呼吸促迫症候群 ……………214
呼吸中枢 ………………13, 17
　　──刺激薬 ……………102
呼吸抵抗 ……………………44
呼吸パターン ………………105
呼吸不全 …………58, 126, 289
呼吸リズムの変調パターン …197
呼吸リハビリテーション
　　　　　　　　…………237, 278
コハク酸プレドニゾロン ……99
コハク酸メチルプレドニゾロン
　　　　　　　　………………99
ゴルジ腱器官 ………………15
混合静脈血 …………………124
　　──酸素含量 ……………175
　　──酸素分圧 ………19, 129
　　──酸素飽和度 ……175, 316
混合性換気障害 ……………252
コンプライアンス ……18, 45, 309

さ

サーファクタント ……………31
　　──補充療法 …………220
再灌流障害 …………………173
細菌性肺炎 …………………173
サイクリックAMP …………88

最大気道内圧 ………………308
最大吸気圧 …………161, 306, 308
最大吸気流量曲線 ……………42
最大呼気流量曲線 ……………42
在宅酸素療法
　　　　　　…………4, 126, 249, 277, 279
在宅人工呼吸療法 ………4, 277
サイドストリーム型ジェット
　ネブライザ ………………112
サイトメガロウイルス・アン
　チゲネミア …………………93
杯細胞 ………………………111
嗄声 …………………………107
ザナミビル ……………………96
残気量 …………………………39
酸素運搬量 …………………175
酸素解離曲線 ……19, 126, 302
酸素含量 ………………123, 175
酸素供給源 …………………125
酸素消費量 ……………175, 303
酸素摂取率 …………………303
酸素中毒 …………129, 134, 160
酸素添加能 …………………174
酸素濃縮器 …………………280
酸素濃縮装置 ………………119
酸素瀑布 ……………………122
酸素飽和度 …………………281
酸素ボンベ ……………………75
酸素輸送 ……………………123
　　──量 …………………303
酸素容量 ……………………123
酸素流量計 ……………………78
酸素療法 …………125, 132, 218

し

ジアゼパム …………………232
ジェットネブライザ ……78, 106
時間サイクル式 ……………151
死腔 ……………………………61
　　──換気率 ……………307
自己拡散係数 ………………119

持続気道陽圧 …………157, 163
持続陽圧 ……………………219
疾患と治療に関する情報提
　供・情報交換と指導 ………195
時定数 …………………………46
自動給水装置 ………………115
自発呼吸トライアル ………163
遮断弁 …………………………74
シャトルウォーキングテスト
　　　　　　　　…………185
シャント ……………………128
　　──率 ……………………64
臭化イプラトロピウム ………90
臭化オキシトロピウム ………90
臭化チオトロピウム ……90, 237
臭化パンクロニウム ………232
臭化ベクロニウム ……162, 232
周期的呼吸法 ………………181
終末細気管支 …………………6
主気管支 ………………………5
酒石酸レバロルファン ……102
出血性ショック ……………262
循環血液量 …………………315
循環のサイン ………………297
循環抑制 ……………………158
消化管障害 ……………………66
上気道抵抗 …………………270
上気道反射 ……………………16
小児用人工呼吸器 …………205
　　──の換気モード ………206
　　──の基本構造 ………206
静脈栄養 ……………………189
静脈角 ………………………10
食事摂取のポイント ………203
除細動 ………………………298
所属リンパ節 ………………10
徐波睡眠 ……………………268
神経筋接合部 ………………17
神経調節系 ………………13, 14
人工換気 ……………………149
人工呼吸器 ……………76, 258

──関連肺炎 ……162, 229, 232
　──関連肺損傷 ……………150
　──使用後(終業)の点検 …81
　──使用前(始業)の点検 …81
　──使用中の点検 …………81
　──定期的な機能点検 ……83
　──由来肺傷害 ………228, 231
人工鼻 ………………………116
侵襲的人工換気 ……………159
深睡眠 ………………………268
新生児 ………………………205
　──呼吸促迫症候群 ………173
　──遷延性肺高血圧症
　　　　　　　………216, 220
新生児循環 …………………216
　──への移行 ……………216
心臓超音波法 ………………319
身体障害者認定 ……………280
身体所見 ……………………186
心電図 ………………………311
振動PEP療法 ………………182
心囊穿刺 ……………………262
心肺蘇生 ……………………296
心拍出量 ……………………318
心理社会面への支援 ………203

す

随意性呼吸調節系 ……………16
睡眠関連呼吸障害 …………268
睡眠時呼吸障害 ……………268
睡眠時低換気 ………………274
　──症候群 ………………272
スクイージング法 …………288
スターシンク ………………208
スタイレット ………………138
ステロイド …………………248
ストレプトマイシン …………95
スパイロメトリ …………39, 235
スピリーバ …………………237
スペーサ ……………………108
スルファメトキサゾール・ト
リメトプリム合剤 …………96

せ

声音振盪 ………………………68
正常菌叢 ………………………92
静的コンプライアンス ……309
静肺コンプライアンス ………45
セクリスト …………………207
絶対湿度 ……………………111
絶対的濁音 ……………………70
セファゾリン …………………94
セフェピム ……………………94
セフェム系 ……………………93
セフォペラゾン ………………94
セフスロジン …………………94
セフタジジム …………………94
セフメタゾール ………………94
セレベント …………………237
全身持久力トレーニング …185
喘息重積発作 ………………173
喘息の急性増悪 ……………242
選択的消化管内殺菌 ………232
先天性横隔膜ヘルニア ……173
全肺気量 ………………………41
線毛 …………………………254
　──上皮 …………………111
　──輸送機構 ……………179

そ

臓器移植後の肺合併症 ……251
双極標準肢誘導 ……………312
増高単極肢誘導 ……………312
相対湿度 ……………………111
組織内ガス交換 ……………289

た

タービュヘイラ …………100, 107
体位ドレナージ ……………231
　──療法 …………………180
体位変換 ……………………231
体外式膜型人工肺 …………223
胎児循環 ……………………213
体循環 …………………………23
胎便吸引症候群 ………173, 215
タキフィラキシ ………………88
多血症 …………………………66
樽状肺 …………………………68
単極胸部誘導 ………………312
単極肢誘導 …………………312
短絡 …………………………128

ち

チアノーゼ ……………………68
チール-ニールセン染色 ……92
チェーン・ストークス呼吸
　　　　　　　………71, 273
　──症候群 ………………272
チェックバルブ機構 ………256
チェックリスト ………………81
窒素洗い出し法 ………………46
チャンバ温プローブ ………114
中央配管方式 ………………126
中空糸 ………………………172
中心静脈圧 …………………315
中心静脈酸素飽和度 ………129
中水準消毒 ……………………85
中枢化学受容器 ………………14
中枢神経障害 …………………66
中枢神経に及ぼす作用 ……129
中枢性睡眠時無呼吸・低呼吸
　症候群 ……………………272
中枢性鎮咳薬 …………………92
中枢性無呼吸 ………………273
超音波ネブライザ …78, 106, 113
腸管免疫 ……………………191
長期NPPVの効果 …………282
長期NPPVの適応 …………282
長期酸素療法 ………………278
長期人工呼吸療法 …………168
調節換気 ………………154, 227
治療の自己管理に関する支援
　　　　　　　………………198

鎮咳薬 …………………………91

つ

通常型間質性肺炎 ………………246
ツロブテロール …………………88
　──貼付薬 ………………237

て

低圧持続吸引器 …………………79
低換気 ……………………………282
抵抗 ………………………………43
低呼吸 ……………………………272
テイコプラニン …………………95
低酸素血症 …57,61,64,123,277,278
低酸素性肺血管収縮 ………27,214
低酸素性肺血管攣縮 ……………126
定常状態 …………………………39
定常流 ……………………………206
　──方式 ……………………157
低水準消毒 ………………………85
ディスカス ………………………100
ディスクヘイラ …………………107
定置式超低温液化ガス貯槽 ……73
定置式超低温液体酸素方式 ……126
低濃度酸素療法 …………………128
低流量 ……………………………126
　──酸素投与 ………………127
テオフィリン ……………89, 237
デキサメタゾン …………………99
デキサメデトミジン ……………232
デ・コンディショニング ………184
テトラサイクリン系 ……………93
デマンドフロー方式 ……………157
電気吸引器 ………………………79

と

頭蓋内挿管 ………………………147
同期式間欠的強制換気 …156, 227
動作と姿勢のポイント …………202
動的コンプライアンス …………309
動肺コンプライアンス …………45

頭部後屈あご先挙上 ……………297
動脈圧 ……………………………313
動脈管 ……………………………213
　──索 ………………………7
　──の閉鎖 …………………216
動脈血酸素分圧 ……………19, 302
トータルフェイスマスク ………167
ドキサプラム ……………………102
特殊なチューブ …………………143
特発性間質性肺炎 ………………245
特発性肺線維症 …………………246
トシル酸スプラタスト …………103
トノメトリ法 ……………………314
トラケアボタン …………………144
トランスファーコエフィシェント …49
トリガー感度 ……………………227
トリプターゼ ……………………241
努力肺活量 ………………………40
ドロペリドール …………………232

な

ナイアシン試験 …………………93
内因性PEEP ……………………309
長さ-張力関係 …………………34

に

二酸化炭素呼出曲線 ……………305
二酸化炭素除去能 ………………174
二酸化炭素ナルコーシス ……66, 129
二次救命処置 ……………………298
二重カフチューブ ………………143
日常生活動作 ……………………201
ニューキノロン系 ………………96
乳児 ………………………………205
ニューモシスチス肺炎 …………96
尿中抗原 …………………………92

ね

熱希釈法 …………………………316

熱線入り加温加湿器 ……………114
熱線なし加温加湿器 ……………114
ネブライザ …………………77, 112
ネブライゼーション ……………111
捻髪音 ……………………………246

の

脳圧亢進 …………………………300
膿胸 ………………………………295
脳血流 ……………………………300
ノルアドレナリン ………………88
ノンレム睡眠 ……………………268

は

パートナーⅡi …………………209
肺炎 ………………………………292
　──桿菌 ……………………92
　──球菌 ……………………92
肺ガス交換 ………………………289
肺活量 …………………………39, 40
肺癌 ………………………………250
配管端末器 ………………………74
　──DISS方式 ……………74
　──NIST方式 ……………74
　──シュレーダ方式 ………74
　──ピン方式 ………………74
肺虚脱度 …………………………258
肺気量分画 ………………………41
　──検査 ……………………286
肺血管周囲圧 ……………………25
肺血管抵抗 ………………………25
敗血症性ショック ………………173
肺血栓塞栓症 ……………………295
肺高血圧症 ………………………65
肺サーファクタント ……………214
肺挫傷 ……………………………265
肺循環 ……………………………23
　──時間 ……………………25
　──障害 ……………………65
肺傷害 ……………………………129
肺静脈 ……………………………7

| 　　──圧 …………………………24
| 肺伸展受容器 …………………14
| 肺水 ………………………………215
| 肺性心 ……………………65, 278
| 背側呼吸ニューロン群 …………13
| バイタルサイン …………………71
| 排痰法 …………………………183
| 肺動脈 ……………………………7
| 　　──圧 ……………………24, 317
| 　　──カテーテル ………………316
| 　　──系 …………………………23
| 　　──楔入圧 ………………25, 317
| 肺内ガス分布検査 ………………46
| 肺内血液量 ………………………25
| 肺内血流分布 ……………………26
| 肺(粘性)抵抗 ……………………44
| 肺胞 ………………………………6
| 　　──ガス交換障害 ……………61
| 　　──換気量 ………………61, 62
| 　　──死腔 ………………………17
| 　　──低換気 …………………20, 62
| 肺胞気酸素分圧 …………………19
| 肺胞(気)-動脈血酸素分圧較差
| 　　 ……………………22, 55, 303
| 肺胞-毛細管ブロック症候群 …21
| 肺保護換気 ………………227, 228
| 肺保護戦略 ……………………227
| ハイムリッヒ法 ………………257
| 肺毛細血管血液量 ………………20
| 肺毛細血管内圧 …………………24
| 肺葉気管支 ………………………6
| 肺容量減量手術 ………………238
| 肺瘻 ……………………………292
| バクテリアルフィルタ …………116
| ばち(状)指 …………………68, 246
| バックグラウンドフロー ……208
| 鼻CPAP ……………………205, 219
| 鼻カテーテル …………………127
| 鼻カニューレ …………………127
| 鼻プロング ……………………275
| 鼻マスク ………………………167

| 　　──持続気道陽圧 ……………273
| パニペネム/ベタミプロン ……94
| ハフィング ……………………182
| ハミングⅡ ……………………211
| ハミングⅤ ……………………211
| パルスオキシメータ ……79, 304
| パルスオキシメトリ ………181
| ハロペリドール ………………232
| 反跳現象 …………………………99

ひ

| ピークフロー ……………………42
| ビオー呼吸 ………………………71
| 皮下気腫 …………………148, 261
| 比較的濁音 ………………………70
| 非急速眼球運動睡眠 …………268
| 非侵襲的陽圧換気
| 　　 …………………110, 229, 258, 274
| 非侵襲的陽圧人工換気 ………159
| ヒスタミン …………………103, 241
| 　　──受容体 …………………103
| びまん性汎細気管支炎 …………93
| 肥満低換気症候群 ……………272
| ヒューミディフィケーション
| 　　 ……………………………111
| 病状の自己把握 ………………198
| 日和見感染症 …………………100
| ピラジナミド ……………………95
| 貧血 ………………………………66

ふ

| ファイティング ………………162
| ファイバースコープ …………140
| フィジカルアセスメント ……195
| フィナプレス法 ………………314
| フーヴァー徴候 …………………67
| フェイスマスク ………………127
| 腹臥位療法 ……………………231
| 副雑音 ……………………………69
| 　　──の分類 …………………198
| 副腎皮質刺激ホルモン …………99

| 副腎皮質ステロイド薬 …………98
| 腹側呼吸ニューロン群 …………13
| 不随意性呼吸調節系 ……………16
| ブデソニド ……………………100
| フドステイン ……………………91
| 部分的補助換気 ……156, 218, 220
| プラトー圧 ……………………308
| プランルカスト水和物 ………103
| フルコナゾール …………………96
| フルフェイスマスク …………167
| フレイルチェスト ………258, 262
| プレッシャーサポート換気
| 　　 ……………………156, 227
| プレドニゾロン …………………99
| ブレンダ …………………………77
| フローボリューム曲線 …………42
| プロスタグランジンE ………214
| フロセミド ……………………102
| プロピオン酸フルチカゾン …100
| プロピオン酸ベクロメタゾン
| 　　 ……………………………100
| プロポフォール ……………161, 232
| 分泌物吸引器 ……………………79

へ

| ベアーカブ ……………………209
| 平均血圧 ………………………314
| 平均左房圧 ………………………24
| 平均肺動脈圧 ……………………24
| 米国呼吸療法協会 ……………180
| 閉鎖血管の再開 …………………26
| 閉鎖性気胸 ……………………264
| 閉塞性換気障害 ……………41, 290
| 閉塞性睡眠時無呼吸・低呼吸
| 　　症候群 ……………………272
| 閉塞性無呼吸 …………………272
| ペニシリン系 ……………………93
| ベンジルペニシリンカリウム
| 　　 ……………………………94
| ペンタゾシン …………………232
| ベンチュリ効果 ………………113

ベンチュリマスク …………275

ほ

保育器 …………………79, 117
包括的ケア ………………281
蜂巣肺 ……………………247
飽和水蒸気量 ……………111
ホクナリンテープ ………237
補助換気 …………………156
補助/調節換気 …………227
ホスホジエステラーゼ …90
ポリソムノグラフィ ……271

ま

マイクロバブルテスト …214
マイコプラズマ …………92
マギール鉗子 ……………139
膜型人工肺 …………171, 174
マクロライド系 …………93
マクロライド薬 …………253
摩擦音 ……………………70
末梢気道病変 ……………234
マニフォールドシステム …72
マニフォールド方式 ……126
慢性呼吸不全 ……61, 168, 277
――の急性増悪 ………278
慢性肺障害 …………218, 220
慢性閉塞性肺疾患
　…………104, 164, 177, 234, 287
――急性増悪 …………127

み

ミカファンギン …………96
右→左シャント …………63
未熟児網膜症 …………129, 218
ミダゾラム …………161, 232
ミトコンドリア ………118, 122
脈圧 ………………………315
ミレニアム ………………208

む

無気肺 ………………183, 291
無呼吸 ……………………272
ムスカリン受容体 ………90
ムピロシン ………………95

め

迷走神経 …………………10
　――無髄C線維終末 …15
メインストリーム型ジェット
　ネブライザ ……………112
メカニクス ………………43
メサコリン ………………241
メシル酸パズフロキサシン …95
メタアナリシス …………184
メチシリン耐性黄色ブドウ球
　菌 ………………………96
メチルプレドニゾロン …99
滅菌・消毒 ………………83
メロペネム ………………94
免疫力低下宿主 …………100

も

盲目的経鼻挿管 …………140
モノバクタム系 …………93
モンテルカストナトリウム …103

や

薬剤や呼吸療法器具を用いる
　患者への指導項目 ……201
薬剤や呼吸療法器具を用いる
　患者への指導と援助 …198

よ

溶解型酸素 ………………131
溶解度 ……………………119
溶血連鎖球菌 ……………92

ら

ラジアントウォーマ ……117
ラリンジアルマスク ……137
卵円孔 ……………………213

り

リザーバ付き非再呼吸 …127
リザーバ付きフェイスマスク
　…………………………127
離脱現象 …………………99
リファンピシン …………95
硫酸ゲンタマイシン ……95
硫酸サルブタモール ……89
粒子径 ………………104, 105
粒子固有運動 ……………104
粒子の物理的特性 ………105
流速規定方式 ……………152
量規定換気 …………154, 228
療養生活の自己管理能力 …195
緑膿菌 ……………………92
臨界点 ……………………121
リン酸オセルタミビル …96
リン酸コデイン …………92
リン酸ヒドロコルチゾン …99
輪状軟骨 …………………5

れ

レジオネラ ………………92
レニン-アンギオテンシン系 …29
レボフロキサシン ………95
レム睡眠 …………………268
連続性ラ音 ………………69

ろ

ロイコトリエン …………103
労作時呼吸困難 …………246
ロキシスロマイシン ……93
ロタディスク ……………100

欧文索引

A

- $A-aD_{O_2}$ ……303
- ACT ……223
- ACTH ……99
- acute respiratory distress syndrome ……161
- add-on 効果 ……239
- ADL ……201
- AED ……298
- AIDS ……251
- ALI ……126, 293
- ALS ……298
- APIC ガイドライン ……85
- ARDS ……120, 161, 172, 173, 221, 243, 293
- ASB ……228
- ATPS ……54

B

- β_2 作用 ……87
- β_2 刺激薬 ……87, 108
- β-D-グルカン ……93
- β ラクタマーゼ ……93
- Baby-Log8000 ……210
- base excess ……56
- BB ……56
- BE ……56
- Bi-level CPAP ……281
- biotrauma ……232
- BLS ……296, 297
- Borg スケール ……51
- Botallo 靱帯 ……7
- Boyle-Charles の法則 ……54
- BTPS ……54
- buffer base ……56
- Bunsen 係数 ……119
- Buteyko ……244

C

- C ……309
- CC ……47
- Cdyn ……45, 309
- CE ……73
- cephalic drainage ……223
- C-fiber ……244
- chemical mediator ……102
- chronic lung disease ……220
- chronic obstructive pulmonary disease ……164
- Clark 電極 ……58
- CLD ……220
- closing capacity ……47
- closing volume ……47
- CM_5 誘導 ……313
- COD ……123
- coefficient of oxygendelivery ……123
- continuous positive airway pressure ……163
- COPD ……18, 127, 164, 234
- ——の栄養指導 ……237
- ——の急性増悪 ……165
- ——の薬物療法 ……236
- CPA ……296
- CPAP ……163, 219, 243
- CPR ……296
- CRP ……217
- CS_5 誘導 ……313
- CSAHS ……272
- CSBS ……272
- CSR ……273
- C_{stat} ……309
- CV ……47
- CVP ……315

C

- C 反応性蛋白 ……217

D

- directional CPAP ……219
- $D_{L_{CO}}$ ……47
- $\dot{D}_{O_2}$ ……303
- DRG ……13

E

- EB ……95
- EBM ……179
- ECG ……311
- ECMO ……171, 172, 223
- end-inspiratory pause pressure ……308
- EPAP ……164, 275, 282
- expiratory positive airway pressure ……164, 275
- extracorporeal membrane oxygenation ……223

F

- Fell-O'Dwyer ……2
- $FEV_1\%$ ……236
- Fick の原理 ……64
- $F_{I_{O_2}}$ ……160, 219, 302
- Forrester の分類 ……25, 318

G

- GINA ……100
- GINA 2002 ……239

H

- Hering-Breuer 吸息抑制反射 ……15
- HFO ……207, 218, 220
- high resolution CT ……251
- HME ……116

HMV ······················277, 281
HOT ······················277, 279
　——の適応基準 ········279
HPV ·······························27
HRCT ····················247, 251
hypoxic pulmonary vasoconstric-
　tion ···························27

I

idiopathic interstitial pneumonias
　································245
idiopathic pulmonary fibrosis ···246
IIPs ·····························245
immotile-dyskinetic cilia 症候群
　································253
immunocompromised host ······100
IMV ····························207
infantile respiratory distress
　syndrome ···················173
INH ·····························95
inspiratory positive airway pres-
　sure ·················164, 275
intimal cushion ···············213
invasive ventilation ············159
IP ·······························293
IPAP ···············164, 275, 282
IPF ····························246
　——の急性増悪 ············250
IRDS ··························173
IT ······························219
IV ······························159

J

Jackson-Rees 回路 ············231
JGL 2003 ······················239

K

Kircher の虚脱度計算式 ·······257
KL-6 ··························247
Korotokov 音 ··················314
Krogh の拡散係数 ·············119

L

LABA ··························239
Laplace の定理 ···············35
LGC 用 ··························73
LIP ····························310
lower inflection point ···········310
LTOT ··························278
LVRS ··························238

M

MAC 症 ·························93
MAS ··························215
MDI ····························89
MEFV ·························42
MIFV ·························42
Mounier-Kuhn 症候群 ········255
MRSA ·························96

N

N_2 washout curve ··············46
nasal breather ··················216
nCPAP ··················219, 273
NETT Study ··················238
noninvasive positive pressure
　ventilation ··········159, 274
normal flora ·····················92
NO 吸入療法 ···········220, 231
NPBM & KF ···················14
NPPV ······229, 243, 258, 274, 281

O

O_2ER ··························303
O_2 extraction ratio ············124
OI ·······················173, 220
opportunistic infection···········100
OSAHS ·······················272
oxygenation index ···173, 220, 304

P

P_{50} ·····························124

Pa_{CO_2} ·····························62
Pa_{O_2} ·····························302
$Pa_{O_2}/F_{I_{O_2}}$ ······················304
PAP ····················308, 317
P_{CO_2} 電極 ·······················57
PCV ····························228
PCWP ·························317
Pdi ·····························307
PEA ····························298
peak airway pressure ···········308
peak inspiratory pressure
　················161, 306, 308
PEEP
　113, 161, 217, 219, 243, 259, 309
PEG ····························191
P_{EIP} ····························308
permissive hypercapnia
　······················58, 161, 249
$P_{ET_{CO_2}}$ ·····························305
P/F ····························304
pH 電極 ·························57
PIP ··············161, 219, 306, 308
plateau pressure ···············308
positive end-expiratory pres-
　sure ·························161
positive end-expiratory pres-
　sure ·························309
PPHN ··························173
P_{plat} ····························308
pressure assist ··················228
pressure support ventilation ···163
Priestley ·························118
PSG ····························271
PSV ······················163, 228
PTV ···············207, 218, 220
pulmonary circulation ············23
pulmonary vascular resistance ···25
pulsatile SI ····················220
pulseless VT ····················298
$P\bar{v}_{O_2}$ ····························129
PVR ····························25

PZA ··95

R

Radford のノモグラム ············2
Ramsay の鎮静スケール ······161
RAR ··244
Raw ··44
RDS ··214
RFP ··95
R_L ··44
RQ ··128
RR ··306
Rrs ··44
RR/V_T ··306

S

SAR ··244
SBT ··163
Scv_{O_2} ··129
SDD ··232
SHVS ··272
SI ··220
SIMV ··228
SLE2000 ··211
SM ··95
spirometry ··286
Sp$_{O_2}$ ··304
spontaneous respiration trial ···163
stable microbubble rating ······214

static SI ··220
STPD ··54
ST 合剤 ··96
S/T モード ··275
sustained inflation ··220
S$\bar{v}_{O_2}$ ··175, 316, 318
Swan-Ganz カテーテル ······24
systemic circulation ··23
S モード ··275

T

TCA 回路 ··121
TCPL ··218, 219
TEE ··319
Th2 サイトカイン ··240
time-cycled pressure-limited
　ventilation ··218, 219
TPPV ··281, 283
　――の機器 ··283
　――の適応 ··283
tram tracks ··252
T ピース ··127, 128, 229
T モード ··275
T リンパ球の増加 ··240

U

UIP ··246, 310
upper inflection point ··310
usual interstitial pneumonia ···246

V

$\dot{V}_{25}$ ··42
$\dot{V}_{50}$ ··42
VAP ··142, 162, 229, 232
V-A 方式 ··223
VCV ··228
ventilator associated pneumonia
　··162
VF ··298
VILI ··228, 231
VIP バード ··209
$\dot{V}_{O_2}$ ··303
volutrauma ··231
VRG ··13
V_T ··306
V-V 方式 ··223

W

Williams-Campbell 症候群······254

Y

Young 症候群 ··254

Z

Zrs ··44

呼吸療法テキスト　改訂第2版

<検印省略>

1992年 4月 5日	第1版発行
2005年 10月 15日	改訂第2版第1刷発行
2006年 7月 15日	改訂第2版第2刷発行
2007年 11月 5日	改訂第2版第3刷発行
2008年 11月 5日	改訂第2版第4刷発行
2010年 7月 15日	改訂第2版第5刷発行

定価（本体 9,500 円＋税）

編集者　日本胸部外科学会・日本呼吸器学会・
　　　　日本麻酔科学会合同呼吸療法認定士認定委員会
発行者　今　井　　　良
発行所　克誠堂出版株式会社
　〒 113-0033　東京都文京区本郷 3-23-5-202
　電話(03)3811-0995　振替 00180-0-196804
　URL　http://www.kokuseido.co.jp

ISBN 978-4-7719-0298-5 C 3047 ￥9500 E　印刷 三報社印刷株式会社
Printed in Japan　ⒸJoint Planning Committee on Respiratory Therapist
(The Japanese Association for Thoracic Surgery, Japanese Respiratory Society, Japanese Society of Anesthesiologists), 2005

・本書の複製権・翻訳権・上映権・譲渡権・公衆送信権（送信可能化権を含む）は克誠堂出版株式会社が保有します。

・JCOPY ＜(社)出版者著作権管理機構　委託出版物＞
本書の無断複写は著作権法上での例外を除き禁じられています。複写される場合は，そのつど事前に(社)出版者著作権管理機構（電話 03-3513-6969, Fax 03-3513-6979, e-mail：info@jcopy.or.jp）の許諾を得てください。